V&R

Joanne Dolhanty / Anne Hilde Vassbø Hagen /
Bente Austbø / Vanja Hjelmseth

Emotionsfokussiertes Skilltraining (EFST) für Familien

Ein Leitfaden für die professionelle Praxis

Aus dem Englischen von Julika Zwack

VANDENHOECK & RUPRECHT

Bibliografische Information der Deutschen Nationalbibliothek:
Die Deutsche Nationalbibliothek verzeichnet diese Publikation in der Deutschen Nationalbibliografie; detaillierte bibliografische Daten sind im Internet über https://dnb.de abrufbar.

Satz: SchwabScantechnik, Göttingen
Druck und Bindung: BALTO print, Vilnius
Printed in the EU

Vandenhoeck & Ruprecht Verlage | www.vandenhoeck-ruprecht-verlage.com

ISBN 978-3-525-40013-5

Inhalt

TEIL 2 Die Arbeit mit Eltern, deren Kinder in Pflege oder Heimen leben

TEIL 3 Therapeutische Skills

TEIL 4 Die Praxis des EFST

ANHANG

Vorwort

von Leslie Greenberg

»Children begin by loving their parents;
as they grow older they judge them;
sometimes they forgive them.«
– Oscar Wilde, *The Picture of Dorian Gray*

Mit großer Freude schreibe ich dieses Vorwort für das erste Buch zum Emotionsfokussierten Skilltraining. Unser Blick auf Emotionen hat sich in den letzten Jahrzehnten unglaublich verändert. Wir betrachten Emotionen als grundsätzlich adaptive Komponente menschlichen Funktionierens, sie sind weder nachrangig im Verhältnis zur Kognition, noch müssen sie kontrolliert werden. Die Bedeutung von Emotionen für ein gesundes Leben wird mehr und mehr anerkannt. Das vorliegende Buch, geschrieben von wichtigen Vertreterinnen des Emotionsfokussierten Ansatzes, liefert nun einen herausragenden Beitrag zur Frage, wie wir mit Eltern und Kindern an Emotionen arbeiten können. Es richtet sich in seinem Ursprung vor allem an Therapeut:innen und Coaches, legt jedoch in wunderbar leserfreundlicher Weise einen Ansatz dar, um Eltern allgemein zu helfen, mit Schwierigkeiten in der Beziehung zu ihren Kindern umzugehen. In innovativer Weise lernen Eltern, die eigenen Emotionen und die ihrer Kinder zu regulieren, Motivationen zu verstehen und Beziehungen zu transformieren.

Die Emotionsfokussierte Therapie basiert auf dem Grundsatz: »Ich fühle, also bin ich.« Das Emotionsfokussierte Skilltraining, ursprünglich entwickelt von Joanne Dolhanty, wird von den Autorinnen genutzt, um Eltern, Bezugspersonen und Betreuer:innen dabei zu helfen, ihren gewichtigen Beitrag zur seelischen Genesung der ihnen anvertrauten Kinder zu leisten. Das Buch liefert Praktiker:innen hilfreiche Anregung zur Erreichung dieses Ziels. Klar und praxisnah vermitteln uns die Autorinnen sowohl die Theorie als auch die Praxis des EFST – und machen erfahrbar, wie wir Eltern dabei unterstützen können, ihr elterliches Selbstvertrauen zurückzugewinnen, um ihren Kindern beizustehen.

Wir lernen, wie wichtig es ist,

1. Eltern zu helfen, freundlich mit ihren eigenen Emotionen und denen anderer umzugehen; Emotionen anzunehmen, sie in Worte zu fassen, ihre Informationen zu entschlüsseln und beruhigend einzuwirken, wenn Gefühle sehr schmerzlich werden;
2. Eltern in die Lage zu versetzen, sich für die Fehler, die sie machen, zu entschuldigen, zu vergeben und destruktive Gefühle loszulassen, und:
3. Eltern Zugang zu den konkurrierenden Motivationen zu eröffnen, die die obigen Prozesse und Gefühle behindern.

Ich bin überzeugt, dass Eltern von diesem Buch ebenso profitieren werden wie professionelle Helfer:innen. Sie werden lernen, dass es für ein emotional aktiviertes Kind hilfreicher ist, wenn wir uns in es einfühlen, als wenn wir vernünftig und sachorientiert reagieren. Statt einem Kind in Aufruhr ein gut gemeintes »Kopf hoch, alles halb so schlimm« zu vermitteln, ist es besser, seine Not zu validieren. »Alles halb so schlimm« leugnet die Belastung des Kindes und vermittelt im Wesentlichen, dass seine Gefühle unangemessen sind. Dies kann beim Kind Scham hervorrufen und signalisieren, dass es keinen Raum für seine wahren Gefühle gibt.

Wenn Eltern die Fähigkeit entwickeln, ihre eigenen Emotionen wahrzunehmen und sich mit ihren emotionalen Verletzungen auseinanderzusetzen, profitieren sie sehr davon. Die eigenen Emotionen zu verarbeiten, sich angstbesetzten Gefühlen zu stellen, stärkt Eltern und macht sie resilienter. Ich bin überzeugt, dass alle Kulturkreise – emotional zurückhaltendere wie auch expressivere – von einem Ansatz profitieren können, der vermittelt: Emotionen geben dem Leben Farbe und Bedeutung, emotionale Bewusstheit, Erfahrung und Ausdruck sind wesentliche Faktoren für die seelische Gesundheit.

Ich schließe dieses Vorwort mit einem Zitat aus einem meiner Bücher, aus einem Kapitel über Elternschaft. Es macht deutlich, wie wichtig es ist, Eltern im Umgang mit ihren Emotionen zu unterstützen:

> *»Hätte mir irgendjemand gesagt, wie tief die Gefühle sind, insbesondere die schwierigen Gefühle, die ich im Rahmen meiner Elternschaft erlebe, hätte ich demjenigen Übertreibung unterstellt. Klar, ich habe erwartet, mich glücklich, aufgeregt, sorgenvoll und frustriert zu fühlen, aber ich habe nicht erwartet, dass ich so an meine Grenzen geraten werde. Neben den Gefühlen, mit denen ich gerechnet habe, habe ich extreme Hilflosigkeit erlebt, Zorn, Stolz, Angst und Sorge in einem Ausmaß, die alles Bisherige übersteigt. Ich habe Trauer gefühlt, eine tiefere und schmerzlichere Trauer, als ich es mir je hätte vorstellen können:*

Trauer über die Verletzungen meiner Kinder, die ich nicht heilen konnte; ihre Enttäuschungen und ihr Scheitern, das ich nicht verhindern konnte; und ihr Gehen, das ich nicht aufhalten konnte und wollte. Ich brauchte jedes Gramm meiner emotionalen Intelligenz, um mit der herausforderndsten Aufgabe meines Lebens fertig zu werden: Elternschaft« (Greenberg, 2002, S. 297).

Dieses Buch eröffnet uns einen wunderbaren Ansatz, um Eltern zu helfen, mit dieser Art Intensität und den Schwierigkeiten umzugehen, die entstehen, wenn Kinder Probleme entwickeln. Es wird Helfer:innen und Eltern gleichermaßen hilfreich sein.

Leslie Greenberg

Vorwort der Autorinnen

Alle Menschen, die beraterisch oder therapeutisch mit Eltern arbeiten, kennen ihn – den Moment, in dem wir denken: Diese Eltern sind ihrer Aufgabe nicht gewachsen – vielleicht sogar gänzlich unfähig und ungeeignet, Eltern zu sein. Trotz all unserer guten Absichten stoßen wir früher oder später in unserer Beratungstätigkeit mit Eltern auf diese Gefühle und Einschätzungen: Dieser Elternteil ist nicht in der Lage, sein Kind zu erziehen. Er oder sie sollte gar keine Kinder haben.

Vielleicht haben Sie auch schon mit Eltern gearbeitet, die Ihnen das Gefühl gegeben haben, sich gar nicht verändern zu wollen oder zu können? Eine Mutter, die unfähig ist, ihr Kind vor sexuellem Missbrauch zu schützen. Ein Vater, der seinen Kindern die Schuld für alles gibt. Eine Mutter, die trinkt und kaum in der Lage ist, für sich selbst zu sorgen. Ein Vater, der so aggressiv ist, dass Sie ihm nicht mal selbst in Ihrem Büro begegnen wollen. Eine Mutter, die so ununterbrochen redet, dass Sie kaum dazwischenkommen. Ein Vater, der gar nicht redet.

Wer regelmäßig mit Eltern arbeitet, ist vermutlich schon bei dem Versuch verzweifelt, so einen Elternteil zu erreichen. Wahrscheinlich sind Ihnen Eltern begegnet, die Sie verärgert, eingeschüchtert oder sogar angeekelt haben. Vielleicht haben Sie auch sich selbst im Angesicht dieser Erfahrungen schon mal als völlig ungeeignet und nutzlos erlebt. An besonders schwierigen Tagen haben Sie sich vielleicht sogar gefragt, ob Beratung überhaupt etwas bringt.

Wenn Sie am Anfang Ihrer Arbeit als Therapeut oder Beraterin stehen, werden Sie rasch merken, wie sehr die Arbeit mit Eltern Auswirkungen auf Ihr persönliches körperliches und emotionales Wohlbefinden hat. Elternarbeit geht häufig mit Selbstzweifeln, Selbstkritik und energieraubendem Pessimismus einher. Besetzt von diesen eigenen Empfindungen, verlieren wir leicht den Kontakt zu den Menschen unmittelbar vor uns, die eigentlich zu uns gekommen sind, um Hilfe zu erfahren und sich uns anzuvertrauen. Auch die Eltern selbst sitzen oft in einem emotionalen Gefängnis aus Hoffnungslosigkeit, Angst und Scham.

Mit diesem Buch möchten wir Sie dabei unterstützen, ihre eigenen herausfordernden Gefühle zu verstehen, zu verarbeiten und zu nutzen – um genau dabei auch den Eltern und Kindern zu helfen, die Sie begleiten. Unser Ziel ist es, Ihnen ein Verständnis von Gefühlen zu vermitteln, das Ihnen hilft, in ihrer Beratungsrolle wirksam zu bleiben. Je besser wir für unsere eigenen Gefühle sorgen können, desto leichter wird es, Eltern dabei zu unterstützen, konstruktiv mit Angst, Sorge, Ärger oder Trauer umzugehen. Eltern können so Zugang zu ihren intuitiven elterlichen Kompetenzen finden. Sie können lernen, mit ihren schmerzlichen Gefühlen umzugehen, ohne von ihren eigenen Emotionen »gekapert« zu werden. Wir befähigen die Kinder und Eltern, ihre Gefühle wahrzunehmen, zu erkennen, was sie brauchen, und entsprechend zu handeln. So entwickelt sich emotionale Kompetenz – und emotionale Kompetenz unterstützt uns dabei, psychische Probleme zu bewältigen, seelisch gesund zu werden oder gar nicht erst zu erkranken.

Dieses Buch stellt einen neuen Zugang in der Elternberatung vor – Emotionsfokussiertes Skilltraining für Familien (EFST). Unabhängig vom Alter (Kleinkind, Jugendliche:r, erwachsene Kinder) wirft EFST einen neuen Blick auf die Bedeutung von Eltern für die seelischen Erkrankungen ihrer Kinder. Wir hoffen, dass dieser Ansatz für Sie hilfreich ist, sei es in Ihrer Arbeit als Familientherapeut:in, in der Elternberatung oder an all den anderen Stellen, an denen Kinder, Jugendliche und Erwachsene davon profitieren, wenn ihre Eltern emotional kompetenter werden. Unser Ziel ist es, Ihre Arbeit leichter zu machen, motivierender, hoffnungsvoller, sinnvoller – sodass Sie im Gegenzug die Bezugspersonen unterstützen können, deren Kinder mit seelischen Problemen kämpfen. Wenn die Eltern dabei unterstützt werden, ihren Kindern zu helfen, sinkt vielleicht auch deren Therapiebedarf. Wir glauben fest daran, dass ein wesentlicher Schlüssel im Umgang mit psychischen Problemen oder Verhaltensauffälligkeiten von Kindern darin liegt, Eltern zu befähigen, die emotionalen Bedürfnisse ihrer Kinder zu beantworten. Therapeutische Hilfe zu bekommen ist wertvoll, für die meisten Kinder ist es jedoch bei Weitem wichtiger zu spüren, dass ihre Eltern versuchen, sie zu verstehen und zu unterstützen. Auch wenn die elterlichen Versuche, anders auf ihre Kinder zuzugehen, unbeholfen sein mögen – sie hinterlassen oft eine größere Wirkung als jede noch so perfekte therapeutische Intervention. Aufgrund der tiefen emotionalen Verbundenheit zwischen Eltern und Kind können kleine Veränderungen bedeutsame positive Auswirkungen auf die Beziehung haben. Wir sind davon überzeugt: Eltern können und wollen ihren Kindern beistehen. Sie brauchen jedoch Hilfe, um mit den Gefühlen umzugehen, die ihren guten Absichten im Weg stehen.

In den letzten dreißig Jahren ist die Forschung zu Emotionen enorm gewachsen. Wir nähern uns einem Paradigmenwechsel, verstehen mehr und mehr, was Gefühle sind und wie sie wirken. Wir begreifen, warum Gefühle wichtig sind, wie sie uns in die Irre leiten können, wie sie unsere Gedanken, unser Verhalten, unser Gedächtnis, unsere Psyche und unsere Beziehungen prägen und wie wir sie verändern können. Auch wenn der traditionelle Fokus der Familientherapie und Elternarbeit in der Vergangenheit mehr darauf lag, Verhalten zu verstehen und zu verändern, erfahren auch hier Emotionen mehr und mehr Aufmerksamkeit. EFST bietet einen erfahrungsbasierten und empirisch fundierten Ansatz, mit Gefühlen zu arbeiten. Wir reden nicht nur über Gefühle und stellen psychoedukativ Informationen oder Ratschläge zur Verfügung. Wir arbeiten mit den Emotionen, erkunden sie, unterstützen ihre Verarbeitung mithilfe präziser empathischer Begleitung. Darüber hinaus nutzen wir Werkzeuge, die Perspektivwechsel anregen, und klar operationalisierte therapeutische Interventionen. Wir verstehen EFST deshalb als wichtige Ergänzung und Erweiterung zu bestehenden Elternprogrammen.

Dieses Buch ist das Ergebnis der Zusammenarbeit zwischen drei norwegischen Autorinnen und Dr. Joanne Dolhanty. Dolhanty entwickelte gemeinsam mit Leslie Greenberg die Emotionsfokussierte Therapie für Essstörungen (EFFT) und die Emotionsfokussierte Familientherapie in Zusammenarbeit mit Dr. Adele LaFrance (Dolhanty u. Lafrance, 2018). Dolhanty entwickelte das Emotionsfokussierte Skill Training (EFST) auf der Basis ihrer Erkenntnisse zum Einfluss von Emotionen auf die Veränderungsmotivation in Therapieprozessen. Grundlage des EFST ist zudem die zentrale Bedeutung von Eltern für den Genesungsprozess von Kindern mit schweren seelischen Erkrankungen und Verhaltensauffälligkeiten. Die Autorinnen dieses Buches verfügen alle über umfangreiche Erfahrung in der Arbeit mit Familien, Kindern und Erwachsenen. Sie lehren und implementieren Emotionsfokussierte Therapie (EFT), Emotionsfokussierte Paartherapie (EFT-C) und Emotionsfokussiertes Skilltraining (EFST). Joanne Dolhanty ist zudem eine der führenden international engagierten Trainerinnen im Bereich EFST.

In unseren Trainings und Kursen mit professionellen Helfer:innen werden wir oft nach guten Büchern zu diesem Ansatz gefragt. Bis jetzt gab es dieses Buch nicht. Als Therapeutinnen haben wir persönlich erfahren und beobachtet, wie wertvoll die Methoden des EFST für Eltern, Therapeut:innen und Berater:innen sein können.

Diese Erfahrungen und die Begegnungen mit den Familien haben uns motiviert, dieses Buch zu schreiben. Wir hoffen, dass es allen an EFST Interessierten nützlich sein wird. Wir haben entschieden, dieses Buch in der ersten Person zu schreiben. Wir sprechen aus unserer Erfahrung als Eltern, Therapeutinnen und

Autorinnen. Und wir sprechen zu Eltern und allen, die mit Eltern arbeiten. Wenn wir von »wir« aus der Elternperspektive reden, meinen wir die stellvertretende Stimme aller Eltern beziehungsweise Bezugspersonen. Genauso verwenden wir das »wir« als Therapeut:innen aus der Perspektive des »Therapeuten im Allgemeinen.« In den Begriff des Therapeuten schließen wir Psycholog:innen, Familientherapeut:innen, Elterncoaches und andere professionelle Helfer:innen in der Elternberatung mit ein.

EFST kann in der Einzeltherapie genutzt werden, in Elternworkshops, genauso wie in Gruppentherapien. Das ganze Buch hindurch erzählen wir Beispiele aus allen drei Settings. Die klinischen Beispiele entstammen überwiegend der praktischen Arbeit der Autorinnen, einige aus ihrem persönlichen Leben. Diese Beispiele spiegeln die Vielfalt der begleiteten Eltern wider – sie handeln von Eltern mit sehr unterschiedlichem sozioökonomischem Status, unterschiedlichen Bildungsniveaus, Eltern mit oder ohne Arbeit, verschiedenem kulturellem und ethnischem Hintergrund. Viele Eltern werden sich in den Beispielen wiedererkennen, meist suchen Eltern uns mit sehr ähnlichen Anliegen auf. Alle im Buch erwähnten Eltern haben ihre Zustimmung zur Veröffentlichung ihrer Geschichten gegeben. In allen Beispielen haben wir Namen und Details verändert. Wir nutzen auch eigene Beispiele, denn: Wie alle Eltern machen wir Fehler. Mit Kindern zu leben, heißt, mit den nicht vorhersagbaren, wenig steuerbaren, manchmal einfach frustrierenden Wesen umzugehen, die Kinder sein können. Wir alle stolpern in unserem Versuch, dabei verständnisvolle, kluge und verbundene Erwachsene zu sein. Niemand ist immun gegenüber den Verletzlichkeiten und Schwächen, die zur Freude an der Elternschaft immer auch gehören.

Die Wurzeln des EFST liegen in der Emotionsfokussierten Einzeltherapie (EFT), der Emotionsfokussierten Paartherapie (EFT-C); in der Familienarbeit von Gottman (1997, 1999) und Neufeld und Maté (2004); dem Motivational Interviewing (Miller u. Rollnick, 2012) und Behandlungsansätzen für Essstörungen wie der Familienbasierten Therapie (Lock u. Le Grange, 2005), dem neuen Maudsley-Modell (Treasure, Smith u. Crane, 2016) und der Emotionsfokussierten Therapie für Essstörungen (Dolhanty u. Greenberg, 2007, 2009).

Bevor wir starten, möchten wir Sie einladen, einige Ziele im Verlauf dieses Buches konstant mitzuführen. Sie werden lernen, die emotionale Kompetenz der Eltern, die Sie begleiten, zu stärken, indem Sie:

1. Eltern erfahrungsbasiertes Wissen und Skills anbieten, ihren kleinen, jugendlichen oder erwachsenen »Kindern« zu helfen.
2. Eltern dabei unterstützen, die schmerzlichen Gefühle ihrer Kinder zu erkennen, zu verstehen und zu validieren. Und sie dabei begleiten, die Bedürfnisse der Kinder stimmig zu beantworten.

3. Eltern dabei helfen, zu erkennen, wann sie selbst unangenehme Gefühle vermeiden – und sie dabei begleiten, stattdessen ihrer eigentlich gesunden Motivation zur Unterstützung ihres Kindes zu folgen.
4. Eltern dabei unterstützen, die Verantwortung für die Gestaltung der Eltern-Kind-Beziehung voll und ganz zu sich zu nehmen. Hierzu gehört auch, alte und neue Bindungsverletzungen zu heilen, zum Beispiel wenn sich das Kind zurückgewiesen, kritisiert oder auch verängstigt gefühlt hat.
5. Eltern dabei helfen, gesunde Grenzen für sich und ihre Kinder zu ziehen.

Darüber hinaus ist es uns ein Anliegen, Ihr Verständnis von Emotionen zu vertiefen, Ihnen neue therapeutische Fertigkeiten zu vermitteln und Ihnen zu zeigen, wie wir mit sogenannten »Therapeut:innen-Blockaden« arbeiten, also Situationen, in denen uns schwierige eigene Gefühle daran hindern, den Familien gut beizustehen.

Dank

Wir danken unseren Kindern Alva, Imre, Ane, Ylva, Alma, Johan, Liam und Rory dafür, dass Sie uns so viel über unsere Fehler und Begrenzungen, unsere Verletzlichkeiten und unsere Stärken lehren. Danke, dass ihr uns beibringt, dass sogar kleine Veränderungen großartige Ergebnisse hervorbringen können und dass es wichtig für euch ist, nicht nur Sicherheit und Liebe zu spüren, sondern auch Autonomie, Respekt und Freiheit.

Wir danken Leslie Greenberg, dem Begründer und Altmeister des EFT, von dem wir die emotionsfokussierte Einzel- und Paartherapie lernen durften und der uns die Augen dafür geöffnet hat, wie wertvoll eine beharrliche Hinwendung zu Emotionen und stimmiger Empathie im Therapieraum sind. Dank an Serine Warwar, Jennifer Ellison, Sandra Paivio, Jeanne Watson, Robert Elliott, Rhonda Goldman, Antonio Pascual-Leone, Janet Treasure und Adele Lafrance, die zu unserer professionellen Entwicklung, unseren Erfahrungen und unserer Inspiration beigetragen haben.

Ein großer Dank geht auch an Jan Reidar Stiegler, Autor des norwegischen Buchs »Emosjonsfokusert terapi – Å forstå og forandre følelser«, Co-Autor von »Klok på følelser – Det følelsene prøver å fortelle deg« und fachlicher Leiter des norwegischen Instituts für Emotionsfokussierte Therapie. Mit deinem scharfen professionellen Blick, deinen klugen Beiträgen und deiner emotionalen Unterstützung hast du wesentlich zu diesem Buch beigetragen.

Ein besonders großer Dank der drei norwegischen Autorinnen geht an unsere Co-Autorin Joanne Dolhanty. Danke, dass du uns herangeführt hast an die emotionsfokussierte Arbeit mit Familien und für die intensive Arbeit an Vergebungsprozessen, in der du uns begleitet hast. Einige von uns haben abgeschlossen, einige haben noch ein Stück Weg vor sich. Joanne dankt im Gegenzug ihren norwegischen Co-Autorinnen, ohne die weder dieses Buch noch die großartige Forschungsplattform zum Nachweis der Effektivität des EFST existieren würde.

Wir danken unseren eigenen Eltern. Jetzt, wo wir selbst Eltern sind, stehen wir demütig vor der Erkenntnis, wie herausfordernd die Elternrolle sein kann. Durch diese neue Erfahrung begreifen wir etwas von den Herausforderungen und Kämpfen, durch die ihr alle gegangen seid.

Dank auch der Abteilung für Psychologische Beratung am Norwegischen Institut für Emotionsfokussierte Therapie und allen, die dort arbeiten; wir danken Louise Hartley und dem Institut für Emotionsfokussierte Therapie der York University und unseren zahlreichen Kolleg:innen in der internationalen EFST und EFT Gemeinschaft, die wir nicht alle aufführen können, für ihre Unterstützung, ihr Vertrauen und die unzähligen persönlichen und professionellen Beiträge zu dieser Arbeit.

Am allermeisten danken wir schließlich den vielen Eltern, die wir mit dieser Arbeit vertraut machen durften und von denen wir so viel gelernt haben. Sie haben unermesslich zu unserem Wachstum als Eltern und als professionelle Helferinnen beigetragen. Wir danken ihnen auch für die authentischen und lehrreichen Fallbeispiele in diesem Buch.

Einführung

Es ist ein einziger Kampf, meinen Sohn zur Schule zu bewegen. Am liebsten würde er den ganzen Tag schlafen ... und dann die Nacht durchzocken. Er geht nicht raus, hat keine sozialen Kontakte ... oder wenn, dann nur, um Drogen zu konsumieren. Wenn ich ihn mal zu Gesicht bekomme und versuche, ganz normal »Hallo« zu sagen, begegnet mir eine kalte, schweigende Wand. Ich sterbe innerlich jedes Mal ein bisschen dabei. Ich fühle mich komplett ohnmächtig. Ich erreiche ihn nicht, es fühlt sich an, als ob ... so als ob ich aufgegeben habe. Ich schäme mich, dass ich so versagt habe. Ich bin als Vater gescheitert. Jedes Mal, wenn er mich abweist, werde ich weniger. Ich kann mich selbst nicht leiden.

Elternteil eines Kindes mit Verhaltensauffälligkeiten zu sein, ist hart. Überhaupt Eltern zu sein, ist eine Herausforderung. Wenn die Kämpfe, Zurückweisungen, Stimmungen und Krisen unserer Kinder unsere eigenen schmerzlichen Gefühle aufwühlen, wird diese Herausforderung umso größer. Diese Gefühle können jeden von uns packen. Wir werden mürbe, frustriert, ärgerlich, hoffnungslos. Gleichzeitig ist da immer dieser Druck, »es richtig zu machen«, gute Eltern zu sein. Unsere Kinder sollten gut in der Schule sein, Sport treiben, die richtige Anzahl von Freunden haben, ausgehen und Freunde treffen, aber nicht zu viel, sie sollten fleißig und angepasst sein, aber genauso selbstständig und unternehmungslustig. Sie sollten gute Manieren haben, höflich, sensibel, ausgeglichen, hilfsbereit, vernünftig und freundlich sein. Und glücklich. Unsere Kinder müssen glücklich sein. Wo passen in all dem die unangenehmen Gefühle hin? Wie gehen wir damit um, wenn unser Kind unfreundlich zu seinen Geschwistern ist, unhöflich zu seinen Eltern, egozentrisch und undankbar, oder sich einfach total elend fühlt? Was machen wir, wenn unsere Kinder zutiefst unglücklich sind? Es ist unser schlimmster Albtraum. Was sagt das Unglück unserer Kinder über uns? Dass wir versagt haben. Und schlimmer, dass unsere Kinder scheitern werden. Es ist, als ob wir alle eine Stimme in unserem Kopf haben, die uns mit Angst und Selbstvorwürfen erfüllt. Ein innerer Kritiker, der stets bereitsteht, um uns wissen zu lassen, dass wir schlechte Eltern sind. Dass wir nicht wirksam sind, zu ungeduldig, alles falsch machen. Diese Art der Selbstkritik ruft noch mehr und intensivere negative Empfindungen in Eltern wach. Und genau diese Angst, diese Selbstvorwürfe gepaart mit Scham und anderen schmerzlichen Gefühlen, erschweren es Eltern, emotional kompetent für ihre Kinder da zu sein.

Sie alle, die Sie dieses Buch lesen, waren einmal Kinder. Die Erfahrungen, die Sie auf Ihrem Lebensweg gemacht haben, beeinflussen, wie Sie sich als Eltern verhalten und wie Sie Ihre therapeutische Rolle ausüben. Denken Sie einen kleinen Moment zurück an eine Situation aus Ihrer Kindheit, in der Sie sich ängstlich, traurig, ärgerlich oder beschämt gefühlt haben. Versuchen Sie, sich an eine ganz bestimmte Situation zu erinnern, die Sie als Kind belastet hat. Versuchen Sie, wirklich zu fühlen, was es bedeutet hat, in dieser Situation damals zu sein. Wie ging es Ihnen innerlich? Was hätten Sie gebraucht von den Erwachsenen um Sie herum? War jemand für Sie da? Oder waren Sie allein, ohne jemanden, an den Sie sich wenden konnten? Wie ist man Ihnen begegnet? Mit Freundlichkeit, Interesse, Verständnis? Oder wurden Sie angebrüllt, zurückgewiesen, vielleicht lächerlich gemacht? Haben die Erwachsenen begriffen, was Sie fühlen? Hatten Sie das Gefühl, dass sich jemand um Sie kümmert? Oder ist man Ihnen in einer Weise begegnet, die Sie eher beschämt, verängstigt, einsam oder unsichtbar zurückgelassen hat?

Wenn Sie diese Fragen beantworten können, haben Sie schon eine gute Ahnung davon, welche Reaktionen hilfreich sind, wenn ein Kind mit einer schwierigen emotionalen Situation konfrontiert ist. Wir alle haben Zugang zu dieser inneren Weisheit, wenn wir uns die Zeit und Energie nehmen, uns an diese Erfahrungen zu erinnern, und uns mit unseren eigenen emotionalen Erfahrungen verbinden. Eltern sind in besonderer Weise Expert:innen für ihr Kind. Das Problem ist, dass wir genau dann schwer Zugang zu dieser Expertise haben, wenn wir sie am dringendsten gebrauchen könnten. Wenn Sie, liebe:r Leser:in eigene Kinder haben, denken Sie an einen kleinen Moment, der für Ihr Kind herausfordernd war. Vielleicht wurde Ihr Kind gemobbt, vielleicht hatte es Angst, war verängstigt, enttäuscht, ärgerlich oder hatte Liebeskummer. Erinnern Sie eine konkrete Situation, in der es Ihrem Kind nicht gut ging, und schauen Sie aus Ihrer Elternperspektive auf Ihr Kind. Was fühlt es? Was zeigt es davon nach außen? Jetzt versetzen Sie sich einen Moment in die Lage Ihres Kindes. Stellen Sie sich vor, Sie *wären* Ihr Kind. Was geht in ihm oder ihr vor? Ist es dasselbe, was Sie eben aus der Außenperspektive wahrgenommen haben? Kommen andere Gefühle dazu? Vielleicht spüren Sie eine Verletzlichkeit oder einen Schmerz? Was hätte mein Kind in dieser Situation gebraucht? Konnte ich in diesem Moment für es da sein? Konnte ich meinem Kind vermitteln, dass ich verstehe, was es fühlt? Habe ich die emotionalen Bedürfnisse meines Kindes gut beantwortet? Oder habe ich etwas gesagt oder getan, was mein Kind verängstigt hat, ihm das Gefühl gegeben hat, nicht verstehbar zu sein, allein oder falsch?

Denken Sie: »Das habe ich ziemlich gut gemacht!«, oder denken Sie: »Ich zucke ein bisschen zusammen, wenn ich daran denke, wie das gelaufen ist«? Wichtig ist nicht, ob Sie in der konkreten Situation alles richtig gemacht haben. Wichtig ist, dass Sie Ihr Kind so gut kennen, dass Sie wissen, was es fühlt. Es ist in Ordnung, mal danebenzuliegen. Es ist nicht das Ende der Welt. Wir können dazulernen und zuhören – und es vielleicht nächstes Mal besser machen. Wenn wir dies erkennen, bekommen wir Zugang zu unseren intuitiven elterlichen Kompetenzen und können unsere Gefühle als Orientierungshilfe nutzen. So erinnert uns zum Beispiel ein schlechtes Gewissen daran, dass es etwas gibt, für das wir uns vielleicht entschuldigen möchten. Leider verlieren wir alle den Zugang zu dieser emotionalen Kompetenz rasch, wenn es um unsere eigenen Kinder geht. Die Gefühle unserer Kinder lösen in uns starke Gefühle aus – das wiederum macht es schwer für uns, ihre Emotionen gut im Blick zu behalten. Es ist schwer, annehmend und verständnisvoll zu sein, wenn unsere Kinder mit ihren anstrengenden Gefühlen und Verhaltensweisen unsere »roten Knöpfe« drücken und unsere Grenzen testen. Ihre Emotionen können mit einer Wucht daherkommen, die uns erschüttert. Wenn wir den Eindruck haben, dass sie bestimmte Gefühle gar nicht fühlen können, macht uns dies Angst und Sorge.

Die Art und Weise, wie wir mit den Gefühlen unserer Kinder umgehen, ist eng verbunden damit, wie wir mit unseren eigenen Gefühlen umgehen. In diesem Umgang wiederum spiegeln sich die Erfahrungen unserer eigenen Kindheit: Wie haben andere uns behandelt, wenn wir traurig, ängstlich, ärgerlich oder beschämt waren? Im EFST lassen wir Eltern ihre eigene Beziehung zu ihren Emotionen erkunden. Welche Gefühle kann ich gut da sein lassen und welche vermeide ich? Was passiert in mir, wenn ich etwas Dummes zu meinen Kindern sage oder etwas nicht so gut mache, wie ich es eigentlich könnte? Wie gehe ich im Nachgang damit um? Warum mache ich die gleichen blöden Fehler immer wieder, wo ich doch weiß, dass es so nicht funktioniert? Ist es möglich, diese alten, tief eingegrabenen Muster und kontraproduktiven Strategien zu verändern?

Im EFST verfolgen wir zwei Hauptziele: ein besseres Verständnis von Emotionen und den Aufbau neuer Fertigkeiten. Da Eltern ihre Kinder am besten kennen, glauben wir, dass sie in herausfordernden Momenten auch das beste Gegenüber für ihre Kinder sein können. Wenn wir uns als Eltern wütend, erschöpft, unfähig, verängstigt oder verzweifelt fühlen, wird es jedoch schwer. Der Vater zu Beginn dieses Kapitels ist ein gutes Beispiel hierfür. Er fühlt sich hilflos und beschämt – und macht sich gleichzeitig große Sorgen um seinen Sohn. Hinzu kommen Wut und Trauer über die Entfremdung zwischen ihnen. Wie können wir diesem Vater das Vertrauen zurückgeben, dass er seinem Sohn helfen kann? Wie können wir ihm spürbar machen, dass er immer noch einer der wichtigsten Menschen im Leben seines Sohnes ist, auch wenn dieser ihn zurückweist? Wie kann er seine eigenen Gefühle regulieren und auf die seines Sohnes mit Wohlwollen, Verständnis und klaren Grenzen reagieren? Wie kann er die emotionalen Bedürfnisse seines Kindes versorgen? Wie die schmerzhafte Spaltung überwinden, die die beiden trennt? Wie kann er seinen Sohn dazu bewegen, wieder in die Schule zu gehen?

Als Therapeut:in ist es leicht, die Verzweiflung der Eltern nachzuvollziehen, auch den verzweifelten Wunsch, jemand möge das Kind endlich »reparieren«. Es kann leichter sein, sich darauf zu einigen, dass das Kind Therapie braucht, als darauf zu bestehen, dass die Eltern Unterstützung benötigen. Letzteres belässt mehr Verantwortung und Pflichten bei den Eltern – und beschert ihnen damit potenziell auch mehr Niederlagen. Vielleicht habe ich als Therapeut:in Erfahrungen gemacht, in denen die Arbeit mit den Eltern die Situation des Kindes nicht verbessert hat. Vielleicht gibt es auch den Gedanken, »dass diese Eltern dem Kind nicht guttun und dass es besser ist, wenn ich übernehme«. Als Berater:in und Therapeut:in kann es gleichzeitig extrem belastend sein, zu spüren, dass ich verantwortlich für die Zukunft eines Kindes bin. Rasch schleicht sich Selbstkritik ein (»Ich bin nicht gut genug«). Dadurch wird die Situation noch herausfordernder. Es liegt nahe, zu versuchen, selbst über methodische Interventionen wirksam zu werden, anstatt das Risiko einzugehen, auf einen Elternteil zu setzen, der bislang nicht in der Lage war, sein Kind gut zu unterstützen.

Grundprinzipien – Wir wissen, dass Sie wollen, und wir glauben, dass Sie es können!

Emotionsfokussiertes Skilltraining für Familien basiert auf der tiefen Überzeugung, dass Eltern das Beste für ihre Kinder wollen. Eine Säule dieser Arbeit ist das Vertrauen der Therapeut:innen in die vorhandenen elterlichen Ressourcen und Kompetenzen. Als EFST-Therapeut:innen helfen wir Eltern dabei, sich ihrer Fähigkeiten und Erfahrungen im Umgang mit den Gefühlen ihrer Kinder bewusst zu werden. Eltern beginnen zu verstehen, was ihnen im Gebrauch dieser Kompetenzen im Weg steht, und erlernen konkrete erzieherische Fertigkeiten. Das primäre Ziel besteht darin, das elterliche Selbstvertrauen zu stärken und die Erfahrung zu vermitteln: »Ich bin in der Lage, mit den herausfordernden

Emotionen und Verhaltensweisen meines Kindes wirksam umzugehen. Ich bin ein Teil der Lösung und hilfreich für mein Kind.«

Wir sind überzeugt, dass alle Eltern mit den emotionalen Bedürfnissen ihrer Kinder umgehen können, wenn sie angemessene Hilfe, Anleitung und Unterstützung erfahren. Wir gehen von der Prämisse aus, dass es keine unmotivierten Eltern gibt, sondern nur verängstigte, ohnmächtige oder beschämte. Diese Eltern verdienen es, gesehen und verstanden zu werden und Empathie und Wärme zu erfahren. Im EFST arbeiten wir aktiv und zielgerichtet an den inneren Prozessen und Emotionen, die es Eltern erschweren, präsent für ihr Kind zu sein. Wir nennen diese Emotionen »Gefühlsfallen«. Sie verhindern, dass Eltern gesunde Grenzen ziehen oder die emotionalen Bedürfnisse ihres Kindes sehen und stimmig beantworten. Diese Gefühlsfallen und ihre Auswirkungen auf Veränderungsmotivation erkunden wir in Kapitel 3.

Therapeutische Veränderung basiert wesentlich auf dem Vertrauen von Therapeut:in und Klient:in in die jeweilige Methode (Duncan, Miller u. Sparks, 2011; Wampold, 2013). Im EFST vertrauen wir fest darauf, dass Eltern die bestmögliche Hilfestellung für ihr Kind sein können. Unsere Aufgabe ist es, dieses Vertrauen auszustrahlen, da dies die Wahrscheinlichkeit erhöht, dass die Eltern einen hilfreichen Unterschied für ihr Kind machen. Wir glauben an die Eltern, sodass die Eltern an sich selbst glauben können. Dies schließt Eltern erwachsener Kinder ein. Diese tun sich manchmal schwer, ihre Rolle zu finden. Ab und an wird ihnen im Gesundheitswesen auch suggeriert, sie hätten keine wirkliche Aufgabe mehr. Die jüngere Forschung zeigt uns hingegen, dass auch erwachsene Kinder mit Lebensproblemen und seelischen Erkrankungen davon profitieren, wenn ihre Eltern gestärkt werden und sich für Veränderung einsetzen (zum Beispiel Dulberger u. Omer, 2021). Wenn Eltern erleben, wie gut es sich anfühlt, offen, wertschätzend, annehmend, empathisch und warm behandelt zu werden, gelingt es ihnen eher, den herausfordernden Gefühlen und Kämpfen ihrer Kinder zu begegnen.

Diese Haltung übersetzen wir im EFST in ein kaskadenförmiges »Wasserfallmodell« (siehe Abbildung 1), denn: Wir bringen Therapeut:innen bei, genau das mit den Eltern zu tun, was die Eltern mit ihren Kindern machen sollen. Diese Art des Modell-Lernens ist ein zentraler Bestandteil erfahrungsorientierten Lernens und ein wichtiger Veränderungsmechanismus im EFST. Während des Trainings arbeiten Therapeut:innen aktiv mit ihren eigenen Emotionen und üben neue Fertigkeiten in ihren eigenen nahen Beziehungen. Sie arbeiten an Gefühlsfallen, die es ihnen erschweren, den beratenden Eltern bei ihren schwierigen Gefühlen beizustehen. Die Kaskade fließt also ausgehend vom EFST-Trainer zu den Therapeut:innen hin zu den Eltern, die wiederum für ihre Kinder da sind. Anders als zahlreiche andere Interventionen erfordert der Lernprozess im EFST, dass Therapeut:innen aktiv eigene Themen einbringen und ihre eigenen Gefühle bearbeiten – sowohl im Training als auch in der unmittelbaren Arbeit mit den Eltern.

Eine Mutter, die einen EFST-Workshop besucht hatte und deren Kinder in Pflegeheimen untergebracht waren, hat diese Zeichnung angefertigt. Sie illustriert wunderbar, wie entlang des Wasserfallmodells die Therapeutin die Gefühle der Eltern »hält«, sodass diese die Gefühle ihres Kindes »halten« können.

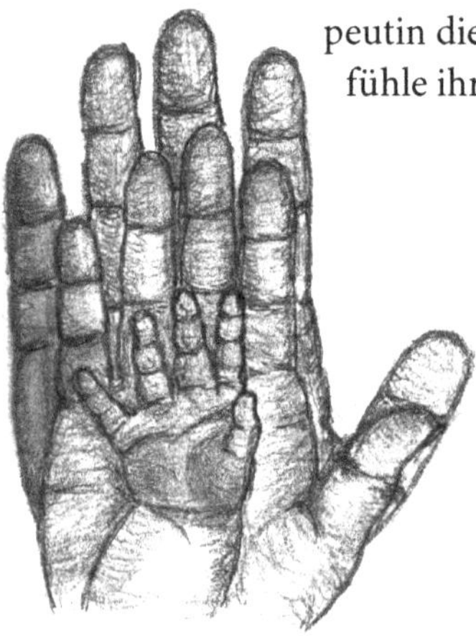

Liebe Vanja, danke, dass du den tiefen Schmerz darüber, dass mein Kind in anderen Händen ist, siehst und anerkennst. Alles Gute für deine weitere Arbeit und danke für die Anstöße und Hilfestellungen zu gelingenden Beziehungen!

Abbildung 1: Das Wasserfallmodell

Den Teufelskreis durchbrechen

Das EFST-Modell hat das Potenzial, problematische und beziehungsweise oder wirkungslose Erziehungspraktiken zu unterbrechen, die von einer Generation an die nächste weitergegeben werden. Als Eltern landen wir häufig bei denselben Strategien, die bereits unsere eigenen Eltern angewandt haben. Oder wir arbeiten hart daran, nicht die gleichen Fehler wie unsere Eltern zu machen, und fallen dabei »von der anderen Seite vom Pferd«, was ähnlich problematisch werden kann. Schwierige und schmerzhafte Gefühle bei sich und dem Kind zu meiden, ist ein häufiges intergenerationales Muster. Wenn wir Eltern dabei helfen, es zu unterbrechen, ermöglichen wir Veränderung in beide Richtungen: Alte Wunden der Vergangenheit können heilen und die Wiederholung des Kreislaufs in der Zukunft wird verhindert. »Den Kreislauf zu stoppen« heißt für uns, die mächtige Gewohnheit erlernter Emotionsvermeidung zu unterbrechen – im Dienste der seelischen Gesundheit nachfolgender Generationen.

Eines der besten Beispiele für die Unterbrechung dieses Kreislaufs ist die Arbeit mit Eltern, die das Sorgerecht für ihre Kinder verloren haben. Bleibt das

Ausmaß an Schmerz, Verletzung, Verlust und Bitterkeit, das beide, Eltern und Kind, in diesen Situationen erleben müssen, unaufgelöst, führt dies mit hoher Wahrscheinlichkeit zu einer Wiederholung des Kreislaufs in der nächsten Generation. Es war für uns eine sehr bewegende Erfahrung zu erleben, dass auch diese Eltern bereit waren, entlang des EFST mit uns zu arbeiten – ohne Aussicht auf eine Rückkehr ihrer Kinder, nur von dem Wunsch bewegt, ihre Kinder aus diesem Kreislauf zu erlösen.

Stellen Sie sich ein Paar vor, das die elterliche Sorge für sein Kind aufgrund von Gewalt verloren hat. Die Eltern haben eine große Wut auf das Jugendamt, auf das ganze System. Sie fühlen sich falsch verstanden und unfair behandelt. Sie haben die Hoffnung aufgegeben, nicht die Hilfe erfahren, die sie gebraucht hätten, um die Herausnahme ihres Kindes zu verhindern, und bleiben nun in tiefer Trauer über den Verlust zurück. Wenn sie die Chance bekommen, ihr Kind in begleiteten Umgängen zu sehen, fühlen sie sich unbehaglich, haben Angst, etwas falsch zu machen, und wollen ihre Kinder nicht sehen lassen, wie erbärmlich sie sich fühlen. In der EFST-Beratung erkennt die Therapeutin diese Gefühle zum Beispiel in folgenden Worten an: »Klar sind Sie sauer auf das System. Sie haben den Kontakt aufgenommen. Sie wollten Hilfe. Aber man ist Ihnen mit Misstrauen begegnet, ohne Respekt. Sie fühlen sich vollkommen missverstanden. Kein Wunder, dass Sie frustriert und wütend sind. Und Sie müssen in großer Sorge gewesen sein, was als Nächstes passiert.« Die Eltern erfahren Unterstützung dabei, ihre eigenen Gefühle zu erkunden und zu verarbeiten. Mithilfe des Therapeuten wandelt sich der Fokus von ärgerlicher Verzweiflung der Eltern hin zur Situation des Kindes, seinen Erfahrungen, Gefühlen und Bedürfnissen. Im ganzen Beratungsprozess arbeiten wir daran, die Gefühle des Kindes zu sehen, nachzuvollziehen und zu validieren. Die Eltern erleben einen »Aha-Moment«, wenn ihnen klar wird, dass sich ihr Kind dafür schuldig fühlt, dass es in einer Pflegestelle ist. Es entsteht das unmittelbare Bedürfnis, sich bei ihrem Kind zu entschuldigen und ihm zu versichern, dass es nicht seine Schuld war. Wir helfen den Eltern dabei, radikale Verantwortung für die ausgeübte Gewalt zu übernehmen, und ihr Kind erlebt eine tiefe und ehrliche Entschuldigung seiner Eltern. Auch wenn die Eltern ihr Kind nur wenige Male im Jahr sehen, kann eine solche Entschuldigung einen enorm entlastenden Effekt haben. Wenn das Kind die Entschuldigung annehmen kann, wird die Last der Verantwortung, die es trägt, leichter. Vielleicht kann langsam einsickern, »dass mit mir nichts falsch ist, dass ich nichts getan habe, was mich nicht mehr liebenswert gemacht hat. Es war die Verantwortung meiner Mutter und meines Vaters. Sie hätten etwas anders machen müssen. Sie hätten andere Wege finden müssen.«

Was macht es mit den Gefühlen des Kindes, wenn Eltern sich entschuldigen? Was macht es mit ihrem Selbstwert? Was mit der Beziehung zu ihren leiblichen Eltern? Wir sind überzeugt, dass eine solche Entschuldigung die Fähigkeit des Kindes verbessert, seine eigenen Gefühle gut zu bewältigen. Dieses Kind wird eines Tages emotional präsenter für seine eigenen Kinder da sein können. Es wird auch mit höherer Wahrscheinlichkeit in der Lage sein, als Erwachsener radikale Verantwortung für die Beziehung zu seinen eigenen Kindern zu übernehmen, da es genau dies von seinen eigenen Eltern erlebt hat.

Warum sind Gefühle so wichtig?

Egal ob gut oder schlecht, wir alle haben eine Beziehung zu unseren Gefühlen. Emotionen sind die Grundlage von Bindung und Identität, sie bilden die Basis für unsere Beziehung zu anderen sowie für unser Selbstverständnis. In emotionsfokussierten Ansätzen gehen wir davon aus, dass Emotionen unser zentrales Informationsverarbeitungs- und Motivationssystem sind. Wenn wir nicht wissen, was wir fühlen, erkennen wir nicht, was wir von den Menschen um uns herum brauchen oder was diese von uns brauchen. Wenn wir keinen Kontakt zu unseren Gefühlen haben, spüren wir nicht, was wir wollen und welche Entscheidungen anstehen. Die Motivation zu handeln fehlt. Es wird schwer herauszufinden, was uns im Leben wichtig ist und wer wir eigentlich sind. Emotionen färben unsere Erfahrungen und unsere Erinnerungen, sie organisieren uns innerlich. Sie treiben uns an, wirksam zu handeln, und vermitteln uns so Zugang zu Selbstachtung und Stolz. Sie motivieren uns, Beziehungen zu anderen zu suchen und aufrechtzuerhalten, und sorgen so für Schutz und Verbundenheit. Gefühle helfen uns dabei, Verlust zu verarbeiten und uns neu auszurichten, wenn sich die Dinge um uns herum verändern. Emotionen sind wie ein innerer Kompass, der uns hilft, Dinge einzuordnen, Bedürfnisse wahrzunehmen, zu tun, was ansteht, und zu erkennen, wer wir sind.

Stellen Sie sich ein zweijähriges Kind vor, das eine längere Zeit allein gespielt hat, während sein Vater kocht. Plötzlich bemerkt dieses Kind, dass es allein ist, und fühlt sich traurig. Diese Traurigkeit sorgt dafür, dass das Kind ein Bedürfnis nach Nähe zu seinem Vater verspürt. Es fängt an zu weinen und streckt die Arme nach seinem Vater aus. Der hört das Kind weinen, sieht seine ausgestreckten Arme und hebt es hoch. Das Kind umarmt ihn fest. Es hört auf zu weinen, lächelt und zieht dann fröhlich los, um weiterzuspielen. In dieser einfachen Sequenz wird das Kind von seinen Gefühlen zu wirksamen Handlungen geführt. Es erfährt eine angemessene Antwort seiner Umwelt, in dem

Fall seinem Vater. Das Kind lernt für zukünftige Situationen, wie es seine Gefühle wahrnehmen und in eine hilfreiche Handlung übersetzen kann.

Wir alle kommen mit einigen Grundemotionen in diese Welt. Menschen unterscheiden sich darin, wie leicht diese Gefühle aktiviert oder reguliert werden können, in welcher Intensität und Dauer sie ausgedrückt werden. Unser emotionaler Stil ist eng verbunden mit unserem angeborenen Temperament. Ein Kind mag laut aufheulen, wenn es sich traurig fühlt, bei einem anderen Kind zittert die Lippe und die Augen werden feucht. Ein Vater mag brüllen und die Fäuste ballen, wenn er sich ärgert, ein anderer bekommt nur einen strengen Gesichtsausdruck.

Wie wir uns auf unsere eigenen Gefühle beziehen, lernen wir in unseren frühen Beziehungen mit den wichtigen Bezugspersonen unseres Lebens (Bowlby, 1969; Greenberg, 2002; Brandtzæg, Smith u. Torsteinson, 2011). Emotionen haben darüber hinaus großen Einfluss auf unsere Identität, unsere Selbstwahrnehmung, unseren Selbstwert und unser Selbstbild. Sie prägen unsere Selbstfürsorge und unser Selbstmitgefühl. Gemeinschaften, Kulturen, Gruppen und Familien entwickeln alle unterschiedliche Regeln im Umgang mit Gefühlen. Während einige Emotionen akzeptiert und anerkannt sind, werden andere als unwichtig abgetan oder tabuisiert. Die Auswirkungen von Emotionen sind also auf allen Ebenen spürbar: individuell, in nahen Beziehungen, in der Gruppe bis hin zur Gesellschaft als Ganzer.

Emotionen sind vor allen Dingen deshalb bedeutsam, weil sie uns über potenzielle Gefahren für unser Wohlbefinden informieren. Sie aktivieren Verhalten, das unserem Überleben dient (Le Doux, 1998). Emotionen stellen Informationen über unsere Bedürfnisse zur Verfügung – sowohl darüber, was wir brauchen, als auch darüber, was wir nicht brauchen. Wir fühlen Emotionen im Körper in Form physiologischer Aktivierungsmuster. Diese physiologischen Reaktionen verweisen uns auf körperliche Bedürfnisse, zum Beispiel nach Essen, Trinken, Schlaf oder Sex. Darüber hinaus liefern die Körperreaktionen auch Hinweise auf unsere emotionalen Bedürfnisse, zum Beispiel nach psychologischer Sicherheit, Schutz für unsere Familien, genug Ressourcen oder Vitalität. Emotionen signalisieren uns, dass wir Beziehungen mit anderen brauchen, als eine Quelle von Freundschaft, Liebe, Intimität, Zugehörigkeit und Selbstverwirklichung. Emotionen zeigen uns, wo wir Grenzen ziehen müssen, uns behaupten, uns beruhigen, Trost spenden, uns oder andere anerkennen sollten.

Emotionen sind essenziell für unser Überleben und unser Wohlergehen. Sie sind gleichzeitig oft mit sehr schmerzhaften Erfahrungen verbunden, die wir gerne vermeiden. Wenn wir uns von unseren grundlegenden Gefühlen abkapseln oder »einen Deckel draufmachen«, verlieren wir zeitgleich den Kontakt zu unseren elementaren Bedürfnissen. Dies macht es schwer, Sinn und Erfüllung zu erleben. Wir laufen Gefahr, nahe Beziehungen zu verlieren und auch unser Gefühl für uns selbst.

Emotionsvermeidung ist ein Risikofaktor für die Entwicklung seelischer Probleme.

Menschen sind Herdentiere. Wir brauchen andere Menschen für unser Überleben. Die Nähe zu anderen, ihre Fürsorge und Rücksichtnahme kann eine wichtigere Kraftquelle für uns sein als Nahrung (Harlow, 1958; Stroufe, 1997). Wir überleben allein nicht. Wir alle müssen unseren Platz im sozialen Gefüge finden, unsere Rolle und Identität entwickeln und erkennen, was wir beitragen können. Ohne Selbstwert verlieren wir den Kontakt zur Gemeinschaft. Wir brauchen also den Kontakt zu unseren Gefühlen in vielerlei Hinsicht.

Gelingt es Eltern, den Gefühlen ihrer Kinder in guter Weise beizustehen, ihre emotionalen Bedürfnisse zu beantworten, dann können ihre Kinder Strategien entwickeln, um sich sowohl auf ihre eigenen als auch auf die Gefühle anderer gut zu beziehen. Diese emotionale Kompetenz stärkt die sichere Bindung zwischen Eltern und Kind, fördert den Aufbau einer positiven Identität und hilft im Umgang mit herausfordernden Beziehungskonstellationen. Eine sichere Bindung, eine starke Identität und tragfähige Beziehungen sind wiederum Schutzfaktoren im Hinblick auf die seelische Gesundheit des Kindes (Stroufe et al., 1999; Blatt u. Blass, 1990; Blatt, 2004, 2008; Siegel, 2015a; Stern, 1985).

Im emotionsfokussierten Ansatz nach Greenberg werden seelische Erkrankungen als Ausdruck einer gestörten Emotionsregulation verstanden. Emotionen dienen nicht mehr als verlässliches Warnsignal, sie unterstützen nicht mehr die Versorgung wichtiger Bedürfnisse. Beides zieht emotionalen Schmerz nach sich (Greenberg u. Paivio, 1997). Wenn wir nicht die Fähigkeit entwickeln, das ganze Spektrum emotionaler Erfahrung willkommen zu heißen und wirksam damit umzugehen, entwickeln sich Bewältigungsstrategien, die auf Vermeidung gründen. Diese dysfunktionalen Bewältigungsmuster machen uns anfällig für Symptome wie Angst, Depression, Substanzmissbrauch, Selbstverletzung oder Essstörungen.

Es ist von zentraler Bedeutung für uns Menschen, unsere Gefühle anzuerkennen und sie körperlich wahrnehmen zu können. Wenn wir unseren Emotionen Einfluss zugestehen, erhalten wir wichtige Informationen über unsere Bedürfnisse. Wir können zielgerichtet Handlungen ergreifen, die diese Bedürfnisse versorgen, bei uns selbst und den anderen. Emotionen unterstützen uns zudem, die Gefühle anderer zu verstehen und angemessen auf sie zu reagieren. Wenn wir unsere eigenen Gefühle nicht wahrnehmen, sie nicht zulassen oder nicht mit unseren Bedürfnissen verbinden, unterbrechen wir ihre natürliche

Funktion. Gefühle, die wir nicht wahrnehmen, können uns nicht darüber informieren, wie es uns geht und was wir brauchen.

Wenn wir aktiv versuchen, Gefühle zu kontrollieren oder zu verdrängen, weil sie uns Angst machen und wir sie nicht haben wollen, wandern diese Gefühle »in den Untergrund.« Nach außen wirken wir dann vielleicht verschlossen, wir fühlen uns abgeschnitten von unserem Körper, leer oder taub. Gefühle, die übermäßig kontrolliert oder unterbrochen werden, gehen also mit einem vitalen Informationsverlust einher. Auf Dauer ist es schwer, Gefühle »im Griff zu behalten«, über kurz oder lang fluten sie mit einer Intensität an die Oberfläche, die nicht mehr zu kontrollieren ist. Gewalt ist häufig mit der Erfahrung des Kontrollverlusts verbunden, gefolgt von Schuld und Scham. Schuld und Scham wiederum verstärken das Bedürfnis, die Gefühle noch mehr kontrollieren zu wollen. Unterdrückte Emotionen erzeugen einen Druck, der in Stresssituationen explodiert. Menschen, die ihre Gefühle stark unter Kontrolle halten, pendeln daher häufig zwischen starker Unterdrückung und Explosion. Starke emotionale Aktivierung geht mit dem Gefühl der Überwältigung einher – die Gefühle »spielen verrückt.« Oft werden unterdrückte Emotionen so stark und überwältigend, dass sie Dissoziationen, Somatisierungen, psychotische oder suizidale Impulse auslösen. Sowohl übermäßige Kontrolle von Gefühlen als auch explosive Emotionen sind mit Regulationsstrategien verbunden, die das Risiko seelischer Probleme und Erkrankungen erhöhen.

Theoretische und methodische Grundlagen des EFST

Die emotionsfokussierte Therapie nimmt eine transdiagnostische Perspektive auf psychische Symptome und Störungen ein. Teil dieses diagnoseübergreifenden Verständnisses ist die Annahme, dass dieselben zugrunde liegenden Prozesse sich in unterschiedlichen Symptomen und Störungen manifestieren können. Behandlungen sollten sich deshalb auf die im Hintergrund wirksamen Prozesse fokussieren (Stiegler, 2015; Timulak u. Keogh, 2019; Sauer-Zavala et al., 2017). Als Ursache psychopathologischer Symptome betrachten wir primär maladaptive Emotionen. Diese sind Ausdruck unbeantworteter emotionaler Bedürfnisse der Vergangenheit und beeinträchtigen das gesunde Funktionieren in der Gegenwart (Greenberg u. Goldman, 2019). Der Begriff »primär« verweist auf die unmittelbare emotionale Reaktion in einer beliebigen Situation. Diese Primärgefühle können sowohl adaptiv als auch maladaptiv sein. Adaptive Emotionen stellen nützliche Informationen für den Umgang mit der jeweils aktuellen Situation bereit. Maladaptive Emotionen hingegen sind alte Gefühle, die ihre Wurzel in der Vergangenheit haben und uns in der Gegenwart nicht weiterhelfen. Primär maladaptive Gefühle werden detailliert in Kapitel 1 beschrieben.

Als diagnoseübergreifendes Modell basiert EFST auch auf der Beobachtung, dass den Problemen des Kindes, seien es Verhaltensauffälligkeiten, schwere Essstörungen, Angst und Vermeidung, Depression und Rückzug gemeinsame emotionale Prozesse zugrunde liegen (Timulak u. Keogh, 2020; Foroughe et al., 2018). Entsprechend sollten therapeutische Interventionen auch diese zugrunde liegenden emotionalen Prozesse adressieren. EFST greift dabei auf therapeutische Prinzipien zurück, die sich in vierzig Jahren Psychotherapieprozessforschung als wirksam erwiesen haben. Diese werden übersetzt in einfache Fertigkeiten, die Eltern vermittelt werden. Eltern sind in der Regel die wichtigsten emotionalen Bezugspersonen für ihr Kind. Aufgrund dieser engen Bindung richten sich die primären emotionalen Bedürfnisse des Kindes meist an die Eltern. Es ergibt also Sinn, Eltern zu befähigen, ihrem Kind zu helfen – oft auch mehr Sinn, als wenn die Therapeutin das Kind unterstützt.

Entsprechend dem diagnoseübergreifenden Vorgehen sind die im EFST vermittelten Interventionen und Fertigkeiten unabhängig von den Symptomen oder Diagnosen des Kindes. Es sind die jeweils zugrunde liegenden Emotionen, die im Fokus der Intervention stehen. Im Beratungsprozess lernen die Eltern, »hinter« die Symptome und Verhaltensauffälligkeiten ihres Kindes zu sehen. Sie lernen, die Gefühle zu erkennen, mit denen ihr Kind ringt, und dessen unversorgte Bedürfnisse zu erkennen und zu beantworten.

Als *humanistischer Beratungsansatz* ist EFST in der klientenzentrierten Therapie nach Carl Rogers verwurzelt. Empathische Präsenz und die therapeutische Beziehung sind für uns Schlüsselelemente jeglicher therapeutischen Veränderung. Teil der *humanistischen Tradition* ist auch der tiefe Glaube an die angeborene Fähigkeit des Menschen zu Veränderung und Wachstum – solange wir ihm mit Empathie, bedingungsloser Akzeptanz und Authentizität begegnen (Rogers, 1959; Rogers, Stevens, Gendlin, Shlien u. Van Dusen, 1967). Genau diese Haltung versuchen wir im EFST gegenüber Eltern einzunehmen. Wenn Eltern die Erfahrung machen, dass sie in dieser Weise angenommen werden, können sie mithilfe der Therapeut:in lernen, ihre eigenen Gefühle zu verstehen und anzunehmen. Sie können eingefleischte negative interaktionelle Reflexe überwinden. Die elterliche Selbstwirksamkeit wächst, wenn Eltern ein neues Verständnis ihrer eigenen Gefühle gewinnen und am eigenen Leib die Erfahrung machen, dass Veränderung möglich ist. Dies wiederum stärkt die Beziehung zu ihrem Kind. Die Idee, dass sie tatsächlich die wichtigsten Menschen im Leben ihres Kindes sind, wird erfahrbar. Es ist entscheidend, dass Therapeut:innen Zutrauen in dieses elterliche Potenzial ausstrahlen. Humanistische Beratung nimmt die persönlichen Stärken in den Blick und gründet in einer nicht wertenden Haltung. Sie fußt auf der grundlegenden Annahme, dass Menschen ihrem Wesen nach gut sind. Die ethischen Prinzipien im EFST haben sich aus dieser Annahme heraus entwickelt. Wir gehen davon aus, dass alle Eltern das Beste für ihre Kinder wollen.

Ein besonderer Aspekt emotionsfokussierter Arbeit mit Eltern ist der erfahrungsbasierte Zugang zur Veränderung. In zahlreichen Übungen arbeiten Eltern daran, ihre eigenen Gefühle anzuerkennen und zu verbalisieren. Im EFST reden Eltern nicht nur über Gefühle. Wir aktualisieren Gefühle in den Sitzungen und verarbeiten sie, indem wir sie benennen, validieren und die zugehörigen Bedürfnisse identifizieren. Dabei greifen wir auf gestalttherapeutische Interventionen zurück, bekannt als »Stuhlarbeit«. Stuhlarbeit hilft uns nicht nur dabei, Eltern Zugang zu ihren eigenen Gefühlen zu eröffnen, sondern auch zu denen ihres Kindes. Wir erklären Eltern nicht einfach die emotionalen Bedürfnisse ihrer Kinder, sondern wir laden sie ein, in der Stuhlarbeit einen Perspektivwechsel zu vollziehen, zu fühlen, was es heißt, ihr Kind zu sein. Auf diese Weise wird erfahrbar, was das Kind braucht.

Eine wichtige Übung im EFST besteht darin, Eltern zu zeigen, wie sie sich hilfreich auf die Gefühle ihrer Kinder beziehen und ihnen helfen können, mit diesen Gefühlen besser umzugehen. Wir unterstützen Eltern dabei, zu akzeptieren, dass ihr Kind sich gerade so fühlt, wie es sich fühlt – ohne nach einem *Warum* zu suchen: »Was ist los mit meinem Kind? Warum verhält er sich immer so? Warum wird er ohne Grund immer so wütend?«, »Warum ist sie so ängstlich? Warum so empfindsam?«. Wir laden Eltern ein, das *Warum* in einer bezogeneren und emotionaleren Weise zu suchen: »Dieser Schmerz, der immer wieder hochkommt – was fühlt sie wirklich? Wie fühlt es für sie an, wenn ich mich aufrege und ihr sage: ›Hör auf, es gibt keinen Grund zu weinen!‹ Was geht dann in ihr vor?« Um zu verstehen, was ihr Kind fühlt, müssen Eltern es wagen, in dessen Emotionen einzutauchen. Sie müssen üben, sich in die Lage ihres Kindes zu versetzen, um wirklich dessen inneres Erleben zu begreifen.

Emotionsverarbeitung geschieht, wenn ein Gefühl aktualisiert ist, es in Ordnung ist, dieses Gefühl zu empfinden, und es in Worte gefasst werden kann, die dem Gefühl neue Bedeutung verleihen. Dann bekommen wir Zugang zu den Bedürfnissen, auf die das Gefühl verweist, und können entsprechend handeln. Wird das Gefühl in dieser Weise verarbeitet, wird es verstehbar und leichter, mit ihm umzugehen. Zur Emotionsverarbeitung gehört auch, maladaptive Emotionen zu erkennen und sie in adaptive Emotionen zu transformieren (Greenberg, 2002; Greenberg, Auszra u. Herrmann, 2007). Adaptive Emotionen sind neue, gesunde Gefühle, die wertvolle Information bereithalten. Sie werden detailliert in Kapitel 1 beschrieben.

Im EFST wird emotionale Verarbeitung auf zwei Ebenen befördert: zum einen durch die empathische Validierung der elterlichen Gefühle durch den Therapeuten, zum anderen durch die empathische Validierung der Gefühle des Kindes durch die Eltern (»Wasserfallmodell«). Mithilfe empathischer Interventionen und Stuhlarbeit führen wir Eltern durch zentrale emotionale Blockaden.

Mit Validierung meinen wir die grundlegende Anerkennung und Akzeptanz der Gefühle des anderen. Mein Gegenüber fühlt sich gesehen und verstanden und ist mehr in der Lage, sich selbst zu verstehen und mit seiner Erfahrung umzugehen. Beispiele einer einfachen Validierung sind: »Klar wirst du wütend, wenn man dich unfair behandelt«; oder: »Es tut weh, ausgegrenzt zu werden; kein Wunder, dass du traurig bist«.

Häufig beobachten wir eine unmittelbare emotionale Veränderung bei den Eltern, wenn Therapeut:innen ihre Gefühle anerkennen und validieren. Wenn wir weniger auf den Inhalt und mehr auf die begleitenden Gefühle fokussieren, entdecken wir in der empathischen Exploration verschiedene emotionale Schichten, die im Erstkontakt nicht sichtbar waren. Wenn beispielsweise eine Mutter wütend auf ihren Sohn ist, weil er unfreundlich ist oder nicht hört, begegnet der Therapeut ihrem Ärger mit Validierung und Verständnis. Dies ermöglicht der Mutter, hinter ihren Ärger zu schauen und ihre Angst davor zu erkennen, dass ihr Sohn kein Einfühlungsvermögen besitzt und dass ihm dies Schwierigkeiten mit anderen einbringen wird.

Indem der Therapeut die Mutter validiert, kann sie ihre Gefühle in Worte fassen. Es wird leichter für sie, ihre eigenen Reaktionen zu verstehen und mit ihrem Ärger und ihrer Angst umzugehen. Gleichzeitig beginnt sie, die verletzlichen und schmerzhaften Gefühle ihres Sohnes zu sehen und sich an Zeiten zu erinnern, in denen er freundlich und empathisch war. Dies erleichtert es ihr wiederum, in zukünftigen Situationen die Gefühle ihres Sohnes zu validieren, anstatt von ihren eigenen Emotionen bestimmt zu werden. Wenn Eltern nach Hause kommen und die Gefühle ihrer Kinder validieren, machen sie häufig die unmittelbare Erfahrung, dass dies etwas verändert.

Emotionen im Fokus

Ein Vater erzählt uns ärgerlich: »Da kommt er gestern nach Hause und erzählt, dass es wieder einen Vorfall in der Schule gegeben hat. Die Lehrerin gibt ihm die Schuld, obwohl er nichts gemacht hat. Sie hat seinen Arm gepackt und ihn rausgeschmissen auf den Gang, vor den Augen der ganzen Klasse.«

Fokussieren Sie auf die Emotionen, nicht auf den Inhalt der Geschichte: »Es klingt, als ob Sie das richtig sauer macht. Als ob das einfach überreagiert war und wirklich unfair Ihrem Sohn gegenüber?«

Validieren Sie die Gefühle des Vaters: »Kein Wunder, dass Sie sauer sind. Es ist nicht in Ordnung, dass die Lehrerin Ihren Sohn so behandelt. Und es ist ja nicht das erste Mal, dass so was passiert.«

Versuchen Sie, das emotionale Bedürfnis zu sehen: »Natürlich wollen Sie für Ihren Sohn eintreten, wenn er unfair behandelt wird. Es ist nicht in Ordnung, dass er so behandelt wird. Ich verstehe vollkommen, dass Sie die Schule informieren möchten und mit der Lehrerin über den Vorfall reden wollen.«

Auch die Therapeutin hat Gefühle, die möglicherweise einer Validierung im Weg stehen können. Diese müssen ebenfalls adressiert werden. Wenn beispielsweise ein Therapeut Angst bekommt, wenn Eltern wütend werden oder eine Therapeutin Ärger oder Abneigung empfindet, wird es sehr schwer, den Eltern mit Empathie und Verständnis zu begegnen. Genauso, wie wir Eltern beibringen, radikale Verantwortung für die Beziehung zu ihrem Kind zu übernehmen und sich zu entschuldigen, wenn es zu Schwierigkeiten in der Eltern-Kind-Beziehung kommt, ist es Aufgabe des Therapeuten, radikale Verantwortung für die therapeutische Beziehung zu übernehmen. Dies heißt auch, sich zu entschuldigen, wenn Gefühle des Unbehagens, ein emotionaler Riss oder Bruch in der therapeutischen Beziehung aufkommen.

»Radikale Verantwortung« meint: Die Person, die mehr »Macht« hat oder die weniger verletzlich ist, übernimmt die volle Verantwortung für die Richtung, die die Beziehung nimmt. »Radikale Verantwortung« ist nicht gleichbedeutend mit »Schuld«. Den anderen zu entlasten, indem ich die Verantwortung zu mir nehme, ist eine Entscheidung. In Eltern-Kind-Beziehungen meint radikale Verantwortung, dass wir als Eltern Verantwortung für die emotionale Entwicklung unserer Kinder übernehmen, für die Beziehung, die wir zu unseren Kindern haben, und für die Beziehung, die unser Kind zu anderen, zum Beispiel seinen Geschwistern, hat. Wenn ein Kind seine kleine Schwester schlägt, übernehmen die Eltern die Verantwortung dafür, dass diese Situation gelöst wird. Sie sorgen dafür, dass dies nicht zur Regel wird. Die Eltern können zuerst die Gefühle des verletzten Kindes validieren. Im Anschluss setzen sie eine klare Grenze und stellen sicher, dass Schlagen nicht zu einer Gewohnheit wird. Sie können auch die Gefühle des schlagenden Kindes validieren und so dazu beitragen, dass dessen Kooperationsbereitschaft steigt. Dies könnte zum Beispiel so klingen: »Ich verstehe dich. Es war wirklich nervig, dass du sie gebeten hast aufzuhören und sie einfach nicht gehört hat. Kein Wunder, dass du wütend geworden bist. Nächstes Mal helfen wir dir dabei, sie zu stoppen. Egal wie genervt du bist – deine kleine Schwester zu schlagen geht nicht. Wir müssen einen anderen Weg finden.«

Wenn das Kind sich im Nachgang schuldig fühlt, können Eltern ihm helfen, indem sie auch dieses Gefühl validieren. Es zeigt an, dass es nicht in Ordnung war zu schlagen. Viele Eltern halten ihre Kinder in solchen Situationen an, sich zu entschuldigen: »Sag, dass es dir leidtut.« Im EFST machen wir die Erfahrung, dass Kinder wie Erwachsene sich spontan entschuldigen, wenn sie ihre wütenden Gefühle zuerst fühlen dürfen. Wenn Eltern den Ärger validieren und anerkennen, wie schwer es ist, sich ehrlich zu entschuldigen, wenn man gerade noch wütend ist, helfen sie dem Kind, Zugang zu seiner Empathie für andere zu finden. In der Regel entschuldigen sich Kinder dann spontan. Braucht ein Kind emotionale Unterstützung von seinen Eltern und bekommt diese nicht, ist es die Verantwortung der Eltern, dies zu ändern und sich zu entschuldigen. Auch wenn das Kind etwas falsch gemacht hat oder zu der Situation negativ beigetragen hat. Kinder lernen, empathisch zu sein und sich zu entschuldigen, indem sie erleben, wie ihre Eltern genau das bei ihnen tun – zugeben, wenn sie etwas falsch gemacht haben, und sich dafür entschuldigen. Erzwungene Entschuldigungen, seien sie ausgesprochen oder empfangen, werden sich nicht gut anfühlen. Das Kind wird durch sie auch nicht lernen, sich in gesunder Weise zu entschuldigen. Oft passiert genau das Gegenteil. Erzwungene Entschuldigungen können instrumentelles Verhalten verstärken. Das Kind entschuldigt sich, um einer unangenehmen Situation aus dem Weg zu gehen, anstatt sein schlechtes Gewissen zu nutzen, um Verantwortung für seine Taten zu übernehmen und sich authentisch zu entschuldigen.

Im therapeutischen Kontext meint radikale Verantwortung, dass die Therapeutin vollständige und umfassende Verantwortung für die therapeutische Beziehung und den Verlauf der Therapie übernimmt. Wenn die Beratung stagniert, die Beziehung nicht trägt, ist es die Aufgabe des Therapeuten, nach innen zu schauen, zu erkennen, was geschehen ist, und etwas zu verändern. Therapeuten entschuldigen sich, wenn sie etwas Wichtiges verpasst haben oder verletzend waren. Auf diese Weise stärken sie die Verbindung und machen den Weg frei, um wieder zurück auf Kurs zu kommen.

Zentrale Ansatzpunkte im EFST

Ansatzpunkte des Emotionsfokussierten Skilltrainings sind die Bedeutung der Familie, unser Wissen über Emotionen, die Stärkung elterlicher Selbstwirksamkeit, ein Bewusstsein für widersprüchliche emotionale Motivationen und das erfahrungsbasierte Lernen von Fertigkeiten.

Familie

EFST für Familien basiert auf der Annahme, dass Eltern und Familie der Schlüssel für die gesunde Entwicklung und das Wohlergehen des Kindes sind. Innerhalb der Familie entstehen Interaktionsmuster, die wesentlich davon bestimmt sind, wie Eltern mit ihren eigenen Gefühlen und mit denen ihrer Kinder umgehen. Die Strategien der Eltern spiegeln wiederum ihre eigenen Erfahrungen als Kind. Interaktionsmuster und Familiensysteme entwickeln sich generationenübergreifend. Im Beratungsraum machen Eltern neue emotionale Erfahrungen und lernen Fertigkeiten der Emotionsregulation wie Validierung. Auf diese Weise können die Eltern dazu beitragen, die seelischen Probleme und Symptome ihrer Kinder zu lindern. Sie unterstützen ihr Kind dabei, so mit seinen Gefühlen umzugehen, dass es an ihnen wachsen kann.

Kehren wir zurück zu dem Vater, dessen Sohn sich in sein Zimmer zurückzieht, um Computerspiele zu spielen. Dieser Vater erfuhr Hilfe dabei, den emotionalen Schmerz hinter der scheinbar faulen und verantwortungslosen Einstellung seines Sohnes zu erkennen. Er begriff, dass die Art und Weise, wie er sich seinem Sohn näherte, dessen verletzte Gefühle und sein ausweichendes Verhalten verstärkten. Es gelang ihm, anders auf die Gefühle seines Sohnes zu reagieren, und dies wurde zu einem Wendepunkt für den Sohn. Der Sohn war voller Scham über seine schlechten Schulleistungen und die Tatsache, dass er die Erwartungen seiner Eltern enttäuschte. Im Verlauf der Beratung verstand der Vater, dass sich sein Sohn emotional im Stich gelassen fühlte, als ein Freund sechs Monate zuvor ertrunken war. Gemeinsam mit drei Freunden waren sie betrunken schwimmen gegangen. Der Unfall ereignete sich, kurz nachdem sich die Freundin des Sohnes von ihm getrennt hatte. Die Eltern unterstützten ihren Sohn und trauerten mit ihm, aber nach einiger Zeit hatten sie das Gefühl, dass es jetzt weitergehen müsse. Sie fürchteten, dass ihr Sohn in seiner Trauer stecken bliebe. Wenn er sich ihnen gegenüber niedergeschlagen und verzweifelt zeigte, rieten sie ihm, an etwas anderes zu denken und sein Leben wieder aufzunehmen. Sie erzählten ihm, dass er für seinen verstorbenen Freund weiterleben müsse, dass er jung sei und sich wieder neu verlieben werde. Ihr Sohn bekam nicht die Hilfe, die er gebraucht hätte, um den Verlust zu betrauern und mit seiner eigenen Schuld fertig zu werden. Er geriet in einen einsamen und hoffnungslosen Zustand, mit dem sein Vater nicht umgehen konnte.

Mit therapeutischer Begleitung gelang es dem Vater, sich in die Lage des Sohnes zu versetzen und wirklich zu begreifen, was sein Sohn durchmachte. Er konnte zu seinem Sohn sagen: »Ich sehe, wie schlecht es dir geht. Hat es mit dem Tod deines Freundes und der Trennung von deiner Freundin zu tun? Es muss so schwer gewesen sein, mit all dem fertig zu werden, ohne die Hilfe von mir oder Mama. Wir haben nicht begriffen, wie sehr du kämpfst und was du durchmachst.« Indem er dies aussprach, öffnete er eine Tür, die Beziehung konnte heilen, sein Sohn langsam aus der Depression heraus und zurück in die Schule kommen. Da Eltern die wichtigsten Bezugspersonen im Leben eines Kindes sind, haben alle Versuche, etwas zum Guten zu verändern, potenziell enorme Auswirkungen darauf, wie gesehen und verstanden sich das Kind fühlt.

Die gesamte Familiendynamik verbessert sich, wenn Eltern ihren emotionalen Zugang anpassen und ihr Verhalten gegenüber einem der Kinder verändern. Oft hören wir von Eltern in der Beratung, dass sich im Nachgang zu unserer Arbeit auch die Beziehung zu einem anderen Kind oder auch die Beziehung der Geschwister untereinander plötzlich verbessert. Die Eltern haben vielleicht die Gefühle und Bedürfnisse eines ihrer Kinder anders validiert oder Verantwortung für einen Fehler übernommen und sich dafür entschuldigt. Die positiven Auswirkungen werden jedoch in der gesamten Familie spürbar. Sich verletzlich zu zeigen, zu begreifen, dass die Reizbarkeit oder Frustration eines Kindes verletzliche Emotionen verbirgt, führt zu mehr Nähe, Wärme und Fürsorge innerhalb der Beziehung. Oft beschreiben Eltern auch, dass sich ihre Paarbeziehung mit EFST verbessert, was sich ebenfalls positiv auf die Kinder und Geschwister auswirkt. Wenn Eltern an einem Strang ziehen, entsteht mehr Stabilität und Berechenbarkeit in der Familie. Weniger Konflikte und Streit resultieren in einer angenehmeren Atmosphäre für die gesamte Familie.

Die starke emotionale Verbindung zwischen Eltern und Kind und die positiven Auswirkungen, die eine verbesserte Verbindung auf das gesamte Familiensystem hat, sind die Grundlage für das wesentliche Prinzip des EFST: Der beste Weg, um die seelische Gesundheit des Kindes zu stärken, ist die Arbeit mit den Eltern. Die tiefe Verbindung zwischen Eltern und Kind sorgt dafür, dass das Kind in dieser Beziehung die bedeutsamsten Bedürfnisse und die größte Sehnsucht danach spürt, gesehen und verstanden zu werden. Diese Bedürfnisse und Sehnsüchte bleiben auch dann bestehen, wenn das Kind in der Beziehung zu seinen Eltern sehr gelitten hat. Kinder sind fast immer bereit, ihren Eltern eine »zweite Chance« zu geben, sofern ihre emotionalen Bedürfnisse wahrgenommen werden.

Emotion

Jedes Mal, wenn meine Tochter ärgerlich wurde, habe ich sie in den Arm genommen. Das hat sie entweder noch wütender gemacht, oder sie ist quasi verschwunden und still geworden. Irgendwann habe ich verstanden, dass sie keine Umarmung will, wenn sie wütend ist. Zumindest nicht, wenn sie sauer auf mich bist. Ich verstehe jetzt, dass ich ihr zugestehen muss, ihre Grenzen zu ziehen, mir zu zeigen, dass ich sie in Ruhe lassen soll und ihr ein bisschen Raum gebe. Ich muss dann das unangenehme Gefühl aushalten, das hochkommt, wenn ich mich abgelehnt fühle. Das ist mein Thema. Tatsächlich fällt es mir leichter, das auszuhalten, wenn ich mir klar mache, dass sie in diesem Moment einfach keine Umarmung braucht. Dass sie ein Recht hat, mir zu zeigen, dass ich ihr zu viel war. Und dass wir das brauchen, um uns hinterher wieder nah zu fühlen.

Unterschiedliche Emotionen zu erkennen ist eine Fähigkeit, die wir im Zuge dessen erlernen, wie auf unsere eigenen Gefühle und emotionalen Bedürfnisse reagiert wird. Als Erwachsene reagieren wir oft automatisch auf Emotionen, ohne uns bewusst zu sein, wie wir mit unseren eigenen Gefühlen oder denen der anderen umgehen. Erst wenn wir feststecken, wenn es kompliziert wird, etwas schiefläuft, machen wir uns Gefühle bewusst und lernen vielleicht etwas Neues dazu.

Emotionen stehen im Zentrum des EFST: Beim Aufbau der therapeutischen Beziehung, in den empathischen Interventionen, die das Rückgrat des Modells bilden, im Skilltraining und der Psychoedukation, die wir Eltern anbieten. Die zentrale Bedeutung und Funktionsweise von Emotionen wird in der Einleitung erklärt (»Warum Gefühle wichtig sind«) und in Kapitel 1 (»Emotionen verstehen.«).

Elterliche Selbstwirksamkeit stärken

Eltern, denen der Glaube fehlt, dass sie die wichtigsten Bezugspersonen für ihre Kinder sind und dass sie ihrem Kind helfen können, werden mit geringerer Wahrscheinlichkeit versuchen, ihrem Kind in schwierigen Momenten beizustehen. Wie in dem Beispiel des Jungen, der Marihuana raucht und Computerspiele spielt – der Vater fühlt sich hilflos, hat kein Vertrauen darin, dass er etwas zum Besseren wenden kann, und nimmt seinen Platz als Vater nicht mehr ein. Selbstwirksamkeit ist ein Schlüsselbegriff in der sozial-kognitiven Lerntheorie von Albert Bandura. Sie wird als das Vermögen definiert, spezifische Aufgaben zu bewältigen, bestimmte Ergebnisse zu erzielen oder Einfluss zu nehmen auf die eigenen Gedanken, Lebensumstände, Handlungen oder situativen Veränderungen (Bandura, 2010). Elterliche Selbstwirksamkeit wird als die selbst eingeschätzte Kompetenz in der Elternrolle definiert (Bloomfield u. Kendall, 2012; Kendall u. Bloomfield, 2005). Innerhalb emotionsfokussierter Ansätze wird Selbstwirksamkeit adressiert, um das Selbstvertrauen der Eltern im Umgang mit den emotionalen Schwierigkeiten und Verhaltensauffälligkeiten ihrer Kinder zu stärken (Foroughe et al., 2018).

Bandura verstand Selbstwirksamkeit als ein kognitives Konzept, eingebettet in Gedanken und Glaubenssätze über das Selbst. Im EFST definieren wir Selbstwirksamkeit als eine emotionale Variable. Die Fähigkeit, Gefühle zuzulassen, sie zu benennen und auszudrücken, die zugehörigen Bedürfnisse zu erkennen und zu versorgen, geht mit hoher Selbstwirksamkeit einher. Wir können dies in unserer Arbeit mit Eltern sehr deutlich sehen. Elterliche Selbstwirksamkeit ist eng verbunden mit der Art und Weise, in der Eltern ihre eigenen Gefühle regulieren. Wenn Angst und Selbstvorwürfe dominieren, beeinträchtigen sie die elterliche Selbstwirksamkeit und die Fähigkeit, ihren emotional belasteten Kindern beizustehen (Strahan et al., 2017). Elterliche Selbstwirksamkeit ist ein starker Prädiktor für die erfolgreiche Genesung von seelischen Erkrankungen (Foroughe et al., 2018; Byrne, Accurso, Arnow, Lock u. Le Grange, 2015; Robinson, Dolhanty u. Greenberg, 2015; Stillar et al., 2016; Dimitropoulos, Freeman, Lock u. Le Grange, 2017; Kyriacou, Treasure u. Schmidt, 2008).

Im EFST versuchen wir, die elterliche Selbstwirksamkeit dadurch zu stärken, dass die Therapeutin in Wort und Tat immer wieder zum Ausdruck bringt, wie wichtig Eltern für ihr Kind sind und wie fest sie an deren Fähigkeit zur Veränderung glaubt. Darüber hinaus stärken wir die Selbstwirksamkeit, indem wir Eltern helfen, wirksam mit ihren eigenen Gefühlen umzugehen, zum Beispiel indem wir auf die elterlichen Selbstzweifel und Ängste mit Verständnis und Validierung reagieren. Wir betonen ihre genuinen elterlichen Fähigkeiten und heben die Kompetenzen hervor, die sie im Umgang mit den Gefühlen ihres Kindes bereits haben. Es sind die Eltern, die ihr Kind am besten kennen und oft intuitiv wissen, was ihre Kinder fühlen und brauchen, auch wenn sie nicht immer auf diese Kompetenzen zurückgreifen können (Smith, 2014; Stern, 1998). Skilltraining findet sowohl in der Beratung als auch in der Interaktion mit dem Kind statt. Es eröffnet Eltern die unmittelbare Erfahrung, dass sie alte Strategien verändern und die Beziehung zu ihrem Kind stärken können. Eltern erfahren, wie wichtig sie für ihre Kinder sind.

Wenn Eltern zögern oder sich nicht mit den Schwierigkeiten ihrer Kinder befassen wollen, verstehen wir dies als Ausdruck einer zugrunde liegenden Emotion, wie beispielsweise der Angst zu scheitern, oder einer niedrigen Selbstwirksamkeitserwartung. Wir unterstellen keine fehlende Motivation oder gar eine Weigerung zu helfen. Wenn Kinder mit Symptomen kämpfen, die sich in negativen Gefühlen oder destruktivem Verhalten manifestieren, erleben Eltern Hilflosigkeit, Scham, Ärger oder Angst. Sie haben das Gefühl, »alles versucht zu haben«. Sie sind in alten Mustern gefangen und fühlen sich nicht in der Lage, ihren Kindern zu helfen. Immer wenn Eltern in diese geringe Selbstwirksamkeit rutschen, Angst vor Neuem und Unbekannten zeigen und dazu neigen, an alten und vertrauten Strategien festzuhalten, sprechen wir davon, dass sie in eine »Gefühlsfalle« geraten. Wir gehen davon aus, dass alle Eltern für ihre Kinder da sein wollen, auch wenn es manchmal so aussieht, als ob sie vor allem ihre eigenen unangenehmen Gefühle vermeiden wollen. Wir vertrauen fest darauf, dass alle Eltern die Fähigkeit entwickeln können, ihre Kinder zu unterstützen, indem sie ihre eigenen Gefühlsfallen bearbeiten und die Fähigkeit entwickeln, die emotionalen Bedürfnisse ihrer Kinder zu sehen. Gefühlsfallen erkunden wir detailliert in Kapitel 3.

Wir Menschen entwickeln einen emotionalen Stil, der widerspiegelt, wie unseren eigenen Gefühlen begegnet wurde. Zu diesem emotionalen Stil gehört eine bestimmte Art, uns auf unsere eigenen Gefühle und die anderer zu beziehen. Mehr dazu in Kapitel 5. Indem sich Eltern ihres emotionalen Stils bewusst werden, wird es leichter, Strategien zu wechseln und Teufelskreise aus Emotionsvermeidung und Gefühlsfallen zu unterbrechen. Indem Eltern radikale Verantwortung für ihre eigenen Beiträge zu den schmerzhaften Erfahrungen ihres Kindes übernehmen, können sie alte emotionale Wunden heilen und die Verbindung zu ihren Kindern stärken. Auf diese Weise wird das Kind von Schuld und Verantwortung befreit und kann sich gegenüber seinen Eltern öffnen. Den Kindern geht es besser, und sie brauchen ihre emotionalen Symptome und dysfunktionalen Strategien nicht mehr, um mit ihrem Alltag fertig zu werden.

Damit Eltern sich sicher fühlen im Umgang mit den verletzlichen Gefühlen ihres Kindes, ist es unerlässlich, dass wir als Therapeut:innen ihren Gefühlen mit Empathie und Validierung begegnen.

Konkurrierende Motivationen

EFST greift auf Prinzipien des »Motivational Interviewing« (Miller u. Rollnick, 2012) zurück und führt ein Konzept ein, das wir als »konkurrierende Motivationen« bezeichnen. Auch wenn Eltern sehr motiviert sind, ihrem Kind zu helfen, sind sie oft in alten Ängsten und Vermeidungsstrategien gefangen, die nach außen den Eindruck erwecken, sie wären unmotiviert. Viele Eltern haben mächtige innere Kritiker, die sie beschimpfen oder ihnen die Schuld zuschieben, für das, was ihren Kindern geschieht. Viele haben die Erfahrung gemacht, in Therapien beschämt zu werden, vor allem zu hören, was sie falsch gemacht haben und was sie anders machen sollten. Häufig führen diese Vorerfahrungen mit professionellen Helfer:innen zu einer Verteidigungshaltung, Angriff oder Resignation, da sie alte, unversorgte emotionale Wunden berühren. Ratschläge und Beratung werden als Kritik verstanden und verstärken Selbstvorwürfe, anstatt Veränderung zu ermutigen. Eltern können von Schuld und Scham gebeutelt sein. Sind sie gefangen in ihren eigenen Gefühlsfallen, ist die stärkste Motivation oft die, Unbehagen zu vermeiden, anstatt ihr Kind zu validieren, sich zu entschuldigen oder Grenzen zu ziehen. In anderen Worten – eine konkurrierende Motivation ist stärker als der Wunsch, dem Kind zu helfen. Mit diesen konkurrierenden Motivationen zu arbeiten ist ein zentraler Fokus im EFST.

Im Beispiel von vorhin sehen wir, dass der Vater motiviert ist, seinem Sohn zu helfen, auch wenn er faktisch seine Rolle als Vater aufgegeben hat und zu Beginn der Beratung auch nicht sehr motiviert erscheint. Wir sind davon überzeugt, dass in ihm ein innerer Vater darum kämpft, rauszukommen und für seinen Sohn da zu sein. Im Gespräch mit dem Sohn wirkt der Vater allerdings eher motiviert, seinen eigenen Schmerz zu vermeiden. Er selbst hat mit 14 Jahren seine Mutter verloren und es über viele Jahre hinweg vermieden, diesen Verlust zu betrauern, aus Angst, vom Schmerz überwältigt zu werden. Er fürchtet, zusammenzubrechen und nie wieder hochzukommen. Es ist seine eigene Angst, die ihn daran hindert, seinem Sohn in dessen Trauer beizustehen. Es ist, als ob der Vater sein eigenes, unendlich einsames und trauriges Gefühl des Verlassenseins fürchtet, das jedes Mal wach wird, wenn er sich seinem Sohn nähert. Also investiert er viel Energie darin, dieses Gefühl beiseitezuschieben. Hinter all dem steht ein etwas unbeholfener Mann, der seiner Kraft und seines Mutes beraubt ist. Im Verlauf des EFST wird dem Vater klar, dass er seine eigene Trauer verarbeiten muss. Als die Beratung zum Abschluss kommt, denkt er darüber nach, selbst in Einzeltherapie zu gehen. Die Arbeit mit seinem Sohn kann jedoch nicht warten. Als er mit seinem ganzen Sein tief und wahrhaftig realisiert, wie sehr sein Junge einen Vater braucht, der den Mut hat, über seine eigene Trauer zu sprechen, verwandelt sich etwas in ihm. Diese spürbare Erkenntnis versetzt ihn in die Lage, in diesem kritischen Moment im Leben seines Sohnes seine eigene Trauer hintanzustellen. Er kann seinem Wunsch folgen, dem Sohn zu helfen, und wird nicht länger von der konkurrierenden Motivation geleitet, seine eigene tiefe Trauer zu vermeiden.

Emotionsgeleitetes Skilltraining

Wie können wir unserem Kind dabei helfen, sich anders zu fühlen, wenn es auf dem Boden liegt und »Nein!« schreit? Wie kommen wir in Verbindung mit einem Jugendlichen, der uns den Stinkefinger zeigt, die Tür zuknallt und schreit »Ich hasse dich!«? Häufig suchen Eltern spezifische Hilfestellung für den Umgang mit herausfordernden Gefühlen und schwierigen Verhaltensweisen. Im EFST nutzen wir eine Form der »Stuhlarbeit«, die wir emotionsgeleitetes Skilltraining nennen. Ziel ist es, Eltern Skills für konkrete Situationen zu vermitteln, in denen sie sich von den Gefühlen und Verhaltensweisen ihrer Kinder überfordert fühlen. Wir arbeiten mit den Gefühlen, die in der Situation in den Eltern wachgerufen werden, und der Art und Weise, wie die Eltern mit diesen umgehen. Die Therapeutin unterstützt die Eltern zudem dabei, einen Perspektivwechsel vorzunehmen und die Gefühle und Bedürfnisse des Kindes zu verstehen. Emotionsgeleitetes Skilltraining dient dazu, Eltern ihre eigenen emotionalen Prozesse bewusst zu machen und die ihrer Kinder einzuordnen. Hierfür nutzen wir Übungen, die in der emotionsfokussierten Einzeltherapie entstanden sind. Eltern wechseln physisch den Stuhl, um Zugang zu der Erfahrung ihres Kindes zu bekommen oder um zu begreifen, was sie davon abhält, sich in ihr Kind einzufühlen. Die praktischen Übungen ermöglichen ein erfahrungs- und einsichtsorientiertes Lernen, in dem wir nicht nur über Gefühle reden, sondern Eltern dabei unterstützen, den Schmerz ihres Kindes tatsächlich zu fühlen. Hierdurch wird die Intervention wesentlich kraftvoller. Konkrete Beispiele solcher Interventionen in der Praxis finden sich in den nächsten Kapiteln, in denen wir Validierung, konkurrierende Motivationen, Gefühlsfallen, Entschuldigungen und Grenzen beleuchten.

Der Veränderungsprozess im EFST

Im EFST nutzen wir zwei Metaphern. Eine, um den Weg und eine, um den Prozess zu beschreiben. Den Weg der Veränderung vergleichen wir mit einer Brücke, die es zu überqueren gilt. Um den Gedanken zu illustrieren, nutzen wir ein norwegisches Märchen namens »Die drei Ziegenböcke Brausewind«. Die Geschichte ist einfach. »Das Gras ist grüner auf der anderen Seite des Flusses. Dort ist eine Brücke. Überquere sie.« Das Problem ist natürlich, dass auf der Brücke ein Troll sitzt. Dieser Troll repräsentiert die Gefühlsfalle – die der Eltern und die des Kindes. Die Metapher ist unmittelbar validierend. Klassische Aufträge lauten: »Verändere dich«, in anderen Worten: »Geh einfach über die

Brücke.« Im EFST sagen wir: »Kein Wunder, dass Sie die Brücke nicht überqueren können. Da sitzt ein Troll.«

Damit sind wir bei der Frage, wie wir Eltern dabei unterstützen können, die Brücke zu überqueren. Wir vermitteln ihnen die Skills, die sie brauchen, um dem Troll zu begegnen, das heißt ihren eigenen Gefühlsfallen oder denen ihres Kindes. All den ungeliebten, gefürchteten oder vermiedenen Gefühlen, die sie davon abhalten, die Eltern zu sein, die sie sein wollen. Wir gliedern die Skills, die es zur Überquerung der Brücke braucht, in ein Netz emotionaler Kompetenzen (englisch NET): »N« steht für Navigation, »E« für die Erhöhung der Motivation und »T« für eine Transformation der Beziehung. Alle Techniken und Interventionen, die wir innerhalb des NET nutzen, basieren auf der emotionsfokussierten Prozessforschung. Wir adressieren Emotionen in einer Weise, die sich als wirksam erwiesen hat in der Verarbeitung schmerzhafter, ungelöster und bis dato unverarbeiteter Gefühle. Diese Emotionsverarbeitung findet auf zwei Ebenen statt – mit den Eltern und mit dem Kind. Eltern lernen, sich ihrer Gefühle bewusst zu werden, und entwickeln die Kompetenzen, ihre Gefühle so zu regulieren, dass sie ihrem Kind in seinem emotionalen Ringen helfen können.

In der Elternberatung arbeiten wir explizit nicht mit so tiefgreifenden Veränderungsprozessen wie in der emotionsfokussierten Einzeltherapie. Dies ist aus zwei Gründen bedeutsam: Zum einen pausiert die Krise des Kindes nicht in der Warteschleife, während die Eltern tiefe und langwierige Therapie machen. EFST ist explizit als Kurzzeitintervention konzipiert, die Eltern kurzfristig dabei unterstützt, besser für ihr Kind da zu sein. Ein zweiter Grund liegt in der zentralen Rolle, die wir Eltern für den Genesungsprozess ihrer Kinder zuschreiben. Eltern wollen ihren Kindern helfen. In der Regel genügen bereits kleine Interventionen, um sie dabei zu unterstützen, ihre emotionalen Hürden zu überwinden und für ihre Kinder da zu sein.

Dennoch greift EFST auf zahlreiche Grundannahmen der emotionsfokussierten Therapie zurück und versucht, im Rahmen der Kurzzeitintervention Emotionen zu vertiefen. Eine geteilte Grundannahme in EFT und EFST ist die Idee, dass wir Emotionen aktivieren müssen, wenn wir sie verändern wollen. Greenberg spricht davon, »Emotionen mit Emotionen zu verändern«. Um Zugang zu den Gefühlen zu bekommen und sie zu intensivieren, nutzen wir empathische Interventionen. Besonders wichtig ist diese Aktivierung und Vertiefung in der Stuhlarbeit, da eine tiefere Aktivierung mit einer besseren Verarbeitung der Emotionen einhergeht (Greenberg et al., 2007; Post, Paolone, Smith u. Warwar, 2017; Pos u. Choi, 2019; Harrington, Pasqual-Leone, Paivio u. Baher, 2021).

Emotionsverarbeitung meint, aktivierte Gefühle in Worte zu fassen und ihnen so neue Bedeutung zu verleihen, die Qualität der Emotion zu verändern und das emotionale Repertoire zu erweitern (Greenberg, 2015). Veränderung geschieht, wenn wir schmerzliche maladaptive Gefühle in Gegenwart eines versichernden anderen aktualisieren. Indem der Therapeut den elterlichen Gefühlen mit Akzeptanz und Validierung begegnet, können die Eltern ihr emotionales Erleben in Worte fassen, Zugang zu ihren emotionalen Bedürfnissen finden und in der Folge auch zu adaptiven Gefühlen. Ausgehend von veränderten Gefühlen, können Sie alternative Formen der Sinngebung entwickeln. Ein guter Veränderungsprozess beinhaltet dabei immer eine Balance zwischen emotionalem Ausdruck einerseits und Sinngebung andererseits. Primärgefühlen kommt gegenüber Sekundärgefühlen ein besonderes Augenmerk zu (Hermann u. Auzra, 2019). Sekundärgefühle sind Gefühle, die in Reaktion auf Primärgefühle entstehen und schützende Funktion haben. Wir beschreiben sie detailliert im nächsten Kapitel. Es ist entscheidend, dass der Emotionsverarbeitungsprozess der Eltern sich in Verhaltensänderungen im Kontakt mit dem Kind niederschlägt, denn das letztendliche Ziel ist, dass das Kind Hilfe erfährt. Sich einfach nur anders zu fühlen, reicht nicht. Die neue innere Gewissheit muss in neues Verhalten münden.

Stand der Forschung zum EFST für Familien

Die Forschung zum EFST steckt noch in den Kinderschuhen, ist jedoch vielversprechend. Eine große randomisierte Studie ist abgeschlossen, zwei weitere sind auf dem Weg. Die klinische Studie basierte auf einem zweitägigen Workshopformat, in dem das Modell vermittelt wurde, gefolgt von Elternberatungen. Die Eltern berichteten im Anschluss über positivere Erfahrungen und Gefühle in ihrer Elternrolle (Ansar et. Al., 2021) und eine signifikante Reduktion internalisierender und externalisierender Symptome ihrer Kinder. Diese Veränderungen erwiesen sich über den zwölfmonatigen Katamnesezeitraum als stabil (Ansar et al., im Druck). Dies ist insofern bedeutsam, als die Kinder selbst gar kein Teil der Intervention waren. Ansar and Kollegen (2021) berichten, dass Eltern wieder mehr Zutrauen in ihre Elternrolle fanden und sich das Verständnis und die Art der Bezogenheit innerhalb der ganzen Familie veränderten. Vorläufige Ergebnisse weisen darauf hin (Ansar, Nissen Lie u. Stiegler, in Vorbereitung), dass sich auch die seelische Gesundheit der Eltern selbst verbesserte. Ihre Symptome waren insgesamt reduziert und ihre Emotionsregulation und ihr Verständnis von Emotionen verbessert.

Dies unterstützt die These, dass bereits ein Zweitagesformat wie EFST eine kurze und kosteneffektive Intervention darstellt, die Eltern beispielsweise wahrnehmen können, während ihr Kind auf der Warteliste für einen Therapieplatz steht oder wenn das Kind jede Behandlung ablehnt. Das Training kann in Risikogruppen präventiv angeboten werden und so dazu beitragen, den Therapiebedarf beziehungsweise die Hospitalisierungsrate zu senken. Im Einklang mit humanistischen Prinzipien signalisieren wir im EFST immer wieder Vertrauen in Eltern, die mit der Beziehung zu ihrem Kind kämpfen. Forschung und klinische Erfahrung zeigen, dass Kinder Gefahr laufen, emotionale Probleme und seelische Erkrankungen zu entwickeln, wenn ihre Eltern ihre Gefühle nicht lesen und versorgen können. Auch aus einer sozioökonomischen Perspektive halten wir EFST für eine einfache Investition mit doppeltem Gewinn – der Verbesserung der seelischen Gesundheit für Eltern und Kinder.

Effectiveness of Parental Emotion-Focused Skills Training for Internalizing and Externalizing Symptoms in Children: A Randomized Clinical Dismantling Study.

Ansar, N., Nissen Lie, H., Zahl-Olsen, R., Bertelsen, B., T., Elliott, R.; Stiegler, J. R. (in Druck).

Diese randomisierte klinische Studie untersuchte den Effekt einer emotionsfokussierten Intervention mit Eltern auf die klinisch relevanten internalisierenden und externalisierenden Symptome ihrer Kinder. Die Stichprobe umfasste 313 Eltern von 236 Kindern im Alter von 6 bis 13. Die Eltern wurden nach dem Zufallsprinzip zwei emotionsfokussierten Bedingungen zugeordnet: Eine Gruppe (EXP) durchlief eine erfahrungsorientierte Intervention mit Stuhlarbeit, eine zweite Gruppe durchlief dieselbe Intervention psychoedukativ (PE), das heißt ohne Stuhlarbeit (die übrigen Aspekte der Intervention wie auch die Therapeuten waren in beiden Bedingungen dieselben). Das Programm bestand aus einem zweitägigen Gruppentraining und sechs Stunden Elterncoaching. Ergebnismaße waren primär Selbstberichte von Eltern und Lehrkräften vor und nach der Intervention sowie Katamnesen vier, acht und zwölf Monate danach. Die Datenauswertung erfolgte mithilfe der Mehrebenenmodellierung und der Bayes'schen Analyse.

Die Ergebnisse zeigen, dass sowohl internalisierende als auch externalisierende Symptome sich im Zeitverlauf signifikant verbessern. Beide Studienbedingungen zeigen hier große Effekte. Die Lehrerberichte zeigen eine signifikante Reduktion externalisierender Verhaltensweisen, aber keinen Rückgang internalisierender Symptome. In der Multilevelanalyse erwies sich die EXP-Bedingung gegenüber der PE-Bedingung nicht als überlegen. Eine Bayes'sche

Längsschnittsensitivitätsanalyse mit Imputation fiel jedoch zugunsten der EXP-Bedingung aus.

Die Ergebnisse legen nahe, das kindliche Symptome mithilfe eines niedrigschwelligen, kurzzeitigen emotionsfokussierten Elterntrainings reduziert werden können. Erfahrungsorientierte Interventionen haben möglicherweise einen zusätzlich positiven Effekt.

Parenthood—Lost and Found: Exploring Parents' Experiences of Receiving a Program in Emotion Focused Skills Training

Ansar, N., Hjeltnes, A., Stige, S. H., Binder, P.-E., Stiegler J. R. (2021)
Halb strukturierte Tiefeninterviews mit 14 Eltern, die ein EFST durchlaufen hatten. Die Interviewtranskripte wurden mithilfe einer reflexiven thematischen Analyse ausgewertet.

Die Ergebnisse können in drei Hauptthemen gegliedert werden:

(1) »Wieder zu Hause ankommen«, mit den Unterpunkten: (a) neue Zugänge zum Kind (b) die leidvolle Innenwelt der Eltern.
(2) Elternschaft behaupten - neue Herangehensweisen an herausfordernde Situationen.
(3) Das sind wir - das Herzstück der Geschichte verändern.

Die erste Kategorie bezog sich auf die Veränderungen im Innenleben der Eltern, die zweite handelte vom intuitiven und kreativen Einsatz der neuen Fertigkeiten in herausfordernden Situationen mit ihren Kindern, die dritte Kategorie beinhaltete neue Erkenntnisse hinsichtlich der Familiendynamik.

Die Erfahrung der Eltern, Weisheit und Ruhe in sich zu tragen, neue Wege in der Erziehung gehen zu können, und ein veränderter Blick auf das Familienleben spiegeln den theoretischen Hintergrund der Emotionsfokussierten Therapie (EFT) wieder. Die Ergebnisse zeigen auch, dass Therapeut:innen im Rahmen skillbasierter Programme achtsam für mögliche Belastungen der Eltern sein sollten, wenn sie versuchen, negative Emotionen zu verändern.

Does a parental Emotion-Focused Skills Training program improve parent's own mental health and emotion regulation? Results from a Randomized Clinical Dismantling Study

Ansar, N., Nissen Lie, H., Stiegler, J. R. (in Vorbereitung)
313 Eltern wurden randomisiert zwei Bedingungen zugeordnet: erfahrungsorientiertes EFST (EXP) und psychoedukatives EFST (PE). Ergebnismaße waren

die mentale Gesundheit der Eltern (OQ-45), belastende Kindheitserfahrungen (ACE), Emotionsregulation und emotionale Bewusstheit (DERS, FSCRS und AII) sowie elterliche Selbstwirksamkeit (PSOC).

Vorläufige Ergebnisse zeigen für die seelische Gesundheit der Eltern (OQ45): eine signifikante Verbesserung der Symptome insgesamt, bei großen Effekten für die EXP-Bedingung und mittleren Effektstärken in der PE-Bedingung. Die EXP-Bedingung erwies sich gegenüber dem PE-Setting als überlegen.

Emotionsregulation (DERS): signifikante Verbesserung im Zeitverlauf mit großen Effektstärken in beiden Bedingungen; keine statistisch relevanten Unterschiede in beiden Bedingungen.

Selbstkritik (FSCRS): signifikante Verbesserung über die Zeit, bei großen Effekten in der EXP- und mittleren Effekten in der PE-Bedingung. Die Unterschiede zwischen beiden Bedingungen waren statistisch nicht signifikant.

Verständnis von Emotionen (AII): signifikante Veränderungen im Zeitverlauf, bei großen Effekten in der EXP- und mittleren Effekten in der PE-Bedingung. Die EXP erwies sich gegenüber der PE-Bedingung als überlegen.

Elterliche Selbstwirksamkeit (PSOC): insgesamt signifikante Verbesserung bei großen Effekten in beiden Bedingungen. Die EXP erwies sich gegenüber der PE-Bedingung auch hier als überlegen.

Elterliche Kindheitserfahrungen (ACE: $M = 1.55$, $SD = 1.76$), mittlere Verbesserungen der seelischen Gesundheit (OQ45, $p < .001$). Der Unterschied zwischen beiden Bedingungen war statistisch signifikant ($p = 0.032$).

Studien in Vorbereitung:
»Emotion focused skills training for parents in specialized health care«. A qualitative study performed by Møllenberg, H., Wergeleand, M., Zahl-Olsen, R. in Sørlandet Hospital, Kristiansand, Norway.

»EFST counseling for children and adolescents who struggle with anxiety«. Quantitative pilot study performed by Severinsen, L., Håland, Å. T., Stiegler, J. R., Bertelsen, T. B., Shahar, B., Zahl-Olsen, R., in Sørlandet Hospital, Kristiansand, Norway.

»Effectiveness of emotions focused skills training for parents (EFST)«. A randomized controlled trial performed by Severinsen, L., Nissen-Lie, H. A., Stiegler, J. R., Shahar, B., Zahl-Olsen, R., in Sørlandet Hospital, Kristiansand, Norway.

Weitere Forschungen zu emotionsfokussierten Interventionen für Eltern

Auch die Forschung zur Emotionsfokussierten Familientherapie (EFFT; Dolhanty u. Lafrance, 2018) zeigt vielversprechende Ergebnisse. Die elterliche Motivation steigt, ihre Selbstwirksamkeit wird gestärkt und ihre Fähigkeit, Kindern mit emotionalen Herausforderungen hilfreich beizustehen, wächst (Lafrance Robinson, Dolhanty, Stillar, Henderson u. Mayman, 2014; Stillar et al., 2016; Strahan et al., 2017; Foroughe et al., 2018). Darüber hinaus nehmen die Bewältigungskompetenzen der Eltern zu, insbesondere im Umgang mit Angst und Selbstvorwürfen. Die Symptome der Kinder verbessern sich (Foroughe et al., 2018). Eine qualitative Studie zur EFFT zeigte ebenfalls einen Zuwachs an Sicherheit in der Elternrolle, weniger Konflikte, verbesserte Kommunikation und Beziehung zum Kind (Bøyum u. Stige, 2016).

Brief Emotion Focused Family Therapy: An Intervention for Parents of children and adolescents with mental health issues.

Foroughe, M., Stillar, A., Goldstein, L., Dolhanty, J., Goodcase, E. T., Lafrance, A. (2018).

In dieser Studie nahmen 124 Eltern von neunzig Kindern mit mittleren bis schweren seelischen Erkrankungen an einer zweitägigen EFFT-Intervention teil.

Ergebnisse: Die Intervention reduzierte die emotionalen Blockaden der Eltern unmittelbar und signifikant und steigerte die Selbstwirksamkeit im Umgang mit den emotionalen Bedürfnissen der seelisch belasteten Kinder. In einer Viermonatskatamnese zeigten sich zudem eine signifikant verbesserte Emotionsregulation und ein Rückgang klinischer Symptome bei den Kindern.

»I understand her better now« – A qualitative study of parents' experiences of their relationship to their children after Emotion-Focused Family Therapy (EFFT).

Bøyum, H., Stige, S. H. (2017).

Eine qualitative Studie aus Norwegen mit Tiefeninterviews mit sechs Eltern, die eine zweitägige EFFT-Intervention durchlaufen hatten.

Ergebnisse: Die Eltern berichten über positive Veränderungen in folgenden Bereichen: ein gewachsenes Verständnis für ihr Kind; mehr Sicherheit in der Elternrolle; die Überzeugung, dass Aufmerksamkeit auf Emotionen mehr Nähe stiftet, mehr Gemeinsinn und eine verbesserte Beziehung zum Kind, weniger Konflikte und verbesserte Kommunikation.

Increasing parental self-efficacy with emotion-focused family therapy for eating disorders: A process model.
Strahan, E., Stillar, A., Files, N., Nash, P., Scarborough, J. Connors, L., Gusella, J., Henderson, K., Mayman, S., Marchand, P., Orr, E. S., Dolhanty, J., Lafrance, A. (2017).

Die Studie untersuchte 124 Eltern, die eine zweitägige EFFT-Intervention durchlaufen hatten. Sie verfolgte die Frage, inwieweit die Verarbeitung eigener maladaptiver Ängste und Selbstkritik Eltern dabei hilft, Kinder zu unterstützen, die aufgrund von Essstörungen behandelt wurden.

Ergebnisse: Die Eltern berichteten über gewachsene Bewältigungskompetenzen, fühlten sich gestärkt und berichteten über einen Zuwachs an Motivation zur Mitarbeit im Behandlungs- und Heilungsprozess ihrer Kinder.

The influence of carer fear and self-blame when supporting a loved one with an eating disorder.
Stillar, A., Strahan, E., Nash, P., Files, N., Scarborough, J., Mayman, S., Henderson, K., Gusella, J., Connors, L., Orr, E. S., Marchand, P., Dolhanty, J., Lafrance Robinson, A. (2016).

Die Studie untersucht den Zusammenhang zwischen Erziehungsverhalten und Angst, Selbstkritik und geringer Selbstwirksamkeit von 137 Eltern.

Ergebnisse: Elterliche Angst und Selbstkritik sagten niedrige Selbstwirksamkeitserwartungen im Umgang mit dem eigenen Kind vorher. Sie erhöhten zudem das Risiko von Verhaltensweisen, die den Behandlungsprozess unterbrechen oder Symptome der Essstörung aufrechterhalten. Die Autoren heben hervor, wie wichtig es ist, Eltern bei der Verarbeitung belastender Gefühle zu unterstützen, um die Behandlungsprognose für die Kinder zu verbessern.

Emotion-focused family therapy for eating disorders across the lifespan: A pilot study of a 2-day transdiagnostic intervention for parents.
Lafrance Robinson, A., Dolhanty, J., Stillar, A., Henderson, K., Mayman, S. (2014).

An dieser Pilotstudie nahmen 33 Eltern junger und erwachsener Kinder mit Essstörungen an einer zweitägigen Elternintervention teil. Diese umfasste sowohl Psychoedukation als auch erfahrungsorientierte Übungen. Die Eltern übten, ihre Kinder emotional zu begleiten, Verletzungen zwischen ihnen und ihren Kindern zu heilen, der Genesungspartner ihres Kindes zu werden und eigene emotionale Blockaden zu überwinden.

Ergebnisse: Die Eltern berichteten über gestiegene Selbstwirksamkeit und eine positivere Grundeinstellung im Umgang mit herausfordernden Gefühlen ihrer Kinder, weniger Angst, sich in die Behandlung ihrer Kinder einzubringen, und geringere Selbstkritik.

Forschung zu Elterntrainings, die sich auf Emotionscoaching konzentrieren (Gottman, 1997) zeigt, dass Erziehungsprogramme wie »Tuning in to Kids« und »Tuning in to Teens« positive Effekte auf Verhaltensauffälligkeiten und internalisierende Probleme zeigen (vgl. zum Beispiel Havighurst et al., 2013, 2014; Kehoe, Havighurst u. Harley, 2014).

Wer kann EFST anbieten?

Emotionsfokussiertes Skilltraining ist eine nützliche und vielseitige Methode, die in vielen Feldern eingesetzt werden kann: in Schulen, Krankenhäusern, in der psychischen Gesundheitsversorgung, in der Jugendhilfe und anderen Gesundheitseinrichtungen. Die Methode lässt sich für viele professionelle Helfergruppen anpassen – für Therapeut:innen, Berater:innen, Gesundheitsdienste, Lehrer:innen, Manager:innen, Sozialarbeiter:innen, Fallarbeiter:innen, Polizist:innen und andere.

EFST für Familien ist darauf zugeschnitten, die emotionale Kompetenz von Eltern zu stärken und zu entwickeln. Es bietet gleichzeitig eine familienbezogene Unterstützung für Eltern kleiner Kinder und Jugendlicher, aber auch Eltern erwachsener Kinder, die mit seelischen Problemen kämpfen. EFST für Familien ist zudem besonders hilfreich im Bereich der Jugendhilfe, der Familienhilfe, in städtischen Gesundheitszentren und Präventionsprogrammen für Kinder und Jugendliche.

Alle Therapeut:innen und Berater:innen können unabhängig von ihrem professionellen Hintergrund EFST für Familien erlernen. EFST kann von Psycholog:innen, Psychiater:innen, Sozialarbeiter:innen, psychiatrischen Pflegekräften, Jugendhilfespezialist:innen und Pädagog:innen, die therapeutisch mit Kindern und Familien arbeiten, angeboten werden.

Die Methode kann zudem hilfreich sein für Therapeut:innen, die mit seelisch erkrankten Erwachsenen arbeiten, bei denen eine Einbringung der Eltern unterstützend wirkt. Wir möchten noch mal betonen: Die Pionierarbeit der emotionsfokussierten Arbeit in Familien fand mit Eltern statt, deren erwachsene Kinder unter schweren Essstörungen litten. In dem Moment, in dem die Eltern sich als Teil des Genesungsprozesses begriffen, waren sie in der Lage, das durchgängige Monitoring und die konstante Unterstützung aufzubringen, die es für die Überwindung hartnäckiger Symptome wie Anorexie, Bulimie, Sucht und anderes braucht, um den Teufelskreis der Störung zu unterbrechen. Der Einfachheit halber sprechen wir in diesem Buch von EFST und meinen damit EFST für Familien.

Welche Familien profitieren von EFST?

EFST richtet sich primär an Familien mit Kommunikations- und Beziehungsproblemen und Schwierigkeiten zwischen Eltern, Pflegeeltern und anderen Bezugspersonen mit ihren kleinen, jugendlichen oder erwachsenen Kindern. EFST ist auch hilfreich, wenn die Kinder emotionale Probleme aufweisen oder besonderer emotionaler Fürsorge bedürfen. Dabei kann es sich um Kinder handeln, die mit leidvollen Erfahrungen, Gefühlen, Zuständen oder Symptomen kämpfen, die sich in Schulabsentismus, Essstörungen, Depression, Angststörungen, Verhaltensauffälligkeiten und anderem zeigen.

EFST kann hilfreich sein bei Eltern, deren Kinder mit Lernschwierigkeiten, Autismus-Spektrum-Störungen oder terminalen beziehungsweise chronischen Erkrankungen zu kämpfen haben. Es eignet sich für Eltern, die »alles probiert haben« und feststellen, dass das, was mit einem Kind gut funktioniert hat, für das Geschwister nicht funktioniert. Mithilfe einer Reihe emotionsfokussierter Skills können diese Eltern lernen, ihre eigenen Gefühle zu regulieren, und sich den herausfordernden und schmerzlichen Gefühlen ihres Kindes zuwenden, die sie zuvor vielleicht nicht erkannt oder verstanden haben, nicht ertragen und nachempfinden konnten. EFST reduziert die Selbstkritik, Scham und Angst, die Eltern leiten, die sich nicht in der Lage fühlen, das Leiden ihrer Kinder zu lindern. EFST eignet sich für alle Bezugspersonen, die mit Kindern interagieren, die unter Entwicklungsschwierigkeiten, Lernbehinderungen, Beziehungsproblemen oder psychischen Symptomen leiden oder Gefahr laufen, diese zu entwickeln.

Als ein lebensspannenübergreifendes Modell adressiert EFST Kinder aller Altersgruppen. Wir können das Training Eltern mit kleinen Kindern genauso anbieten wie Eltern von Teenagern oder erwachsenen Kindern, die beeinträchtigt sind. Auch wenn die Adressat:innen der Beratung die Bezugspersonen sind – Ziel ist es stets, den Kindern Hilfestellung für ihr seelisches Wohlergehen anzubieten.

In der Regel sind es die leiblichen Eltern, die eine EFST-Beratung in Anspruch nehmen, genauso willkommen sind jedoch auch Pflegeeltern, Stiefeltern,

Großeltern, Bereitschaftspflegeeltern oder Sozialarbeiter:innen, die Sorge für Kinder, Jugendliche oder seelisch erkrankte Erwachsene tragen. In diesem Buch verwenden wir die Worte »Eltern« und »Bezugsperson« austauschbar. Wenn wir von Eltern sprechen, schließen wir auch diejenigen ein, die anderweitig Sorge für ein Kind tragen, ebenso wie Eltern, die das Sorgerecht für ihr Kind verloren haben.

Nach diesem Überblick über das EFST-Modell tauchen wir in den Folgekapiteln tiefer in das NET-Modell ein und stellen die verschiedenen Interventionen detailliert vor.

TEIL 1 Das NET-Modell

Adventskalender

Zur Familientradition von Anne gehört in der Zeit vor Weihnachten jedes Jahr ein Adventskalender mit kleinen Geschenken, die die Kinder Tag für Tag auspacken dürfen.

An einem Dezembermorgen rennt die kleine Anne die Treppe runter, direkt zu ihrem Adventskalender, um das heutige Geschenk zu öffnen. Ihre Mutter, eine der Autorinnen dieses Buches, freut sich schon darauf, Annes Gesicht beim Öffnen des Päckchens zu sehen. Sie ist zufrieden mit dem diesjährigen Kalender und sicher, dass sie schöne Geschenke gefunden hat, die Anne gefallen werden.

Während sich die Mutter einen Kaffee macht, packt Anne ihr Päckchen aus. Als sie sich wieder ihrer Tochter zuwendet, schaut sie nicht wie erwartet in ein freudiges, sondern in ein ärgerliches kleines Gesicht. Anne schmeißt die Blumenaufkleber aus dem Päckchen über den Küchentisch. Die Mutter wendet sich ab, um ihre Überraschung zu verbergen. Im Bruchteil einer Sekunde gehen ihr verschiedene Gedanken und Gefühle durch den Kopf: »Nicht schon wieder so ein Morgen. Ich habe keine Zeit für so was!« Die Mutter fühlt sich genervt und ärgerlich. Es gibt keinen Grund für Anne, so sauer zu sein. Sie mag doch Aufkleber, das weiß ihre Mutter! Sorge kommt hoch - mein kleines, süßes Mädchen ist tatsächlich ein undankbares und egoistisches Kind. Sie hat das Gefühl, als Mutter versagt und ihrer Tochter wesentliche Werte nicht vermittelt zu haben. Als sie anfängt, an die hungrigen, frierenden Flüchtlinge, die verängstigten und verlorenen Kinder und all das unendliche Leid zu denken, das jeden Tag in den Nachrichten erscheint, wird die Mutter wütend. Anne hat keine Ahnung, wie glücklich sie sich schätzen kann, in einem sicheren und reichen Land zu leben, mitten im Überfluss. So ein Theater, nur weil ihr das Geschenk nicht passt! Als ob es selbstverständlich ist, Geschenke zu bekommen! Die Mutter würde Anne am liebsten anschreien - ihr sagen, dass sie keine Ahnung hat, wie gut sie es hat, wie privilegiert sie ist und dass sie mal zur Vernunft kommen soll!

Plötzlich erinnert sich die Mutter daran, dass Sie heute in der Arbeit EFST und Validierung unterrichten wird. Sie atmet tief durch, bis in den Bauch und macht sich klar: Ich werde meine Gefühle nicht an Anne auslassen. Ihr wird klar, woher ihr eigener Ärger kommt - es sind die eigenen enttäuschten Erwartungen. Es ist ihr Bedürfnis als Mutter, Anne glücklich und dankbar für das Geschenk zu erleben. Annes Ärger löst unmittelbar Angst aus, ihr wesentliche Werte nicht vermittelt zu haben - etwas, was der Mutter sehr wichtig ist.

Aber all diese Dinge handeln von der Mutter, nicht von Anne. Es sind die Gefühle der Mutter. Was ist unterdessen in Anne vorgegangen? Warum hat sie so reagiert, wie sie reagiert hat? Was fühlt sie in diesem Moment?

Ohne etwas zu sagen, wendet sich die Mutter sich langsam ihrer Tochter zu. Anne sitzt immer noch mit verschränkten Armen da, als ob sie sich schützen müsse. Ihr Kinn hängt herunter, ihr Mund ist leicht geöffnet, in ihren Augen glitzern Tränen. Sie sieht eher traurig als wütend aus. Die Mutter spürt in sich hinein: Ist Anne traurig? Vielleicht enttäuscht?

Die Mutter nimmt neben ihrer Tochter Platz und sagt: »Diese Aufkleber sind nicht das, was du dir heute erhofft hattest …« Anne schüttelt den Kopf, die Mutter fährt fort: »Du hattest etwas ganz anderes erwartet …« Anne nickt und antwortet unter Tränen: »Ich mag Prinzessinnen viel lieber als Blumen!« Die Mutter antwortet: »Ja, Prinzessinnen gefallen dir viel besser, deswegen hattest du gehofft, Aufkleber mit Prinzessinnen zu bekommen. Und deine sind mit Blumen. Die hattest du dir nicht gewünscht! Und jetzt bist du enttäuscht. Vielleicht bist du auch ein bisschen traurig, dass Mama nicht gewusst hat, dass du lieber Prinzessinnen als Blumen wolltest, dass Mama gar nicht weiß, was dir gefällt und was nicht. Das hat sich traurig angefühlt …«

Anne nickt, schluckt, atmet tief durch und schaut ihre Mutter an. Dann schnappt sie sich die Aufkleber, schaut sie eine Weile an und sagt: »Mama, weißt du, welcher mir am besten gefällt?« Sie zeigt darauf: »Dieser hier!«

Emotionsfokussiertes Skilltraining ist ein einfaches Modell, das sowohl in einem Beratungssetting als auch in einem Workshopformat angeboten werden kann. Ziel ist es, Eltern ein kluges emotionales Navigationssystem an die Hand zu geben. Dieses umfasst drei Skills, die sich in den drei Modulen des NET-Konzepts widerspiegeln:

- Emotionen navigieren
- Motivation erhöhen
- Beziehungen transformieren

Das Modul *»Emotionen navigieren«* zielt darauf ab, Eltern *Kenntnisse und Erfahrungen im Umgang mit Emotionen* zu vermitteln, ihnen zu zeigen, dass sie bereits über emotionale Kompetenz verfügen, die sie wahrscheinlich häufig übergehen. Wir bringen Eltern bei, die schmerzlichen Gefühle und Erfahrungen ihrer Kinder zu validieren und ihnen schließlich dabei zu helfen, ihre Gefühle eigenständig zu regulieren.

Im Modul *»Motivation erhöhen«* erkunden wir das Wesen der Motivation und die intrinsische Motivation der Eltern. Wir führen das Konzept der konkurrierenden Motivationen ein, um verstehbar zu machen, warum wir als Eltern nicht immer das tun, was wir eigentlich tun wollen oder sollten, auch wenn wir motiviert sind. Wir stellen darüber hinaus das Konzept der Gefühlsfallen vor und Wege, sich aus ihnen zu befreien. Von einer Gefühlsfalle sprechen wir, wenn die Emotionen der Eltern das Steuer übernehmen und verhindern, dass sie die Gefühle und Bedürfnisse ihrer Kinder sehen und beantworten.

Das Modul »*Beziehungen transformieren*« umfasst zwei Komponenten – Entschuldigungen und Grenzen. Wir vermitteln Eltern die Kraft der radikalen Verantwortungsübernahme im Umgang mit alten emotionalen Verletzungen, die aus Missgeschicken oder Traumata im Familienleben entstanden sind. Vielleicht entschuldigen sich Eltern für ihren grundlegenderen emotionalen Umgang oder eine spezifische Art der Erziehung, die die Bedürfnisse des Kindes verfehlt hat. Wenn Eltern radikale Verantwortung übernehmen für das Wohlbefinden wie auch das Leiden ihrer Kinder, brauchen sie ein klares Rational. Wir beginnen grundsätzlich mit unserem unerschütterlichen Glauben an die elterliche Motivation, dem Kind zu helfen. Wir unterstützen Eltern dabei, zu sehen, was sie ohnehin implizit wissen – dass ihr Kind durch seine seelischen Probleme schwer belastet ist. Wenn es uns gelingt, Eltern zu zeigen, dass wir unabhängig davon, was bisher geschehen ist, fest an ihre Motivation glauben, ihrem Kind zu helfen, sind sie in der Regel mehr als willig, alles zu tun, was sie tun können, um die Last ihres Kindes zu lindern. Auch wenn dies bedeutet, die Last selbst zu tragen.

Im Modul zu »Grenzen« unterstützen wir Eltern dabei, ihren persönlichen Grenzbildungsstil zu erkennen und sich bewusst zu werden, wie dies die Grenzziehung gegenüber ihren Kindern prägt. Erstes Ziel ist es, sich des eigenen Stils bewusst zu werden und zu erkennen, wie dieser zum Kind passt oder eben auch nicht passt. Im Anschluss nutzt die Therapeutin eine Technik, die wir emotionsgeleitetes Skilltraining nennen. Eltern lernen, ihrem Kind mit ihrer Wortwahl, Stimmlage, Körpersprache und entsprechendem Selbstvertrauen klare Grenzen zu setzen. Ziel ist es, auf der Elternebene einen gesunden Grenzbildungsstil zu entwickeln, um im Gegenzug die Entwicklung gesunder, schützender Grenzen beim Kind zu unterstützen.

Die drei Module des NET bilden die Struktur des ersten Teils dieses Buches. In Kapitel 1 untersuchen wir Emotionen genauer und zeigen, wie wir das Wissen über sie im Training nutzen. Kapitel 2 befasst sich mit empathischer Validierung. Kapitel 3 (»Motivation erhöhen«) widmet sich konkurrierenden Motivationen und Gefühlsfallen. Kapitel 4 und 5 widmen sich der Lösung von Beziehungsproblemen mithilfe von Entschuldigungen (Kapitel 4) und der Entwicklung gesunder, schützender Grenzen (Kapitel 5).

KAPITEL 1 Gefühle navigieren – emotionsfokussierte Psychoedukation

Was sind Emotionen?

Gefühle, Empfindungen, Empfindsamkeiten, innere Wahrnehmungen, Bauchgefühle, Reaktionen, Stimmungen, sensorische Erfahrungen, Bewusstseinszustände ...? Es existiert eine Fülle an Worten, um unsere bewussten und unbewussten Erfahrungen zu benennen, und noch mehr Worte, um die zahlreichen verschiedenen Gefühle selbst zu beschreiben. Wir haben Tausende an Wörtern für unterschiedliche Gefühle. In diesem Kapitel durchleuchten wir, was Emotionen und Gefühle eigentlich sind, warum sie so bedeutsam sind und welche Funktionen sie erfüllen. Wir werden untersuchen, warum wir unsere eigenen schmerzhaften Gefühle wie auch die unserer Kinder und Klient:innen so oft vermeiden und wie die Vermeidung von Emotionen zur Entwicklung seelischen Schmerzes und psychischer Symptome und Störungen beitragen kann. In der Theorie wird manchmal zwischen Emotionen und Gefühlen unterschieden. Der Begriff »Emotion« verweist dann auf unsere Grundgefühle in der Gesamtheit der körperlich-seelischen Erfahrung, während »Gefühle« sich auf die verschiedenen Nuancen unterschiedlicher Kernemotionen beziehen. In diesem Buch verwenden wir die Begriffe Emotion und Gefühl der Einfachheit halber synonym.

Es ist zudem oft üblich, zwischen *positiven* Emotionen wie Freude, Neugier, Begeisterung und *negativen* Gefühlen wie Ärger, Scham und Trauer zu unterscheiden. Innerhalb des emotionsfokussierten Ansatzes gehen wir davon aus, dass es nicht hilfreich ist, in dieser Weise zwischen positiven und negativen Gefühlen zu differenzieren. Sowohl angenehme als auch schmerzliche Gefühle stellen uns wichtige, manchmal lebensnotwendige Informationen zur Verfügung. Die Kategorisierung in positive und negative Emotionen ist insofern problematisch, als sie Kindern – und Erwachsenen – den Eindruck vermittelt, dass schmerzliche Gefühle nicht erwünscht oder annehmbar sind. Dass es falsch ist, Ärger, Scham oder Trauer zu fühlen. Dass jemand, der im Übermaß negative

Gefühle empfindet, schwach oder schlecht ist. Die Bewertung von Emotionen suggeriert, dass wir sie kontrollieren oder vermeiden müssen. Wenn wir Gefühle jedoch annehmen, sie validieren und symbolisieren, indem wir sie in Worte fassen, können sie ihre Funktion erfüllen. Die Funktion von Emotionen ist es, unseren Wahrnehmungen und Empfindungen Bedeutung zu geben und unser Handeln auszurichten. Schmerzliche Gefühle, ja vielleicht *gerade* schmerzliche Gefühle, richten uns aus, indem sie uns Informationen über unsere Bedürfnisse zur Verfügung stellen und Handlungen in Gang setzen, die diesen Bedürfnissen Rechnung tragen. Ob Gefühle positiv oder negativ sind, variiert zudem zwischen Individuen. Wie sich eine spezifische Emotion anfühlt, wird wesentlich durch die Beziehung bestimmt, die die Person zu diesem Gefühl hat. Einige Menschen suchen Gefühle, die für andere unangenehm sind, wie zum Beispiel Angst, Traurigkeit, Ärger oder Scham. Manche von uns tun risikoreiche Dinge für einen Adrenalinkick. Manche schauen sich einen traurigen Film an, um »mal so richtig weinen« zu können. Andere hingegen verstecken ihre Tränen während des Films, weil sie gelernt haben, dass traurig zu sein heißt, schwach zu sein. Manche lieben es, im Straßenverkehr zu fluchen, weil es sich so gut anfühlt, die Wut rauszulassen. Einige spielen gern den Klassenclown oder machen einen auf verrückt, andere erschaudert es bei dem Gedanken. Und manche von uns lieben die Schadenfreude, die wir in Realityshows empfinden.

Emotionen als negativ, unerwünscht oder schwach zu beschreiben, wird rasch zu einem Einfallstor für Gefühlsfallen, die Eltern daran hindern, den Schmerz ihres Kindes zu validieren. Die Vermeidung sogenannter negativer Gefühle legt den Samen für die Falle; sie geht immer nach hinten los, das Gefühl wird stärker und überwältigender. Es ist nachvollziehbar, dass wir alle schmerzliche Erfahrungen gern vermeiden würden und mehr daran interessiert sind, gute statt schlechte Gefühle zu erleben. Die Wissenschaft zur Emotion macht jedoch deutlich: Es funktioniert nicht. »You have to feel it if you want to heal it.« Wir müssen unsere Gefühle da sein lassen und sie annehmen, nicht sie vermeiden und unterdrücken. Wenn Emotionen ihre Funktion erfüllen, schaffen sie eine Art Gleichgewicht in uns.

Ausgehend von der Prämisse, dass alle Gefühle gültig sind, bildet dieses Buch ein Gegengewicht zu den normativen Bewertungen unterschiedlicher Gefühle. Wir erkunden Gefühle eher erfahrungsbasiert als entlang der Unterscheidung angenehm oder unangenehm, gut, schwer, schmerzlich – einfach oder schwer zu ertragen. Wir stellen Gefühle in den einzigartigen Zusammenhang der jeweiligen Person in ihrem Kontext. Trauer zum Beispiel ist schmerzlich. Daraus folgt jedoch nicht, dass Trauer ein schlechtes Gefühl ist. Die Trauer, die Verlusterfahrungen begleitet, und der Ausdruck dieser Trauer in bitteren Tränen ist essenziell, um den Verlust zu verarbeiten. Die Abwesenheit von schmerzlichem Kummer im Angesicht von Verlust ist ein gutes Beispiel dafür, wie der Grundstein für eine Gefühlsfalle gelegt werden kann.

Eine weitere wichtige Unterscheidung ist die zwischen Emotion und Verhalten. Wut ist ein sehr gutes Beispiel. Oft behandeln wir Wut als ein negatives, ungewolltes Gefühl, das mit Aggression verbunden ist. Aber Wut ist von vitaler Bedeutung. Sie signalisiert uns, dass wir etwas nicht wollen, sie ist das Gefühl, das uns hilft, uns selbst zu verteidigen. Aggression wiederum ist kein Gefühl. Aggression ist ein Verhalten, das resultieren kann, wenn die in der Wut enthaltenen adaptiven Bedürfnisse nicht berücksichtigt werden. Wir werden aggressiv, wenn man uns daran hindert, eine wichtige Grenze zu ziehen, oder wenn man uns auf dem Weg zu einem wichtigen Ziel ständig Steine in den Weg legt. Im EFST vertreten wir eine differenzierte Position im Hinblick auf Wut. Wir begreifen sie als ein verstehbares, gesundes Gefühl, das Validierung verdient. Gleichzeitig geht es darum, verletzende, aggressive Taten und Worte zu begrenzen. Wir können Verhaltensweisen begrenzen, ohne die zugrunde liegenden Gefühle als negativ zu bewerten. Für die meisten von uns ergibt dies zumindest theoretisch Sinn. In der konkreten Situation, wenn die andere Person, zum Beispiel unser Kind, voller Wut ist, vergessen wir diese Theorien allerdings rasch. Es ist schwer, in diesem Moment den Ärger zu validieren. Viel wahrscheinlicher ist, dass wir versuchen, die Wut zum Verstummen zu bringen, auch wenn wir es eigentlich besser wissen. Wir wissen, dass wir Wut validieren müssen, wenn wir dem anderen – Elternteil oder Kind – helfen wollen, damit fertig zu werden. Im Eifer des Gefechts, wenn die emotionalen Wellen hochschlagen, werden die meisten von uns allerdings eher sagen wollen: »Stopp! Es ist nicht okay, so wütend zu sein!« Das Spannungsfeld zwischen Validierung und Grenzziehung wird uns erneut im Kapitel zu Grenzen beschäftigen.

Es sind zahlreiche theoretische Diskussionen im Gange darüber, wie viele grundlegende Emotionen oder Emotionssysteme existieren. Die theoretischen Perspektiven auf Emotionen streifen wir in diesem Buch nur kurz. Unser Anliegen ist es, Ihnen ausreichend Kenntnisse über Emotionen zu vermitteln, sodass Sie ihre Funktionsweise verstehen. Im EFST arbeiten wir mit sieben Grundgefühlen: Trauer, Wut, Angst, Scham, Ekel, Freude, Überraschung oder Interesse.

Neben seinem Namen ist jedes Grundgefühl durch ein spezifisches körperliches Aktivierungsmuster, ein gesundlegendes Bedürfnis und einen Handlungsimpuls zur Realisierung dieses Bedürfnisses charakterisiert. Tabelle 1 gibt einen Überblick über die Bestandteile einer Emotion. Wir nutzen diese Tabelle auch als ergänzendes Material in der Elternberatung und in Workshops.

Tabelle 1: Übersicht über grundlegende Emotionen

EMOTION	AUSLÖSER	KÖRPERREAKTION	HANDLUNGS-TENDENZ	BEDÜRFNIS
TRAUER	Jemand hat dich verletzt. Du hast jemand oder etwas Bedeutsames verloren.	Du fühlst dich kraftlos und Körper, Brust und Bauch fühlen sich schwer an. Im Hals sitzt ein Kloß.	Du weinst und suchst Nähe und Trost, zum Beispiel, indem du die Arme ausstreckst, um Trost in den Armen eines anderen zu finden, dich umarmen zu lassen.	Du brauchst Nähe und Trost.
WUT	Dein Raum wurde verletzt, deine Autonomie bedroht oder deine Ziele blockiert.	Dir ist heiß, dein Herz rast, dein Blut kocht, deine Muskeln sind angespannt. Du fühlst dich klar und stark.	Du beugst dich vor, die Augen geradeaus gerichtet, die Fäuste geballt. Du bist im Begriff, deine Grenzen zu schützen und Raum zwischen dir und dem anderen zu schaffen.	Du brauchst Raum, willst für dich einstehen, oder schützen, was dir wichtig ist. Du hast ein Bedürfnis nach Selbstbehauptung und Autonomie.
ANGST	Du siehst dich in Gefahr, erlebst Risiken oder erwartest etwas Bedrohliches. Etwas oder jemand macht dir Angst.	Dein Herz klopft, deine Hände schwitzen, du zitterst, fühlst dich schwindelig, dir ist übel, du hast Durchfall.	Du schreist und/oder rennst vor der Gefahr davon, suchst Schutz, kämpfst, um dich zu schützen, oder erstarrst.	Du brauchst Sicherheit und Schutz.
SCHAM	Du hast etwas getan, das gegen die Regeln des »Rudels« verstößt.	Dein Körper sinkt in sich zusammen, du schrumpfst innerlich, fühlst dich klein. Du errötest.	Du siehst nach unten oder versteckst dein Gesicht. Anderen gegenüber verhältst du dich unterwürfig.	Du brauchst Anerkennung, Normalisierung, Versicherung und eine Wiederaufrichtung nach dem Zusammenbrauch deines Selbstwerts und deiner Identität. Du brauchst Verzeihen und eine Rückkehr in die Gemeinschaft.
EKEL	Du bist etwas oder jemandem ausgesetzt, den du abstoßend oder ekelhaft findest.	Du fühlst dich »vergiftet« und dir ist übel.	Du ziehst dich zurück. Du verziehst dein Gesicht, deine Augen und Augenbrauen ziehen sich zusammen. Du würgst oder übergibst dich.	Du musst loswerden, was immer den Ekel auslöst, und Abstand zu der Person oder Sache finden.

EMOTION	AUSLÖSER	KÖRPERREAKTION	HANDLUNGS-TENDENZ	BEDÜRFNIS
FREUDE	Ein wichtiges Bedürfnis hat sich erfüllt, oder du hast etwas erreicht, was dir bedeutsam ist. Jemand hat etwas Nettes zu dir gesagt oder für dich getan. Du tust etwas, in dem du sehr gut bist (Selbstwirksamkeit), oder du siehst und hörst etwas, das dir gefällt und Begeisterung auslöst.	Dein Körper fühlt sich sprudelnd und prickelnd an, du fühlst dich leicht und voller Energie.	Dir ist zum Lächeln und Lachen zumute, nach Plaudern, Rennen, Springen und Tanzen.	Du möchtest deine Begeisterung, deinen Enthusiasmus und deine Freude mit anderen teilen. Freude zu teilen, stiftet Verbindung in Beziehungen.
ÜBERRASCHUNG/INTERESSE	Etwas ist unbekannt oder unvertraut. Du verstehst etwas nicht. Etwas ist wichtig und du möchtest es besser verstehen. Auch wenn du dein Ziel erreicht hast, bist du weiter neugierig und willst mehr wissen.	Du hast jede Menge Energie, dein Körper fühlt sich aktiviert an, du bist fokussiert und konzentriert.	Du suchst mehr Informationen/Wissen, stellst Fragen, forscht nach, beobachtest und lernst.	Du brauchst mehr Information, Zeit und Raum, um nachzuforschen, und Unterstützung dabei, etwas besser zu verstehen.

Neben den grundlegenden Emotionen gibt es zahlreiche komplexe Gefühle und Zustände der Selbstorganisation. Gefühle wie Einsamkeit, Reizbarkeit, mürrisches Verhalten oder Aufregung gehen alle auf grundlegende Emotionen zurück: Einsamkeit auf Trauer; Reizbarkeit auf Wut; mürrische Empfindungen auf Trauer und Wut; Aufregung auf Angst, Freude oder Interesse (Stiegler, 2015). Andere komplexe Emotionen sind beispielsweise Eifersucht, Neid, Liebe oder Stolz. Vereinfacht gesagt, können wir Eifersucht als eine Mischung aus Angst und Ärger begreifen – Angst, jemanden zu verlieren, und das Bedürfnis, uns zu schützen. Neid können wir als eine Mischung aus milder Trauer und Wut verstehen – das Bedürfnis, etwa zu haben, die Trauer darüber, es nicht zu haben, und der Ärger darüber, dass andere das haben, was wir haben wollen oder gefühlt verdienen. Sich zu verlieben ist mit Lust und Sexualität verbunden und umfasst ebenso Gefühle der Freude und Neugier. Stolz ist die positive Bewertung der eigenen Person und ihrer Handlungen, sie geht mit Freude einher. Stolz ist in vielerlei Hinsicht das Gegenstück zur Scham. Scham umfasst eine negative Bewertung der eigenen Person, aus der eigenen wie auch der Perspektive der anderen. Stolz sind wir hingegen, wenn wir Anerkennung für die eigene Leistung erfahren. Wir spüren, dass uns die Meinung der anderen etwas bedeutet, aber auch, dass wir in den Augen der anderen etwas bedeuten. Stolz kann leicht in Scham kippen, leider wandelt sich Scham nicht genauso leicht in Stolz (Stipek, 1995; Nathanson, 1987; Gilbert, 2000). Gefühlen zuzuhören ermöglicht uns, zu erkennen, was wir brauchen, dafür aktiv zu werden, gute Entscheidungen zu treffen, Stress im Körper zu regulieren und Ruhe zu finden. Emotionen sind also nützlich und adaptiv.

Primäre und sekundäre Gefühle

Als Primärgefühl bezeichnen wir unmittelbare Reaktionen auf Ereignisse in unserem Umfeld. Mit jedem Primärgefühl ist ein bedeutsames Bedürfnis verbunden (Greenberg u. Safran, 1989; Greenberg u. Goldman, 2019). Das Kind, das nachts nach seiner Mutter weint, vermisst sie und ist traurig, dass sie nicht da ist. Das unmittelbare Bedürfnis des Kindes ist Nähe und Trost. Es beruhigt sich, wenn der Vater, der andere Elternteil oder eine andere erwachsene Bezugsperson das Bedürfnis befriedigt.

Sekundärgefühle sind Reaktionen auf ein Primärgefühl, sie werden kurz danach aktiviert (Greenberg u. Paivio, 1997). Sekundärgefühle verbergen oder überdecken das Primärgefühl, dieser Prozess kann so schnell gehen, dass wir das Primärgefühl selbst gar nicht wahrnehmen. Die Funktion von Sekundärgefühlen besteht darin, uns vor verletzlicheren und schmerzlicheren Gefühlen zu schützen, die wir lieber nicht empfinden möchten. Sie schützen uns vor Gefühlen, die nicht erlaubt waren, nicht anerkannt oder validiert wurden. Sekundärgefühle können sich oft frustrierend und verwirrend anfühlen, sowohl für die Person selbst als auch für ihr Umfeld. Sie sind situativ schwer nachzuvollziehen und können die Menschen um uns herum auch in die Irre führen, wenn es darum geht, unsere Bedürfnisse zu erkennen. Grund ist, dass unsere Bedürfnisse mit dem Primärgefühl verbunden sind, nicht mit dem Sekundärgefühl. Wenn das weinende Kind im Beispiel von oben Zorn und Ärger in Reaktion auf seine Trauer entwickelt, kann der Ärger eine Art sekundärer »Protest« gegen die allzu schmerzliche Trauer sein. Möglicherweise hat das Kind in vorausgegangenen Situationen keinen Trost erfahren und gelernt, sich vor überwältigender Trauer zu schützen, indem es wütend wird. In diesem Fall wird der Ärger den Vater in die Irre führen. Er wird erst lernen müssen, dass sein Kind eigentlich traurig ist und seine Mutter vermisst. Wenn der Vater nicht in der Lage ist, dies zu erkennen, erfährt das Kind keinen Trost, die Einsamkeit nimmt zu.

Alle Grundgefühle können sowohl primär als auch sekundär sein. Ob ein Gefühl primär oder sekundär ist, hängt nicht von der Qualität des Gefühls ab, sondern davon, welche Emotion zuerst da ist: Welches unmittelbare Gefühl löst die Situation aus und welche sekundäre Reaktion auf dieses Gefühl entsteht? Auch wenn unsere emotionalen Bedürfnisse im Wesentlichen mit Primärgefühlen verbunden sind, sind Sekundärgefühle ebenfalls wichtig. Sie wirken als Schutzschild und verhindern, dass wir unsere Verletzlichkeit auf der Zunge tragen. Auch Sekundärgefühle müssen willkommen sein und akzeptiert werden.

Adaptive und maladaptive Primärgefühle

Unsere Primärgefühle sind grundlegend adaptiv und versorgen uns situativ mit Informationen über basale Bedürfnisse. Erfahren wir wiederkehrend keine Hilfe im Umgang mit der Situation und unseren Gefühlen, können adaptive Primärgefühle zu maladaptiven werden (Greenberg u. Paivio, 1997; Stiegler, 2015). Ein Beispiel: Ein zweijähriges Kind sucht den Kontakt zu seinem Vater. Es fängt an zu weinen, streckt seine Arme aus, um getröstet zu werden. Wenn das Kind wiederholt nach seinem Vater weint, ohne dass dieser seine Bedürfnisse erkennt und versorgt, steigt die Wahrscheinlichkeit, dass das Kind »abschaltet« und aufhört, nach seinem Vater zu rufen. Wiederholt sich die Erfahrung, keinen Trost zu bekommen, wird das Kind traurig, auf Dauer kann sich ein tiefergehendes Gefühl des Einsam- und Verlassen-Seins einstellen. Das Kind wird auf sich selbst zurückgeworfen, ohne die versichernde Nähe anderer. Später im Leben können ähnliche Situationen und Beziehungen eine maladaptive Traurigkeit wachrufen.

Ein Primärgefühl ist eine unmittelbare und »frische« Reaktion, die uns neue Informationen über das zur Verfügung stellt, was wir im Hier und Jetzt brauchen. Primär maladaptive Emotionen sind ebenfalls unmittelbare Reaktionen auf eine Situation, sie sind jedoch maladaptiv in dem Sinn, dass sie mit alten, unversorgten Bedürfnissen der Vergangenheit verbunden sind, die sich in der Gegenwart melden. Im gegenwärtigen Kontext haben diese Emotionen keinen Sinn mehr, sie helfen mir nicht mehr dabei, meine Bedürfnisse zu befriedigen (Greenberg u. Paivio, 1997; Stiegler, 2015).

Stellen Sie sich ein Kind vor, das mit einer aggressiven und gewalttätigen Mutter aufwächst. Wenn die Mutter physisch um sich schlägt oder wütend wird, bekommt das Kind Angst. Diese Angst ist eine adaptive primäre Reaktion, sie vermittelt dem Kind, dass es in Gefahr ist, und mobilisiert ein Bedürfnis nach Sicherheit beziehungsweise Schutzmaßnahmen, die die Bedrohung minimieren.

Nehmen wir an, dass weder die Mutter noch ein anderer Erwachsener dem Kind in seiner Angst beisteht, niemand validiert, akzeptiert und verbalisiert seine Gefühle. Niemand trägt seinen Bedürfnissen nach Sicherheit und Schutz Rechnung. Wenn das Kind groß ist, kann es sein, dass es unangemessen schnell und stark mit Angst reagiert, wenn beispielsweise jemand seine Stimme erhebt oder eine abrupte Bewegung macht. Angst ist zu einer primär-maladaptiven Emotion geworden – die alte Angst steigt in aktuellen und harmlosen Situationen auf, in denen kein Anlass für dieses Gefühl besteht. Diese maladaptive Angst meldet sich, weil der Körper und das Emotionsverarbeitungssystem eine laute Stimme oder eine unerwartete Bewegung als Gefahr interpretieren. Diese Art maladaptiver Angst kann die weitere Entwicklung beeinträchtigen und guten Beziehungen mit anderen im Weg stehen.

Instrumentelle Emotionen

»Krokodilstränen« sind vermutlich das beste Beispiel instrumenteller Gefühle: Das Kind schluchzt, weil es Eis möchte, sobald es das Eis bekommt, hört es auf. Instrumentelle Gefühle verfolgen einen Zweck, sie entstehen nicht authentisch. Kinder wie Erwachsene nutzen sie, um ein bestimmtes Ziel zu erreichen. Instrumentelle Gefühle machen nach außen oft einen etwas unechten Anschein, sie können so schnell verschwinden, wie sie gekommen sind. Ein instrumentelles Lächeln wirkt aufgesetzt, die Augen lächeln nicht mit, während ein echtes Lächeln das ganze Gesicht erhellt. Auch wenn Eltern das Gefühl haben, dass mit ihnen gespielt wird, ist es falsch, instrumentelle Gefühle nur als manipulativ abzutun. Kinder lernen einen bestimmten emotionalen Stil in Interaktion mit uns Erwachsenen. Wenn Eltern auf bestimmte Gefühle eher reagieren als auf andere, lernt das Kind, welche Gefühle höher im Kurs stehen. Wenn Eltern versuchen, Grenzen zu setzen, aber das Kind weiß, dass die Eltern einknicken, sobald es wütend wird, dann lernt das Kind, Ärger zu zeigen, um den Anforderungen der Eltern zu entgehen. Wenn umgekehrt Eltern stärker auf Verzweiflung als auf Wut reagieren, wird das Kind lernen, seinen Willen mithilfe von Trauer und Tränen durchzusetzen. In beiden Fällen lernt das Kind, spezifische emotionale Reaktionen zu aktivieren.

Es ist wichtig zu wissen, dass alle Kinder instrumentelle Emotionen zeigen und dass sie ein normaler Bestandteil der emotionalen Entwicklung sind. Sie dienen dazu, mit Gefühlsausdrücken zu experimentieren und Grenzen zu testen. Problematisch werden instrumentelle Gefühle nur dann, wenn sie verhindern, dass primäre Emotionen und Bedürfnisse ausgedrückt werden. Hinzu kommt, dass es uns schwerer fällt, gegenüber instrumentellen Gefühlen empathisch zu sein. Das Gegenüber kann sich manipuliert fühlen, dies wird eher negative und abwertende Reaktionen wachrufen. Es ist daher wichtig, im Kopf zu behalten, dass auch hinter instrumentellen Emotionen Verletzlichkeit und unversorgte Bedürfnisse liegen. Auf diese dahinterliegende Verletzlichkeit zu fokussieren ist auch dann wichtig, wenn wir als Therapeut:innen mit Eltern arbeiten, die instrumentelle Gefühle zeigen.

Emotionen und die seelische Gesundheit von Kindern

Wenn wir Eltern fragen, was zu den psychischen Problemen ihrer Kinder geführt hat, löst dies oft Angst aus und die Sorge, »schuld zu sein.« In der Regel sind die Ursachen komplizierter. Seelische Erkrankungen entwickeln sich in einer komplexen Wechselwirkung zwischen biologischen Prädispositionen und Umfeldfaktoren.

Viele von uns Eltern haben nie gelernt, angemessen auf emotionalen Schmerz, Verletzlichkeit und Wut zu reagieren. Unsere eigenen Eltern wurden anders sozialisiert und konnten es uns nicht beibringen, das Gleiche gilt für deren Eltern. Fehlt uns die Erfahrung, dass unsere Gefühle gesehen und beantwortet werden, ist die Wahrscheinlichkeit hoch, dass wir diese emotionale Verletzlichkeit genauso wie den Mangel an Emotionsregulationsstrategien über die Generationen hinweg weitergeben (Sharp u. Fonagy, 2008; Stern, 1998).

Schwierigkeiten in der Emotionsregulation erschweren eine gute Versorgung unserer Bedürfnisse und erhöhen das Risiko für emotionale Störungen und Verhaltensauffälligkeiten (Hayes, Wilson, Gifford, Follette u. Strosahl, 1996; Hayes, Luoma, Bond, Masuda u. Lillis, 2006; Bennett, Sullivan u. Lewis, 2010).

Wenn wir diese Schwierigkeiten bis in unser erwachsenes Leben tragen, werden sie sich auf unsere Beziehungen auswirken und beeinflussen, wie wir mit den Emotionen unserer Kinder umgehen. Gleichzeitig werden Kinder mit unterschiedlichem Temperament geboren. Sie reagieren unterschiedlich sensibel auf die Resonanzen ihres Umfelds (Olafsen, Torgersen u. Ulvund, 2011).

Das angeborene Temperament eines Kindes, seine Gene, soziokulturelle Faktoren, kritische Lebensereignisse – all das hat Einfluss auf die psychische Gesundheit des Kindes. All diese Faktoren liegen nicht in der Hand der Eltern. Es kann erleichternd sein für Eltern, einen Überblick über all diese Einflussfaktoren zu bekommen. Abbildung 2 fasst die vielfältigen Faktoren zusammen, die die Gesundheit und das Wohlergehen des Kindes beeinflussen.

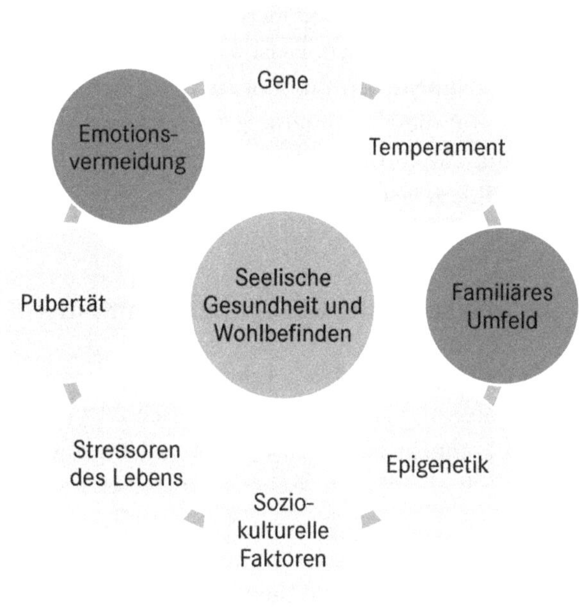

Abbildung 2: Faktoren, die die seelische Gesundheit des Kindes beeinflussen und auf die Eltern (keinen) Einfluss nehmen können

Das Diagramm illustriert die zahlreichen Faktoren im Spiel, wenige davon können wir direkt verändern. Die Epigenetik erforscht die Prozesse, über die genetische Prädispositionen in Interaktion mit Umweltfaktoren aktiviert werden (Caspi et al., 2003). Kinder kommen mit unterschiedlichen genetischen Prädispositionen und unterschiedlichen Temperamenten auf die Welt, die mehr oder weniger gut zu denen der Eltern passen können. Daraus können größere Herausforderungen in der Interaktion zwischen Eltern und Kind erwachsen (Thomas u. Chess, 1977; Smith u. Ulvund, 1999; Sroufe u. Siegel, 2011), ohne dass die Eltern willentlich die genetische Ausstattung beeinflussen können. Kulturelle Faktoren und sozioökonomischer Status werden ebenfalls Auswirkungen haben, die zu weiten Teilen außerhalb der elterlichen Kontrolle liegen.

Familiendynamik und Emotionsvermeidung sind hingegen zwei Faktoren, auf die Eltern erheblichen Einfluss haben. Auch wenn diese Faktoren genetisch mitbeeinflusst sein können, wird die Art, wie wir uns aufeinander und auf unsere Gefühle beziehen, im Wesentlichen gelernt – und zwar von unseren Eltern. Wenn das älteste Kind fordernd ist, sich schwer regulieren kann und viel angeschrien wird, wird das jüngere Kind oft ruhiger auftreten und versuchen, keinen Ärger zu machen. Vielleicht strengt es sich sehr an, gewissenhaft zu sein, die Regeln zu befolgen, gehorsam zu sein. Aus Angst, angeschrien zu werden, stellt das Kind seine Bedürfnisse nach Autonomie und Exploration hintan. Nehmen wir an, ein Elternteil verändert seinen Zugang zum älteren Kind, entschuldigt sich für den Umgang in der Vergangenheit und wird besser darin, klare Grenzen zu setzen. Dies wird auch die Beziehung zum jüngeren Kind verändern. Das jüngere Kind wird sich weniger davor fürchten, Ärger auf sich zu ziehen, es wird lernen, dass Konflikte gelöst werden können und dass die Eltern das Steuer in der Hand behalten. Wir beobachten, dass Eltern, die die Kraft des Sich-Entschuldigens zum ersten Mal erfahren, oft den Impuls haben, sich auch bei ihrem jüngeren Kind zu entschuldigen. In dem Moment, in dem Eltern Verantwortung übernehmen und ein Kind von der Last befreien, der oder die »Schwierige« zu sein, hat dies in der Regel auch positive Auswirkungen auf die Beziehungen zum anderen Kind beziehungsweise die Beziehung der Geschwister untereinander.

Es kann eine große Erleichterung für Eltern sein, herauszufinden, auf welche Faktoren sie Einfluss nehmen können, auch wenn dies mit Schuldgefühlen einhergeht. Zu erkennen, dass es möglich ist, Muster zu unterbrechen und Verletzungen zu heilen, stiftet Hoffnung. Wären alle Einflussfaktoren äußerlich, das heißt in der Umwelt oder dem angeborenen Temperament des Kindes verortet, fiele die elterliche Selbstwirksamkeit im Hinblick auf die Genesung und das Wohlergehen ihres Kindes deutlich geringer aus.

Der Einfluss von Emotionsvermeidung auf das Familiensystem

Ich habe keine Freunde

Sarah, 17, kommt aus der Schule zurück. Sie sieht mürrisch aus. Sie schlurft durch den Raum und schmeißt ihre Jacke in die Ecke. Die Augen auf den Boden gerichtet, kommt sie in die Küche und lässt sich schwer in einen Stuhl fallen. Ihre Mutter fragt, was los ist. Sarah antwortet nicht. Die Mutter setzt sich zu ihr und bittet Sarah, zu erzählen. Sarah holt tief Luft und berichtet, dass ihre ganze Klasse heute auf eine Party geht, nur sie sei nicht eingeladen. Ihre Mutter antwortet: Das müsse ein Missverständnis sein, Sarah solle einfach eine ihrer Freundinnen anrufen und schauen, ob sie mit ihr zur Party gehen kann. Sarah antwortet scharf: »Ich habe keine Freunde! Kapierst du das nicht? Alle sind eingeladen, nur ich nicht!« Ihre Mutter antwortet, dass sie verstehe, wie blöd das sei, aber das Sarah zum Glück viele Freunde im Volleyballteam habe. Und dass zwei davon in ihrer Klasse sind und sie zu ihnen gehen kann, um das alles zu regeln. Sarah wirkt noch verzweifelter. Mit Tränen in den Augen sagt sie ärgerlich: »Das sind nicht meine Freunde. Ich kann sie nicht einfach anrufen. Außerdem hasse ich Volleyball.« Sie stürmt aus der Küche. Ihre Mutter folgt ihr, überrascht und auch ein bisschen verzweifelt: »Sarah, was ist los? Du liebst doch Volleyball. Deine ganzen Freunde dort ... Ich verstehe das nicht. So schlimm kann es nicht sein ...« Sarah rennt in ihr Zimmer und knallt die Tür zu.

Viele von uns erkennen sich in diesem Szenario wieder. Unser Kind erzählt von etwas Schmerzlichem und Schwierigem, wir versuchen es zu trösten, ihm guten Rat zu geben, die Dinge zu regeln und unser Kind »zurück in die Realität zu holen«. Unsere Versuche, Kinder zu trösten und abzulenken, sind gut gemeint. Wir wollen sie beruhigen, ihnen helfen, ihre verletzten Gefühle loszuwerden, und ihnen die positiven Dinge vor Augen führen, damit »alles wieder gut ist.«

Eltern, die unsere emotionsfokussierten Skillworkshops besuchen, fühlen sich im Angesicht ihrer aufgewühlten Kinder oft verloren, verwirrt und hilflos. Sie wissen nicht, was sie sagen sollen. Sie haben Angst, etwas schlimmer zu machen. Sie fürchten, dem Kind könnte es noch schlechter gehen, wenn sie als Eltern anerkennen, wie traurig und schmerzlich die Situation ist. Viele Eltern tun sich zudem schwer damit zu verstehen, was ihr Kind so belastet. Die elterlichen Versuche, das Kind davon zu überzeugen, dass alles wieder gut wird, fühlen sich aus der Perspektive der Kinder jedoch häufig wie eine Bagatellisierung und Verleugnung ihrer Erfahrung an. Sie haben das Gefühl, dass niemand ihren Schmerz sieht, begreift, versteht und dass es niemanden gibt, der sie in dieser leidvollen Erfahrung begleitet. Die Botschaft, die beim Kind ankommt, lautet: »Reiß dich zusammen. Hör auf, dich so zu fühlen. Behalte deine schmerzlichen Gefühle für dich. Ich kann nicht mit ihnen umgehen und will nichts von ihnen hören.«

Wie kann es sein, dass unsere Reflexe so häufig in diese wenig hilfreiche Richtung gehen? Warum ist es so schwer, schmerzliche Gefühle in Worte zu fassen und sie anzuerkennen? Ein natürlicher Instinkt des Menschen ist es, Schmerz und Dinge, die wir nicht verstehen oder mit denen wir nicht umgehen können, zu meiden. Eltern möchten ihren Kindern Schmerz ersparen. Die Gefühle des Kindes wegzudrücken oder sie zu vermeiden hat den zweiten Vorteil, dass Eltern nicht mit ihren eigenen schmerzlichen Gefühlen umgehen müssen. Den Schmerz unserer Kinder zu sehen, kann eigene alte emotionale Wunden und unversorgte Bedürfnisse wachrufen.

Die Art, wie wir uns auf die Gefühle unserer Kinder beziehen, lernen wir anhand der Reaktionen, die wir auf unsere eigene emotionale Aktivierung erfahren haben. Damit ein Kind lernt, seine Emotionen zuzulassen, sie zu regulieren und ihre Bedeutung zu entschlüsseln, braucht es von seinen Bezugspersonen das Signal, das es verstehbar ist. Die inneren Erfahrungen und emotionalen Zustände des Kindes in Worte zu fassen ist etwas, das Eltern intuitiv machen, solange ihre Kinder klein sind (Smith, 2014). Wir baden unsere Kinder warm und kommentieren dies – je nachdem wie das Kind reagiert: »Oh, das fühlt sich so angenehm an«, »Das ist ein bisschen kalt«, »Das magst du gar nicht ...«, »Oh, das macht dir ein bisschen Angst,« »Das magst du gerne, mein kleines Mädchen?« oder »Ja, du wildes Kind!«.

Wenn Kinder größer werden und Sprache entwickeln, werden sie besser darin, ihre Gefühle und Erfahrungen in Worte zu fassen. Lange bevor sie sprechen können, verstehen sie Sprache und nehmen emotionale Informationen auf. Bereits in diesen frühen Interaktionserfahrungen werden sie gelernt haben, mit welchen Emotionen ihre Eltern gut klarkommen und welche sie eher meiden. Das Kind wird seinen eigenen Emotionsausdruck entsprechend anpassen (Marvin, Cooper, Hoffman u. Powel, 2002), da ihm dies die enge Verbindung zu seiner Bezugsperson sichert (Ainsworth, Blehar, Waters u. Wall, 1978). Das spezifische Muster der Emotionsvermeidung, das das Kind aufnimmt, wird für den Rest seines Lebens Bestand haben.

In der Regel überschätzen Eltern auch die emotionale Kompetenz ihrer Kinder. In einer Studie überschätzten 91 Prozent der Eltern die emotionale Kompetenz ihrer Vorschulkinder um durchschnittlich drei Jahre. Sie gingen davon aus, dass ihr vierjähriges Kind die emotionalen Fähigkeiten eines Siebenjährigen besitzt (Kårstad, Kvello, Wichstrøm u. Berg-Nielsen, 2014). Die Forscher:innen entdeckten Zusammenhänge zwischen der Stimmigkeit der elterlichen Einschätzung und der emotionalen Kompetenz der Kinder. Eltern mit einer realistischeren Einschätzung zeigten zudem mehr Erziehungskompetenz im Kontakt mit ihren Kindern. Die Forscher:innen schlussfolgern, dass Eltern, die die emotionale Kompetenz ihrer Kinder falsch einschätzen, den alltäglichen Hilfebedarf ihrer Kinder unterschätzen. Eng verbunden mit dieser Schlussfolgerung ist die These, dass Eltern, die sehr hohe Anforderungen an die Emotionsregulation ihrer Kinder stellen, weniger Unterstützung zur Verfügung stellen, als das Kind braucht.

Viele Eltern erwarten, das ihr Kind auch dann in der Lage ist, »vernünftig zu sprechen«, wenn seine Gefühle stark und überwältigend sind oder das Kind sich falsch verhalten hat. Forschungen aus dem Bereich der affektiven Neurowissenschaften zeigen uns, dass die Bereiche des Gehirns, die Emotionen und Impulse regulieren, vor Mitte zwanzig nicht voll entwickelt sind (Johnson, Blum u. Giedd, 2009; Siegel, 2015b). Kinder brauchen weit in ihre Adoleszenz hinein Hilfe dabei, ihre Gefühle zu verstehen und zu regulieren (Gottman, 1997;

Nordanger u. Braarud, 2017). Sie müssen erfahren, dass alle Gefühle akzeptiert sind, dass es keine Gefühle gibt, die zu unangenehm oder kompliziert sind und dass alle Gefühle am Ende vorübergehend sind und durch andere ersetzt werden (Greenberg, 2002).

Emotionsvermeidung und das familiäre Umfeld interagieren miteinander. Wenn wir Eltern dabei unterstützen können, das Familienmuster der Emotionsvermeidung zu unterbrechen, wird sich das gesamte Familiensystem verändern. Die Auswirkungen gehen in beide generationalen Richtungen. Wenn Eltern die Art und Weise verändern, wie sie auf ihre eigenen Gefühle und die anderer reagieren, kann dies sowohl die Beziehung zu ihren Kindern als auch die Beziehung zu ihren eigenen Eltern verbessern. Wir kommen auf diese Themen in Kapitel 4 und 5 zurück, wenn es um die Transformation von Beziehungen geht.

Physische und psychologische Konsequenzen von Emotionsvermeidung

In der emotionsfokussierten Therapie vergleichen wir Emotionen mit Wellen. Wenn Sie ein kleines bisschen auf das Wasser hinaus laufen, eine große Welle kommen sehen und versuchen, sich ihr in den Weg zu stellen, wird die Welle sie wahrscheinlich umwerfen und unter Wasser ziehen. Während Sie unter Wasser sind, wissen Sie nicht, wo oben und unten ist, Sie schlucken Wasser und kämpfen darum, wieder auf die Füße zu kommen. Es gibt nichts, an dem Sie sich festhalten können, Ihr Badeanzug ist voller Sand und Sie müssen in Sicherheit kraulen, bevor Sie die nächste Welle umwirft. Wenn Sie sich stattdessen dafür entscheiden, sich auf die Welle zuzubewegen und unterzutauchen, wird alles ruhig sein, wenn sie auf der anderen Seite wieder auftauchen. Genauso ist es mit Emotionen. Wenn Sie gegen starke Gefühle ankämpfen oder sie komplett vermeiden, verursachen sie Chaos. Wenn Sie in sie eintauchen, sie erforschen, herausfinden, wovon sie eigentlich handeln, werden die Gefühle weitaus weniger überwältigend sein. Werden Emotionen in dieser Weise willkommen geheißen, halten sie Informationen über Ihre Bedürfnisse bereit und werden – wie die Welle – abflauen.

In dieser Hinsicht sind Emotionen grundsätzlich adaptiv und nützlich. Wenn wir Unterstützung dabei erfahren, schmerzliche Gefühle zuzulassen, können wir Emotionen halten und gleichzeitig darin vertrauen, dass sie sich wandeln und vergehen werden. Erfahren wir nicht das Verständnis und die Unterstützung, die wir im Umgang mit schmerzlichen Gefühlen brauchen, können Emotionen maladaptiv und zerstörerisch werden. Auch diese Erfahrung verinnerlichen wir. Vielleicht beginnen wir, davon auszugehen, dass andere durch unsere Gefühle verletzt sind, dass sie von ihnen überfordert sind oder dass unsere Gefühle inakzeptabel, schädlich, nicht erlaubt oder sogar gefährlich sind. Diese Art Erfahrung kann dazu führen, dass wir aktiv versuchen, unsere Gefühle zu meiden beziehungsweise zu unterdrücken. Gefühle, die wir vermeiden, werden größer, mächtiger und fühlen sich immer mehr »außer Kontrolle« an. Hinzu kommt, dass wir die Möglichkeit verlieren, die Informationen zu entschlüsseln, die die Emotionen für uns bereithalten.

Der Zwang, der schützt und einsam macht

Ein fünfjähriger Junge verliert plötzlich seinen Vater. Er ist traurig und vermisst ihn sehr und versteht gleichzeitig nicht, was geschieht. Die Mutter ertrinkt in ihrem eigenen Schmerz und verbringt die meiste Zeit zusammengerollt im Bett. Der kleine Junge verbringt viel Zeit vor dem Fernseher. Er erfährt nicht die Hilfe, die er braucht, um seine eigene Trauer um den Verlust zu fühlen. Neben dem Schmerz über den Verlust seines Vaters muss er erleben, dass er faktisch auch seine Mutter verloren hat. Nach und nach entstehen zwanghafte Verhaltensweisen. Es beginnt mit der Eingangstür, die vor dem Zubettgehen erst fünf, dann zwanzig Mal auf- und zugeschlossen werden muss. Dann muss er immer zwei Treppenstufen auf einmal nehmen. Nach der Dusche muss er sich in einer ganz bestimmten Reihenfolge abtrocknen. Alle Dinge in seinem Zimmer müssen einen ganz bestimmten Platz haben. Er kann nicht einschlafen, ohne zehnmal »Die Räder vom Bus« zu singen. Wenn er es vergisst oder falsch zählt, könnte Mama sterben. Irgendetwas an dieser Wiederholung ist versichernd und tröstend, es beruhigt seinen Geist und Körper. Aber es begrenzt ihn auch. Er wagt es nicht, weiter Freunde zu treffen, und weigert sich auch, Freunde zu empfangen.

Wenn Kinder etwas Belastendes in ihrem Leben erfahren, ist es nicht notwendigerweise die Erfahrung selbst, die die größte Verwundung auslöst. Wichtiger und anhaltender sind oft die Auswirkungen, die die Reaktion der anderen auf diese Erfahrung hinterlassen. Die Art und Weise, in der Erwachsene auf den Schmerz ihrer Kinder reagieren, ist von vitaler Bedeutung. Reagieren Eltern mit Emotionsvermeidung oder Ablenkung, besteht ein erhöhtes Risiko für Kinder, psychische Symptome zu entwickeln (Gottman, 1997). Ein Kind erzählt von schwierigen Erfahrungen, zum Beispiel in der Schule ausgeschlossen zu werden, oder von einer unangenehmen sexuellen Begegnung. Antworten Eltern mit Verleugnung, »Kopf-hoch-Parolen« oder Vermeidung, verstärkt dies die schmerzliche Erfahrung des Kindes – hilfreicher wäre es, einfach zuzuhören und zu signalisieren, was ich verstanden habe. Der Vorfall selbst mag schwierig sein, das größere Problem entsteht, wenn die Erfahrung des Kindes abgewertet wird oder es überhaupt nicht von der Erfahrung erzählen darf. Das Kind bleibt dann allein zurück mit seinem emotionalen Schmerz, die Last des ursprünglichen Ereignisses wächst. Genau das meinen wir, wenn wir im EFST sagen: »Es geht nicht darum, was passiert ist. Es geht darum, was als Nächstes passiert.«

Emotionsvermeidung ist nicht nur dann ein Problem, wenn es um große Belastungen wie Traumata oder kritische Lebensereignisse geht. Einige Menschen sind mehr oder weniger dauerhaft in diesem Modus. Oft hören wir in der Therapie Geschichten von Kindern, deren Gefühle abgelehnt, vermieden oder ignoriert werden. Viele Menschen erleben, dass innerhalb der Familie kein Raum für bestimmte Gefühle ist – oder für Gefühle im Allgemeinen. Häufig liegt der Emotionsvermeidung keine böse Absicht der Eltern, Großeltern und Geschwister zugrunde. In vielen Fällen verfügen die Erwachsenen nicht über die Mittel, bestimmte Gefühle zu tolerieren; sie durften nicht lernen und erfahren, wie sie ein großes Spektrum an Emotionen annehmen können. Die unterschwellige Botschaft, die das Kind empfängt, lautet: Gib vor, dich anders zu fühlen, als du dich tatsächlich fühlst. Oft sind es die positiven Gefühle, die willkommen sind: »Okay, genug geweint, jetzt will ich wieder ein Lächeln sehen!« Andere erfahren Entmutigung für Freude und Neugier, während die Familie auf Traurigkeit reagiert. Dann wird Trauer die akzeptierte und nützlichste Emotion.

Ein theoretischer Ausgangspunkt für die emotionsfokussierte Therapie ist die Annahme, dass emotionale Erfahrungen in neuronalen Netzwerken abgespeichert werden, die wir emotionale Schemata nennen (Greenberg u. Paivio, 1997; Lane et al., 2015). Wenn sich im Gehirn ein emotionales Schema formiert, sind wir für zukünftige Situationen besser gewappnet. Situationen, die vorausgegangenen Erfahrungen ähneln, aktivieren das emotionale Schema. Die Erinnerung ist nicht episodisch, sondern versetzt uns in die Lage, mit wichtigen Situationen umzugehen. Emotionen kommt so eine Schlüsselrolle in der Anpassung an unsere Umwelt zu. Sie können jedoch auch hinderlich sein (Elliott, Watson, Goldman u. Greenberg, 2004). Im EFST laden wir Eltern dazu ein, emotionale Schemata wie Magneten zu betrachten – alte emotionale Aktivierungsmuster, die durch bestimmte emotionsrelevante Stimuli getriggert werden.

So wird beispielsweise ein Mädchen, das sexuellen Missbrauch erlebt, in der unmittelbaren Missbrauchssituation Schrecken und Angst empfinden. Die Erinnerung an dieses Ereignis wird in Form eines emotionalen Schemas abgespeichert. Wenn jemand das Mädchen berührt oder sich ihr in sexueller Absicht nähert, wird Angst aktiviert. Diese Angst ist adaptiv, sie erhöht die Wahrscheinlichkeit, zu überleben, und schützt das Mädchen vor zukünftigem Missbrauch, indem sie auf potenziell gefährliche Situationen mit Angst und

Vermeidung reagiert. Erfährt das Mädchen keine Hilfe dabei, die Angst zu verarbeiten, wird das emotionale Schema auch in Situationen aktiviert, in denen keine Gefahr besteht. Wir nennen dies ein maladaptives emotionales Schema. Im Beispiel wird dieses maladaptive Schema auch dann aktiviert werden, wenn das Mädchen als spätere Frau Nähe, Intimität oder Sexualität mit ihrem Partner leben möchte. Sie wird Angst empfinden, in einer Situation, die eigentlich sicher und ersehnt ist. Wahrscheinlich wird sie wenig Verständnis für diese Angst erfahren, sie kann sich sogar zerstörerisch auf ihre aktuellen Beziehungen auswirken.

Emotional schmerzliche Kindheitserfahrungen wirken sich auf die physiologische, neurologische, emotionale und sexuelle Entwicklung aus (Siegel, 2015a; Schore 2001b). Felitti und Kollegen zeigten, dass Missbrauch, Gewalt, Untreue, Todesfälle, Scheidungen sowie Substanzmissbrauch und psychische Erkrankung der Eltern eng zusammenhängen mit der Entwicklung sozialer, physischer und seelischer Symptome im Erwachsenenalter (Felitti et al., 1998; Adverse Childhood Experiences, ACE). Diese Studien zeigen kumulative Risiken – umso mehr belastenden Kindheitserfahrungen eine Person ausgesetzt ist, desto höher das Risiko für unfreiwillige und frühe Schwangerschaft, schwierige finanzielle Verhältnisse, Arbeitslosigkeit, ungesunde Ernährung, Rauchen und hohen Alkoholkonsum, physische und psychische Störungen, lebensstilbedingte Erkrankungen, Traumata, Beziehungsprobleme, Kriminalität und vorzeitigen Tod (Felitti et al., 1998). Erfahren Kinder keine Unterstützung dabei, Erfahrungen sexueller und physischer Gewalt in Worte zu fassen oder ihre Gefühle zu verarbeiten, besteht das Risiko der Entwicklung von Vermeidungsstrategien. Die schmerzlichen Primärgefühle und Bedürfnisse bleiben unversorgt. Zu diesen Vermeidungsstrategien gehören Depression, Angststörungen, selbstverletzendes Verhalten, restriktives oder übermäßiges Essverhalten, der Gebrauch von Drogen und Alkohol (Felitti et al., 1998). Auch aktuellere Studien zeigen, dass die Fähigkeit, Emotionen zu regulieren, die Wahrscheinlichkeit für PTBS, Depression und physische Beschwerden bei Menschen mit belastenden Kindheitserfahrungen reduziert (Cloitre et al., 2019).

Kinder, deren Gefühle wiederkehrend übergangen oder kritisiert werden, verwenden einen Großteil ihrer Energie darauf, diese Gefühle zu vermeiden beziehungsweise unter Kontrolle zu halten. Emotionsvermeidung geht einher mit einer übermäßig starken körperlichen Aktivierung und der Ausschüttung von Stresshormonen. Über die Zeit hinweg verlernt der Körper, zur normalen Ausgangssituation zurückzukehren (Ford, 2009; Schore, 2001b). Die körperliche Aktivierung kann sich in Unbehagen, Unruhe oder Schwere im Körper manifestieren, aber auch starke physische Symptome wie Herzrasen, Übelkeit,

Taubheit oder Lähmung verursachen (Nordanger u. Braarud, 2017). Sowohl die physischen als auch die psychischen Symptome entwickeln sich aus der Art und Weise, wie das Kind »verbotene« Emotionen und Stress reguliert. Kinder, deren Eltern ihnen dabei helfen, mit ihren Gefühlen umzugehen, erleben weniger Stress, eine geringere körperliche Aktivierung, können sich besser fokussieren und konzentrieren, führen bessere soziale Beziehungen und sind seltener krank als Kinder, die weniger Unterstützung erfahren (Gottman, 1997). Gottman (1997) beschreibt diese Kinder als emotional intelligent, sie verfügen über ausgeprägte emotionale Kompetenz. Bei Kindern zwischen vier und sieben Jahren, die ausgeprägte negative Gefühle und geringe Willenskraft zeigten, erwies sich die elterliche Fähigkeit, die emotionale Kompetenz des Kindes richtig einzuschätzen, als wesentlicher Protektivfaktor für die Entwicklung depressiver Symptome. Anders ausgedrückt: Die Fähigkeit von Eltern zu fördern, die emotionalen Bedürfnisse ihrer Kinder richtig einzuschätzen und zu versorgen, birgt ein großes präventives Potenzial.

Unsere frühen Erziehungserfahrungen beeinflussen unsere spätere Entwicklung signifikant. Dies reicht von der Hirnentwicklung über unsere physische Gesundheit bis hin zum allgemeinen Verlauf unseres Lebens (Siegel, 2015a; Tronick, 2007; Schore, 2001b; Nordanger u. Braarud, 2017). Wir nehmen daher nun zwei grundlegende Bedürfnisse in der psychologischen Entwicklung von Kindern näher in den Blick.

Bindungs- und Identitätsbedürfnisse

Bindung und Identität sind zwei bedeutsame emotionale Themen. Sie beschreiben, wie es sich anfühlt, anderen nah zu sein, und verweisen auf unser Selbstverständnis. Wir widmen uns nun der Frage, welche Verbindungen zwischen Bindung und Identität bestehen und welche Rolle sie im EFST spielen.

Bindung und Identität sind zwei unterschiedliche, aber dennoch verbundene Konzepte, die sich auf unsere emotionalen Bedürfnisse und unsere Beziehungen auswirken. Wir alle existieren in diesen beiden Dimensionen. Wir verfügen über eine Identität, ein Selbstverständnis und haben emotionale Bindungen mit anderen. Beide Dimensionen sind mit Bedürfnissen verbunden. Zum Bindungsmotiv gehört das Bedürfnis nach Sicherheit und Zugehörigkeit, das Identitätsmotiv ist mit dem Bedürfnis nach Exploration und Kompetenzerfahrung verbunden (Blatt u. Blass, 1990; Blatt, 2008; Greenberg u. Goldman, 2008). Kinder kommen hilflos in diese Welt. Sie sind angewiesen auf jemanden, der sie beschützt, bis sie selbst für sich sorgen können. Zur Bindung gehört, sich auf andere zu verlassen, in der Beziehung das Gefühl zu haben, umsorgt und sicher zu sein. Identität handelt von Unabhängigkeit und dem Gefühl, sich seiner selbst sicher zu sein. Unser emotionaler Stil, unsere emotionale Kompetenz formt sich entlang unseres angeborenen Temperaments und des Grades, in dem unsere Bindungs- und Identitätsbedürfnisse beantwortet werden. Wie wir nahe Beziehungen gestalten, wie wir uns selbst erleben und unsere Fähigkeit, in der Welt zu sein und zu handeln, ist davon betroffen.

In den folgenden Abschnitten werden wir sehen, welche Schwierigkeiten im Hinblick auf Bindung und Identität bei Kindern, Heranwachsenden und Erwachsenen entstehen können. Im Anschluss beschreiben wir, wie EFST Eltern dabei unterstützen kann, kindlichen Verletzungen des Bindungs- und Identitätsbedürfnisses vorzubeugen beziehungsweise diese zu heilen. Schließlich widmen wir uns der Frage, was wir als Therapeut:innen tun können, um das Bewusstsein der Eltern für ihre eigenen Bindungs- und Identitätsthemen zu schärfen.

Bei den meisten Menschen steht eines dieser beiden grundlegenden Bedürfnisse stärker im Vordergrund. Dies gilt für Kinder wie für Erwachsene. Bindungsbedürfnisse können zum Beispiel so klingen: »Ich habe Angst, abgelehnt und verlassen zu werden. Ich werde für immer allein bleiben.« Identitätsbedürfnisse klingen zum Beispiel so: »Ich habe Angst, nicht gut genug zu sein. Irgendetwas ist grundlegend falsch mit mir. Ich bin wertlos.« Die Beziehungsbedürfnisse, die mit Identität verbunden sind, sind Autonomie, Anerkennung und Akzeptanz, während die Beziehungsbedürfnisse, die mit Bindung assoziiert sind, körperliche Nähe, emotionale Verfügbarkeit und Hilfe im Umgang mit schmerzlichen Gefühlen umfassen (Greenberg u. Goldman, 2008).

Für Eltern kann es hilfreich sein, zu erkennen, ob ihre zentralen emotionalen Verletzungen eher mit dem Bindungs- oder dem Identitätsbedürfnis verknüpft sind. Wir unterstützen sie auch dabei, diese Frage im Hinblick auf ihre Kinder zu beantworten. Denken Sie einen Moment über sich selbst nach. Welches Bedürfnis ist im Zweifel stärker? Welches dominiert bei Ihren Kindern? Was tut am meisten weh? Als Therapeut:innen nutzen wir den Schmerz-Kompass. Wir folgen dem Schmerz, um die Ursachen unserer eigenen emotionalen Verletzungen zu entdecken, oder die unserer Kinder und Partner:innen. Dies zu erkennen, liefert uns wertvolle Informationen zur familiären Dynamik. Es eröffnet uns neue Perspektiven, wie zum Beispiel: »Ich verstehe jetzt, dass er mich nicht kritisiert, weil er mich für die schrecklichste Mutter der Welt hält. Er kritisiert mich, um sich selbst vor dem Gefühl zu schützen, nicht gut genug zu sein.«

Zu wissen, was uns im Zweifel stärker triggert – verlassen zu werden oder mangelnder Respekt – macht es uns leichter, die eigenen Gefühle und Reaktionen zu verstehen. Verlassen zu werden ist ein häufiger Trigger bei Bindungsverletzungen, fehlender Respekt triggert Verletzungen des Identitätsbedürfnisses: »Wenn ich irgendwelche Anzeichen dafür entdecke, dass sie sich von mir zurückziehen, ziehe ich mich zuerst zurück. Das Wichtigste für mich ist, dass die Kinder und ich zusammenhalten, dass wir zusammengehören«; oder: »Ich werde defensiv und wütend, um mich nicht klein zu fühlen. Das Wichtigste ist für mich, dass die Kinder mich respektieren und achten und dass sie sich selbst respektieren und kompetent fühlen, so wie sie sind.« Wenn sich Eltern ihrer eigenen Vulnerabilitäten bewusst werden, können sie ihr Kind besser unterstützen, egal, ob es ihnen im Hinblick auf diese Dimensionen ähnlich ist oder nicht.

Sichere Bindung stärkt die Zugehörigkeit und das Sicherheitserleben

Bindung beschreibt eine tiefe und dauerhafte emotionale Verbundenheit zwischen Menschen (Bowlby, 1969; Ainsworth, 1973). Die Bindungsforschung zeigt, dass die Qualität der frühen Bindungen die emotionale und soziale Entwicklung von Kindern wie ihre psychische Gesundheit beeinflusst (Bowlby, 1951; Bretherton u. Munholland, 1999; Hoffmann et al., 2017; Mikulincer u. Shaver, 2003). Im EFST nutzen wir das Bindungskonzept, da es die emotionale Verbindung zwischen Eltern und Kind beschreibt. Noch bevor sie sprechen können, lernen Kinder durch die Reaktionen und Spiegelungen ihrer Eltern, sie internalisieren die Erziehungserfahrungen von Geburt an. Die ersten drei Lebensjahre sind besonders bedeutsam für die Verinnerlichung einer sicheren Objektrepräsentanz, die wiederum zu innerer Ausgeglichenheit des Kindes beiträgt. Frühe Bindungserfahrungen bilden die Grundlage für spätere Beziehungen außerhalb der Familie, entsprechend weisen auch Erwachsene einen Bindungsstil auf, der sich in ihren nahen Beziehungen wiederspiegelt (Bowlby, 1973; Greenberg u. Goldman, 2008; Johnson u. Greenberg, 1995).

Sroufe (1997) definiert Bindung als die dyadische Regulation von Emotionen. Bindungsbezogene Gefühle sind vor allem Freude, Traurigkeit und Angst; die zugehörigen Bedürfnisse sind Nähe, Trost und Schutz.

Die Erfahrung, abgelehnt und/oder verlassen zu werden, kann ein typischer Vorläufer von Bindungsverletzungen sein. Schauen wir uns dies an einem Beispiel an.

Der einsame Löwe

Die Mutter liegt auf der Couch. Sie ist still und niedergeschlagen. Das Kind stolpert über die Verkleidungskiste und zieht sich ein Löwenkostüm über. Es rennt zu seiner Mutter, die immer noch auf der Couch liegt: »Mama, schau, ich habe mich als Löwe verkleidet. Willst du mit mir spielen?« Die Mutter dreht dem Kind den Rücken zu und sagt: »Ich kann das jetzt nicht.« Das Bedürfnis des Kindes nach Kontakt wird zurückgewiesen. Es lässt seine Arme fallen, sein Kopf sinkt nach unten und Trauer breitet sich über seinen ganzen Organismus aus. Die Botschaft, die das Kind empfängt, lautet: »Du musst dich um dich selbst kümmern. Ich kann nicht mit dir spielen.« Der innere Dialog des Kindes, sein Verständnis der Situation ist: »Sie kann nicht mit mir spielen. Ich bin wieder allein. Immer allein. Es macht gar keinen Sinn zu fragen, ob sie mit mir spielt.«

Wenn sich solche Szenen nur ab und zu abspielen, werden sie die Bindung nicht beeinträchtigen. Wenn jedoch Kinder traurig sind, Nähe und Trost brauchen und wiederkehrend die Erfahrung machen, dass sie zurückgewiesen oder alleingelassen werden, kann dies zu einer unsicheren Bindung beitragen. Eine unsichere Bindung wiederum wird mit einem grundlegenden Gefühl der Trauer und Einsamkeit einhergehen. Die gesunde mobilisierende Funktion dieser Gefühle (Trost und Nähe suchen) geht dabei verloren. Die wiederkehrende Erfahrung unbeantworteter Bedürfnisse sorgt dafür, dass die gesunde Aktivierungsfunktion der Gefühle »abgeschaltet« wird. Im EFST gehen wir davon aus, dass diese fehlende Unterstützung im Umgang mit Emotionen das wesentliche Problem ist. Nicht die Abwesenheit oder die Zurückweisung an sich, sondern die Zurückweisung im Umgang mit den assoziierten Gefühlen und aktivierten Bedürfnissen.

Ungeschützt zu sein ist ein weiterer Risikofaktor für Bindungsprobleme. Schauen wir uns ein weiteres Beispiel an.

Der verängstigte Löwe

Mama und Papa streiten sich. Die Dinge eskalieren. Papa ist wütend auf Mama, Mutter und Kind sind verängstigt. Das Kind stolpert über die Verkleidungskiste und zieht sich ein Löwenkostüm über, um seine Eltern abzulenken. Es stellt sich zwischen die Eltern und sagt: »Schaut mal! Ich habe mich als Löwe verkleidet! Mama, gehst du mit dem Löwen spazieren?« Papa, der schon richtig wütend ist, schreit: »Ich hab dir gesagt, du sollst in deinem Zimmer bleiben!« Und zur Mutter: »Du hast dieses Kind überhaupt nicht im Griff!« Er schlägt die Mutter, die sich nicht schützen kann. Keiner der Eltern ist in der Lage, das Bedürfnis des Kindes nach Schutz zu versorgen. Die Botschaft an das Kind lautet: »Egal, was du machst, es wird nichts nützen. Papa wird eh gewalttätig. Mama wird zusammenbrechen. Du kannst dich nirgendwo verstecken und niemand wird dich beschützen.« Der innere Dialog des Kindes und seine Interpretation der Situation lauten: »Ich bin zutiefst verängstigt und allein. Niemand ist in der Lage, mich zu beschützen.«

Wenn Kinder wiederkehrend bedrohlichen Erfahrungen ausgesetzt sind, ohne dass sie verstehen, was geschieht, oder versichert werden, kann sich eine unsichere Bindung zu ihren primären Bezugspersonen entwickeln. Das dominierende Grundgefühl ist dann eher Angst als Einsamkeit und Trauer. Traumatische Ereignisse wie im Beispiel oben wirken sich massiv auf die kindliche Entwicklung aus. Ein solches Einzelereignis kann genügen, um eine langfristige Verunsicherung im Kind zu hinterlassen. Wahrscheinlicher ist ein unsicherer Bindungsstil jedoch eher, wenn sich das Muster aus verängstigenden Erfahrungen und unversorgten emotionalen Bedürfnissen wiederholt. Bindungstraumata entstehen dann, wenn wir mit herausfordernden Gefühlen allein bleiben und die damit verbundenen Bedürfnisse unbeantwortet bleiben. Das große Bindungsthema im Beispiel oben ist nicht die Gewalt selbst, sondern die Tatsache, dass die Eltern nicht verfügbar sind. Sie sehen und beantworten die Angst ihres Kindes nicht angemessen. Kinder, die mit überwältigenden Gefühlen fertigwerden müssen, können sich in zwei Richtungen entwickeln. Sie können »lauter schreien«, um eine emotionale Antwort der Eltern zu erzwingen; oder sie können ihre Gefühle »abschalten« und davon ausgehen, dass die einzige Lösung darin besteht, unabhängig zu werden.

Wenn wir verlassen und verängstigt werden, wenn wir ungeschützt waren oder zu früh uns selbst überlassen, entwickeln wir Bindungsverletzungen. Eine gravierende Bindungsverletzung kann uns ebenso wie viele kleine Verletzungen ängstlich, abhängig und anhänglich machen. Wir brauchen die Menschen dann in unserer Nähe, um uns nicht einsam zu fühlen. Wir fühlen uns im Alltag rasch abgelehnt und überwältigt von einem massiven Gefühl der Einsamkeit, sobald wir allein sind. Als Erwachsene neigen wir dazu, in ungesunden Beziehungen zu verweilen, weil nichts so wichtig scheint, wie »jemanden bei mir zu haben«. Wieder andere werden die emotionale Bedürftigkeit kompensieren, indem sie übermäßig unabhängig werden und erst gar keine Beziehungen eingehen. Wir verlieren das Vertrauen und vermeiden Bindungen, aus Angst, zurückgewiesen oder betrogen zu werden. Das Gefühl, vollkommen allein zu sein, ohne irgendjemanden, der nach uns schaut, uns beschützt, in Sicherheit bringt, kann überwältigend sein. Einsamkeit, eine tiefe Trauer und eine grundlegende maladaptive Angst können wiederkehrende Themen unseres Lebens werden. Wir entwickeln Strategien, um uns vor diesen Gefühlen zu schützen. Vielleicht verbergen wir all diese Traurigkeit in uns; wir verdrängen das Gefühl oder schlucken es runter (zum Beispiel mit Essen); vielleicht isolieren wir uns, halten andere auf Abstand, um die schmerzlichen Gefühle zu vermeiden, die mit der Nähe zu anderen Menschen verbunden ist.

Auch wenn Kinder in den ersten beiden Lebensjahren am vulnerabelsten für Bindungsverletzungen sind (Lyons, Ruth u. Block, 1996), können emotionale Verletzungen auch später im Leben entstehen. Ein wichtiger Punkt im Hinblick auf Bindungssicherheit ist, dass sie beziehungsspezifisch sein kann. Kinder können eine sichere Bindung zu einer ihrer Bezugspersonen haben und eine unsichere Bindung zur anderen. Die Bindungsqualität ist zudem nicht statisch, sie entwickelt sich in Abhängigkeit von der Beziehung im Zeitverlauf. Eine unsichere Bindung kann sich zu einer sicheren entwickeln und umgekehrt. Bindungssicherheit wird zudem durch die Beziehungen mit anderen Familienangehörigen, Freund:innen und romantischen Partner:innen beeinflusst.

Eltern, die selbst als Kind verlassen wurden und für sich selbst sorgen mussten, können sensibel für das Gefühl sein, von ihrem Kind abgelehnt zu werden. Die Angst vor Zurückweisung erschwert es ihnen, gesunde Grenzen zu ziehen und angemessene Anforderungen an das Kind zu stellen, aus Angst, die Beziehung zu ihrem Kind zu verlieren. Für diese Eltern ist es wichtiger, von ihrem Kind gemocht zu werden, als das Bedürfnis des Kindes nach klaren und festen Grenzen zu versorgen.

Kinder, die sicher gebunden sind, entwickeln das grundsätzliche Vertrauen, dass andere für sie da sein werden. Dieses Vertrauen hält bis ins Erwachsenenalter an. Sie erkennen, ob die Beziehungen, in denen sie stecken, ihnen guttun, ihre Bindungsbedürfnisse befriedigen und ihr persönliches Wachstum befördern. Wer sichere Bindung erfahren hat, wird auch im späteren Leben Kontakt und Unterstützung auf eine Weise suchen, die mit hoher Wahrscheinlichkeit zu Bedürfnisbefriedigung führt. Wir suchen unsere Beziehungen sorgfältiger aus, sind uns sicherer, wann es sinnvoll ist, eine Beziehung zu beginnen, und wann, sie zu beenden. Wenn eine Beziehung endet, können sicher gebundene Menschen eher Nähe und den Trost anderer suchen und sind in der Lage, sich selbst mitfühlend und beruhigend zu begegnen.

Eine sichere Identität befördert Exploration und Kompetenzerleben

Der beschämte Löwe

Ein Kind findet die Verkleidungskiste und zieht sich ein Löwenkostüm über. Es rennt zu seiner Mutter, wirft die Arme in die Luft und sagt stolz: »Schau mal, ich bin ein Löwe!« Die Mutter reagiert genervt: »Wir essen jetzt. Zieh das blöde Ding aus. Du siehst albern aus.« Die Bedürfnisse des Kindes nach Anerkennung und Bewunderung bleiben unbeantwortet. Die Erwartung, eine wohlwollende Reaktion der Mutter zu erfahren, wird enttäuscht. Das Kind zieht sich zurück, sein Gesichtsausdruck wandelt sich von stolz zu traurig. Seine stolze Löwenpose fällt in sich zusammen. Es schämt sich. Die Botschaft, die das Kind empfängt, lautet:

»Ich habe mich lächerlich gemacht. Ich dachte, ich bin ein cooler Löwe, aber ich sah doof aus. Meine Mutter mag meine Begeisterung und Freude nicht. Ich sollte mich nicht so zeigen. Etwas stimmt nicht mit mir, ich sollte mich eher verstecken, statt mich so rauszuwagen.«

Die Gefühle und Bedürfnisse, die das Kind in diesem Beispiel durchlebt, unterscheiden sich von den vorausgegangenen Beispielen. In diesem Fall ist es der Stolz des Kindes, sein Bedürfnis nach Bewunderung, Anerkennung und elterlicher Freude, das verletzt wird. Wenn die Mutter die Gefühle und Bedürfnisse ihres Kindes verfehlt, ihr Kind beschämt, bleibt das Kind mit dem Gefühl zurück, falsch und wertlos zu sein. Seine Scham mag anfänglich adaptiv sein. Sie signalisiert uns, dass wir bewusst etwas getan haben, von dem wir wissen, dass es nicht in Ordnung war. Wenn Scham jedoch dann aktiviert wird, wenn wir uns unabhängig, interessiert, freudig oder stolz zeigen, erfüllt die Emotion ihre gesunde Funktion nicht mehr. Tomkins (1987) definiert Scham als eine abrupte Unterbrechung des Interesses oder des Vergnügens. Die Funktion von Interesse besteht darin, Exploration anzuregen, unseren Erfahrungshorizont zu weiten. Werden wir dafür bestraft, neugierig und verspielt zu sein, bleiben wir in dem Gefühl zurück, dass wir kein Recht haben, in dieser Welt zu sein. Wiederholt sich die Erfahrung, dass Interesse bestraft wird, wird die Identitätsentwicklung des Kindes beeinträchtigt. Maladaptive Scham – das Gefühl, falsch, oder nicht gut genug zu sein – entwickelt sich. Diese Scham manifestiert sich dann auch in anderen Situationen. Sie hält das Kind davon ab, Gefühle zu zeigen oder in seinen Bedürfnissen sichtbar zu werden.

Identität handelt davon, unseren »Platz im Rudel« zu finden, von sozialem Vergleich und unserer Stellung in der sozialen Hierarchie. Identität betrifft unsere Selbstwahrnehmung, die Gefühle und die Beziehung, die wir zu uns selbst haben. Selbstwert ist daher eng mit Identität verbunden. Die evolutionäre Funktion von Scham ist es, sicherzustellen, dass wir die Normen und Regeln des Rudels nicht verletzen, um zu verhindern, dass wir ausgestoßen werden. Brechen wir mit der Hierarchie und den Regeln unserer Gruppe, könnten wir geächtet werden oder zumindest unsere Überlebenschancen mindern. Im schlimmsten Fall würden wir getötet.

Die Entwicklung unserer Identität ist vorrangig mit Emotionen wie Interesse, Stolz, Scham und Ekel verbunden. Identitätsproblemen liegt fast ausnahmslos Scham zugrunde (Whelton u. Greenberg, 2005; Stiegler, 2015). Wird die Scham maladaptiv, ist sie mit emotionalem Schmerz und psychischen Erkrankungen verbunden (Gilbert, 2000; Bennet et al., 2010; Greenberg u. Paivio, 1997).

Um eine gesunde Identitätsentwicklung zu durchlaufen, brauchen Kinder eine Balance zwischen zwei Arten von elterlichen Reaktionen. Auf der einen Seite brauchen Kinder Anerkennung, Akzeptanz und bedingungslose Wertschätzung von ihren primären Bezugspersonen. Auf der anderen Seite müssen sie spüren, dass ihre Eltern Vertrauen in ihre Fähigkeiten haben, die Dinge »allein zu regeln« und mit Schwierigkeiten umzugehen. Kinder brauchen das Gefühl, dass die Anspruchslatte nicht zu niedrig hängt, und die positive Erwartungshaltung, dass sie sie erreichen können. Es geht um eine Balance aus dem Bedürfnis nach Autonomie und dem Bedürfnis nach Akzeptanz. Wenn Eltern diesen Balanceakt verfehlen, können wir dies leicht validieren. Es ist nicht immer offensichtlich, welches Bedürfnis gerade im Vordergrund steht: Braucht mein Kind gerade meine Unterstützung und meinen Rückhalt (»Ich zeig dir, wie es geht«) oder mein Zutrauen in seine Autonomie (»Du kannst das allein«)?

Grundsätzlich können Eltern den Identitätsbedürfnissen ihrer Kinder Rechnung tragen, indem sie ihr Kind annehmen, ihm Respekt zollen und es spüren lassen, dass sie es gernhaben und genießen, mit ihm Zeit zu verbringen. Geschieht dies auf eine Weise, die das Kind annehmen kann, wird es Teil seiner Selbstwahrnehmung und seines Selbstwertes. Es ist, als ob wir das Bild, das unsere Bezugspersonen uns spiegeln, verinnerlichen: Ich bin jemand, der es wert ist, gemocht zu werden, mit dem man Zeit verbringt, dem man zuhört und auf den man stolz ist; oder ich bin jemand, der abgelehnt wird, mit dem man keine Zeit verbringt; der falsch, hässlich, dumm, unfreundlich oder uninteressant ist. Kinder und Jugendliche spiegeln in ihrem Selbstbild die Art und Weise, wie ihnen Freunde, Familie, Bekanntschaften und Partner:innen begegnen. Wir bewerten uns in Relation zu den Anforderungen und Erwartungen unserer Gesellschaft. Identitätsbedürfnisse schließen die Fähigkeit ein, die eigenen Emotionen, Eigenarten, Leistungen und sozialen Rollenauslegungen anzunehmen und anzuerkennen (Greenberg u. Goldman, 2008; Stiegler, 2015). Wenn wir ein sicheres Identitätsgefühl haben, leben wir in dem Gefühl, Möglichkeiten und Rechte zu haben und Anerkennung zu verdienen.

Die Identitätsentwicklung eines Kindes oder Jugendlichen kann auf der einen Seite dadurch beschädigt werden, dass er oder sie kritisiert, erniedrigt, beschämt wird, mit Verachtung oder Abscheu behandelt wird, physische oder emotionale Grenzverletzungen erfährt. Hieraus kann ein Gefühl der Minderwertigkeit entstehen; eine Angst, nicht akzeptiert, gemocht oder anerkannt zu werden; das Gefühl, dass etwas fundamental falsch mit mir ist; Scham darüber, wer ich bin. Auf der anderen Seite leidet die Identitätsentwicklung, wenn Eltern eine Art »Schneepflug-Ansatz« fahren und alle emotionalen und praktischen Barrieren auf dem Weg des Kindes beiseiteschaffen. Diese Kinder empfangen die Botschaft, dass sie nicht in der Lage sind, die Aufgaben zu bewältigen oder ihre eigenen Schlachten zu kämpfen. Sie wachsen in die Erfahrung hinein, dass sie schwach und irgendwie »behindert« sind, dass sie Eltern brauchen, die für sie tun, was sie im Innersten eigentlich selbst tun sollten. Identitätsentwicklung kann auch dann leiden, wenn das Kind unterfordert wird und systematisch davon abgehalten wird, zu spielen und zu erkunden.

Werden Identitätsbedürfnisse wiederkehrend frustriert, resultiert ein grundlegendes Gefühl, »nicht gut genug zu sein«, keinen Wert in sich zu haben oder sogar wertlos zu sein. Wer sich selbst als wertlos erlebt, wird in seiner Entwicklung und in seinem Explorationsverhalten gebremst und begrenzt. Aufrechterhalten wird das Schamgefühl häufig durch einen inneren Kritiker oder eine innere Kommandozentrale, die sich als innerer Beschützer entwickeln, um Kritik von außen oder Fehlern vorzubeugen. Wir alle haben einen inneren Kritiker, der überwacht, wie wir im sozialen Gefüge dastehen. Er informiert uns darüber, wenn wir Gefahr laufen, uns lächerlich zu machen, etwas Falsches zu tun oder soziale Normen zu verletzen. Wir brauchen eine solche kritische innere Instanz. Bei Menschen mit verletzten Identitätsbedürfnissen ist dieser innere Kritiker jedoch weitaus mächtiger und drückt sich in Verachtung gegenüber Teilen unserer Persönlichkeit aus (Greenberg u. Paivio, 1997; Stiegler, 2015). Dieser harte innere Kritiker mag uns vorhalten, dass wir hässlich, fett, gemein, böse, unintelligent, langweilig, unsichtbar, kindisch, wertlos usw. sind. Er läuft in Dauerschleife, die wir kaum bewusst steuern; nach und nach wird die Kritik zur inneren Wahrheit. Der innere Kritiker aktiviert maladaptive Scham, die nicht zur gegenwärtigen Situation passt. Er verhindert die Aufrichtung unseres Selbstwerts und sorgt dafür, dass wir Anerkennung nicht annehmen, obwohl wir sie eigentlich brauchen. Wenn wir kaum positive Gefühle zu uns selbst haben, wenig Selbstmitgefühl, oder einen Mangel an selbstbehauptendem Ärger im Angesicht von unfairer Kritik von außen, wird diese Art der Selbstkritik sehr zerstörerisch. Das Gefühl, nicht gut genug zu sein, die Scham über mich selbst, kann überwältigend werden, sie kann Symptome der Depression, Hilflosigkeit und Wertlosigkeit auslösen und aufrechterhalten. Der innere Kritiker kann extreme Ausmaße annehmen, uns erzählen, dass wir nichts Gutes verdienen, dass wir verdienen, bestraft zu werden. Selbstverletzungen oder Suizid können die Folge eines extrem harten Kritikers sein.

Kinder entwickeln dann eine sichere Identität, wenn andere, allen voran Eltern, sie annehmen, anerkennen und respektieren, so, wie sie sind. Dies bedeutet unter anderem, dass das Lob, das einem Kind ausgesprochen wird, präzise sein und zu den Bemühungen und Erfolgen des Kindes passen muss. Wenn Kinder zu viel oder zu allgemein gelobt werden oder ohne dass ein Einsatz erkennbar ist, der das Lob rechtfertigt, gerät das Kind in einen Konflikt zwischen seiner Selbstwahrnehmung (was kann ich, wo liegen meine Begabungen, wo gebe ich mir Mühe) und der Anerkennung von außen. Übertriebenes oder unspezifisches Lob kann dazu führen, dass das Kind Vertrauen in seine Eltern verliert. Es entwickelt einen inneren Kritiker, der die eigene Leistung vermeintlich realistischer und zuverlässiger einschätzt als die Eltern (Kamins u. Dweck, 1999; Brummelman, Crocker u. Bushman, 2016). Werden die Leistungen des Kindes ständig hervorgehoben, kann dies seine Motivation und Bewältigungskompetenzen schwächen und den Selbstwert schädigen (Dweck, 2006; Gunderson, Donnellan, Robins u. Trzesniewski, 2018). Perfektionismus, sehr hohe Standards und ein sehr selbstkritischer Umgang im Falle eines Nichterreichens von Zielen können die Folge sein. Einige werden die Scham, nicht gut genug zu sein, kompensieren, indem sie sie nach außen verlagern, eine arrogante, kalte oder perfektionistische Fassade aufbauen und nach außen hin Überlegenheit demonstrieren. Andere ziehen sich zurück, isolieren sich, werden schüchtern und ängstlich, vielleicht bleiben sie weit unter ihren Möglichkeiten.

Identitätsverletzungen haben ebenso wie Bindungsverletzungen ihren Ursprung in den frühen Lebensjahren. Scham können Kinder bereits im Altern von 13 bis 17 Monaten zeigen (Schore, 1998). Bereits davor können strenge und einschüchternde Bezugspersonen, die die Exploration des Kindes stark begrenzen, bedeutsame Auswirkungen auf die Identitätsentwicklung haben. Die ersten beiden Lebensjahre sind entscheidend für den Aufbau einer sicheren Bindung. Die Vulnerabilität für die Entwicklung von Identitätsverletzungen nimmt zwischen dem ersten und dem dritten Lebensjahr zu. Im ersten Lebensjahr wird das für die Identitätsentwicklung bedeutsame Explorationsverhalten meist ermutigt, Eltern setzen hier selten harsche Grenzen. Wird das Kind älter, entwickelt es Sprache und einen stärkeren eigenen Willen, beides kann Eltern frustrieren und problematische Reaktionen hervorrufen. Entwickeln sich in diesen frühen Jahren Identitätsthemen, können diese im Schulalter und der Teenagerzeit durch Ausschluss- oder Mobbingerfahrungen mit Gleichaltrigen verstärkt werden. Oft sind diese Verletzungen leichter sichtbar als die vielleicht subtiler wirkenden frühen Erfahrungen von Kritik, Beschämung, übermäßigem Lob oder die Tatsache, für die eigenen Interessen keine Anerkennung erfahren zu haben.

Wichtig ist, dass Kritik, ein abruptes »Abwürgen« von Interesse, Beschämung und unangemessenes Lob auch bei Eltern vorkommen, die im Allgemeinen eine hohe elterliche Kompetenz haben. Es mag sogar absurd erscheinen, spätere Identitätsprobleme so eindeutig auf frühes elterliches Lob oder Kritik zurückzuführen, wenn die Erziehung im Großen und Ganzen gesund erscheint. Indem wir jedoch die Bedeutung hervorheben, die Eltern für die Identitätsentwicklung ihrer Kinder haben, wollen wir sie ermutigen, den Einfluss wahrzunehmen, den sie auf die Genesung und das Wohlergehen ihres Kindes haben können. Auch hier möchten wir betonen, dass Eltern nicht wissen können, welche Wechselwirkungen zwischen dem angeborenen Temperament ihres Kindes und ihrem eigenen Stil entstehen. Gut möglich, dass ihr Erziehungsstil sich positiv auf ein Kind und negativ auf ein anderes Kind in derselben Familie auswirkt.

Wurden Eltern selbst als Kinder oder Jugendliche kritisiert, lächerlich gemacht oder gemobbt, kann es sein, dass ihre eigenen Identitätsverletzungen fortbestehen und die Beziehung zu ihren Kindern beeinflussen. Vielleicht reagieren sie dann sehr empfindlich darauf, wenn sich ihr Kind respektlos verhält oder nicht hört. Vielleicht legen sie übermäßigen Wert auf Regeln und Werte, haben rigide Grenzen und bestehen darauf, dass ihr Kind genau das tun soll, was man ihm sagt. Oft ist es diesen Eltern wichtig, dass ihr Kind als höflich, freundlich und gehorsam wahrgenommen wird. Ist dies nicht der Fall, riskiert der Elternteil, als Versager beschämt zu werden.

Wenn auf der anderen Seite Erwachsene sicher in ihrer Identität sind, können sie sich mehr oder weniger gernhaben, wie sie sind. Sie akzeptieren die »nicht so tollen Seiten« ihrer selbst und übernehmen gleichzeitig Verantwortung für ungutes Verhalten. Es gelingt ihnen, ihre eigenen emotionalen Bedürfnisse und Verletzlichkeiten mit Mitgefühl und Selbstfürsorge anzunehmen. Einem Menschen mit sicherer Identität sind die Werte seiner sozialen Gruppe nicht egal. Er wird jedoch gleichzeitig auch für sich selbst das Recht auf einen Platz im Gefüge und auf Augenhöhe mit den anderen beanspruchen. Als Erwachsene mit einer sicheren Identität können wir Kritik, Verbesserungsvorschläge, Hinweise tolerieren, ohne dass sie unseren Selbstwert bedrohen. Wir können konstruktive Rückmeldungen leichter annehmen, ohne uns angegriffen zu fühlen. Anerkennung und Lob sind weniger bedeutsam, wenn sie unstimmig sind, werden wir sie als solche erkennen. Kritik und die Unterstützung und Rückmeldung anderer annehmen zu können, erleichtert es Menschen, aus sich herauszugehen, Herausforderungen anzunehmen, sich Ziele zu setzen, motiviert auf sie hinzuarbeiten und daran zu glauben, dass sie sie erreichen.

Im EFST gehen wir davon aus, dass Menschen eine sichere Bindung zu ihren Eltern haben und dennoch auf der Identitätsebene Verletzungen erleiden können, wenn ihre Eltern schlechter darin sind, Identitätsbedürfnisse zu sehen, als Bindungsbedürfnisse zu versorgen. Warme, tröstende und fürsorgliche Eltern mögen ängstlich reagieren, wenn ihr Kind beginnt, die Welt zu erkunden, vielleicht begrenzen sie seine Exploration. Natürlich wirkt es sich positiv auf unser Erleben und unseren Selbstwert aus, wenn wir über eine Bezugsperson verfügen, die für uns da ist. Wir profitieren auch dann von einer sicheren Bindung, wenn es zu Verletzungen des Identitätsbedürfnisses kommt – und umgekehrt von einer stabilen Identität auch dann, wenn zahlreiche Bindungsverletzungen existieren. So wissen wir beispielsweise, dass Kinder, die eine wichtige Bezugsperson in ihrem Leben verloren haben, massive Bindungsverletzungen haben können und gleichzeitig eine stabile Identität.

Die meisten Menschen haben zumindest einige Verletzungen und unversorgten Bedürfnisse sowohl im Hinblick auf Bindungs- als auch Identitätsthemen. Niemand geht aus seiner Kindheit gänzlich unversehrt hervor. Jeder von uns besitzt zumindest einige emotionale Narben. Kinder, die schwer traumatisiert oder vernachlässigt wurden, werden in beiden Bereichen größere Wunden davontragen, die in aktuellen Beziehungen getriggert werden und an die eigenen Kinder weitergegeben werden können.

Im EFST gehen wir davon aus, dass Bindung und Identität miteinander verbunden sind und einander beeinflussen, auch wenn es sich um zwei verschiedene basale Bedürfnissysteme handelt. Das tiefe und angeborene Bedürfnis nach Bindung – beschützt, getröstet und gehalten zu werden – kennen die meisten professionellen Helfer:innen aus der Bindungstheorie (Bowlby, 1969; Hoffman, Marvin, Cooper u. Powell, 2006; Brandtzæg et al., 2011). Es mag für viele eine neuere Idee sein, Identitätsbedürfnisse von Bindungsbedürfnissen zu trennen. Identitätsbedürfnisse handeln von unserer Kraft, in der Welt zu handeln. Davon, wie wir uns von anderen unterscheiden, wie wir Einfluss nehmen auf andere, uns positionieren, Dinge meistern, explorieren, spielen, lernen; und von unserem Bedürfnis, uns selbst zu verstehen und zu mögen (Blatt u. Blass, 1990; Blatt, 2008; Greenberg u. Goldman, 2008). Identitätsentwicklung ist eine eigene, unabhängige Bewegung, die von Geburt an stattfindet. Identitätsbedürfnisse werden mit zwei bis drei Jahren zunehmend bedeutsam, wenn Kinder ihren eigenen Willen und ihre Selbstbestimmung entwickeln und im Verlauf der Adoleszenz ihre Unabhängigkeit weiter ausbauen (Blatt u. Blass, 1990). Identität ist dabei gleichermaßen ein individuelles, relationales und soziales Phänomen (Greenberg u. Goldman, 2008; Stiegler, 2015).

In EFST-Elternworkshops sprechen wir über die grundlegenden emotionalen Bedürfnisse, die mit Identität und Bindung verbunden sind, ohne immer die Begriffe selbst zu verwenden. Wir sprechen vielleicht eher davon, wie jeder von uns, Eltern wie Kinder »gebaut« sind. Für einige ist bedeutsamer, »wer ich bin« (Identität), für andere, »mit wem ich bin« (Bindung). Wir gehen davon aus, dass die Art und Weise, in der unsere Entwicklungsbedürfnisse beantwortet wurden, Vulnerabilitäten hinterlassen kann, die uns bis ins Erwachsenenalter begleiten und beeinflussen, wie wir als Partner:innen »ticken« und mit unseren Kindern interagieren (Greenberg u. Goldman, 2008). Als Therapeut:in zu verstehen, welche emotionalen Wunden, welche unversorgten Bedürfnisse und Verletzlichkeiten im Bindungs- und Identitätsbereich zur Lebensgeschichte eines Elternteils gehören, bildet eine wichtige Grundlage für Verständnis und Validierung der Eltern. Auch für Eltern sind diese Einsichten wichtig, um sie zu Verständnis und Empathie für sich selbst wie auch ihre Kinder zu ermutigen.

Reflexion

Welche Art von emotionalen Wunden haben Sie auf Ihrem Weg mitgenommen? Was trifft Sie härter – Verletzungen ihrer Identität oder Ihrer Bindung? Welche Verletzung hat Sie am meisten geprägt? Welche tut am meisten weh – verlassen zu werden oder nicht respektiert zu werden?

Wir fragen nach dem größeren Problemfeld (Identität vs. Bindung), da dies Auswirkungen auf die unversorgten Bedürfnisse der Eltern im Beratungsprozess hat: Wie lange brauchen Eltern, um sich in der Beziehung zum Therapeuten sicher zu fühlen? Wo entstehen motivationale Herausforderungen? Welchen Hindernissen und Gefühlsfallen begegnen die Eltern in sich selbst und in ihren Beziehungen zu ihren Kindern, Partner:innen, dem anderen Elternteil und ihren eigenen Eltern?

Bindung und Identität sind zwei zentrale Bedürfnisse im Leben eines Menschen. Bleiben sie unbeantwortet, hinterlässt dies großen emotionalen Schmerz. Wir vertiefen das Thema der Bindungs- und Identitätsverletzungen, wenn wir in Kapitel 4 über Entschuldigungen nachdenken. Aber wie können wir verhindern, dass diese schwerwiegenden emotionalen Verletzungen auftreten? Oder, noch wichtiger: Was machen wir, wenn das Kind bereits belastet ist? Sei es durch das Gefühl, niemanden zu haben, dem es vertrauen kann? Oder durch das Gefühl, nicht gut genug zu sein, so, wie es ist? Wie reagieren wir auf schmerzliche und herausfordernde Emotionen, die das Kind im Hier und Jetzt durchlebt? Im nächsten Kapitel suchen wir Antworten und vertiefen die Haltung der empathischen Validierung.

KAPITEL 2 Emotionen navigieren – empathische Validierung

»Klar wirst du sauer, wenn Todd den Ball nach dir wirft! Das tut weh und ist einfach nicht okay.«

Dieser Satz ist ein Beispiel für eine einfache Validierung der Wut eines Kindes. Empathische Validierung sorgt dafür, dass sich die andere Person gesehen, verstanden und angenommen fühlt. Wenn wir ein Kind validieren, unterstützen wir es dabei, seine eigenen Emotionen besser zu verstehen und zu fühlen.

Validierung meint, die Gefühle und Erfahrungen des anderen authentisch und aufrichtig anzuerkennen. Wir fassen in Worte, wie es sich für die andere Seite anfühlen muss. Wir nutzen eine Sprache, die das Gegenüber annehmen kann und die ihm das Gefühl gibt, dass wir begreifen, worum es geht.

Empathische Validierung ist eine zentrale Kompetenz, die wir Eltern im EFST vermitteln. Alle anderen emotionsfokussierten Skills für Eltern – das Sich-Entschuldigen, Grenzziehung und die Arbeit mit Gefühlsfallen und konkurrierenden Emotionen – beinhalten empathische Validierung. Begegnen wir Kindern mit empathischer Validierung, steigt die Wahrscheinlichkeit, dass sich das Kind öffnet und dem Erwachsenen Zugang gewährt zu seiner emotionalen Welt. So bekommen Eltern die Chance, die emotionalen Bedürfnisse ihres Kindes zu erkennen und zu versorgen.

Die Emotionen des Kindes erkennen

Als Therapeut:innen unterstützen wir Bezugspersonen dabei, neugierig auf die Gefühle ihrer Kinder zu sein und herauszufinden, wie sich das Kind grundsätzlich wie auch in diesem Moment fühlt. Wahrzunehmen, was das Kind gerade fühlt, reicht tiefer, als zum Beispiel zu sehen, dass eine Jugendliche mit einer Essstörung ihren Körper nicht mag. Wir laden die Eltern dazu ein, sich den jungen Menschen genau in diesem Moment »von innen« vorzustellen; wie es ihn anwidert, zu essen, wie sich sein Magen umdreht bei dem Gedanken daran, wie entmutigt er sich fühlen muss zu wissen, dass er essen muss, es aber nicht kann, wie frustriert und sauer er sein muss, dass seine Eltern niemals aufhören, herumzuzetern, wie sehr ihn die besorgten Blicke seiner Eltern runterziehen. Wir müssen also erst daran arbeiten, Zugang zu den Emotionen des Kindes zu finden, bevor wir Eltern dabei unterstützen, ihre Kinder zu validieren.

In der Beratung vermitteln wir Eltern, auf die emotionalen Signale ihres Kindes zu achten, egal ob sie unterschwellig oder offensichtlich sind, ob sie mit geringer oder hoher Intensität daherkommen. Wir laden Eltern ein, grundsätzlich der Welt der Emotionen mehr Aufmerksamkeit zu schenken und besonders sensibel gegenüber den Gefühlen ihres Kindes zu sein. Eltern lernen, unterschiedliche Emotionen in ihrem Kind zu erkennen. Wir lenken den Blick auf Gesichtsausdruck und Körperhaltung des Kindes und prüfen, ob diese zu den Gefühlen passen, die ihr Kind (egal wie alt) tatsächlich ausdrückt. Ein Kind, das traurig ist, mag nach außen hin ärgerlich und diskussionswütig erscheinen. Eine zusammengesunkene Körperhaltung kann jedoch sichtbar machen, dass sich hinter der Aggression Traurigkeit verbirgt. Eltern lernen, den Worten ihres Kindes zu lauschen und gleichzeitig deren Verhalten zu beobachten, sodass sie wahrnehmen, was ihr Kind ihnen mitteilt. Was meint mein Kind, wie fühlt es sich, wenn es sagt: »Ihr habt meine Schwester lieber als mich«? Was erzählt der Achtjährige über sich, wenn er sich weigert, sich morgens anzuziehen, obwohl er dazu in der Lage ist? Worum geht es eigentlich? Hat er ein jüngeres Geschwister, dem geholfen wird und ihm nicht? Kann es sein, dass er die Aufmerksamkeit von Mama und Papa vermisst, dass er auch gern wieder klein wäre und Hilfe bekäme? Wie fühlt es sich an für ihn, angeschrien zu werden und zu hören, dass er es selbst machen soll?

Es ist oft mindestens so herausfordernd, die intensiven Emotionen zu erkennen, wie die subtileren, fast versteckten Gefühle. Manchmal sind wir von der Wucht des kindlichen Emotionsausdrucks gefangen wie ein Reh im Scheinwerferlicht. Wir sind dann eher damit beschäftigt, das Kind zur Ruhe zu bringen, als seine Gefühle zu erkennen und ihm beizustehen. Große und starke Gefühle triggern starke Emotionen in den Eltern selbst – Hilflosigkeit (»Es ist egal, was ich mache«), Selbstkritik (»Ich bin unfähig, mein Kind zu erziehen«) und Scham, wenn uns das Verhalten des Kindes in peinliche oder unangenehme Situationen bringt (»Ah, alle können sehen, dass ich mein Kind nicht im Griff habe, sie halten mich für vollkommen inkompetent«). Die Therapeut:innen lenken die Aufmerksamkeit der Eltern auf ihre eigenen Emotionen, helfen ihnen, diese in Worte zu fassen und zu prüfen, ob diese Gefühle hilfreich sind im Umgang mit dem Kind. Umso besser Eltern ihre eigenen Gefühle kennen, desto größer ihr Verständnis der kindlichen Erfahrung. Oft fragen wir Eltern nach eigenen Kindheitserfahrungen, in denen sie herausfordernde Gefühle durchlebt haben – Situationen, in denen sie sich allein, unverstanden oder beschämt gefühlt haben. Gelingt es, Eltern in Kontakt mit ihren eigenen emotionalen Verletzlichkeiten zu bringen, wächst ihre Sensibilität für die emotionale Lage ihres Kindes. Dann wird es auch leichter für Eltern, die unterschwelligen Gefühle ihres Kindes zu »erraten« und zu verstehen, wie diese zu den aktuellen Problemen des Kindes beitragen.

Emotionale Bedürfnisse versorgen

Alle Emotionen sind mit spezifischen Bedürfnissen verknüpft. Diesen Bedürfnissen gerecht zu werden heißt nicht, eine Lösung für ein Problem finden zu müssen oder dem Kind seinen emotionalen Schmerz zu nehmen. Stattdessen geht es darum, dem Kind zu zeigen, dass wir sein Bedürfnis anerkennen, dass sein Bedürfnis nachvollziehbar ist, dass wir damit umgehen können, dass es dieses Bedürfnis hat, dass wir ihm in diesem Bedürfnis beistehen können und dass wir in der Lage sind, diesem Bedürfnis Rechnung zu tragen beziehungsweise das Kind dabei zu unterstützen, sein Bedürfnis zu versorgen.

Alle Eltern kennen den Wunsch, ihr Kind zu trösten, wenn es traurig ist. Die meisten Eltern haben aber auch schon die Erfahrung gemacht, dass ihr Kind diesen Trost manchmal nicht will. Häufig fühlen Eltern sich dann zurückgewiesen oder falsch. Unser Ziel ist immer, die Eltern zuerst im Umgang mit ihren eigenen Gefühlen zu unterstützen und ihnen dann spürbar zu machen, dass ihr Kind in diesem Moment einfach andere Bedürfnisse hat. Wenn Eltern erkennen, dass ihr Kind sie nicht zurückweist, sondern eher signalisieren möchte: »Ich komme allein klar«, fühlen sie sich weniger abgelehnt und lassen mehr Raum für Autonomie.

Oft ist Validierung eine Voraussetzung dafür, dass Eltern die emotionalen Bedürfnisse ihrer Kinder erfüllen können. Validierung setzt »einen Fuß in die Tür«, sie ermöglicht es Kindern, sich zu öffnen. Wenn Kinder erfahren, dass Gefühle, die für sie selbst inakzeptabel, zu bedürftig oder fordernd sind, von ihren Eltern anerkannt werden, fühlen sie sich in ihrem Problem verstanden. Validierung vermittelt Kindern das Gefühl, dass sie ein Recht darauf haben, dass ihre Bedürfnisse versorgt werden. Sie erleichtert es Kindern, die eigenen Gefühle anzunehmen. Das Kind kann dann nehmen, was es braucht, sei es Trost, Grenzen, eine Korrektur seines Selbstbildes, Anerkennung, Versicherung oder eine Lösung für ein Problem.

Die Einladung

Die vierjährige kleine Schwester erhält die erste Einladung zu einer Geburtstagsfeier. Sie hält die kleine Karte stolz hoch. Sie freut sich, ist aufgeregt und sehr stolz. Ihr großer Bruder, acht Jahre, schnappt sich die Karte und reißt sie in der Mitte entzwei. Seine kleine Schwester weint verzweifelt. Die Mutter hat genau heute einen Elternworkshop besucht. Sie entscheidet sich, das Gelernte auszuprobieren, und validiert ihr kleines Mädchen: »Ich sehe, wie traurig du bist. Du warst so stolz auf die schöne Einladung und jetzt ist sie ganz zerrissen. Na klar bist du traurig und musst weinen. Das war wirklich gemein.« Das kleine Mädchen wischt sich die Tränen aus dem Gesicht. Sie hebt den Kopf, schaut ihre Mutter an, greift nach der zerrissenen Einladung, hält die beiden Stücke in die Luft und fragt: »Tesa?«

Manchmal genügt die empathische Validierung, um dem Kind das Gefühl zu geben, gesehen und versorgt zu werden – ohne dass die Eltern versuchen müssen, die Gefühle des Kindes zu verändern oder das Problem zu lösen. Oftmals ist die Validierung selbst die Lösung. Die emotionale Unterstützung, die Kinder erleben, wenn Eltern ihre Gefühle in Worte fassen, ihre Bedürfnisse sehen und anerkennen, setzt Energie und Motivation frei. Oftmals finden die Kinder dann selbst die Lösung für ihr Problem. Validierung stärkt darüber hinaus die Beziehung zwischen Eltern und Kind. Es fällt Kindern leichter, zu tun, worum man sie bittet – zum Beispiel Hausaufgaben zu machen, in die Schule zu gehen, an Freizeitaktivitäten teilzunehmen. Wichtig ist auch, Eltern zu zeigen, welche Probleme tatsächlich aktives Handeln von ihrer Seite erfordern, zum Beispiel im Fall von Mobbing oder wenn ein Kind suizidal ist. Empathische Validierung ist jedoch immer ein wichtiger Bestandteil über die unmittelbare Problemlösung hinaus. Unsere Erfahrung zeigt, dass Kinder die Vorschläge ihrer Eltern leichter annehmen können, wenn ihre emotionalen Bedürfnisse erfüllt wurden.

Manchmal gehört zu diesen Problemlösungen auch, dass die Aufmerksamkeit weg von den Emotionen hin zu den Gedanken oder Handlungen fokussiert oder auf die unmittelbare Umgebung gelenkt wird: »Na komm, wir machen was Lustiges zusammen!« Diese Strategie ergibt Sinn, wenn es darum geht, dem Kind kurzfristig bei der Bewältigung der Herausforderung zu helfen, damit es langfristig besser mit dem Gefühl umgehen kann. Wenn Ablenkung oder der »Blick auf das Positive« sich über die Zeit zu einem Muster entwickeln, gefährden sie das emotionale Bedürfnis des Kindes, in seinem Schmerz gesehen und verstanden zu werden. Das Kind kann nicht lernen, mit Gefühlen wie Angst, Traurigkeit oder Scham umzugehen. Eine Daumenregel lautet: Validiere zuerst das Gefühl des Kindes und schau, ob ihm dies bereits hilft, selbst eine Lösung zu finden. Hilfe bei der Problemlösung kann sich anschließen, wenn sie gebraucht wird.

Eltern können es mit der Validierung auch übertreiben. Exzessive oder übertriebene Validierung geht zulasten der elterlichen Authentizität. Sie laufen dann Gefahr, die Bedürfnisse ihres Kindes aus dem Blick zu verlieren. Manchmal validieren Eltern zu schnell, sodass das Kind nicht die Gelegenheit hat, selbst zu spüren, was in ihm vorgeht und was es braucht. Exzessive Validierung kann von einem pflichtbewussten Elternteil ausgehen, der gerade einen Kurs besucht hat. Ab und an dient sie auch mehr dem Bedürfnis der Eltern, verständnisvoll und wohlwollend zu sein, als dem Bedürfnis des Kindes in diesem Moment. Im Falle übermäßiger Validierung verlieren Eltern den emotionalen Kontakt zur Erfahrung des Kindes. Sie verpassen, wo ihr Kind gerade ist und was es braucht. Für ein Kind, das wiederkehrend »über-validiert« wurde, kann es eine sehr validierende Erfahrung sein, wenn Eltern sehr wenig sagen und ihrem Kind so die Gelegenheit geben, die eigenen Gefühle wahrzunehmen und sich selbst zu helfen.

Damit sich Validierung für das Kind gut anfühlt, muss der Erwachsene ehrlich und authentisch bleiben. Stimmlage und -höhe, Gesichtsausdruck und Worte sollten zum validierten Gefühl passen. Auch das Energieniveau sollte stimmig zur Emotion des Kindes sein. Ist das Kind wütend, gilt es stark und klar zu kommunizieren; ist das Kind verletzlich oder traurig, sind wir sanft, mitfühlend und fürsorglich; wenn das Kind verängstigt ist, begegnen wir ihm zuversichtlich und versichernd. Ziel empathischer Validierung ist, dass das Kind sich nicht nur oberflächlich verstanden fühlt, sondern spürt: »Meine Eltern erkennen, akzeptieren und validieren wirklich die Gefühle und Erfahrungen, die ich in diesem Moment durchlebe.« Dieses Ziel verfolgen wir auch dann, wenn Eltern die Gefühle des Kindes nicht verstehen oder teilen können. Erkennen Eltern, was ihr Kind fühlt, können sie herausfinden, was es in diesem Moment braucht. Greift die Validierung nicht, kann dies daran liegen, dass Eltern das Gefühl nicht richtig erkannt haben oder Worte, Stimmlage oder Gesichtsausdruck nicht zu den Gefühlen des Kindes passen. Wenn Validierung nicht ankommt oder nicht die erhoffte Wirkung zeigt, kann dies auch daran liegen, dass das Kind skeptisch ist. Zu häufig hat es schon erlebt, dass es nicht gesehen und verstanden wurde. In diesen Fällen braucht es manchmal erst eine Entschuldigung, bevor die Validierung angenommen werden kann. Das Thema »sich entschuldigen« beleuchten wir detailliert in Kapitel 4.

Hier ein Beispiel aus einem Beratungsgespräch mit einer Mutter, die beeindruckt von ihren Erfahrungen mit Validierung berichtet.

TV, Tränen und Ärger!

Mama hatte einen langen, hektischen Tag in der Arbeit und ist erschöpft. Auch ihre Tochter ist »durch«, als sie sie nach einem extra langen Tag im Kindergarten abholt. Als beide nach Hause kommen, rennt das Kind ins Wohnzimmer, legt sich auf die Couch und will fernsehen. Als Mama »Nein« sagt, wirft sich die Kleine auf den Fußboden, tritt um sich und schreit vor Wut. Diese Art Wutanfälle hat sie schon häufiger gehabt. Mama findet sie unverhältnismäßig und kann sie nicht nachvollziehen.

Heute entscheidet sie sich jedoch, etwas Neues auszuprobieren: »Ich hab's verstanden. Alles, was du jetzt gerade willst, ist Fernsehen. Und jetzt komme ich und sage, du musst warten, bis das Kinderprogramm anfängt, und du darfst jetzt nicht sofort gucken. Das fühlt sich so unfair an. Du bist so müde und kaputt vom langen Tag im Kindergarten. Irgendwas zu spielen ist gerade viel zu anstrengend. Das Einzige, was du jetzt gerade machen willst, ist fernsehen. Und du darfst es nicht. Kein Wunder, dass du denkst, ich bin so gemein.«

Tochter: »Genau! Du bist so gemein! Du bist so bescheuert!«

Mama (mit einer festen Stimme und einem entschlossenen Gesichtsausdruck): »Kein Wunder, dass du mich für bescheuert hältst, wenn ich dir das Einzige verbiete, was du jetzt gerade machen willst. Wahrscheinlich hattest du dir schon im Auto auf dem Nachhauseweg überlegt, dass du fernsehen willst? Und was du gerne sehen willst? Klar macht es dich wütend, dass du das jetzt nicht darfst! Das fühlt sich total ungerecht an!«

Ihre Tochter nickt. Das Weinen lässt nach, aber sie liegt noch immer auf dem Fußboden. Mama versucht nicht, sie zu umarmen oder schon zu trösten. Ihr ist bewusst, dass sie in vergangenen Situationen das Gefühl des Ärgers zu wenig validiert hat. Dieses Mal will sie ihrer Tochter das Gefühl geben, dass Ärger in Ordnung ist. Deshalb versucht sie nicht, ihn zu überspringen, indem sie zu früh Trost anbietet. Dadurch, dass sie ihrer Tochter den Ärger zugesteht, kann diese ihn viel schneller regulieren als in vorausgegangenen Situationen, in denen ihre Mutter versucht hat, sie zu umarmen und zu beruhigen. Nach einer kurzen Weile läuft die Tochter zu ihrer Mutter und fragt: »Mama, kannst du mir stattdessen ein Buch vorlesen?«

Validierung von Emotionen schließt also ein, auch unerwartete oder schwer nachzuvollziehende Gefühle anzuerkennen, wie beispielsweise ohne Grund wütend zu sein, *zu* wütend zu sein oder sich ohne tatsächliche Gefahr zu ängstigen. In gewisser Weise geht es bei der Validierung darum, sich die Erfahrungen des Kindes von innen vorzustellen, und nicht darum, die Gefühle als angemessen einzuordnen. Wir können validieren, ohne zu verstehen, warum das Kind so reagiert, wie es reagiert, einfach, indem wir anerkennen, was es im Moment fühlt: »Ich sehe, dass dich etwas beschäftigt und dass du traurig bist. Es ist in Ordnung, traurig zu sein, und es ist gar nicht so leicht, immer zu wissen, warum man traurig ist. Da ist einfach etwas, was dich sehr bedrückt.«

Unserer Erfahrung nach gelingt es Kindern, wenn sie angemessen validiert werden, besser, ihre schwierigen Gefühle zuzulassen und zu tolerieren. Kinder lernen, andere Standpunkte gelten zu lassen, zu sortieren, was für sie passt, oder ihre eigene Lösung zu entwickeln. Erfolgreiche Validierung verflüssigt schwierige Emotionen in Richtung anderer, adaptiverer Gefühle.

Es ist wichtig zu betonen, dass auch positive Gefühle Validierung brauchen. Wenn Eltern Freude, Interesse, Neugier oder Stolz validieren, verstärkt dies die Gefühle im Kind. Gute Gefühle zu validieren, signalisiert dem Kind zudem, dass es erlaubt ist, sich mit sich selbst und anderen gut zu fühlen. Sind gute Gefühle intensiv, werden Kinder oft ein bisschen wild. Es ist verführerisch, sie dann »runterzuholen« und die Gefühle abzuwürgen. Manchmal schämt sich das Kind dann für seinen Überschwang. Uns ist allen klar, dass es sehr herausfordernd sein kann, ein Kind zu validieren, das eine Million Fragen stellt oder das angesichts seines Geburtstags in zwei Tagen so aufgeregt ist, dass es die Wände hochgeht. Trotzdem ist es sinnvoll, einen Versuch zu unternehmen, wie zum Beispiel: »Ich sehe, dass du dich so doll auf deinen Geburtstag freust, dass du kaum still sitzen kannst. Kein Wunder, dass du ganz aufgeregt und kribbelig bist«, denn genau dies kann dazu beitragen, dass das Kind sich beruhigt. Emotionen in Worte zu fassen und dem Kind das Gefühl zu geben, dass es verstanden wird, ist für die Regulation aufgeregter und glücklicher Gefühle ebenso hilfreich wie im Umgang mit schwierigen Emotionen.

Im EFST sehen wir Validierung auf einem Kontinuum von einfach bis tiefergehend angesiedelt. Nachfolgend beschreiben wir einige Beispiele einfacher wie tiefergehender Validierung.

Einfache Validierung

Manchmal genügt schon eine einfache Validierung, um Zugang zur emotionalen Welt unseres Kindes zu bekommen, seinem Bedürfnis auf eine Weise Rechnung zu tragen, die es annehmen und nutzen kann. Ein fünfjähriger Junge lässt sein Sparschwein fallen. Es zerschellt auf dem Boden, das Geld verteilt sich in alle Richtungen. Mit warmer und verständnisvoller Stimme reagiert sein Vater mit den Worten: »Oh nein.« Sein Sohn sieht ihn mit Tränen in den Augen an;

sein Vater lädt ihn ein: »Komm her ...« Ist das Kind bereit, kann es auf den Schoß seines Vaters klettern, sich umarmen und trösten lassen. Wenn er sich etwas beruhigt hat, wird er vielleicht vorschlagen, das Sparschwein zu reparieren, und seinen Vater um Hilfe bitten. Einfache Validierungen reichen weit, wenn die emotionale Herausforderung und Aktivierung nicht zu groß ist und die Beziehung zwischen Eltern und Kind Trost erlaubt.

Anders ist es, wenn das Kind in der Vergangenheit erlebt hat, dass seine Eltern auf Emotionen mit Bagatellisierung, Kritik oder Zurückweisung reagieren. Damit ein solches Kind darauf vertrauen kann, dass seine Erfahrung ehrlich anerkannt und verstanden wurde, braucht es eine tiefergehende Validierung. Vorher wird es ihm schwer möglich sein, Zuwendung anzunehmen.

Wäre im Beispiel oben die emotionale Aktivierung des Kindes stärker oder die Beziehung zum Vater beeinträchtigt durch vorausgegangene Ereignisse am Tag, hätte ein einfaches »Oh nein« vermutlich nicht gereicht. »Oh nein. Klar bist du traurig, dass es zerbrochen ist. Tante Tina hat dir das Sparschwein geschenkt und du mochtest es so gern.« So fasst der Vater die Gefühle in Worte und zeigt seinem Sohn, dass er seinen Schmerz nachvollziehen kann.

Die meisten von uns sind keine Naturtalente, wenn es um Validierung geht (auch wenn wir uns vielleicht selbst dafür halten). Wir sprechen von »einfacher Validierung«, aber ihre Umsetzung ist nicht leicht. Dies gilt insbesondere dann, wenn wir als Eltern emotional selbst stark involviert sind, wenn wir erschöpft sind, uns hoffnungslos oder frustriert fühlen im Umgang mit den Emotionen unserer Kinder. Insofern nimmt die Validierung im EFST einen sehr zentralen Stellenwert ein. Wir üben sie als Professionelle, wir validieren die Eltern, und wir bringen ihnen bei, ihre Kinder zu validieren. Wir anerkennen zudem, wenn wir Validierung ineffektiv genutzt haben – oder sie einfach nicht nutzen wollen. All diese Facetten beleuchten wir auf den kommenden Seiten näher. Zu Beginn starten wir jedoch einfach – mit einer Standardformulierung, die die Essenz der Validierung erfasst. Sie lautet: »Kein Wunder.« Um einen Anfang zu machen, bieten wir Eltern den Satz an: »Kein Wunder, dass du dich ... [Gefühlswort] fühlst, weil ...«

Eine grundlegende, einfache Validierung besteht also in der Regel aus ein bis zwei Sätzen:

»*Kein Wunder,* dass du das unfair findest, *weil* du es zuerst hattest!«
»*Kein Wunder,* dass du wütend bist auf mich, wenn ich Nein sage, *weil* du dich schon so lange darauf gefreut hast!«
»*Kein Wunder,* dass du es jetzt rauszögerst, *weil* es sich unheimlich anfühlt, woanders als zu Hause zu schlafen.«

»*Kein Wunder,* dass du traurig bist, dass dein Hamster gestorben ist, *weil* du ihn wirklich lieb hattest und so viel Spaß mit ihm hattest.«
»*Kein Wunder,* dass du kaum erwarten kannst, das Paket zu öffnen, weil du es über alles liebst, Geschenke auszupacken und neue Sachen zu bekommen. Du platzt fast vor Neugier.«

Sobald Eltern die Idee des »Kein Wunder« verstanden haben, arbeiten wir mit ihnen an der Botschaft, die sie mit ihrer Validierung senden (siehe auch Abbildung 3). Alle Eltern verstehen, dass Kinder das hören, was wir vermitteln, nicht das, was wir sagen. Die Stimmlage ist das mächtigste Instrument in diesem Zusammenhang, und sie ist relativ einfach anzupassen. Wir lenken die Aufmerksamkeit der Eltern auf die Höhe ihrer Stimme, die am Ende einer Validierung runter statt rauf gehen sollte. Geht die Stimme am Ende hoch, ist die Botschaft in der Regel nicht validierend, da sie klingt, als ob ein »aber« lauert: »Ich weiß, für dich fühlt es sich an, als ob die Welt untergeht (Stimme hoch und nach hinten offen) …« Was wir vermitteln, ist: »… aber sie geht nicht unter.« Wir bringen Eltern deshalb bei, bei jedem Satzende die Stimme nach unten gehen zu lassen, als ob sie etwas bestätigen. Wir verankern die stimmliche Bewegung sogar mit der Geste eines Bogens: »Ich weiß« (die Stimme geht runter, als ob dies das Ende des Gedankens ist), »das fühlt sich an, als ob die Welt untergeht« (wieder geht die Stimme am Satzende nach unten, um zu signalisieren, dass der Gedanke hier endet).

Worte und Sätze, die bei der einfachen Validierung helfen

Kein Wunder, dass du dich so … (Emotion) fühlst, weil/wenn …
Na klar bist du … (Emotion), weil/wenn …
Ich kann verstehen, dass du dich … (Emotion) fühlst, weil/wenn …
Ich kann mir vorstellen, dass du dich … (Emotion) fühlst, weil/wenn …
Wenn ich/er/sie/die …, ist es kein Wunder, dass du dich … (Emotion) fühlst.
Ich weiß, dass du dich … (Emotion) fühlst, weil/wenn …
Ich sehe, wie … (Emotion) du bist, und das ist kein Wunder, weil …
Ich mache dir keinen Vorwurf, dass du dich … (Emotion) fühlst, weil …

Abbildung 3: »Worte und Sätze, die bei der einfachen Validierung helfen«

Als Eltern kommen wir mit einfacher Validierung meist schon recht weit. Sie kann unseren Kindern helfen, lang genug mit ihrem Gefühl in Kontakt zu bleiben, sodass sich das Gefühl wandeln kann. Oft ist dies schon genug, um das

Kind aus der Erstarrung zu lösen und in ihm Energie für eigene Lösungen freizusetzen. Einfache Validierung ist auch in herausfordernden Beziehungen hilfreich, in denen das Kind etwas mehr Zeit braucht, um Zuwendung und Trost annehmen zu können. In anderen Situationen ist das Kind so in Not, so voller starker Emotionen oder in so unsicherer Beziehung zu seinem Gegenüber, dass die Validierung tiefer gehen muss, um die emotionalen Bedürfnisse des Kindes zu treffen.

Tiefergehende Validierung

Mit tiefergehender Validierung können Eltern ihren Kindern eine facettenreichere, umfassendere und tiefere Beschreibung ihrer Gefühle und Erfahrungen anbieten. Sowohl die Anzahl der Worte als auch die sprachliche Komplexität muss an das Alter, Funktionsniveau und den emotionalen Zustand des Kindes angepasst werden. Nehmen wir wieder das Beispiel mit dem Sparschwein. Stellen wir uns vor, das Kind weint, der Vater will es trösten, und das Kind stößt ihn zurück: »Lass mich in Ruhe.« Tiefergehende Validierung könnte zum Beispiel so aussehen: »Okay, ich verstehe, dass du wirklich traurig bist, dass das Sparschwein von Tante Tina kaputt ist. Ich weiß, dass du es sehr gemocht hast. Das ist wirklich traurig. Ich weiß, du bist auch enttäuscht, weil du dein Geburtstagsgeld da rein tun wolltest. Und jetzt hast du gar kein Sparschwein mehr. Ich wäre auch traurig, wenn eine meiner Lieblingssachen kaputt gegangen wäre.«

Wenn die Validierung nicht ausreicht, um eine Verbindung zum Kind herzustellen, es aber Interesse signalisiert, kann der Vater fortfahren: »Ich frage mich, ob es noch was anderes gibt, das dich beschäftigt. Wir beide hatten einen nicht so tollen Morgen und ich war ziemlich sauer auf dich. Vielleicht bist du auch deswegen noch ein bisschen traurig. Es ist nicht schön, wenn Papa sauer wird.« Kann der Vater jetzt eine Verbindung zu seinem Kind herstellen und erkennen, dass das, was er sagt, bei seinem Kind ankommt, kann er noch einen Schritt weitergehen: »Vielleicht bist du ein bisschen traurig und in Sorge, weil es sich anfühlt, als ob ich dich nicht mehr lieb habe oder als ob ich dich nicht mehr mag, wenn ich dich anschreie.« Falls das Kind anfängt zu weinen, gehen wir nicht davon aus, dass der Vater sein Kind traurig macht, sondern dass das Kind beginnt, sich zu öffnen und seine Traurigkeit zu zeigen. Der Vater bekommt Zugang zu den Gefühlen seines Kindes, kann es auf seinen Schoß einladen, ihm den Trost und die Umarmung geben, die es braucht.

Tiefergehende Validierung nutzt mehr Worte und erzählt die Geschichte mitsamt der zugehörigen Emotionen. Wir normalisieren schmerzhafte Emotionen und tauchen tief ein in das Erleben des Kindes, um ihm zu zeigen, dass wir wirklich versuchen, zu verstehen, wie es sich fühlt.

Eltern können nicht nur validieren, was das Kind sagt oder zeigt. Sie können auch validieren, dass sie zuvor nicht zugehört, nicht hingesehen oder nicht verstanden haben. »Das ist es, was du versucht hast, mir zu erzählen, und ich habe nicht hingehört.« Oder: »Das ist es, was du versucht hast mir zu zeigen, und ich habe nicht hingesehen.« Auszudrücken, dass wir etwas missverstanden oder verpasst haben, ist ein bedeutsamer Teil der Validierung. Er hat auch das Potenzial, zu einer Entschuldigung zu werden: »Es tut mir leid. Es muss so frustrierend für dich sein, dass ich nicht zugehört und verstanden habe, wie wichtig das für dich war.« Wir kommen auf die Arbeit mit Entschuldigungen später im Buch zurück.

Eine tiefe Validierung, einschließlich der Validierung, dass man etwas nicht gesehen oder verstanden hat, kann sich beispielsweise wie folgt abspielen. Eine Tochter versucht, ihrer Mutter zu erzählen, wie schwer es für sie war, weit weg von zu Hause in einer fremden Stadt in die Schule zu gehen. Sie kommt in den Internatsferien nach Hause und verhält sich ihrer Mutter gegenüber distanziert. Ihre Mutter sagt: »Ich sehe, dass du dich so allein gefühlt hast, nachdem du losgezogen bist. Du warst ganz auf dich allein gestellt in der neuen Stadt. Ich hatte viel zu tun und war mit anderen Dingen beschäftigt und bin nur zweimal zu Besuch gekommen. Du kanntest niemanden dort. Kein Wunder, dass du dich traurig fühlst und es dir nicht gut gegangen ist. Und kein Wunder, dass du enttäuscht bist. Du hattest von Anfang an versucht, mir zu sagen, dass du dich einsam fühlst, und ich habe dich nicht gehört.«

In der tiefergehenden Validierung lernen Eltern, sowohl die Erfahrung als auch das begleitende Gefühl zu validieren. Wenn beispielsweise das Kind mit Lernschwierigkeiten kämpft und sagt, dass es sich dumm fühlt, reicht es nicht aus, zu sagen: »Es ist schrecklich, sich so zu fühlen.« Es ist eine Tatsache, dass das Kind seine Arbeit nicht so schnell oder leicht wie seine Klassenkameraden erledigen kann. Dies muss ebenfalls gesehen und anerkannt werden. Die Eltern könnten vielleicht sagen: »Es muss so frustrierend sein. Wenn es um Mathe geht, funktioniert dein Gehirn definitiv anders als das deiner Freunde, und das gibt dir das Gefühl, dumm zu sein. Ich weiß, dass du gut in Mathe sein willst, wie dein Papa und dein Bruder. Du vergleichst dich mit ihnen und hast das Gefühl, nicht gut genug zu sein. Es ist so unfair.« Nach tiefergehender Validierung können wir auch von etwas erzählen, in dem das Kind gut ist, aber wir sollten darauf achten, die ursprüngliche Erfahrung nicht zu bagatellisieren oder zu invalidieren. »Und wenn ich jetzt sage: ›Aber du bist wirklich super im Geschichten-Schreiben!‹, hilft dir das auch nicht, wenn du im Matheunterricht sitzt und dich doof fühlst.« Ein solcher Satz erfüllt gleich zwei Funktionen. Er erinnert das Kind an eine Stärke, auf die es stolz sein kann, eine die das Gefühl, nicht gut genug in Mathe zu sein, abpuffern und ihm entgegenwirken kann. Gleichzeitig anerkennt er, dass es in der Vergangenheit oft nicht hilfreich war, auf das Positive zu fokussieren, wenn es darum geht, zu verstehen, wie schwer es ist, eine Lernbeeinträchtigung zu haben.

Ersetze ABER mit WEIL

Viele Eltern und Therapeut:innen tappen in die Falle, »aber« zu sagen, nachdem sie angefangen haben, eine Erfahrung zu validieren. »Ich verstehe, dass du traurig bist, dass dein Sparschwein kaputt ist, aber du musst auch vorsichtig sein mit zerbrechlichen Dingen.« Wenn wir »aber« sagen, haben wir in der Regel gute Absichten, aber wir sind nicht wirklich mit der Situation des Kindes verbunden. Wir stolpern in ein Warnen, Anklagen, Ablenken, Problemlösen oder eine Relativierung der Gefühle des Kindes. Alles, was vor dem »aber« steht, verliert an Wert, auch wenn wir positiv und wertschätzend gestartet sind. Wir bitten Eltern deshalb, »aber« durch »weil« oder »wenn« zu ersetzen. Im Sparschwein-Beispiel könnten sie sagen: »Ich sehe, dass du traurig bist, weil es ein Geschenk war und es dir wirklich gut gefallen hat.«

Schauen wir uns ein anderes Beispiel an. Ein Kind spielt mit dem Spielzeug seiner Schwester. Es ignoriert die Tatsache, dass seine Schwester darauf wartet, an die Reihe zu kommen. Der Erwachsene interveniert und reicht der jüngeren Schwester das Spielzeug. Die größere Schwester wird wütend. Die Eltern sagen: »Ich verstehe, dass du wütend bist, aber das Spielzeug gehört deiner Schwester.« Aus der Perspektive der Eltern gilt: Das Kind weiß, dass das Spielzeug seiner Schwester gehört und dass diese darauf wartet, auch dranzukommen. Sie will ihr bloß nicht das Spielzeug geben. Die Eltern möchten, dass sie versteht, wie wichtig es ist, sich abzuwechseln. Ist ein Kind jedoch emotional aktiviert, wird ihm eine rationale Antwort nicht dabei helfen, den eigenen Ärger zu verstehen und zu regulieren. Auch wenn die Eltern sagen: »Wir verstehen deinen Ärger«, läuft »aber sie ist an der Reihe« darauf hinaus, dass das Kind keinen Grund hat, ärgerlich zu sein. Können die Eltern auf den Ärger des Kindes mit einem »Klar bist du sauer, du hattest gerade so viel Spaß mit dem Spielzeug« reagieren, signalisieren sie, dass die Reaktion des Kindes nachvollziehbar ist und dass seine Eltern tatsächlich sehen, wie es sich für das Kind anfühlt.

Eine Validierung mit »weil« statt »aber« kann beispielsweise so aussehen:

»Du hattest gerade so viel Spaß und dann komme ich und sage: Deine Schwester ist dran und du musst es ihr geben. Kein Wunder, dass du damit nicht einverstanden bist, weil du findest, deine Schwester könnte warten, bis du fertig bist. Es fühlt sich unfair an, dass ich komme und es dir wegnehme. Und du bist wütend, weil du noch nicht fertig warst und so viel Spaß hattest.«

Jetzt, wo die Erfahrung des Kindes validiert wurde, steigt die Wahrscheinlichkeit, dass die ältere Schwester ihrer kleinen Schwester das Spielzeug gibt. Und wenn sie dies nicht tut, kann die Mutter überlegen, ob sie später mit ihr über die Bedeutung des Teilens spricht. Dies kann Sinn ergeben, allerdings nur, wenn das Kind nicht mehr traurig und wütend ist. Auf der anderen Seite haben Kinder diese Art Regeln oft schon früh gelernt und kennen sie gut. Bleibt das Thema bestehen, kann es sein, dass darunter eine wichtige Emotion oder ein Bedürfnis liegen. Diese zu adressieren kann dann wirksamer sein als eine Diskussion über Werte. Es könnte so einfach daherkommen wie diese kleine Ergänzung zum oben Gesagten:

»Und vielleicht bist du auch ein bisschen traurig, weil es so aussieht, als ob ich ihr immer alles gebe, was sie will, und wir von dir immer erwarten, das ›große Mädchen‹ zu sein.«

Validierung vs. Invalidierung

Validierung kann extrem herausfordernd sein, da die Erfahrung des Kindes sich häufig stark davon unterscheiden wird, wie die Eltern die Situation erleben. Beschreiben Eltern die innere Welt ihres Kindes, haben sie oft das Bedürfnis, die Version des Kindes zu korrigieren oder zu rechtfertigen, warum sie als Eltern so gehandelt haben. Diese Erklärungen und Korrekturen ziehen die Aufmerksamkeit in der Regel ab von der Perspektive des Kindes hin zum Rational des Erwachsenen. Dadurch verstärkt sich der Eindruck, dass die Version des Erwachsenen stimmiger und wichtiger als die des Kindes ist. Dies geschieht zwischen Eltern und Kindern aller Altersgruppen – Kleinkinder, Jugendliche, erwachsene Kinder. Zu versuchen, nicht in die obige Falle zu tappen, bringt für uns als Eltern je nach Alter des Kindes verschiedene Herausforderungen mit sich. Wir erwarten nicht, dass ein Kleinkind die Situation richtig einschätzen kann, also verbessern wir es. Wir erleben Teenager als vollkommen irrational, also brauchen wir ihre Sicht nicht ernst zu nehmen; und dann erwarten wir von unseren erwachsenen Kindern, dass sie einen erwachsenen Verstand haben – denselben wie wir –, und bestehen auf unserer Perspektive.

Wenn wir mit Gefühlen konfrontiert sind, die uns unverhältnismäßig erscheinen, die wir nicht verstehen können oder für irrational halten, wenn wir die Gefühle des Kindes gerade nicht sehen wollen, sind wir verführt, das Kind von seinem Schmerz abzulenken. Wenn zum Beispiel ein Kind hinfällt und anfängt zu weinen, wir aber gesehen haben, dass es sich nicht wirklich wehgetan hat, sagen wir vielleicht: »Alles gut!« Oder wir versuchen, die Aufmerksamkeit des Kindes umzulenken: »Oh, schau mal, da ist ein kleines Kätzchen!« Oder wir versuchen, das Weinen zu stoppen: »Okay, jetzt ist es gut. So schlimm war es nicht.« Wir tun alles, um nicht bei dem zu sein, was im Kind vorgeht. Auch wenn Ablenkung oft dahingehend funktioniert, dass sie die Gefühle des Kindes zum Verstummen bringt, passt diese Strategie nicht zu seinem Erleben. Ablenkung kann dem Kind auch signalisieren, dass der Erwachsene nicht zu emotional werden will.

Wir sprechen von Invalidierung, wenn wir auf den Emotionsausdruck des Kindes vermeidend, trivialisierend, missbilligend oder geringschätzig reagieren. Wir unterscheiden dabei zwischen zwei unterschiedlichen Arten der Invalidierung. Abbildung 4 illustriert die verschiedenen Reaktionen, die Eltern auf das Erleben ihres Kindes zeigen.

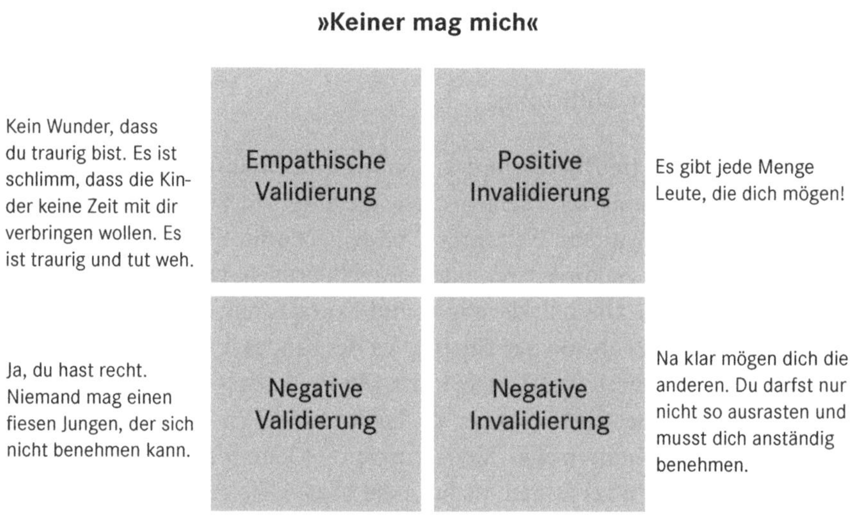

Abbildung 4: Valididerung und Invalidierung

Die meisten Eltern befürchten, dass eine Validierung der Gefühle ihres Kindes gleichbedeutend damit ist, die negative Erfahrung als »wahr« anzuerkennen. Um dem entgegenzuwirken, entscheiden sie sich für »das halb volle Glas« und bieten ihrem Kind eine *positive Invalidierung* an. Positive Invalidierung ist die verbreitetste Reaktion, wenn Eltern ihr Kind trösten wollen, indem sie eine positivere Perspektive einnehmen. Anstatt die subjektive Erfahrung des Kindes zu validieren, bieten sie ihm eine heiterere Alternative an. Auch wenn dies gut gemeint ist, entwertet es die schmerzhafte Erfahrung des Kindes. Es suggeriert, dass dessen Gefühle keinen Sinn haben oder dass es gerade keinen Raum für sein inneres Erleben gibt. Eine positive Invalidierung eines Kindes, das sagt: »Du hörst mir nie zu!«, könnte lauten: »Ach komm. Ich bin immer interessiert, wenn du etwas erzählst, ich höre immer zu!«

Von *negativer Invalidierung* sprechen wir, wenn der Erwachsene eine negative Sicht auf die subjektive Erfahrung des Kindes einnimmt und so dessen Gefühle ebenfalls abtut. Dem Kind, das uns sagt, dass wir nicht zuhören, könnten wir in so einem Fall antworten: »Natürlich höre ich dir zu, solange du keinen Unfug redest!« Auch negative Invalidierung kann gut gemeint sein, wenn wir dem Kind auf diese Weise etwas beibringen wollen; sie zeigt jedoch auch, dass der Erwachsene sich nicht empathisch auf das Kind einstimmt. Negative Invalidierung wird vom Kind als Kritik empfunden.

In der *negativen Validierung* bestätigt der Erwachsene die Gefühle und Erfahrung des Kindes. Er unterstellt jedoch gleichzeitig, dass das Kind mit seiner Einschätzung recht hat, dass die Situation schlimm oder hoffnungslos ist. Auf diese Weise wird das subjektive Gefühl des Kindes wie eine Tatsache behandelt – ein unveränderliches Gefühl in einer unveränderlichen Situation. Zu bestätigen, dass eine schmerzliche Emotion eine unabänderliche Tatsache ist, wird dafür sorgen, dass sich das Kind noch schlechter oder sogar kritisiert fühlt. Gefühle der Hilf- und Hoffnungslosigkeit sind die Folge. Im Beispiel kann dies so klingen: »Nein, ich kann dir nicht immer folgen, du redest ja ununterbrochen!«

In der *empathischen Validierung* anerkennt der Erwachsene die Gefühle des Kindes und respektiert, wie schwierig die Situation für es ist. »Das ist nicht schön für dich – das Gefühl zu haben, wenn du redest, höre ich nicht zu und passe nicht wirklich auf. Es klingt, als ob du das Gefühl hast, mir ist es egal, was du zu erzählen hast, oder dass es nicht wichtig ist. Das ist nicht gut!«

Diese Psychoedukation zur Validierung genügt für die meisten Eltern bereits, um damit zu Hause zu beginnen. Bei manchen Eltern macht es bereits umfassend »Klick«. Die meisten von uns brauchen jedoch mehr Hilfestellung und Übung dabei, Validierung auf eine Weise zu nutzen, die ankommt und ins Schwarze trifft.

Wir dürfen nicht vergessen, dass Eltern diese neue Kompetenz entwickeln, während sie weiter mit den Herausforderungen der heimischen Situation konfrontiert sind. Wie können wir Eltern dabei helfen, »den Schalter umzulegen«, sodass die Validierung im Kontakt mit ihrem ganz besonderen Kind gelingt?

Empathische Validierung trainieren

Emotionsfokussiertes Skilltraining nützt Stuhlarbeit als eine wichtige Intervention, um Eltern dabei zu helfen, ihre Kinder stimmig zu validieren. Wir verwenden zwei unterschiedliche Varianten der Stuhlarbeit. Eine ist eine Variation der klassischen Stuhlarbeit aus der emotionsfokussierten Einzeltherapie. Wir bezeichnen sie als »Diskrepanzübung«; sie dient der Verarbeitung konkurrierender Motivlagen. Die andere Variation ist die emotionsfokussierte Einübung von Skills. Hier nutzen wir Stühle, um Eltern die Werkzeuge des EFST in erfahrungsbasierten Übungen zu vermitteln. Wir unterscheiden drei emotionsfokussierte Übungen, in denen wir jeweils die Skills der Validierung, des Sich-Entschuldigens und der Grenzziehung einüben. Die Übungen zu Entschuldigungen und Grenzziehung wie auch die Stuhlarbeit zu konkurrierenden Motivationen werden in den nachfolgenden Kapiteln illustriert. Schauen wir uns zunächst die emotionsfokussierte Skillpraxis zur Validierung an.

Wir starten damit, den Elternteil im sogenannten »Selbst-Stuhl« Platz nehmen zu lassen, und stellen einen zweiten Stuhl, den »Stuhl für den/die andere(n)«, direkt gegenüber mit Blick zum »Selbst-Stuhl«. Die Therapeutin sitzt senkrecht zu den beiden Stühlen, sodass der Selbst-Stuhl vor ihr links und der Stuhl des Gegenübers vor ihr rechts platziert ist. (siehe Abbildung 5).

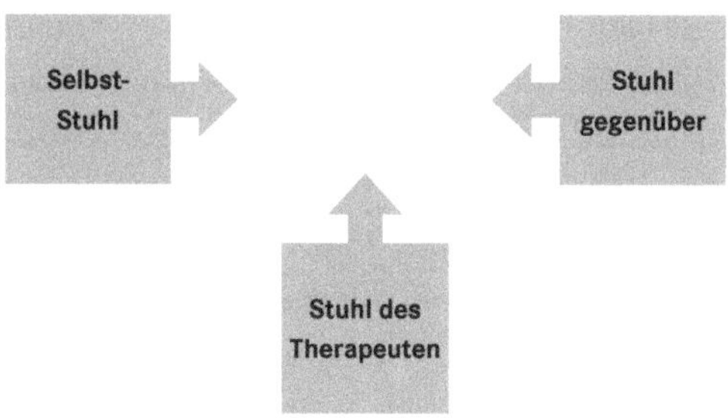

Abbildung 5: Anordnung der Stühle in der Stuhlarbeit

Gehen wir die Übung Schritt für Schritt durch.

Schritt 1: Stell dir das Kind im Stuhl gegenüber vor
Die Therapeutin bittet den Elternteil, eine herausfordernde Situation zwischen dem Kind und ihm zu beschreiben. Dann lädt sie den Elternteil ein, sich das Kind im Stuhl gegenüber vorzustellen. Sie unterstützt Mutter oder Vater dabei, wirklich Kontakt zum imaginierten Kind aufzunehmen. Oft sagen wir sinn-

gemäß etwas wie: »Können Sie sich Ihr Kind vorstellen, wie es in diesem Stuhl sitzt? Können Sie das Gefühl entstehen lassen, dass er/sie gerade jetzt hier sitzt?« Sobald der Elternteil eine klare Vorstellung vom Kind hat, fragen wir: »Was passiert in Ihnen, wenn Sie Ihr Kind sehen?« Der Elternteil empfindet möglicherweise positive Gefühle wie Wärme und Liebe, vielleicht aber auch eine Spur Ärger, Gereiztheit, Verachtung oder andere unangenehme Gefühle. Die Therapeutin validiert die Gefühle, die im Elternteil hochkommen. Wenn es gute Gefühle sind, kann sie zum Beispiel sagen: »Okay, Ihr Sohn sitzt hier, Sie sehen ihn ganz deutlich und er ist so klein und verletzlich. Jetzt gerade ist es schwer vorstellbar, dass Sie so wütend auf ihn werden können.« Wenn der Elternteil Gereiztheit verspürt, kann die Therapeutin antworten: »Okay, allein die Vorstellung, wie er hier sitzt, löst Gereiztheit aus. Sie haben es einfach so satt, dass er sich nicht benehmen kann. Sie hatten es schwer miteinander und Sie wissen gerade nicht, wie Sie ihm helfen sollen. Er stößt Sie weg und will Ihre Hilfe nicht, kein Wunder, dass Sie das Gefühl haben, keine Chance zu haben. Und dann kommt diese Gereiztheit hoch – warum kann er nicht zur Vernunft kommen? Und unter all dem machen Sie sich wahrscheinlich auch Sorgen. Was ist eigentlich los mit Ihrem Sohn? So unterschiedliche Emotionen. Sie wollen ihm so dringend helfen, Sie machen sich so große Sorgen um ihn – und gleichzeitig sind Sie auch sehr verärgert.«

Wir können die Verbindung zum Kind stärken, indem wir den Elternteil bitten, sein Kind wirklich zu visualisieren, sich vorzustellen, dass es tatsächlich gerade jetzt in diesem Stuhl sitzt. Wenn Eltern sich damit schwertun, sich ihr Kind vorzustellen oder einen Kontakt herzustellen, fragen wir, wie das Kind aussieht – nach Körperhaltung, Gesichtsausdruck – oder ob sie sich ihr Kind in einer konkreten Situation vorstellen und ihm in die Augen schauen können. Wenn auch das nicht geht, bitten wir Eltern, an ein Foto ihres Kindes zu denken und sich das Foto auf dem Stuhl gegenüber vorzustellen. Wir können fragen: »Wenn Sie sich vorstellen, dass Ihr Sohn hier auf diesem Stuhl gegenüber sitzt, was für einen Gesichtsausdruck hat er? Wie schaut er Sie an?« Funktioniert all das nicht, können wir ein Handy gegenüber platzieren und ein Foto des Kindes aufrufen, ein statisches Foto ist jedoch nicht ideal, da wir auf ein sich veränderndes inneres Bild zielen. Ist es ganz und gar unmöglich für Eltern, sich ihr Kind im Stuhl gegenüber vorzustellen – und ist dies nicht in Schwierigkeiten in der Vorstellungskraft allgemein begründet –, arbeiten wir an Gefühlsfallen, die wir in Kapitel 3 näher erläutern.

Schritt 2: Validiere das Kind vom Selbst-Stuhl aus
Als Nächstes lassen wir die Eltern die Erfahrungen und Gefühle ihres Kindes validieren, während sie auf ihr Kind im Stuhl gegenüber schauen. Hat das Kind ein adaptives Primärgefühl, wird dieses validiert. Hat das Kind sowohl sekundäre als auch primäre Emotionen, werden zuerst die sekundären validiert. Die Therapeutin hilft den Eltern dabei, gute Formulierungen zu finden.

Schritt 3: »Sei« das Kind im anderen Stuhl
Im nächsten Schritt lädt die Therapeutin den Elternteil ein, in den anderen Stuhl hinüber zu wechseln und sich vorzustellen, er oder sie sei das Kind. Was geht im Kind vor? Verändern sich seine Gefühle? Erlebt es die Validierung als stimmig? Fühlt es sich gesehen und verstanden? Fühlt sich die Validierung für das Kind gut an, erkunden wir, ob es mehr davon braucht oder sie bereits ausreicht. Wenn eine Sekundäremotion validiert wurde, fragen wir, was unter dem Ärger, der Angst, dem Jammern oder anderen sekundären Gefühlen liegt. Passt die Validierung nicht, prüfen wir mit »dem Kind«, welche Gefühle hochkommen und was das Kind hören muss, um sich gesehen und verstanden zu fühlen.

Schritt 4: Mögliche Wiederholung der Schritte 1–3
Der Elternteil kehrt zurück auf den Selbst-Stuhl und verfügt jetzt über neue Informationen. In manchen Fällen hat das Kind erfahren, dass sein Primärgefühl validiert wurde, und fühlt sich gut. Die Übung kann beendet werden. Wir können die Schritte wenn nötig jedoch auch wiederholen, bis der Elternteil die wichtigen Emotionen des Kindes validiert und das Kind entsprechend geantwortet hat.

Marker für die emotionsfokussierte Skillpraxis zum Thema Validierung

Die Auswahl der Interventionen im EFST orientiert sich teilweise an sogenannten »Markern«. In der Beratung betrachten wir diese Marker als potenzielle Gelegenheit für den Therapeuten, mit den Eltern etwas wirksam zu adressieren (Greenberg, Rice u. Elliott, 1993). Der Therapeut arbeitet mit Validierung, Entschuldigungen, Grenzziehung und konkurrierenden Motivationen auf Basis der jeweiligen Marker. Wird EFST im Rahmen eines individuellen oder gruppenbasierten Elterncoachings vermittelt, brauchen wir nicht auf spezifische Marker warten, um die Skillpraxis einzuführen; sie ist in jedem Fall hilfreich, um die drei Werkzeuge Validierung, Entschuldigungen und Grenzziehung zu erlernen und zu vertiefen. Umso fortgeschrittener Sie sind und umso mehr Sie in der Arbeit mit Eltern unterschiedliche Aspekte des Modells nutzen, ergibt es Sinn, nicht immer der strikten Reihenfolge dieses Buches zu folgen. Ziel ist es, die Marker zu erkennen, die uns dabei helfen, im jeweiligen Moment die Übung auszuwählen, die am besten zur Herausforderung, dem aktuellen Thema oder Anliegen passt.

Wie alle Aspekte im EFST folgt auch dies der Wasserfall-Idee. Therapeut:innen vermitteln Eltern die Fähigkeit, einzuschätzen, was jetzt gerade »dran« ist (»assess and address«), das heißt einzuordnen, was im jeweiligen Moment gebraucht wird, und das entsprechende Werkzeug zu nutzen. Ein wichtiges Beispiel hierfür ist das Thema Grenzsetzung. Eine der wichtigsten Lernerfahrungen für Eltern ist es, einzuschätzen, ob es gerade der Validierung oder der Grenzziehung bedarf – oder ob beides nötig ist. Unserer Beobachtung nach sind die meisten Eltern in einer dieser beiden Aufgaben besser als in der anderen. Gut in Validierung, aber nicht ganz so gut darin, gesunde Grenzen zu ziehen, oder umgekehrt. Entsprechend Murphys Law wird unser Kind uns in dem Bereich aus unserer Komfortzone holen, in dem wir nicht so gut sind. Wir sind aufgefordert, dazuzulernen. Wir nennen dies das »Alles-außer-das-Phänomen«. Als Eltern sagen wir oft, dass wir »alles« für unsere Kinder tun würden. Die Falle liegt darin, dass immer auch ein »alles, außer das« existiert. Und genau dieses »das« ist oft genau, was unser Kind von uns braucht. Ich würde alles für mein Kind tun … außer ihm klarere Grenzen zu setzen. Oder: … außer seine Wut auf mich zu validieren.

Tabelle 2 enthält die Marker, die darauf hinweisen, welche der Stuhlübungen indiziert sind, und das erwünschte Ergebnis für Kinder und Eltern.

Sie sehen, dass wir dieselben Übungen auch nutzen, um an der Beziehung zwischen Therapeut und Eltern zu arbeiten. Es handelt sich um dieselben Interventionen, allerdings nicht notwendigerweise unter Verwendung der Stühle. Wenn sich Eltern verletzlich fühlen, ist dies ein Marker für die Therapeutin, sie zu validieren. Taucht eine emotionale Verletzung in der Beziehung zwischen Therapeut und Eltern auf, ist dies ein Marker für den Therapeuten, sich zu entschuldigen. Wenn die Eltern das Gefühl haben, dass die Grenzen im Zusammenhang mit den Terminen oder der Beratung als solcher zu rigide oder zu unverbindlich sind, arbeitet der Therapeut am Thema Grenzen. Entsteht im Therapeuten eine Gefühlsfalle, wird es vielleicht erforderlich, dass er seine konkurrierenden Motive in einer Stuhlarbeit mit einer Kollegin oder einem Supervisor exploriert.

Tabelle 2: Marker für die beiden Übungsarten, die Stühle einbeziehen: emotionsgeleitete Skillpraxis und die Diskrepanzübung zur Verarbeitung konkurrierender Motivationen

MARKER	ÜBUNG	ERWÜNSCHTE WIRKUNG BEI DEN ELTERN	ERWÜNSCHTE WIRKUNG BEIM KIND
Erfahrungsbasiertes Üben: **»EMOTIONSGELEITETE SKILLPRAXIS«**			
Verletzlichkeit oder starke sekundäre Emotionen beim Kind	Validierung üben	Stärkung der Fähigkeit, das Kind zu sehen und zu verstehen, Ausbau der emotionalen Kompetenz	Erfahrung, gesehen und verstanden zu werden, Zuwachs an emotionaler Kompetenz
Emotionale Verletzungen, Verlust, Versagen	Üben, sich zu entschulidgen	Eltern übernehmen radikale Verantwortung, kitten emotionale Risse und lassen Gefühle von Scham los	Entlastung von Scham und Verantwortung, meistens Stärkung der emotionalen Verbindung
Zu durchlässige oder zu rigide Grenzen	Arbeit an Grenzen mit dem Ziel, Grenzen zu verschieben und gesunde Grenzen und Normen zu etablieren	Gesunde, schützende Grenzen, die das eigene Wohlbefinden wie auch das des Kindes sichern	Gefühl der Sicherheit angesichts klarer Erwartungen und Ermächtigung, eigene gesunde und schützende Grenzen zu etablieren
Modifikation klassischer emotionsfokussierter Stuhlarbeit: **DIE DISKREPANZAUFGABE ZUR VERARBEITUNG KONKURRIERENDER MOTIVATIONEN**			
Elterliche Gefühlsfallen	Magneten und Trigger identifizieren und konkurrierende Motivationen verarbeiten	Stärkung der Veränderungsmotivation und der Motivation, neue Strategien zu nutzen	Gefühl, wichtig und prioritär zu sein; zu spüren, dass die Eltern ihnen in ihrem leidvollen Gefühl beistehen

Emotionsfokussierte Skillpraxis: Validierung

Erzählen Eltern der Therapeutin, dass ihr Kind »zu sensibel« ist oder starke sekundäre Gefühle hat (zum Beispiel er weint und beschwert sich ständig; sie ist kurz angebunden und unfreundlich zu mir, sobald sie aufsteht), ist dies ein Marker für die emotionsfokussierte Skillpraxis zur Validierung. Das erwünschte Ergebnis der Intervention ist, dass die Eltern in der Lage sind, die Gefühle, die ihr Kind aktuell zeigt, anzuerkennen und anzunehmen, und begreifen, welche vielleicht schmerzlicheren Gefühle darunter liegen mögen. Wenn es gut läuft, erleben sich Eltern im Anschluss zu Hause kompetenter und sicherer in der

Validierung ihres Kindes. Für das Kind resultiert im besten Fall die Erfahrung, dass es gesehen und verstanden wird und in der Folge seine Emotionen besser ausdrücken, anerkennen und annehmen kann. Das nachfolgende Beispiel illustriert das Vorgehen:

Du liebst mich weniger – Validierung der Emotionen des Kindes

Eine Mutter sucht Hilfe, da ihre Tochter mit Ängsten und Depressionen kämpft und sich ab und an selbst verletzt. Die Mutter ist mehr als verzweifelt. Sie empfindet eine Mischung aus Frustration und Ärger gegenüber ihrer Tochter. Sie kann nicht verstehen, wieso ihr Kind so unglücklich ist.

Nach der Hälfte der Sitzung lädt der Therapeut die Mutter ein, sich ihre Tochter im Stuhl gegenüber vorzustellen, und stellt sicher, dass sie einen Kontakt zu ihrem imaginierten Kind aufbaut. Er bittet die Mutter, zu validieren, wie schwer es für ihre Tochter sein muss, sich so zu fühlen. Die Mutter spricht ihre imaginierte Tochter direkt an: »Du fühlst dich so allein und einsam. Und du denkst, dass du uns weniger wichtig bist als deine Schwester, dass wir dich weniger lieb haben. Aber das stimmt nicht!«

Der Therapeut unterbricht die Mutter und bittet sie, »ABER« mit »WEIL« zu ersetzen.

Die Mutter wiederholt: »Es muss so schmerzlich für dich sein, das Gefühl zu haben, dass wir dich nicht lieb haben, weil ...«

Sie braucht die Unterstützung des Therapeuten, um fortfahren.

Der Therapeut bietet ihr an: »... weil du dich dann so allein, so einsam fühlst ..., oder vielleicht, weil du dann das Gefühl hast, nicht gut genug zu sein ...« Die Mutter schüttelt den Kopf; sie weiß es nicht und versteht einfach nicht, worum es ihrer Tochter geht. Sie findet keine passenden Worte.

Der Therapeut antwortet: »Da ist wieder dieses Gefühl, diese Hilflosigkeit und Verzweiflung, dass Sie Ihre Tochter einfach nicht verstehen können, nicht zu wissen ... nicht zu wissen, was in ihr vorgeht. Das frisst Sie auf, lähmt Sie fast, es ist wie ein Blackout. Unmöglich, die richtigen Worte zu finden. Sie fangen an, daran zu zweifeln, ob Sie überhaupt in der Lage sind, ihre Tochter zu validieren. Und das verstärkt wieder diese schmerzlichen Gefühle, so hilflos zu sein, ihr ihren Schmerz nicht nehmen zu können, von dem Sie so klar sehen können, dass er da ist. Holen Sie mal tief Luft, bis in Ihren Bauch. Es ist schwer, das Bedürfnis beiseitezustellen, zu verstehen, warum Ihre Tochter sich so fühlt. Versuchen Sie es trotzdem, ein kleines bisschen, und spüren Sie einfach, wie es sich anfühlt, dieses Gefühl Ihrer Tochter, nicht geliebt zu sein, es ist so schmerzlich, weil ... vielleicht hat sie das Gefühl, dass sie irgendwie anders sein sollte, es aber nicht kann? Vielleicht denkt sie, sie sollte mehr wie ihre Schwester sein, vielleicht ist ihre Schwester besser, freundlicher, cleverer, interessanter oder witziger?«

Die Mutter antwortet: »Ihre Schwester ist einfacher, sie ist ausgeglichen, so war sie schon immer. Aber wenn meine Tochter einen guten Tag hat, füllt sie den Raum auch mit Energie und ist so liebenswert. Ich will gar nicht, dass sie irgendwie anders ist.«

Der Therapeut sagt: »Versuchen Sie, bei diesem Gefühl zu bleiben, dass ihre Tochter das Gefühl hat, zu viel zu sein; zu fordernd, vielleicht zu viel für Sie, dass Sie nicht wirklich klarkommen mit ihr?«

Die Mutter nickt und sagt: »Ja, das ist es wahrscheinlich!«

Sie wendet sich dem Stuhl gegenüber zu und sagt: »Vielleicht hast du das Gefühl, dass du zu schwierig für uns bist, dass wir mit dir nicht klarkommen, und deshalb ziehst du dich zurück und verschwindest in deinem Zimmer. Es muss so niederschmetternd sein, dass wir überhaupt nicht begreifen, wie weh dir das alles tatsächlich tut.«

Der Therapeut ermutigt die Mutter: „Können Sie noch etwas mehr darüber sagen, was sich für Ihre Tochter so schwierig anfühlt? Können Sie sie vor Ihnen sehen?

Die Mutter nickt und adressiert wieder den Stuhl gegenüber: »Es muss so schmerzlich sein, das Gefühl zu haben, dass du schwierig bist. Ich glaube, das ist es, was du tust. Du schützt uns davor, zu viel von dir abzukriegen. Du hast das Gefühl, du kannst mit deinem Schmerz nicht zu uns kommen, weil ich jedes Mal, wenn du das machst, so in Verzweiflung gerate und traurig und hilflos werde. Das muss so schrecklich sein, das Gefühl zu haben, dass du schuld daran bist, dass es mir so geht. Vielleicht hast du innerlich auch das Gefühl, ich kann nicht auch noch mit dir und deinen Problemen fertig werden. Und dann bleibt am Ende das Gefühl, dass wir dir nicht helfen können. Kein Wunder, dass du uns die Schuld gibst für deinen Schmerz, weil wir dir ja auch nicht helfen.«

Die Gefühle des Kindes zu erkennen, kann herausfordernd sein. Unsere eigenen Gefühlsfallen können uns als Eltern verwirren und beschäftigt halten, manchmal sendet auch unser Kind irreführende Botschaften. Um Eltern dabei zu unterstützen, die Gefühle ihrer Kinder besser einzuschätzen, vermitteln wir ihnen Wissen über primäre, sekundäre, adaptive und maladaptive Gefühle. In der Auseinandersetzung mit den Emotionen des Kindes in unterschiedlichen Situationen beziehen sich Eltern zu Beginn meist auf die naheliegenderen und sichtbaren Gefühle. Häufig handelt es sich dabei um Sekundärgefühle. Im Anschluss konzentrieren wir uns mit den Eltern darauf, durch diese Sekundärgefühle »hindurch« zu sehen und die hintergründigeren Primärgefühle zu identifizieren.

Hierfür nutzen wir drei verschiedene Varianten der emotionsfokussierten Skillpraxis: in die Haut des Kindes schlüpfen, sich in die innere Welt des Kindes einfühlen und zu reinszenieren, was nicht funktioniert.

In die Haut des Kindes schlüpfen

Stellen wir uns vor, dass die Mutter im Beispiel oben nicht in der Lage ist, ihre Tochter zu validieren, weil sie einfach nicht sicher ist, was ihre Tochter empfindet. In diesem Fall laden wir die Mutter ein, die Perspektive des Kindes einzunehmen, bevor sie validiert. Schauen wir uns näher an, wie dies funktioniert.

Schritt 1: Stell dir das Kind im Stuhl gegenüber vor
Bitten Sie die Eltern, sich an eine Situation oder ein Ereignis zu erinnern, das sie als schwierig empfunden haben. Wichtig ist, dass die Eltern dabei so präzise und spezifisch wie möglich sind, um genau herauszuarbeiten, was beide Seiten, Eltern wie Kind, sagen und tun.

Bitten Sie die Eltern, sich das Kind im Stuhl gegenüber vorzustellen. Als Therapeutin sagen Sie zum Beispiel: »Stellen Sie sich Leah vor, wie sie in diesem Stuhl sitzt. Geht das?« Bitten Sie die Eltern, sich ihr Kind in genau der kritischen Situation vorzustellen, die sie zuvor beschrieben haben. Stellen Sie sicher, dass der Elternteil wirklich Kontakt aufnimmt mit dem imaginierten Kind. Wenn Sie sehen können, dass die Eltern Verbindung zu ihrem Kind aufgebaut haben oder die Eltern sagen, dass sie sich ihr Kind vorstellen können, können Sie fortfahren. Entsteht eine unmittelbare emotionale Reaktion, sobald der Elternteil das Kind visualisiert, können wir direkt weitergehen. Ab und an gibt es Eltern, die nicht in der Lage sind, sich ihr Kind vorzustellen. Wenn die oben beschriebenen Hilfestellungen nicht greifen, können Sie ohne Stress weiterarbeiten und einfach fragen: »Vielleicht ist es mehr eine Idee, dass Ihr Kind dort sitzt, ohne dass Sie es dort wirklich sehen?« Stimmen die Eltern dem zu, ist das ausreichend, wir können weiterarbeiten. Wir möchten nicht, dass sich Eltern unzulänglich fühlen oder den Eindruck haben, in der Übung zu versagen, weil sie kein Bild von ihrem Kind entwickeln können. Oft ist dies nur Ausdruck eines anderen Verarbeitungsstils. Und häufig können wir an der Art und Weise, wie Eltern auf den Stuhl gegenüber schauen, erkennen, ob dort »jemand sitzt« oder nicht.

Beginnen Eltern sofort damit, die Gefühle des Kindes zu verbalisieren, bestätigen Sie deren Worte und prüfen gemeinsam mit ihnen, ob die Emotionen primär oder sekundär sind. Sie können zum Beispiel fragen: »Denken Sie, dass dies das tatsächliche/wahre/wirkliche Gefühl ist, oder ist da noch etwas darunter?« Handelt es sich um ein Primärgefühl, gehen wir weiter. Häufig verbalisieren Eltern jedoch zuerst die offensichtlichsten Gefühle, und auch das Kind drückt häufig die Sekundärgefühle am deutlichsten aus. Im Beispiel: »Sie ist schlecht gelaunt und unglücklich und beschwert sich, dass ich sie nicht verstehe. Und dann stößt sie mich weg.« Wenn Sie vermuten, dass das Kind wahrscheinlich noch ein anderes, primäres Gefühl darunter empfindet, können Sie Eltern einladen, tiefer zu graben und zu vermuten, um welches Primärgefühl es sich handeln könnte. »Ja, sie ist so mürrisch und unglücklich, weil sie sich nicht verstanden fühlt. Und sie sagt, dass sie nicht mehr mit Ihnen reden will. Und darunter ... Wie fühlt es sich für sie an, dass ihre Mama sie nicht versteht? Sehnt sie sich nach Verbindung und Zugehörigkeit? Fühlt sie sich allein, traurig, ängstlich? Was ist unter diesem Unglücklich-Sein, was ist hinter ihrer Zurückweisung?«

Sind Sie sich einig darüber, welche Beschreibungsvorschläge für die primären und sekundären Emotionen am stimmigsten sind, geht es weiter.

Schritt 2: Sei das Kind im Stuhl gegenüber

Wenn Eltern nicht in der Lage sind, herauszufinden, was das Kind fühlt, laden Sie sie ein, den Stuhl zu wechseln und einen Moment das Kind zu »sein«. Als Therapeut skizzieren wir das Kind in den Worten, in denen die Eltern es uns zuvor beschrieben haben. Wir beschreiben die Körperhaltung des Kindes, seinen Gesichtsausdruck, seine Stimme – und bitten die Eltern, dieselbe Körperhaltung und Einstellung wie ihr Kind einzunehmen. Wir lassen die schwierige Situation entstehen und bitten die Eltern, sich vorzustellen, wie es sich im Inneren des Kindes in diesem Moment anfühlt – sei es, dass es protestiert, sich unfair behandelt fühlt, etwas herauszögert, sich schämt oder selbstbewusst ist, eifersüchtig, wütend, traurig oder anderes. Wenn Eltern weiter Sekundärgefühle beschreiben, können wir sie dabei unterstützen, die Primärgefühle des Kindes herauszufinden. Wir greifen die Situation auf, die die Eltern uns zuvor beschrieben haben, jedoch aus der Perspektive des Kindes: »Hier bist du, Leah, 15 Jahre alt, unglücklich und sagst, dass deine Eltern deine Schwester lieber mögen als dich. Und du hörst, wie deine Mama sagt: ›Das ist nicht wahr‹, und dass du dich so nicht fühlen solltest. Du hast das Gefühl, die Mama versteht gar nichts. Wie fühlst du dich im Inneren? Fehlt dir etwas? Was brauchst du? Und wenn Mama dich besorgt und verzweifelt ansieht, wie fühlt sich das an? Wirst du wütend, traurig, ängstlich, schämst du dich? Was brauchst du genau jetzt?« Wir helfen den Eltern, indem wir die Emotionen in den Raum holen, von denen wir uns vorstellen, dass das Kind sie in der jeweiligen Situation durchlebt. Wenn Eltern die Primärgefühle formuliert haben, bitten wir sie, zurück auf den Selbst-Stuhl zu wechseln.

Schritt 3: Sei du selbst im Selbst-Stuhl
Ist der Elternteil zurück auf seinem Selbst-Stuhl, fragen wir, was passiert, wenn er oder sie sich ihr Kind im anderen Stuhl vorstellt. Wir fragen: »Was entsteht da? Welche Gefühle kommen hoch, wenn Sie sich Ihr Kind in dieser schwierigen Situation vorstellen?« Verbalisieren und validieren Sie die Gefühle der Eltern, bevor Sie fortfahren.

Im folgenden Beispiel sehen wir, wie die emotionsfokussierte Skillpraxis aussehen kann, wenn wir die Perspektive des Kindes einnehmen.

Schritt 1: Die Mutter sitzt im Selbst-Stuhl. Die Therapeutin lädt sie ein, sich ihre Tochter im Stuhl gegenüber vorzustellen. Die Mutter sagt, dass sie nicht verstehen kann, was ihre Tochter fühlt. Sie kann sich nicht vorstellen, wie es in ihr drin aussieht. Wenn sich die Tochter selbst verletzt, scheint dies für die Eltern aus heiterem Himmel zu kommen. Sie können sich einfach nicht vorstellen, was so schmerzlich im Leben ihrer Tochter ist, dass sie zu so drastischen Maßnahmen greifen muss.

Mutter: »Das ist genau das Problem. Ich verstehe mein eigenes Kind nicht.«

Schritt 2: Die Therapeutin bittet die Mutter, den Stuhl zu wechseln, ihre Tochter zu »sein« und auf den nun leeren Selbst-Stuhl zu blicken. Sie verwendet die mütterlichen Beschreibungen der Tochter, wie unglücklich sie ist und das Gefühl hat, weniger geliebt zu werden als ihre Schwester. Die Therapeutin beschreibt auch, dass die Mutter ihre Tochter nicht verstehen kann. Sie instruiert die Mutter, nicht darüber nachzudenken, warum sich die Tochter so fühlt, sondern einfach in ihrem Bauch, ihrer Brust zu spüren, was es heißt, ihre Tochter zu sein und sich so wie sie zu fühlen. Sie bittet die Mutter, ihre Augen zu schließen, tief Luft zu holen und in sich hinein zu spüren. Dann lädt die Therapeutin die Mutter ein, Worte zu finden für das, was sie fühlt.

Die Mutter empfindet Traurigkeit und auch Ärger. Sie ist wütend, weil ihre Eltern nicht begreifen, wie sie sich fühlt. Gleichzeitig fühlt sie sich allein und einsam, niemand versteht sie. Und sie ist niedergeschlagen, es ist so schmerzlich zu denken, dass ihre Eltern sie weniger lieb haben als ihre Schwester.

Schritt 3: Die Therapeutin lässt die Mutter wieder im Selbst-Stuhl Platz nehmen und erfragt, wie es für sie war, in der Haut ihres Kindes zu stecken. Die Mutter beschreibt es als absolut schrecklich. Die Therapeutin verbalisiert die Trauer der Mutter darüber, dass sich ihre Tochter so verletzt fühlt.

Indem die Mutter in die Haut ihrer Tochter schlüpft, gelingt es ihr, einige der Gefühle zu erkennen, die ihre Tochter durchlebt. Der nächste Schritt besteht nun darin, diese Gefühle zu validieren.

Sich die innere Welt des Kindes vorstellen

In einigen Fällen fällt es Eltern schwer, Stühle zu wechseln. Sie verlieren im Zuge dessen tatsächlich eher die Verbindung zu ihrem Bauchgefühl, ihrer Intuition zu den Gefühlen ihres Kindes. In diesen Fällen belassen wir die Eltern im Selbst-Stuhl und laden sie ein, sich ihr Kind im Stuhl gegenüber vorzustellen und die Körperhaltung und den Gesichtsausdruck des Kindes zu beschreiben. Wir bitten die Eltern, ihr Kind zu imaginieren, sich vorzustellen, sie wären ihr Kind, und zu verbalisieren, was in ihnen vorgeht.

Stühle zu wechseln ist in der Regel hilfreich, wenn es darum geht, die Perspektive des anderen einzunehmen. Ab und an, vor allem zu Beginn eines Therapieprozesses, kann Stuhlarbeit jedoch auch einschüchternd und ungewohnt sein und dadurch die Einfühlung eher erschweren als erleichtern.

Reinszenieren, was nicht funktioniert

Reinszenieren, was nicht funktioniert, meint, dass sich die Eltern ihr Kind im Stuhl gegenüber vorstellen und 1) ihrem Kind genau das sagen, was sie in der herausfordernden, eher misslungenen Situation gesagt haben, 2) die schmerzliche Botschaft verbalisieren, die das Kind vielleicht empfangen hat – wenn auch nicht im Wortlaut, sondern auf anderen Kanälen.

Wir reinszenieren, was nicht funktioniert, um 1) die emotionale Aktivierung der Eltern zu erhöhen, sodass sie in Kontakt mit ihren eigenen Primärgefühlen kommen können, wie zum Beispiel Bedauern oder Trauer; 2) die Fähigkeit zu erhöhen, das Kind von innen wahrzunehmen, sich mit seinen Gefühlen und Bedürfnissen zu verbinden, um auf diese Weise Empathie und Mitgefühl für das Kind zu stärken; 3) die emotionale Aktivierung und die Verbindung zu den Gefühlen und Bedürfnissen des Kindes zu stärken, sodass die Motivation steigt, neue Wege zu gehen und das Kind zu validieren.

Schritt 1: Stell dir das Kind im anderen Stuhl vor und reinszeniere, was nicht funktioniert

Wenn wir reinszenieren, was nicht funktioniert, laden wir Eltern ein, sich ihr Kind im Stuhl gegenüber vorzustellen, und lassen sie dann genau das sagen oder tun, was sie in der konkreten Situation vermittelt haben. Wir reinszenieren beispielsweise einen Streit, in dem die Eltern ihr Kind kritisiert, beschämt, eingeschüchtert oder zurückgewiesen haben. Nachdem sie direkt zu ihrem Kind auf dem anderen Stuhl das gesagt und getan haben, was sie ursprünglich gesagt oder getan haben, laden wir sie ein, die Botschaft dahinter in Worte zu fassen: »Was haben Sie zwischen den Zeilen vermittelt? Auf welche Ihrer Botschaften könnte das Kind reagiert haben?« Wir unterstützen die Eltern, die Botschaft zu verfeinern, bis sie sich richtig anfühlt.

Schritt 2: Sei das Kind im Stuhl gegenüber
Wir lassen Eltern den Stuhl wechseln und laden sie ein, sich vorzustellen, sie wären ihr Kind, um zu spüren, wie es sich anfühlt, diese Botschaft zu empfangen. Wir regen sie an, Worte für das Erleben ihres Kindes zu finden, zum Beispiel: »Ich habe Angst. Mein Bauch tut weh. Und ich bin traurig.« Und schließlich, aus der Perspektive des Kindes, dessen Bedürfnisse zu formulieren, zum Beispiel: »Bitte sprich ruhiger mit mir. Ich brauche eine Umarmung und das Gefühl, dass wir Freunde sind, auch wenn wir streiten.«

Schritt 3: Validierung aus dem Selbst-Stuhl heraus
Die Eltern wechseln wieder auf den Selbst-Stuhl. Da sie jetzt Einblicke in die Gefühle des Kindes gewonnen haben, können sie ihr Kind nun validieren.

Das nachfolgende Beispiel illustriert das Vorgehen der emotionsfokussierten Skillpraxis »Reinszenieren, was nicht funktioniert«.

Ich kann dich nicht ertragen

Therapeutin: »Können Sie sich Adam hier im Stuhl vorstellen?«

Mutter, mit Tränen in den Augen: »Ja.«

Therapeutin: »Ich bitte Sie, jetzt genau das zu ihm zu sagen, was Sie ihm in dieser Situation am Frühstückstisch gesagt haben, als Sie so ärgerlich und kritisch waren.«

Die Mutter seufzt: »Ich sagte ›Kannst du dich nicht einmal zusammenreißen? Musst du jeden Morgen kaputtmachen mit deiner schlechten Laune? Kannst du nicht einmal hören?‹ Und dann wurde ich noch wütender, ich habe ihn praktisch angeschrien: ›Leg jetzt den Löffel hin. Du machst mich wahnsinnig!‹«

Therapeutin: »Gut. Jetzt möchte ich Sie bitten, die Kernbotschaft in Worte zu fassen – das, was Sie nicht mit Worten gesagt haben, aber was sich dennoch mitgeteilt hat. Und vielleicht auch bei ihm angekommen ist.«

Mutter: »Keine Ahnung.«

Therapeutin: »Könnte es so was sein wie: ›Ich mag dich nicht, wenn du so schlecht gelaunt bist und rumspinnst?‹«

Mutter: »Ja, oder vielleicht eher: ›Ich kann dich nicht ertragen, wenn du so schlecht gelaunt bist. Ich kann deine aufbrausende Art nicht leiden. Du bist schuld daran, dass es uns zu Hause nicht gut geht.‹«

Therapeutin: »Okay, kommen Sie hier rüber in den anderen Stuhl. Stellen Sie sich vor, Sie sind Ihr Sohn, und lassen Sie diese Botschaft mal in sich hinein. Wie fühlt sich das an?«

Mutter: »Das fühlt sich unglaublich schmerzhaft an. Du liebst mich nicht so, wie ich bin. Du magst mich nicht mal. Mein Selbstwert liegt darnieder, ich bin nicht gut genug und fühle mich total allein. Wie soll ich Freunde finden, wenn mich niemand leiden kann? Nicht mal die Menschen, zu denen ich gehöre, lieben mich bedingungslos. Ich weiß, ich bin aufbrausend mit Mama. Ich bin wütend, aber auch traurig und unzufrieden mit mir selbst.«

Therapeutin: »Sehr gut. Kommen Sie wieder hier herüber auf den Selbst-Stuhl. Jetzt möchte ich Sie bitten, damit zu beginnen, seinen Ärger zu validieren und danach die verletzlicheren Gefühle.«

Die emotionalen Bedürfnisse nach der Validierung erfüllen

Um Eltern dabei zu helfen, besser zu verstehen, was ihr Kind braucht, dehnen wir die emotionsfokussierte Skillpraxis nach der Validierung aus. In der Regel ermutigen wir die Eltern zuerst, das zu tun, was sie schon die ganze Zeit tun wollten, zum Beispiel Trost, Anerkennung oder Versicherung spenden.

Kehren wir noch mal zurück zum Beispiel von Leah und ihrer Mutter.

Die emotionalen Bedürfnisse des Kindes beantworten – Mama und Leah

Als die Mutter im anderen Stuhl sitzt und zu Leah wird, fühlt es sich gut an, die Beschreibungen und Validierungen zu empfangen, die die Mutter aus dem Selbst-Stuhl heraus formuliert hat. Die Mutter spürt, dass ihre Tochter sich in ihrer Not gesehen fühlt und dass ihre Beschreibungen Leahs Verletzung und Schmerz lindern. Die Therapeutin fragt, was Leah braucht, was ihre Bedürfnisse sind. Die Mutter antwortet: »Ich brauche meine Mama!« Die Therapeutin führt weiter: »Kannst du ihr das sagen? Kannst du genau das deiner Mutter sagen?« Die Mutter formuliert dem leeren Selbst-Stuhl zugewandt: »Mama, ich brauche dich, ich brauche, dass ich dir wichtig bin und du mich aushältst. Ich komme nicht klar damit, wenn du mich aufgibst und mich in dieser Situation im Stich lässt. Ich brauche dich an meiner Seite. Ich brauche dich.«

Die Therapeutin bittet die Mutter, wieder den Stuhl zu wechseln. Aus dem

Selbst-Stuhl heraus wird die Mutter befragt: »Wie ist es für Sie, zu hören, dass es den Schmerz Ihrer Tochter lindert, wenn Sie sie so wie eben sehen?

Die Mutter antwortet: »Es fühlt sich auf einmal wieder so an, als ob ich ihr etwas geben kann. Und das hatte sich so anders angefühlt, als ob ich gar nichts geben kann, weil ich nicht wirklich verstehen konnte, warum sie sich so fühlt. Aber was Sie mir gerade klarmachen, ist, dass, wenn ich sie wirklich sehe und verstehe, wenn ich ihre Gefühle in Worte fasse und mich in sie einfühle, dass es das ist, was sie gerade wirklich braucht?«

Die Therapeutin nickt und ergänzt: »Ja, Sie konnten spüren, wie gut es für sie war, als sie auf ihrem Stuhl saßen. Als Sie dort saßen, konnten Sie auch spüren, was sie von Ihnen braucht. Sie braucht, dass Sie sie aushalten und mit ihr zurechtkommen. Wie fühlt sich das für Sie an?«

Mutter: »Ich verstehe, dass sie das Gefühl hatte, dass ich nicht in der Lage bin, mit ihr klarzukommen. Ich war so verzweifelt und untröstlich. Aber nicht weil ich nicht mit ihr zurechtkomme, sondern weil ich mich so hilflos gefühlt habe.«

Therapeutin: »Können Sie ihr das geben, was sie braucht, worum sie bittet?«

Die Mutter nickt und spricht in Richtung des Stuhls gegenüber: »Ich komme mit dir zurecht. Ich kann mit dir umgehen. Du musst dich nicht um mich kümmern. Ich kann nicht versprechen, dass ich nicht anfange zu weinen, wenn es dir so schlecht geht, aber dann weine ich mit dir und nicht wegen dir. Und ich werde damit zurechtkommen, traurig zu sein. Ich werde nicht kollabieren. Und ich glaube, ich werde auch nicht mehr ganz so traurig sein, weil ich mich nicht mehr so hilflos fühle. Ich will für dich da sein und das werde ich auch.«

Therapeutin: »Wechseln Sie noch einmal in den Stuhl gegenüber und spüren Sie, wie es für Ihre Tochter ist, all das zu hören und aufzunehmen. Glaubt sie es? Vertraut sie Ihnen?«

Die Mutter wechselt den Platz und spürt in sich hinein. Sie antwortet: »Ja, sie glaubt mir und sie weiß, dass ich es auch so meine. Sie ist ein bisschen unsicher, ob ich tatsächlich in der Lage dazu bin, weil sie schon so häufig erlebt hat, dass es anders läuft. Aber ja, sie glaubt mir. Und es fühlt sich gut für sie an. Als ob ihr Schmerz ein kleines bisschen nachlässt. Er ist immer noch da, aber nicht ganz so schwer oder so ...«

Die Therapeutin lädt die Mutter zurück auf den Selbst-Stuhl: »Kommen Sie hier zurück und spüren Sie, wie es jetzt für Sie ist. Wie fühlt es sich an, zu wissen, was sie braucht, auch zu wissen, dass Sie in der Lage sind, es ihr zu geben und dass sie Ihnen vertraut, dass Sie dies auch tatsächlich tun werden? Wie ist das für Sie?«

Mutter: »Wenn ich Ihnen zuhöre, klingt es auf eine Weise ein bisschen überwältigend, aber eigentlich fühlt es sich nicht überwältigend an. Es fühlt sich so ein bisschen an, wie: ›War das alles? Ist das alles, was es braucht?‹ Aber es ist schwer und einfach zugleich.«

Die Mutter erfährt, dass das dringlichste Bedürfnis ihrer Tochter nicht ist, dass sie ihr Problem löst oder ihr ihren emotionalen Schmerz nimmt. Sie spürt, wie beruhigend es für sie ist, wenn ihre Mutter ihr zeigt, dass sie an ihrer Seite ist; vielleicht ist das sogar alles, was sie im Moment braucht, und es ist genug.

Abschließende Überlegungen zur Validierung

Einige Kinder, insbesondere Jugendliche, sind vielleicht nicht gewohnt, dass ihre Eltern auf Gefühle fokussieren. Ihre Eltern kommen ihnen plötzlich »näher« und für einige Kinder fühlen sich diese neuen, emotionsfokussierten Eltern etwas *zu* nah an. Es ist wichtig, dass die Eltern ihr Kind oder den Jugendlichen im Blick behalten und verbalisieren, welche Gefühle ihr Kind tatsächlich zeigt. Das Bedürfnis des Kindes zu erfüllen, kann dann auch heißen, einen Schritt zurückzutreten und die Grenzen des Kindes zu respektieren.

Einige Eltern erleben, dass die Emotionen ihres Kindes stärker und überwältigender werden, wenn sie damit beginnen, sie zu validieren. Sie haben den Eindruck, dass ihr Kind häufiger weint, öfter traurig oder wütend ist und sich sein Zustand im Allgemeinen eher verschlechtert. Als EFST-Therapeut:innen gehen wir jedoch davon aus, dass ein Kind, das schließlich die Erfahrung macht, in seiner Trauer gesehen und erfasst zu werden, nicht weint, weil es sich schlechter fühlt, sondern weil es endlich spürt, dass seine Gefühle angenommen werden. Für das Kind bietet sich die Chance, sein Gefühl zu »fühlen«, sich selbst zu erlauben, in Gegenwart seiner Eltern zu weinen, anstatt alles für sich zu behalten, damit seine Eltern sich keine Sorgen machen müssen. Das Ausmaß, in dem Schmerz ausgedrückt wird, kann zunehmen, was sicher nicht einfach für die Eltern ist, denn als Eltern möchten wir unsere Kinder vor emotionalem Schmerz schützen oder bewahren. Die positiven Auswirkungen für das Kind können jedoch immens sein. Wenn sich das Kind seinem emotionalen Schmerz in Gegenwart eines empathischen Elternteils zuwendet, muss es sich nicht länger vor diesen schmerzlichen Gefühlen schützen. Es muss seine Kraft nicht darauf verwenden, die schwierigen Gefühle zu unterdrücken und sie so weiter mit sich tragen, was in der Regel geschieht, wenn emotionale Bedürfnisse nicht ausgedrückt und versorgt werden. Auf diese Weise kann das Kind mit seinem Schmerz abschließen, die Emotion kann sich wandeln und Kapazität freisetzen für Lebendigkeit und Exploration. In Phasen, in denen die

Gefühle erst einmal stärker werden, können wir Eltern zunächst einfach validieren – es ist schwer! – und einladen, »dabei- und dranzubleiben!« Eltern gelangen auf die andere Seite des Ufers, das haben wir oft genug erlebt. Nach der Verzweiflung darüber, dass die Zuwendung und Validierung die Lage zu verschlimmern scheint – und manchmal auch nach der Kritik des Partners (»Was hast du angestellt!?«) –, erleben sie, wie ihr Kind an anderer Stelle rauskommt. Für sie löst sich das Versprechen ein, dass ihr Kind lernt, Gefühle zu haben, statt von seinen Gefühlen in Besitz genommen zu werden.

Wenn Eltern nicht validieren können oder wollen

Eine Tochter ist kurz davor, in die achte Klasse zu kommen, und hat gerade erfahren, dass sie mit einer Reihe von Kindern aus einem Viertel in einer Klasse sein wird, in dem sie niemanden kennt. Sie erzählt ihrem Vater, dass sie diese Kinder nicht kennenlernen will, weil sie alle Idioten sind – das sagen alle. Ihr Vater antwortet, dass es natürlich ein bisschen unheimlich sei, mit so vielen unbekannten Kindern in einer Klasse zu sein, aber dass sie die Sache offen angehen solle. Wenn sie so reingehe wie jetzt, mache dies alles schlimmer. Wenn sie überall mit so negativen Gedanken über andere Menschen herumlaufe, werde sie gemein und desinteressiert wirken. Niemand werde sie dann mehr kennenlernen wollen. Die Tochter wird sauer und protestiert, sie wiederholt, dass sie gehört hat, dass alle Idioten sind, dass sie kein Interesse daran hat, mit einem Haufen Verlierer rumzuhängen und dass sie nicht in die Mittelschule will. Ihr Vater sagt ihr, sie solle nicht albern sein. Sie wisse genauso gut wie er, dass nicht alle Leute aus einem bestimmten Viertel Idioten sind.

In dieser Situation hat der Vater das Gefühl, es ist »unmöglich«, das Erleben seiner Tochter zu bestätigen und anzuerkennen, dass in der neuen Klasse nur Idioten sein werden. Er will ihr vermitteln, dass es nicht in Ordnung ist, so über andere Leute zu denken. Er macht sich Sorgen, dass seine Tochter auf diese neuen Menschen mit einem negativen Vorurteil zugeht und es dadurch schwer für sie werden wird, neue Freunde zu finden. Es fühlt sich »gefährlich« für ihn an, ihre Gefühle anzuerkennen.

Unseren Kindern in stressigen und schmerzlichen Gefühlen beizustehen, ist in mehrerer Hinsicht fordernd. Manchmal sind wir so erfüllt von unseren eigenen Gefühlen, dass es schwer ist, die Perspektive des Kindes einzunehmen. Manchmal können wir unser Kind einfach nicht verstehen, wir können nicht nachvollziehen, warum es sich genau so fühlt. In anderen Situationen mögen wir überfordert sein von der starken Reaktion des Kindes, oder frustriert, weil es so gar nicht reagiert. Oder wir können der Reaktion des Kindes einfach nicht zustimmen: »Du hast keinen Grund, dich so darüber zu ärgern!« Oft haben wir die Sorge, dass, wenn wir den Schmerz unseres Kindes bestätigen, wir ihm gleichzeitig vermitteln, dass es »Recht darin hat«, sich zu fürchten, dass die Situation tatsächlich bedrohlich ist. Wenn wir das Kind in seinem Ärger bestätigen, stimmen wir damit nicht auch seiner Wahrnehmung zu, dass jemand es absichtlich verletzt hat – auch wenn wir das eigentlich anders sehen? Und wenn das Kind wütend wird, gegen etwas protestiert und wir diesen Protest anerkennen, ist dies nicht gleichbedeutend damit, dem Kind seinen Willen zu lassen? Auch wir Autorinnen dieses Buches kämpfen ab und an damit, unseren eigenen Kindern mit empathischer Validierung zu begegnen, auch wenn wir wissen und erfahren haben, dass diese wirklich hilft. Was also hindert uns daran? Im nächsten Kapitel schauen wir uns näher an, was es so schwer macht. Wir erkunden, wie die Emotionen, die wir mit uns tragen, uns davon abhalten können, die Emotionen unserer Kinder zu beantworten.

KAPITEL 3 **Motivation stärken**

Wenn unsere Kinder krank werden, mit etwas kämpfen oder eine schwere Zeit durchlaufen, sind Eltern im Allgemeinen sehr motiviert, alles zu tun, was es braucht, damit es ihren Kindern besser geht, sie wieder genesen und sich gut fühlen. Erkrankt ein Kind an Krebs oder einer anderen ernsten oder schmerzhaften physischen Erkrankung, gibt es wohl kaum einen Elternteil, der nicht den Platz tauschen und an seiner Stelle die Last tragen wollte. »Gib mir den Krebs.« Eltern würden für ihre Kinder sterben, so sehr wünschen wir uns, sie vor allem zu beschützen, was schmerzlich und schwer ist.

Genauso hoch ist der elterliche Wille, dem Kind angesichts emotionaler und psychischer Probleme zu helfen. Viele Eltern fühlen sich jedoch überfordert – es gibt zu viel, was sie nicht wissen oder nicht verstehen. Sie kämpfen damit, herauszufinden, was ihr Kind braucht, sie suchen Expertenrat, Informationen oder ein neues Erziehungstool. Viele sind gut informiert und verfügen bereits über gute Strategien, vielleicht haben sie auch die Skills im EFST erlernt. Wenn der Moment kommt, diese neuen Skills anzuwenden, kann dies dennoch zu schwer sein. In genau diesem Moment gibt es eine konkurrierende Motivation, auf alte Strategien zurückzugreifen und unangenehme Gefühle zu vermeiden. »Ich kann die Gefühle meiner Tochter nicht anerkennen und ihr zustimmen, dass es ein Drama ist, nur eine Zwei in der Prüfung zu haben. Am Ende denkt sie, ich erwarte auch eine Eins, oder eine Zwei ist nicht gut genug und sie ist nicht gut genug.«

In diesem Kapitel sprechen wir über die Rolle konkurrierender Motivationen in der Interaktion zwischen Eltern und Kindern. Wir erkunden das Phänomen der Gefühlsfallen, wann sie auftreten und wie wir therapeutisch mit ihnen arbeiten, um sie aufzulösen.

Konkurrierende Motivationen

Die Forschung zeigt, dass es nicht ein Mangel an Motivation ist, der Eltern davon abhält, ihre Kinder effektiv in der Bewältigung psychischer Gesundheitsprobleme zu unterstützen. Die elterliche Motivation ist jedoch überschattet von der noch stärkeren Motivation, die eigenen Angst- und Schuldgefühle zu vermeiden, die mit den Problemen des Kindes einhergehen (Stillar et al., 2016). Diese »konkurrierende Motivation«, sowohl die eigenen schmerzlichen Gefühle als auch die des Kindes zu vermeiden, durchkreuzt die gesunde Motivation der Eltern, ihre Strategien zugunsten hilfreicherer Zugänge zum Kind zu verändern. Als EFST-Therapeut:innen arbeiten wir unmittelbar mit den Emotionen der Eltern. Wir identifizieren den Kernschmerz, den sie erlitten haben, und validieren, wie sinnvoll es ist, diesen Schmerz in Ermangelung anderer Lösungsansätze zu vermeiden. Erfahren Eltern eine solche Validierung, fühlen sie sich gestärkt, in gewisser Weise befreit von dem zuvor überwältigend starken Bedürfnis, sich zu schützen. Hieraus erwächst eine größere Kapazität, die Bedürfnisse des Kindes zu sehen und wichtiger zu nehmen als die eigenen alten, tief sitzenden Verletzungen.

Wenn wir konkurrierende Motivationen verstehen, bekommen wir ein neues Verständnis von elterlicher Motivation. Statt Eltern zu unterstellen, dass sie nicht motiviert sind, sich zugunsten ihres Kindes zu verändern, erkennen wir, dass es emotionsgetriebene konkurrierende Motive sind, die sie davon abhalten. Die Funktionsweise konkurrierender Motivationen zu erkennen, erleichtert es uns, Eltern in ihrem »Widerstand« gegenüber Veränderung empathisch zu begegnen und sie zu validieren. Häufig ist Eltern bewusst, dass das, was sie tun, nicht funktioniert, dass es sogar mit negativen Konsequenzen einhergeht. Ihr Zögern, ihr scheinbarer Unwille, sich zu verändern, rührt häufig von ihrer Angst her, das Kind nicht verstehen zu können oder Dinge schlimmer zu machen. Hinein mischen sich zudem Selbstvorwürfe, Scham und Schuld. Angst und Selbstkritik sind maladaptive Emotionen, die aus vergangenen emotionalen Verwundungen und unerfüllten Bedürfnissen der Eltern resultieren. Diese Gefühle zu validieren, unterstützt Eltern dabei, ihre eigenen schmerzlichen Emotionen zu verstehen und besser zu regulieren, sodass sie sie beiseitestellen können, um dem Kind beizustehen.

Konkurrierende Motivationen zu verstehen, erhöht die Fähigkeit der Eltern, sich zu verändern. Erfahren Eltern, wie wohltuend es ist, wenn Therapeut:innen sie in ihren schmerzlichen Gefühlen validieren, stärkt dies das Vertrauen darin, dass die Validierung der Gefühle ihres Kindes wertvoll und wichtig ist. Wenn Eltern einmal dieses Vertrauen gewonnen haben und beginnen, ihre Kinder zu validieren … gelingt die Validierung meist noch besser! Sie wird authentischer, sicherer und signalisiert dem Kind implizit, dass seine Eltern in seine Fähigkeit zur Veränderung vertrauen.

Methodisch und in den zentralen Prinzipien greift EFST auf die grundlegenden Konzepte des Motivational Interviewing (Miller u. Rollnick, 2012) zur Förderung von Motivation zurück. Diese vier Kernprinzipien lauten: 1) zeige Empathie, 2) fördere die Dissonanz, 3) vermeide Diskussion und gehe mit dem Widerstand mit, 4) unterstütze die Selbstwirksamkeit. Diese vier motivationalen Prinzipien nutzen wir im EFST auf folgende Weise:

1. Die empathische Präsenz der Therapeutin vermittelt Validierung, unabhängig davon, ob die Eltern gegenwärtig in der Lage sind, ihrem Kind zu helfen,
2. Wir nutzen Stuhlarbeit, um die Dissonanz zwischen den gegenwärtigen Strategien der Eltern und dem, was sie eigentlich für hilfreicher erachten würden, zu schärfen. In der Stuhlarbeit werden sich Eltern ihrer emotionsgetriebenen konkurrierenden Motivation bewusst und lernen, diese anzunehmen. Dadurch gewinnen sie an Spielraum und können sich für neue Möglichkeiten der Kontaktgestaltung zu ihrem Kind öffnen.
3. Diskussionen zu vermeiden und mit dem Widerstand zu gehen, sind sowohl im EFST als auch im Motivational Interviewing selbstverständliche Vorgehensweisen, da beide Ansätze in der humanistischen Tradition verwurzelt sind. Im EFST nutzen wir empathische Interventionen, insbesondere Validierung, um mit dem Widerstand zu gehen.
4. Elterliche Selbstwirksamkeit zu stärken, ist ein zentrales Anliegen im EFST. Die Forschung zeigt, dass die Teilnahme an einem emotionsfokussierten Elternkurs die Selbstwirksamkeit der Eltern im Umgang mit den psychischen Problemen ihres Kindes stärkt (Strahan et al., 2017; Foroughe et al., 2018). Elterliche Selbstwirksamkeit wiederum ist ein bedeutsamer Faktor in der Behandlung der Kinder (Dimitropoulos et al., 2017) und nimmt signifikant Einfluss auf das Behandlungsergebnis (LaFrance Robinson, Strahan, Girz, Wilson u. Boachie, 2013). Unserer Erfahrung nach stärkt EFST die Selbstwirksamkeit der Eltern auf folgende Weise: 1) durch die Transformation maladaptiver in adaptive Primärgefühle; 2) durch Psychoedukation zu Emotionen sowie die Vermittlung neuer Skills wie Validierung, Entschuldigungen und Grenzziehung und 3) durch unser Vertrauen in die übergeordnete Bedeutung der Eltern für den erfolgreichen Umgang des Kindes mit Schwierigkeiten beziehungsweise einen positiven Behandlungsverlauf im Falle psychischer Erkrankungen.

Von Anfang an arbeiten wir als Therapeut:innen in der Beratung daran, die Emotionen der Eltern zu validieren und ihre »emotionale Motivation« zu erkunden. Ziel ist es, die Selbstwirksamkeit der Eltern zu stärken, sodass diese sowohl die eigenen emotionalen Höhen und Tiefen als auch die ihres Kindes besser navigieren können.

Gefühlsfallen

Ein Vater kommt in die Beratung und berichtet, dass sein Sohn Oliver am Tag zuvor geweint hätte, da seine Klassenkameraden gemein zu ihm waren. Er berichtet, dass das Gespräch nicht gut gelaufen sei; Oliver sei wütend geworden und hätte die Tür zugeknallt. Er wisse nicht, wie er mit seinem Sohn über diese Dinge sprechen solle. Er fühle sich entmutigt und in Sorge. Teilweise, weil er wisse, dass, wenn Oliver in der Schule weine, er den anderen Kindern nur noch mehr Munition liefere. Er versuche, dies seinem Sohn klarzumachen, aber Oliver höre nicht zu.

Während der emotionsgeleiteten Skillpraxis lädt der Therapeut den Vater ein, das zu wiederholen, was er Oliver gesagt habe, dann den Stuhl zu wechseln und zu spüren, wie es sich für Oliver angefühlt haben muss, dies zu hören. Auf dem Stuhl von Oliver kann der Vater fühlen, dass seine Worte nicht hilfreich waren und dass er etwas anderes gebraucht hätte. Zurück auf dem Selbst-Stuhl bittet der Therapeut den Vater, Olivers Erfahrungen und seine Reaktionen diesmal zu validieren. Der Vater versucht es und stoppt dann. Er könne das nicht - es sei unmöglich für ihn, Oliver darin zu bestärken, sich schwach und verletzlich in Gegenwart von Tyrannen zu zeigen. Der Vater wird ärgerlich. Wenn er das sage, werde alles zum Teufel gehen. Sein Job sei es, seinen Sohn davor zu bewahren. Es helfe nicht, wenn sie beide zu Hause sitzen und weinen würden. So werde Oliver nie lernen, für sich einzustehen.

Wir alle haben Verletzlichkeiten, die sich in den negativen Erfahrungen und Herausforderungen unserer Vergangenheit entwickelt haben. Wir haben das Bedürfnis, uns vor dieser Verletzlichkeit zu schützen, die Gefahr auf Abstand zu halten und unser Selbstbewusstsein, unseren Selbstwert zu erhalten. Manchmal schützen wir uns auch vor unseren eigenen unangenehmen oder überwältigenden Gefühlen. Wir entwickeln Bewältigungsstrategien, die in einem bestimmten Setting, einer bestimmten Beziehung oder im Umgang mit einem besonders schwer zu ertragenden Gefühl angemessen sind. Olivers Vater hat seine ganz eigenen Gefühle zum Thema Verletzlichkeit. Vielleicht hat er die Erfahrung gemacht, dass es nicht hilfreich war, seine eigene Traurigkeit zu zeigen, vielleicht hat es die Lage sogar verschlimmert. Möglicherweise hat er gelernt, seine Trauer beiseitezuschieben und sie durch Wut zu ersetzen, um sich zu schützen. Vielleicht erkennt der Vater sich selbst in der Verletzlichkeit seines Sohnes nicht oder will sich in ihm nicht wiedererkennen. Verletzlichkeit mag für ihn fremd und ein Zeichen der Schwäche sein. Er selbst mag stets selbstbewusst auftreten und nie die Herausforderungen erlebt haben, mit denen sein Sohn nun konfrontiert ist. Vielleicht wünscht er, der Sohn möge ihm ähnlicher sein, und hat panische Angst davor, ihm nicht helfen zu können. Olivers Reaktionen zu bestärken und anzuerkennen, fühlt sich gefährlich an – es scheint gleichbedeutend damit, ihm zu sagen: »Mach so weiter.«

Auch wenn wir als Eltern motiviert sind, die Erfahrungen unseres Kindes zu validieren und ihm in seiner Not beizustehen, kann dies in der Praxis ab und an zu schwer sein. Etwas hält uns zurück. Etwas, das in diesem Moment größer und stärker ist als unsere Motivation, unserem Kind zu helfen.

Wir können zeitgleich sehr motiviert für unterschiedliche Dinge sein, dann wird es schwer, das Richtige zu tun, auch wenn der beste Weg offensichtlich scheint. Nehmen wir das Beispiel eines jungen Alkoholikers, der aufhören will zu trinken. Er bereut zutiefst, was er sich und anderen mit dem Alkoholismus angetan hat. Er stimmt der Therapeutin zu – er sollte ein für alle Mal mit dem Trinken aufhören. Gleichzeitig trinkt er während der Therapie weiter und beendet schließlich die Behandlung. Seine Eltern, die mit dem Konzept der konkurrierenden Motivationen nicht vertraut sind und nicht wissen, welche motivationale Kraft Emotionen haben, mögen denken oder sagen: »Du hältst dich nicht an dein Versprechen.« Auch die Therapeutin mag denken: »Wahrscheinlich sind Sie am Ende nicht motiviert, mit dem Trinken aufzuhören.« Die Kämpfe, mit dem Trinken aufzuhören, handeln jedoch nicht nur von der Motivation, gesund und munter zu bleiben. Es ist wichtig zu erkunden, was den jungen Mann tatsächlich mehr motiviert als sein ehrlicher Wunsch, zu genesen. Vielleicht ist er mehr motiviert, sich zu betäuben und seinen Körper und seine Emotionen nicht fühlen zu müssen. Dies bedeutet nicht, dass er nicht motiviert ist, mit dem Trinken aufzuhören.

Genauso ist es mit Eltern, die – egal wie motiviert sie sind, ihrem Kind zu helfen – eine noch stärkere Motivation verspüren, ihre eigenen schmerzlichen, maladaptiven Emotionen zu vermeiden. Sie mögen hoch motiviert sein, sich für ihre Kinder zu ändern – klarer Stopp zu sagen, flexiblere Grenzen zu haben, nicht mit ihrem Partner oder Ex-Partner zu streiten, sich um ihre Depression oder Abhängigkeitserkrankung zu kümmern oder sich selbst um ihres Kindes willen zu vergeben. Gleichzeitig sind wir alle hoch motiviert, Abstand von schmerzlichen, unerträglichen und unkontrollierbaren Emotionen zu halten. Diese konkurrierende Motivation kann »gewinnen« – obwohl uns das Wohlergehen unserer Kinder sehr wichtig ist.

Eltern tappen in eine Gefühlsfalle, wenn sie von einer mächtigen Emotion gekapert werden, die zu einer konkurrierenden Motivation gehört, die ihnen nicht bewusst ist – zumindest nicht in dem Moment. Wir alle haben unsere Vulnerabilitäten, die wir im EFST als »Magneten« bezeichnen. Unser Kind tut oder sagt etwas, das unseren »Magneten triggert«, und wir stolpern in eine Gefühlsfalle. Wir versinken darin. Das Kind ruft alte schmerzhafte Gefühle wach, wie Scham, Wertlosigkeit oder die Angst, verlassen zu werden.

Gefühlsfallen gehen nicht notwendigerweise auf traumatische oder schwierige Erziehungserfahrungen zurück. Gefühlsfallen können auch aus den Erwartungen entstehen, die unsere Eltern an uns gerichtet haben oder die wir an unsere Kinder haben. Diese Erwartungen entstammen oft der Kultur, in der wir leben, der Familientradition, in der wir erzogen wurden, unseren eigenen Ansprüchen, die wir an uns als Eltern stellen, und den Erwartungen Dritter. Die Erwartungen, die die Lehrer unserer Kinder, unsere Nachbarn, Schwiegereltern oder unsere eigene Familie und Freunde an uns richten, ihre Sichtweise darauf, wie wir unsere Kinder erziehen und managen sollten, können es uns erschweren, auf die Bedürfnisse unseres Kindes im jeweiligen Moment zu reagieren. Wir fühlen uns gefangen zwischen den Werten, die uns selbst wichtig sind, und dem, was für unser Kind in diesem Moment das Beste ist.

So ist es zum Beispiel den meisten Eltern ein Anliegen, ein umsichtiges Kind zu erziehen, das keine Gewalt gegen andere ausübt oder gemein ist. Wenn unser Kind ein anderes Kind schlägt oder unfreundlich zu ihm ist, geht es uns darum, deutlich zu machen, dass man das nicht tut, dass dies nicht erlaubt ist und dass man freundlich und nett sein muss. Als Eltern versuchen wir vielleicht kurz, zu verstehen, was das Kind fühlt, warum es schlägt oder unfreundlich ist. Wenn wir in eine Gefühlsfalle geraten, zerstören wir unseren Versuch der Validierung jedoch schnell. Wir schämen uns dafür, dass andere sehen können, dass wir ein rücksichtsloses Kind haben, oder sind enttäuscht darüber, dass unser Kind den Familienwert »Einstehen für die Schwachen« nicht teilt. Die Gefühlsfalle dreht unsere Motivation, weg von der Validierung des Kindes, hin zur Kontrolle unserer eigenen Gefühle. Wir landen bei einer Abwertung, die sich in einer Forderung ausdrückt: »So kannst du dich nicht verhalten!« Vielleicht versuchen wir, das Kind davon zu überzeugen, die Perspektive des anderen zu sehen, indem wir es fragen, wie es sich für das andere Kind angefühlt haben muss. Es liegt nahe zu glauben, dass dies dem Kind dabei hilft, fürsorglicher zu werden und sich in die Haut des anderen hineinzuversetzen. Tatsächlich reagieren die Kinder angesichts der elterlichen Abwertung auf deren Forderung meist mit einem kratzbürstigen Gesicht. Für sie kann es sich so anfühlen, als ob die Eltern Partei für die andere Seite ergreifen. Kann sich das Kind wiederkehrend »nicht benehmen« und gerät in Konflikte mit anderen, erfordert dies von uns einen Strategiewechsel und eine neue Herangehensweise. Das Ziel bleibt das gleiche – wir wollen dem Kind helfen, anderen gegenüber freundlich und fair zu sein. In diesen Situationen ist es für die meisten Eltern eine enorme Herausforderung, Ermahnungen, Richtigstellungen und Bestrafungen durch Validierungen zu ersetzen. Es fühlt sich an, als ob wir von ihnen verlangen, ihre eigenen Werte über Bord zu werfen und sie bitten, ihre Bemühungen um angemessene Umgangsformen loszulassen.

Sind Eltern nicht in der Lage, sich auf die Emotionen ihres Kindes zu beziehen, liegt dies meist daran, dass sie selbst von einer herausfordernden Emotion in Beschlag genommen sind. Einige Eltern fühlen sich rasch überwältigt und emotional in Aufruhr, wenn sie die Gefühle des Kindes »zu nah an sich ranlassen«. Sie kämpfen so sehr damit, ihre eigenen Gefühle im Griff zu behalten, dass sie eine emotionale Wand aufbauen und das Kind zurückweisen. Manche fühlen sich ratlos, nicht in der Lage, zu helfen oder zu verstehen, ohne die nötige Kraft oder Bewältigungskompetenz. Einige fürchten, dass ihr Kind verwöhnt werde oder zu abhängig von außen. Eltern haben Angst davor, die Dinge schlimmer zu machen oder vom Kind abgelehnt zu werden, wenn sie klare Grenzen setzen. Sie fürchten, als schlechte Eltern sichtbar zu werden, und fühlen sich dumm, gemein oder unzureichend. Sie haben Angst, Gefühle der Einsamkeit, Scham, Ärger oder Wut auszulösen. All dies sind potenzielle Gefühlsfallen, die Eltern davon abhalten können, das zu tun, wozu sie am allermeisten motiviert sind – nämlich ihrem Kind zu helfen.

»Die Nuss festhalten« (Die Affenfalle)

In verschiedenen Teilen der Welt nutzen indigene Bevölkerungsgruppen eine bestimmte Art Falle, um Affen zu fangen. Sie nehmen eine Kokosnuss und drehen ein Loch in die Schale, das gerade groß genug ist, damit der Affe seine Hand hindurchstrecken kann. Sie nageln die Kokosnuss am Boden fest und platzieren eine Nuss darin. Der Affe steckt seine Hand in das Loch und greift die Nuss. Solange er die Nuss in seiner Faust hält, wird er die Hand jedoch nicht mehr aus dem Loch ziehen können. Der Affe sitzt in der Falle. Selbst wenn sich der Tierpfleger nähert, lässt der Affe die Nuss nicht los. Er opfert seine Freiheit, um die Nuss nicht loslassen zu müssen.

Eltern geraten in Gefühlsfallen, wenn sie an alten, ineffektiven, vielleicht sogar unangemessenen Bewältigungsstrategien festhalten, um ihrem Kind zu helfen. Wie der Affe in der Falle sind wir nicht in der Lage, über das hinauszusehen, was wir im jeweiligen Moment festhalten – und wir halten daran fest, als ob unser

Leben davon abhängt. Wenn wir in alten Reaktionsmustern und Strategien feststecken, die dazu dienen, unsere eigenen Verletzlichkeiten und maladaptiven Emotionen zu vermeiden und uns davon abhalten, unseren Kindern in deren Herausforderungen beizustehen, sitzen wir in einer Gefühlsfalle. Sobald wir in der Gefühlsfalle sitzen, sind wir nicht mehr in der Lage, für unsere Kinder da zu sein. Wir sind Gefangene unserer eigenen Emotionen. Genau das meinen wir mit konkurrierender Motivation. Wir *wissen* dann, was das Richtige für unser Kind wäre, und wir wollen es tun. Aber im emotionalen Moment selbst – wenn wir in der Gefühlsfalle sitzen – ist es uns wichtiger, die »Nuss« unserer alten Reaktionen und Strategien festzuhalten. Sie hilft uns, schmerzliche Gefühle zu vermeiden oder zu bewältigen. Diese konkurrierende Motivation ist also mächtiger als die Motivation, unserem Kind zu helfen. Später werden wir darüber sprechen, wie wir ein Bewusstsein für die Schlüsselstellung dieser konkurrierenden Motivationen wecken und mit ihnen arbeiten können.

Wir geraten in eine Gefühlsfalle, wenn ein maladaptives Primärgefühl aktiviert wird. Im EFST sprechen wir von unseren *»Magneten«*, die aktiviert oder *getriggert* werden. Die Versuche der Eltern, schmerzliche Gefühle zu vermeiden, führen zu einer noch stärkeren Aktivierung der Sekundärgefühle. Diese wiederum erschweren es Eltern, ihr Kind zu sehen und zu verstehen und von ihren intuitiven elterlichen Kompetenzen Gebrauch zu machen. In der Regel führen Gefühlsfallen zu maladaptiven Erziehungsstrategien, die in negative Interaktionen mit dem Kind münden, jedoch die Eltern vor ihren eigenen maladaptiven Primärgefühlen schützen.

Reflexion

Wenn Sie mit Ihren Liebsten interagieren – in welche Gefühlsfallen geraten Sie?

Wir sprechen nicht von einer Gefühlsfalle, wenn es darum geht, ab und an einen Fehler zu machen, zum Beispiel die Bedürfnisse unseres Kindes in einer bestimmten Situation zu verfehlen. Gefühlsfallen sind für uns auch kein Hinweis darauf, dass Eltern nicht in der Lage sind, die Perspektive ihres Kindes einzunehmen. Wir sprechen dann von einer Gefühlsfalle, wenn es sich um ein wiederkehrendes Muster handelt, dem die Eltern nicht entrinnen können, angetrieben von maladaptiven Primärgefühlen und starken Sekundärgefühlen.

Der Brain-Boss

Wir alle haben eine innere Stimme, die manchmal hilfreich, wertschätzend und versichernd ist und manchmal kritisch, schimpfend oder einschüchternd. Im EFST beschreiben wir diese innere Stimme als eine Art innere Kommandozentrale, einen »Brain-Boss«. Alles, was wir fühlen, denken, sagen oder tun, muss von einem Impulsgeber im Gehirn initiiert werden. Wir sind dankbar für diese innere Kommandozentrale, wenn sie uns dazu bringt, an einer roten Ampel anzuhalten oder zu trinken, wenn wir durstig sind. Unser Brain-Boss sorgt zudem dafür, dass wir uns in der Öffentlichkeit nicht lächerlich machen, er minimiert das Risiko, dass wir uns abgelehnt und einsam fühlen oder uns Gefahr aussetzen. Einige Menschen entwickeln eine überaktive, sehr befehlende und unerbittliche innere Stimme. Sie befinden sich konstant in einer Habachtstellung, bereit für die nächste Krise.

Egal welche Emotion in uns aktiviert ist, der Brain-Boss steht bereit. Er kann uns davon überzeugen, dass unsere Gefühlsfallen unserer eigenen Sicherheit dienen und dass es gefährlich ist, uns aus ihnen zu lösen. Wird die Schutzfunktion der inneren Kommandozentrale fehlgeleitet, manifestiert sie sich entweder als selbstkritische innere Stimme, die uns runterzieht, oder als eine Stimme, die uns Angst macht und im Krisenmodus hält. Gleichzeitig fordert der Brain-Boss, dass wir Strategien beibehalten, die sich mit unserem Kind nicht bewährt haben.

Glücklicherweise verfügen die meisten über eine innere Stimme, die unsere Bedürfnisse anerkennt, uns aufmuntert und aufbaut. Im therapeutischen Setting sind wir jedoch meist mit den negativen Auswirkungen der inneren Kommandozentrale befasst. Es geht darum, uns ihr gegenüber zu erheben, und darum, sie zum Verstummen zu bringen. Gleichzeitig ist es wichtig, die konkurrierende Motivation zu identifizieren, die den Brain-Boss aktiv hält, und zu verstehen, wovor er uns schützt.

Reflexion

Was befiehlt Ihr Brain-Boss Ihnen? Kritisiert er Sie eher, oder macht er Ihnen eher Angst?

Die adaptive Funktion des Brain-Bosses besteht im Grunde darin, uns davor zu schützen, Fehler zu machen und uns zu blamieren. Er versucht uns davor zu bewahren, allein und einsam zurückzubleiben. Gelingt es uns, herauszufinden, in welcher Verbindung dieser Schutz zu Ereignissen unserer Vergangenheit steht, wird es einfacher anzuerkennen, wie die innere Kommandozentrale versucht uns zu schützen. Es wird zudem einfacher, wieder Kontrolle zurückzugewinnen.

Wenn es beispielsweise schwer für Eltern ist, ihr Kind zu validieren, geht es meist um mehr als nur um den Unwillen zur Validierung. Es ist, als ob der Brain-Boss uns kapert und uns zwingt, dagegen zu gehen: »Validiere nicht! Wenn du deiner anorektischen Tochter sagst, dass du verstehen kannst, warum sie nicht essen will und wie schwer es ist, zu essen, dann wird sie nicht essen. Wenn sie nicht isst, wird sie sterben. Und das wird deine Schuld sein!« Die Angst davor, alte Strategien loszulassen, und die Furcht, dass sich die Lage verschlimmert, sind mächtiger als die Motivation, neue Skills oder Strategien ausprobieren, selbst wenn wir uns bewusst sind, dass dies der bessere Weg wäre. Es gibt keine unmotivierten Eltern. Es gibt nur Eltern mit konkurrierenden Motivationen, die darauf gerichtet sind, Schlimmeres zu verhindern.

Gefühlsfallen schützen unser Selbst

Wir alle können in unserer Elternrolle gewisse Emotionen leichter nachempfinden und beantworten als andere. Manche von uns sind gut darin, ein Kind zu halten und zu umarmen, wenn es Trost braucht, werden jedoch unruhig und ängstlich, wenn das Kind sich hinauswagen will und Dinge auf eigene Faust ausprobieren möchte. Für andere ist es einfacher, die Abenteuer und Erkundungstouren des Kindes zu unterstützen, als warm und tröstend zu sein. Eltern, die mit der Idee aufwachsen, dass bestimmte Emotionen bedrohlich oder nicht erlaubt sind, werden sich schwer damit tun, dieselben Gefühle in sich selbst oder ihrem Kind zu akzeptieren.

Wenn wir in Beziehungen, die eigentlich sicher und wertschätzend sein sollten, tief oder wiederkehrend verletzt wurden, können diese Wunden uns in neuen Beziehungen übervorsichtig oder ängstlich machen. Diese Ängste können uns davon abhalten, das zu suchen und anzunehmen, was wir von anderen brauchen. Wir bringen diese Bewältigungsstrategien in neue Beziehungen ein, auch dann, wenn diese nicht mehr länger angemessen oder notwendig sind. Wer sich mit seinen eigenen Eltern unsicher fühlen musste und als Kind viel Angst erlebt hat, wird als Erwachsener vielleicht keine Nähe zu anderen zulassen. Dies erschwert es, Beziehungen zu führen, die uns den Schutz und die Sicherheit geben, die wir brauchen.

Diese Art des übermäßigen Schutzes kann uns auch daran hindern, die Verletzlichkeit, die Gefühle, Absichten und Motive anderer zu erkennen. Emotionen und innere Prozesse werden dann zu Hindernissen oder auch Gefühlsfallen in Beziehungen. Gefühlsfallen und übermäßiger Schutz verringern unsere Empathie, sie stehen uns im Weg, wenn es darum geht, wertvolle Informationen über uns selbst und andere zu gewinnen.

Auch wenn der Brain-Boss ursprünglich dazu da war, für unser Wohlergehen zu sorgen, kann er unerbittlich und kritisch werden. Er wirft uns vor, nicht gut genug zu sein, und hält uns davon ab, anderen näherzukommen, aus Angst vor Verletzungen. Und genau dieser Schutz wird zur »Falle«, die uns verführt, von der wir nicht lassen können; sie wird zu unserer »Nuss«.

Ein Beispiel für einen strengen Brain-Boss ist ein Vater, der sich einfach nicht bei seinem Sohn dafür entschuldigen kann, dass er übermäßig wütend und abwertend auf dessen Schulprobleme reagiert hat. Der Vater ist nicht in der Lage zu sagen: Es tut mir leid. Er hat Panik davor, dass sein Sohn dies missverstehen und keinerlei Verantwortung übernehmen wird. Sein Sohn könnte denken, er könne machen, was er wolle. Seine Verhaltensprobleme könnten schlimmer werden. Der Vater fürchtet sogar, sein Sohn könne als Krimineller im Gefängnis enden. Seine innere Kommandozentrale lässt ihn wissen, dass er wie der unfähigste Vater auf der Welt aussehen wird und außerdem noch seinem eigenen Vater recht geben muss, der immer gesagt hat, dass er nicht so früh Kinder hätte haben sollen, da er der Aufgabe niemals gewachsen sein werde. Der Brain-Boss überzeugt ihn, dass es besser sei, sich nicht zu entschuldigen, weiter wütend und abwertend zu sein, statt das alte Gefühl der Scham zu riskieren, das mit der Missbilligung seines Vaters einhergeht.

Gefühlsfallen sind in der Regel alte, schmerzliche Emotionen, die in neuen Situationen auftauchen. Sie sind häufig durch Sekundärgefühle geprägt, die die verletzlicheren maladaptiven Emotionen überdecken und so verhindern, dass diese Verletzlichkeit übermächtig wird. Der Vater im Beispiel oben liegt im Streit mit seinem Vater, nicht mit seinem Sohn. Sein Sohn hat lediglich das Pech, den Magneten dieser alten Wunde zu triggern. Wut auf den Sohn ist das Sekundärgefühl, das den Vater davor schützt, den maladaptiven Kernschmerz der Scham zu fühlen, der mit der Abwertung seines Vaters verbunden ist.

Alle Emotionen können zu Gefühlsfallen werden, auch solche Emotionen, die sich gut anfühlen. So kann es beispielsweise Ausdruck einer Gefühlsfalle sein, auf alle Schwierigkeiten des Kindes mit Optimismus, Ermutigung und fröhlicher Stimme zu reagieren, ohne die emotionale Lage des Kindes zu erfassen. Ein Brain-Boss, der viel sekundäres positives Denken befördert, wird vielleicht so klingen: »Sie sagen, dass er sich in der Schule nicht benimmt, aber Jungs sind halt Jungs. Das darf man nicht zu ernst nehmen. Dann malst du seine ganze Erziehung schwarz. Es ist wichtig, positiv und ermutigend zu sein. Wenn du nicht ein frohes Gesicht machst, wird er alle Hoffnung verlieren. Er wird denken, dass du nicht mehr an ihn glaubst. Dann wird er höchstwahrscheinlich

Depressionen entwickeln. Und dann wirst du dich als Lehrer, der seine eigenen Kinder nicht im Griff hat, bei deinen Kolleg:innen vollkommen lächerlich machen. Sie werden sich von dir abwenden, du wirst ausgeschlossen werden, genauso, wie du es in der Schule mit dieser Gruppe von Kindern erlebt hast. Egal was du machst, lass nicht zu, dass sich dieses Gefühl wiederholt, dieses Gefühl, vollkommen allein zu sein.«

Gefühlsfallen schützen Beziehungen

Viele Eltern fürchten sich, zu validieren, wenn ihr Kind auf ein anderes Familienmitglied wütend ist oder sich verletzt fühlt und nicht in der Nähe dieses Mitglieds sein will. Die Sorge ist häufig, zu bestätigen, dass das andere Familienmitglied gemein, bedrohlich, nervig etc. ist. Die Furcht, die verletzten Gefühle eines Kindes zu validieren, die durch einen anderen geliebten Menschen ausgelöst wurden, ist eine verbreitete und sehr nachvollziehbare Gefühlsfalle. Eltern fürchten, den anderen Elternteil zu kritisieren, ihm in den Rücken zu fallen, wenn sie die Wut des Kindes auf ihn oder sie validieren. Den Ärger auf ein Geschwister zu validieren läuft gefühlt Gefahr, zu vermitteln, dass das andere Kind tatsächlich schlecht oder unsympathisch ist. Unserer Erfahrung nach geschieht meist das Gegenteil, wenn das Gefühl der Angst, Einsamkeit oder Unzulänglichkeit validiert wird. Wir sind der Meinung, dass Eltern dies erleben müssen, um hier weiterzukommen und Validierung auch in diesen herausfordernden Momenten zu nutzen. Das nachfolgende Beispiel illustriert, was es heißt, etwas Herausforderndes zu validieren, das die Beziehung des Kindes zu einem Dritten berührt.

Urlaub

Der Vater und seine sechsjährige Tochter Susie fahren in den Urlaub, während die Mutter zu Hause bleibt, um zu arbeiten. Susie weint oft, wenn sie sich für einige Zeit von ihrer Mutter verabschieden muss. Beide Eltern fürchten die Abfahrt und haben Angst, dass Susie »ausrastet«. Sie sorgen sich, dass Susie sehr traurig sein wird und lange brauchen wird, um sich zu beruhigen. Die Abfahrt könnte ein Albtraum werden. Für die Mutter ist es schwer, zu validieren, dass die Tochter sich davor fürchtet, allein mit ihrem Vater in den Urlaub zu fahren. Sie hat Angst, die Furcht ihrer Tochter zu vergrößern, und möchte sie nicht darin bestärken, dass ein Urlaub nur mit ihrem Vater eine blöde Sache ist. Im schlimmsten Fall könnte sie die Beziehung zwischen Susie und ihrem Vater beschädigen.

Im Anschluss an die Elternberatung spricht die Mutter am Tag vor der Abreise mit Susie. Susie sagt: »Ich will in Urlaub fahren, aber ich habe auch Angst.«

Mutter: »Ja, es ist ja auch ziemlich aufregend, eine Reise zu machen.«

Susie: »Ich finde es nicht aufregend. Ich habe Angst, weil du nicht mitkommst. Ich will nicht allein mit Papa gehen. Ich will einfach, dass du auch mitkommst. Du sollst auch mitkommen.«

Mutter: »Ich weiß, es ist schwer für dich, wenn wir beide nicht zusammen sind.«

Susie fängt an zu weinen: »Ich habe meine Meinung geändert. Ich fahre nicht mit Papa in die Ferien. Ich freue mich gar nicht drauf. Ich hab Angst, weil du nicht mitkommst. Ich will, dass du mitkommst, sonst gehe ich nicht mit. Ohne dich macht es keinen Spaß.«

Die Mutter zieht Susie zu sich, streichelt ihr über das Haar und sagt: »Ja, es ist nicht schön, wenn man voneinander entfernt ist, wir werden beide traurig sein und uns vermissen.«

Susie weint, hält sich an ihrer Mutter fest, fängt aber an, sich zu beruhigen.

Am nächsten Morgen, kurz vor der Abfahrt, äußert Susie: »Mein Bauch fühlt sich komisch an.«

Mutter: »Als ob du Schmetterlinge im Bauch hast!«

Susie: »Nicht nur Schmetterlinge ... auch große Vögel!«

Mutter: »Auch Vögel! Wow!!«

Susie antwortet: »Ja!« und fängt an, darüber zu sprechen, wie aufgeregt sie angesichts der Reise ist. Sie verabschiedet sich liebevoll von ihrer Mutter und steigt dann mit ihrem Vater ins Auto.

Magneten und Trigger

Wir alle haben in der Vergangenheit Erfahrungen gesammelt, die uns gegenüber bestimmten Situationen oder Themen empfindsam machen. Vielleicht wurden Sie gemobbt und sind nun sensibel dafür, wenn Menschen Sie ausschließen. Wir nennen alle diese Sensibilitäten und Verletzlichkeiten *Magneten,* da sie bestimmte Arten von Information anzuziehen scheinen. Magneten werden durch sogenannte *Trigger* aktiviert. Wenn Sie beispielsweise gemobbt wurden, kann es ein Trigger sein, kritisiert zu werden. Er aktiviert den Magneten, gehänselt oder Opfer zu werden.

Magneten sind alte emotionale Wunden, tief verwurzelte Sensibilitäten und Verletzlichkeiten in uns. Trigger sind neue Erfahrungen oder Ereignisse, die unsere Magneten aktivieren; sie aktualisieren maladaptive Emotionen, die mit diesen alten Wunden oder angeborenen Sensibilitäten verbunden sind.

Einige Menschen haben Magneten, die durch die Erfahrung berührt werden, nicht clever oder klug genug zu sein. Andere Magneten stehen in Verbindung mit dem Körpergewicht. Wenn jemand einem Menschen mit einem gewichtsbezogenen Magneten sagt: »Du bist nicht besonders schlau, du hast den Witz nicht verstanden«, wird dies kaum Scham auslösen. Wenn jemand allerdings darauf hinweist, dass diese Person eine große Mahlzeit einnimmt, wird dies Scham im Hinblick auf Gewicht und Körperumfang wachrufen.

Unsere Magneten zu kennen und zu wissen, was sie triggert, senkt die Wahrscheinlichkeit, in Gefühlsfallen zu geraten, wenn wir mit unseren Kindern interagieren.

Wenn Ihr Kind ein ähnliches Temperament, einen ähnlichen emotionalen Stil wie Sie selbst hat, kann es dies leichter machen, Ihr Kind zu verstehen und ihm beizustehen – oder schwerer. Stoßen die Gefühle des Kindes in uns auf Resonanz, bewegen sie etwas in uns, das wir wiedererkennen und für uns selbst annehmen können. Und haben wir selbst die Erfahrung gemacht, dass diese Bedürfnisse erfüllt wurden, wird es leichter, das Kind zu verstehen und ihm zu geben, was es braucht. Wenn hingegen Eltern in ihrem Kind auf Gefühle stoßen, die sie für sich selbst ablehnen, für die sie sich schämen oder vor denen sie sich fürchten, triggern die Gefühle des Kindes die emotionalen Magneten der Eltern. Eltern versuchen dann möglicherweise, die unangenehmen Gefühle zu vermeiden, und reagieren sehr zurückhaltend. Alternativ können die Gefühle auch sehr überwältigend und explosiv werden und die Eltern in hohe Erregung versetzen. Ihre Emotionen stehen ihnen dann dabei im Weg, die Gefühle und Bedürfnisse ihres Kindes zu sehen und zu beantworten.

Um diese maladaptiven Reaktionen und Strategien zu überwinden, müssen wir unsere Magneten, Trigger und potenziellen Gefühlsfallen kennen.

Reflexion

Was sind Ihre emotionalen Magneten? Reagieren Sie stärker darauf, abgelehnt und zurückgewiesen zu werden, oder darauf, kritisiert und nicht respektiert zu werden?

Was triggert Ihre Magneten? Bei welchen Verhaltensweisen Ihrer Kinder geraten Sie emotional stärker in Erregung:

abhängig / anhänglich, ruhig / passiv / hilflos, bedürftig / das Opfer spielend?

Oder wenn sie unabhängig / rebellisch, aggressiv / bestimmend, kritisch, abwertend / unhöflich sind?

Bleibt die Gefühlsfalle lebenslänglich bestehen?

Veränderung ist schwer und es ist nicht einfach, uns aus unseren Gefühlsfallen zu befreien. Unser Brain-Boss wird versuchen, uns davon zu überzeugen, dass es *zu* schwer ist, dass wir uns nicht verändern sollten, dass wir die »Nuss« der alten Strategien nicht loslassen sollten und dass es zu »gefährlich« ist, dies zu tun. Wenn unsere Tochter an Essstörungen leidet und Anerkennung dafür bräuchte, wie schwer es für sie ist, zu essen, wird uns der Brain-Boss davon überzeugen wollen, sie auf gar keinen Fall zu validieren. Dies könnte sie in ihrer Überzeugung bestärken, dass sie *nicht* essen sollte. Sie wird dann noch kränker werden und es wird Ihre Schuld sein. Sie sollten weiterhin das tun, was Sie bereits tun: die Tatsache abtun, dass es extrem schwer und schmerzhaft für sie ist, zu essen – oder weiter argumentieren, wie wichtig es für sie ist, zu essen.

Gefühlsfallen laden uns dazu ein, alte emotionale Muster, Verhaltensgewohnheiten und Bewältigungsstrategien zu wiederholen, die in eine andere Zeit und andere Beziehungen gehören. Uns ist währenddessen oder hinterher vielleicht bewusst, dass wir einen Fehler machen, es gelingt uns jedoch nicht, unser Verhalten zu ändern. Meist bleiben wir mit einem schlechten Gewissen und Schuldgefühlen zurück, wir schämen uns dafür, dass wir so handeln und nicht in der Lage sind, die Eltern zu sein, die wir sein wollen. Wenn diese Art Emotionen hochkommen und stärker werden, verhindern sie, dass wir in die emotionale Welt des Kindes eintauchen. Gelingt es uns nicht, uns in das Kind einzufühlen, steigt die Wahrscheinlichkeit, dass wir uns ärgern – das Kind ist schließlich »schuld« daran, dass wir uns so fühlen. Entsprechend machen wir ihm Vorwürfe, stoßen es in Wut von uns oder ziehen uns beschämt zurück. Das Kind bleibt mit seinen Emotionen allein, ohne dass die Eltern ihm helfen, seine Reaktionen zu verstehen, seine Gefühle anzuerkennen, und ohne Hilfestellung im Umgang mit diesen Gefühlen.

Wenn sich die Art und Weise, wie wir mit unseren eigenen und den Gefühlen unseres Kindes umgehen, zu einem anhaltenden negativen Muster entwickelt, hinterlässt dies Wunden in der Beziehung zu unserem Kind. Typische negative Interaktionsmuster entstehen zum Beispiel, wenn Eltern ihr Kind ablehnen und zurückweisen, wenn es bestimmte Gefühle oder Verhaltensweisen zeigt; wenn sie ihrem Kind Vorwürfe machen; wenn sie Abscheu und Ekel gegenüber dem Kind zum Ausdruck bringen oder sich lustig machen über die Gefühle und Handlungen ihres Kindes. Schuldzuweisungen, Ekel, Abscheu und Lächerlich-Machen sind alles Gefühlsfallen, die uns davor schützen, unsere eigene Verantwortung zu spüren. Sie schützen uns vor dem Gefühl der Überforderung, vor dem Gefühl, falsch und einsam zu sein. Wenn sie nicht unterbrochen werden, verhindern diese Interaktionsmuster langfristig, dass die Bindungs- und Identitätsbedürfnisse des Kindes erfüllt werden. Das Risiko für psychische und somatische Symptome beim Kind steigt.

In dem Moment, in dem wir selbst Eltern werden, werden unsere eigenen Erziehungserfahrungen mit unseren Eltern aktiviert – sei es in Form konkreter Erinnerungen oder häufig eher indirekt und implizit, durch Emotionen und Handlungen. Bei einigen von uns führt die Elternschaft zu mehr Verständnis für die eigenen Eltern. Wir erkennen uns in ihren Kämpfen wieder, können ihre Gefühle besser nachvollziehen und ihre Begrenzungen besser anerkennen. Bei anderen löst die Sehnsucht danach, von den eigenen Eltern in unseren emotionalen Bedürfnissen gesehen zu werden, Trauer oder Ärger aus. Unsichere Bindungsmuster in der Ursprungsfamilie erschweren es uns, emotionale Bande mit den eigenen Kindern zu schmieden.

Wie wir mit Gefühlsfallen arbeiten können

Ein wichtiges Prinzip im EFST ist es, Eltern mit Akzeptanz und Validierung zu begegnen. Dies gilt für ihre unangenehmen Gefühle ebenso wie für ihre unangemessenen Strategien. Wir betrachten diese Strategien als Ausdruck guter Absichten für das Kind: »Ich muss ihm beibringen, für sich einzustehen …«; »Wenn ich zu viel Druck mache, wird sie noch kränker …«; »Ich kann ihm das nicht durchgehen lassen, nur weil er wütend wird – wir müssen ihn mit den eigenen Waffen schlagen!«. Wir möchten unsere Kinder so erziehen, dass es ihnen gut geht, werden dabei jedoch häufig von unseren eigenen Emotionen geblendet. Manche Eltern glauben, dass ihre Kinder darauf vorbereitet werden müssen, wie fordernd das Leben sein kann, andere werden versuchen, ihr Kind vor Schmerz und Härte zu beschützen. Dieser Drang, unsere Kinder zu beschützen und vorzubereiten, ist häufig eng mit unserer eigenen Lebensgeschichte und den Warnungen unseres Brain-Bosses verknüpft. Als Therapeut:innen versuchen wir die Magneten der Erziehenden im Lichte ihrer eigenen Geschichte zu verstehen. Wir begegnen ihnen genauso, wie wir uns wünschen, dass sie ihren Kindern begegnen: mit Offenheit, Interesse, Akzeptanz und Verständnis; wir benennen und validieren ihre Gefühle und erkunden deren Bedeutung; wir verstehen und versorgen ihre Bedürfnisse; und wir unterstützen sie dabei, Kontakt aufzunehmen zu ihren unangenehmsten, ungewollten, schmerzlichen und oft tabuisierten Gefühlen.

Die größte und wichtigste Aufgabe, die wir als Therapeut:innen im Umgang mit Gefühlsfallen haben, ist es, Eltern dabei zu unterstützen, in Kontakt mit ihren maladaptiven Emotionen zu kommen. Eine gute Arbeitsbeziehung,

Stuhlarbeit und empathische Interventionen sind allesamt Schlüsselelemente, wenn es darum geht, mit diesen verletzlichen Gefühlen Kontakt aufzunehmen. Wenn Eltern erst einmal an diese dunklen und schmerzlichen Orte aufbrechen, kommen sie in Berührung mit ihren alten, unversorgten Bedürfnissen und können diese anerkennen. Sie können betrauern, wonach sie sich vergeblich gesehnt haben, und die maladaptive Angst, Trauer, Wut oder Scham in selbstbehauptenden Ärger, Selbstmitgefühl oder adaptive Trauer transformieren.

Damit die Eltern in der Interaktion mit ihren Kindern nicht unvorbereitet in eine Gefühlsfalle tappen, müssen wir als Therapeut:innen ihnen zunächst dabei helfen, sich ihrer Fallen bewusst zu werden. Wir können dies mithilfe einfacher Validierung tun: »Wenn Sie Ihren Sohn an dieser Stelle validieren, befürchten Sie, dass er auch in Zukunft in Tränen ausbricht, wenn andere Kinder ihn ärgern – und dann wird die Lage noch schlimmer für ihn. Kein Wunder, dass Sie das nicht tun wollen.« Mithilfe der Validierung unterstützen wir den Vater dabei, seine eigenen Gefühle zu verstehen und anzuerkennen, dass er mehr Empathie für sich entwickeln kann. Er begreift, dass die Gefühlsfalle dazu da ist, ihn vor seinen eigenen Ängsten zu schützen. Im Anschluss an die Validierung können wir die Aufmerksamkeit der Bezugsperson zurück auf das Kind und dessen Bedürfnisse lenken. Kommt die Gefühlsfalle zurück und die Eltern sind nicht in der Lage, ihr Kind zu validieren, greifen wir auf Stuhlarbeit zurück. Sie dient dazu, die Gefühlsfalle und die Aktivität des Brain-Bosses noch sichtbarer zu machen und die zugrunde liegenden konkurrierenden Motivationen zu erkunden. Stuhlarbeit mit Gefühlsfallen beschreiben wir später in diesem Kapitel.

Reflexion

Was also ist Ihre »Nuss«? An welchen Strategien halten Sie unbedingt fest? Welche Strategien können Sie nicht loslassen? Wovor schützen Sie diese Strategien? Vor welchem maladaptiven Gefühl fürchten Sie sich am meisten? Welches Gefühl versuchen Sie, um jeden Preis zu vermeiden? Inwiefern halten Sie diese Strategien, die Vermeidung bestimmter Gefühle, davon ab, Ihr volles Potenzial zu nutzen? Inwiefern verhindern diese Strategien, dass Sie der Elternteil, die Bezugsperson sind, die Sie sein wollen?

Marker für Gefühlsfallen

Marker für Gefühlsfallen können zum Beispiel so klingen: »In dem Moment, in dem er anfängt, werde ich wütend«; »Aber sie ist so schwierig«; »Das kann ich nicht sagen, dann geht es ihr noch schlechter«; »Ich kann das nicht validieren«; »Ich kann sie nicht sehen im Stuhl gegenüber«; »Diese Worte kommen mir einfach nicht über die Lippen«; »Ich kann nicht so streng reden, das schaffe ich nicht«; »Das werde ich niemals schaffen«; »Vielleicht sollte meine Frau das Gespräch übernehmen«; »Sie meinen, ich sollte über die Selbstverletzung sprechen? Nein, das werde ich nicht machen«. In anderen Situationen tauchen sie sogar noch weiter unterhalb der Bewusstseinsschwelle der Eltern auf. Ein Elternteil mag vor Verzweiflung in sich zusammensacken, vor Wut toben, in Angst erstarren, jammern oder sich beschweren. Die Fallen der Eltern können sich also in Worten und in Emotionen ausdrücken.

Manchmal gelingt es Eltern, nur durch eine einfache Validierung des Therapeuten oder die Erinnerung daran, »aber« durch »weil« zu ersetzen, die Gefühlsfalle zu verlassen. Die Angst, Scham, oder der Ärger lassen leicht nach, und die Eltern sind wieder motiviert, sich auf die anstehende Aufgabe zu konzentrieren. In anderen Fällen, insbesondere dann, wenn Eltern von intensiven Emotionen gefangen genommen werden, sei es zu Hause mit dem Kind oder im Workshop selbst, müssen wir größere Distanzen überwinden, um eine Gefühlsfalle zu verlassen.

In der Regel wird es einfacher, mit einer Gefühlsfalle zu arbeiten, wenn der emotionale Konflikt im jeweiligen Moment aktualisiert ist – solange die Aktivierung nicht überwältigend ist und die Eltern vollständig in Beschlag nimmt. Bei mittlerer Aktivierung sprechen wir von einem »heißen Marker«: Der Konflikt und innere Kampf ist im konkreten Moment aktualisiert. Von einem »kalten Marker« sprechen wir, wenn wir lediglich abstrakt darüber reden. Nehmen wir an, die Therapeutin weiß beispielsweise, dass der Elternteil eine traumatische Kindheit mit umfassender Ablehnung erlebt hat. Diese Angst vor Zurückweisung zeigt sich in der Beziehung zum Kind, indem der Elternteil das Kind zurückweist, sobald er erahnt, dass sich das Kind zurückziehen will. Aber erst wenn dieses Gefühl unmittelbar in der Beratung aktiviert ist, werden wir anregen, mithilfe der Stuhlarbeit daran zu arbeiten.

Marker für Gefühlsfallen werden oft sichtbar, wenn wir an empathischer Validierung arbeiten (siehe Kapitel 1 und 2) oder an Entschuldigungen und Grenzziehungen, die der Fokus in Kapitel 4 und 5 sein werden. Unangemessene Strategien, die es Eltern erschweren, die Bedürfnisse ihres Kindes zu sehen, können in der Beratung sichtbar werden in Form von Unwilligkeit, Zögern, einer

Unfähigkeit, neue Dinge auszuprobieren – und als Motivation, die alten, vertrauten, sicheren Strategien beizubehalten. Sie können sich auch als Widerwillen zeigen, bestimmte Übungen zu machen, wie zum Beispiel neue Skills mithilfe der Stühle einzuüben.

Diese Marker bilden den Ausgangspunkt für tiefere, grundlegendere therapeutische Arbeit. Häufig ist sie verbunden mit einem Hindernis, das Eltern überwinden müssen, wenn sie von der Beratung so profitieren wollen, dass ein Effekt auf die seelische Gesundheit und das Wohlergehen ihrer Kinder spürbar wird.

Stuhlarbeit mit Gefühlsfallen

Stuhlarbeit ist die Methode, mit der wir Bezugspersonen dabei unterstützen, die konkurrierenden Motivationen zu entdecken und zu verarbeiten, die ihren Gefühlsfallen zugrunde liegen. Dies hilft ihnen, im Anschluss die Dinge los- oder wegzulassen, die sie daran hindern, ihren Kindern beizustehen.

Ab und an müssen die Schritte in der Stuhlarbeit wiederholt werden. Oft liegt dies daran, dass dieselbe Gefühlsfalle erneut auftaucht. Dann durchlaufen wir die Schritte mehrere Male.

Schritt 1: Der Selbst-Stuhl – die Gefühlsfalle taucht auf
Die Gefühlsfalle zeigt sich, wenn Eltern unwillig oder nicht in der Lage sind, ihr Kind zu validieren, sich zu entschuldigen oder eine klare und stimmige Grenze zu ziehen. Eltern können auch Bedenken haben, die Übungen wie beschrieben durchzuführen, wie zum Beispiel den Stuhl zu wechseln, mit dem Stuhl gegenüber zu sprechen, sich vorzustellen, sie wären ihr Kind. Gefühlsfallen können wir auch an der Befürchtung erkennen, sich vor der Therapeutin lächerlich zu machen und deshalb ihren Einladungen nicht zu folgen. Wir identifizieren die Gefühlsfalle, arbeiten sie mit den Eltern heraus und kartieren wenn möglich die relevanten Magneten und Trigger. Wir validieren die schmerzlichen Gefühle, die die Eltern gefangen halten, und versuchen, zur ursprünglichen Aufgabe zurückzukehren. Bleibt die Gefühlsfalle weiter bestehen, greifen wir auf Stuhlarbeit zurück. Wir regen an, eine Übung zu machen, mithilfe derer wir mehr über die konkurrierende Motivation herausfinden können, die die Eltern gefangen hält. Bei Bedarf stellen wir Information zu Gefühlen und Gefühlsfallen zur Verfügung. Besteht eine gute Arbeitsbeziehung und der Elternteil ist mit der Methode vertraut, kann der Therapeut direkt zur Stuhlarbeit übergehen.

Schritt 2: Der Stuhl gegenüber – sei der Teil in dir (der Brain-Boss), der dich gefangen hält

Der Therapeut hält Ausschau nach der treibenden Kraft und der zugrunde liegenden konkurrierenden Motivation, die die Eltern in der Gefühlsfalle gefangen hält. Wir setzen den Elternteil auf den gegenüberliegenden Stuhl und sagen: »Kommen Sie hier rüber und seien Sie der Teil, der Sie davon überzeugt, dass es die beste Strategie ist, wütend auf Ihren Sohn zu sein, wenn er nicht tut, was er tun soll. Seien Sie der Teil, der sagt: ›Werde immer wütender auf ihn. Wenn du das lässt, wird er nicht begreifen, wie ernst es dir ist.‹ Sagen Sie es ihm in Ihren eigenen Worten.« Die Eltern stellen sich vor, wie sie selbst im Selbst-Stuhl sitzen, und sprechen vom gegenüberliegenden Stuhl aus mit sich selbst. Als ihr eigener Brain-Boss versuchen die Eltern, sich davon zu überzeugen, dass sie genauso weiterhandeln sollten wie bisher. Wir instruieren die Eltern, sich selbst Angst zu machen: Was wird passieren, wenn Sie Ihre Strategie wechseln?

Stellen wir uns ein Kind vor, das sich weigert, sich anzuziehen. Hält die Gefühlsfalle den Elternteil beispielsweise in Ärger gefangen und verhindert empathische Validierung oder Grenzziehung, lassen wir den Elternteil zu sich selbst sagen: »Werde wütend auf ihn, wenn er sich nicht anzieht. Sonst wird er es niemals lernen, er wird niemals unabhängig werden und man wird sich immer über ihn lustig machen.« Wir lassen die Eltern konkret werden: Wie schlimm wird es für sie ausgehen, wenn sie nicht dem Brain-Boss folgen?: »Wenn du ihn ohne Schuhe und Jacke in den Kindergarten bringst, werden die Leute sehen, dass du die unfähigste Mutter der Welt bist. Jeder wird sehen, dass du die Dinge überhaupt nicht unter Kontrolle hast.«

Als Therapeut:innen versuchen wir als Nächstes, die Gefühlsfalle mit den Verletzungen, Verlusten und Scheiternserfahrungen aus dem Leben der Eltern zu verknüpfen, in denen dieselben maladaptiven Gefühle entstanden sind, in denen sie jetzt gefangen sind. So enthüllt sich die konkurrierende Motivation, die die Eltern zwingt, dem alten Weg treu zu bleiben und nicht das zu tun, was sie eigentlich für ihr Kind tun wollen oder müssen. »Erinnern Sie sich an eine Zeit, als Kind oder Jugendliche, in der Sie auch dieses schmerzliche Gefühl hatten, nicht gut genug zu sein. Rufen Sie sich jetzt diese Zeit wach.« Sobald die Eltern eine Geschichte oder Erinnerung präsentieren, fahren wir fort: »Denken Sie daran, dass Sie sich nie wieder so fühlen wollten wie damals. Und erinnern Sie sich daran, dass Sie mit diesem Gefühl der Scham, des Nicht-gut-genug-Seins, nicht fertig werden können.«

Zum Schluss instruieren wir die Eltern, sich selbst davon zu überzeugen, so weiterzumachen wie bisher – die Gefühlsfalle, die alte Strategie, ist die beste

Lösung: »Verändere nichts! Sei weiter wütend! Jedes Mal, wenn er sich nicht anziehen will, reagiere weiter mit Wut.«

Schritt 3: Selbst-Stuhl – Stell dir das Kind vor und bekenne dich zur konkurrierenden Motivation

Wir bitten die Eltern, zurück auf den Selbst-Stuhl zu kommen und sich das Kind im Stuhl gegenüber vorzustellen. Die Eltern agieren nun als sie selbst und sprechen mit ihrem Kind, nicht mit dem Brain-Boss. Wir eröffnen die Kommunikation zwischen Eltern und Kind und lassen die Eltern zu ihrem Kind sagen, dass sie auch in Zukunft das tun werden, was der Brain-Boss empfiehlt, um ein bestimmtes Gefühl nicht mehr erleben zu müssen. Wir lassen die Eltern dem Kind sagen, dass sie den Versuch zu helfen aufgeben werden, da sie als Eltern versagen und es nicht hinbekommen; oder dass sie weiterhin wütend und kritisch sein werden, das Kind ablehnen oder ihm Vorwürfe machen werden, zum Beispiel: »Ich werde weiter wütend auf dich sein, weil, wenn ich es nicht bin, wirst du niemals lernen, dich anzuziehen. Dann wirst du schikaniert werden und ich werde als schreckliche Mutter dastehen. Das halte ich nicht aus. Es erinnert mich daran, wie ich klein war und selbst drangsaliert wurde und mich so dumm gefühlt habe.« Im Beispiel zeigt sich die konkurrierende Motivation deutlich als der Versuch, die Mutter vor alten, aber immer noch unverarbeiteten schmerzlichen Gefühlen zu schützen, die aus vergangenen emotionalen Verletzungen rühren.

Wir lassen die Eltern zum Kind sagen: »Ich werde mich nicht verändern – egal, wie die Kosten für dich sind.« Wir spitzen weiter zu und lassen sie formulieren: »Es ist wichtiger für mich, mich vor meinen eigenen verletzlichen Kindheitsgefühlen zu schützen, als mich um deinetwillen zu verändern.« Im Anschluss können die Eltern etwas sagen wie: »Es ist wichtiger für mich, mich vor diesem schmerzlichen Gefühl der Scham zu schützen, als dass du dich in Ordnung fühlst.« Als Therapeutin fassen wir dann zusammen: »Lassen Sie Ihr Kind wissen, dass Sie die Konsequenzen für ihn/sie in Kauf nehmen.«

In vielen Fällen löst sich die Gefühlsfalle an dieser Stelle auf. Die plötzliche Klarheit der konkurrierenden Motivation entlässt die Eltern aus den Klauen der Gefühlsfalle. Es wird zu schwer für Eltern, sich vor sich selbst oder ihrem Kind dazu zu bekennen, dass sie ihrem Kind nicht helfen werden, dass sie es weiterhin ablehnen, einschüchtern, verängstigen oder kritisieren werden, um ihre eigenen schmerzlichen Gefühle nicht zu spüren – dass es wichtiger für sie ist, sich selbst vor schrecklichen Gefühlen zu schützen, als ihrem Kind zu helfen. Auch wenn sich die Gefühlsfalle an diesem Punkt auflöst, gehen wir immer durch die gesamte Sequenz.

Schritt 4: Der Stuhl gegenüber – Sei das Kind

Der Elternteil sitzt im Stuhl gegenüber und spürt, wie es ist, das Kind zu sein und aus dieser Perspektive heraus zu antworten. Als Therapeut:in können wir zum Beispiel sagen: »Seien Sie ihr Kind. Wie ist es, das zu hören?« Wenn das Kind erleichtert ist, wütend oder resigniert, ist es wichtig, die verletzlicheren Emotionen darunter zu erforschen, bevor wir weitergehen. Ist das Kind traurig und zeigt, dass es seinen Elternteil braucht, bitten wir das »Kind«, dies gegenüber dem Elternteil auszudrücken. Wichtig ist, Sehnsucht und liebevolle Gefühle gegenüber den Eltern zu verstärken, wenn sie sich zeigen – dies stärkt die Erfahrung der Eltern, wichtig für ihr Kind zu sein. Sie spüren, wie bedeutsam das, was sie sagen und tun, für ihr Kind ist.

Wenn die Eltern (in der Position des Kindes) Bedürfnisse ausdrücken, müssen Therapeut:innen sehr aufmerksam dafür sein, die Sehnsucht und Liebe darin zu verstärken. Dies ist ein deutlicher Unterschied zu anderen Formen emotionsfokussierter Stuhlarbeit, in denen es häufig darum geht, das Bedürfnis in Form einer durchsetzungsfähigen Forderung zu artikulieren, um Menschen zu helfen, für sich einzustehen. In unserer Übung ist das »Selbst«, mit dem wir arbeiten jedoch der Elternteil und nicht das Kind. Nehmen wir an, die Therapeutin bittet die Eltern zurück auf den Selbst-Stuhl und es ist zuvor nicht gelungen, Zugang zu finden zu dem weicheren Kind in ihnen, das sich nach den Eltern sehnt und sie liebt. Die Eltern (als ihr Kind) haben zum Beispiel gesagt: »Hör auf, um dich selbst zu kreisen, hör auf, so egoistisch zu sein, und denk ein einziges Mal an mich!« Sind die Eltern zurück auf dem Selbst-Stuhl, werden sie höchstwahrscheinlich in sich zusammenfallen, vor der Zurückweisung zurückschrecken und sich nicht in der Lage fühlen, die Gefühlsfalle zu verlassen, um dem Kind zu helfen. Sie werden an der konkurrierenden Motivation festhalten. Dieser Aspekt ist einer der häufigsten Gründe dafür, dass Eltern keine Transformation in Richtung eines Weicher-Werdens erfahren beziehungsweise keinen Entschluss fassen, für ihr Kind etwas anders zu machen. Als Anfänger-EFST-Therapeut:innen laufen wir Gefahr, die Eltern zum Selbst-Stuhl zurückkehren zu lassen, ohne dass sie Zugang zu der tiefen Weisheit gefunden haben, dass ihr Kind sie liebt und schätzt und sich wünscht, dass alles zwischen ihnen heil und gut ist. Läuft dieser Teil hingegen gut, wandelt sich die Selbstkritik der Eltern in Selbstmitgefühl. Struktur und Prozess der Beratung sind unabhängig davon, welches Gefühl oder welche Bewältigungsstrategie die Gefühlsfalle ausmachen.

Schritt 5: Der Selbst-Stuhl – Was wird von nun an anders sein?

Wir laden die Eltern zurück auf den Selbst-Stuhl ein und fragen: »Was passiert, wenn Sie dies von Ihrem Kind hören?« Wir bitten sie, ihrem Kind zu erzählen, was sich von nun an ändern wird. Die Veränderung wird nicht perfekt sein, aber Mama und Papa werden nicht aufgeben. Wir ermutigen Eltern, warme Gefühle und Wünsche für ihr Kind auszudrücken.

Schritt 6: Der Stuhl gegenüber – Spür, wie es ist, das Kind zu sein
Die Eltern nehmen wieder auf dem Stuhl gegenüber Platz und wir fragen sie: »Als Ihr Kind, wie fühlt es sich an, dies zu hören?« Ist die Antwort positiv, ermutigen wir die Eltern »als Kind« auszudrücken, was es ihm bedeutet und wie dankbar es dafür ist, dass die Eltern versuchen, neue Wege zu gehen. Wenn »das Kind« ängstlich, wütend oder zweifelnd ist, erforschen wir, was unter der Angst oder Furcht liegt, damit die Eltern »als Kind« spüren und formulieren können, wie es sich anfühlt, von der Veränderung der Eltern zu hören und beispielsweise Erleichterung oder Freude erfahrbar wird.

Schritt 7: Der Selbst-Stuhl
Die Eltern kehren zurück auf den Selbst-Stuhl und erzählen uns als Therapeut:innen, wie es sich anfühlt, die Antwort ihres Kindes zu hören. Entsteht der spontane Wunsch, sich beim Kind zu entschuldigen, ermöglichen wir eine Entschuldigung. Wir bitten die Eltern, sich ihr Kind im Stuhl gegenüber vorzustellen, und lassen sie um Verzeihung bitten. Wir nutzen dabei die Schritte der Entschuldigung wie in Kapitel 4 beschrieben. Besteht kein unmittelbarer Wunsch, sich zu entschuldigen, kehren wir zu dem Punkt zurück, an dem wir gearbeitet haben, bevor sich die Gefühlsfalle gezeigt hat.

Was machen wir, wenn sich die Gefühlsfalle nicht auflöst?

Manchmal gelingt es, eine Gefühlsfalle mit empathischer Validierung oder der Erkundung der konkurrierenden Motivationen der Eltern aufzulösen. In anderen Fällen müssen wir ein paar Schritte zurückgehen, einige Schritte wiederholen oder die Stuhlarbeit intensivieren. Es ist nicht ungewöhnlich, dass die gleichen elterlichen Gefühlsfallen im Verlauf des Beratungsprozesses mehrfach auftreten. Dann wiederholen wir die Stuhlarbeit wie oben beschrieben.

Damit die Stuhlarbeit wirksam werden kann, ist es wichtig, dass die Eltern eine mittlere bis hohe emotionale Aktivierung erleben. Insbesondere in Schritt 3–5 ist die Emotionsaktivierung bedeutsam. Wir nutzen empathische Interventionen wie empathische Validierung, empathisches Vermuten und evokative Empathie oder unterstützen Eltern dabei, die Aussagen gegenüber ihrem Kind zu schärfen wie in Schritt 1–3 oben. Emotionale Aktivierung und Kontakt zu maladaptiven oder unverarbeiteten Emotionen ist entscheidend, wenn es darum geht, Gefühlsfallen aufzulösen – nicht nur für die aktuelle Situation, sondern auch langfristig und in neuen Situationen. Empathische Validierung, empathisches Vermuten und evokative Empathie behandeln wir in Kapitel 8.

Hier ein Beispiel für die Stuhlarbeit mit Gefühlsfallen:

Das unruhige Kind

Ein Paar mit sechs Monate alten Zwillingen kommt zur Beratung. Die Zwillinge sind vier Wochen zu früh auf die Welt gekommen. Eines der Mädchen, Hannah, tut sich schwer mit Augenkontakt, weint viel, ist schwer zu beruhigen und schläft und isst schlecht. Die Eltern haben das Gefühl, dass die Art und Weise, in der sie Kontakt zu ihnen aufnimmt, »nicht ganz normal« ist. Die veranlassten Tests haben kein klares Ergebnis erbracht. Beide Eltern sind verzweifelt. Der Vater wird manchmal wütend auf sie. Wenn sie lange Zeit schreit, hat er das Gefühl, Abstand nehmen zu müssen, um nicht »verrückt zu werden«. Die Mutter ist erschöpft vom Stillen, dem Schlafentzug und der Tatsache, dass sie so oft allein mit den Kindern ist. Sie hat kaum Energie übrig, und ihr Gesicht scheint ausdruckslos.

Beide Eltern sind verzweifelt und am Ende ihrer Weisheit. Die Therapeutin beginnt mit Psychoedukation und geht dann dazu über, die Mutter empathisch zu validieren. Sie kommt mit ihr überein, dass ein vorrangiges Thema für die Mutter das Fehlen eines Emotionsausdrucks in ihrem Gesicht ist und die Schwierigkeit, eine Verbindung mit Hannah herzustellen. Wenn Hannah unruhig und weinerlich ist, kann sie sie halten und herumtragen, andere Reaktionen stehen ihr nicht zur Verfügung.

Während die Therapeutin die Mutter empathisch validiert, bittet sie sie, sich Hannah im Stuhl gegenüber vorzustellen. Sie lädt sie ein, Hannah gegenüber den Mangel an Energie und ihre Erschöpfung ausdrücken, und zwar so, wie sie sich an den schlimmsten Tagen anfühlen. Mit ein wenig Unterstützung gelingt es der Mutter, zu sagen:

»Ich kann keine Verbindung zu dir aufbauen, ich bin so erschöpft. Ich kann dich halten und rumtragen, aber ich ertrage es nicht, dich anzuschauen. Egal was ich tue, du fängst an zu weinen. Ich bin nicht in der Lage, dir die Mama zu sein, die ich sein möchte.«

Die Therapeutin bittet die Mutter, in den Stuhl gegenüber zu wechseln, und lädt sie ein, sich vorzustellen, wie es sich für Hannah anfühlt, zu hören, dass ihre Mutter so erschöpft ist, dass sie es nicht mal erträgt, sie anzusehen.

Mutter: »Ich fühle nichts. Ich versuche, etwas zu fühlen, ich weiß auch, dass das nicht gut ist, aber ich bin einfach hohl. Total leer. Es ist, als ob da nichts ist. Ich kann das nicht.«

Die Therapeutin versucht, die Gefühlsfalle zu überwinden, indem sie die Mutter validiert und erkundet, welche konkurrierenden Motivationen unter der Leere liegen, aber der Prozess stagniert. Die Therapeutin beschließt, die Stuhlarbeit für Gefühlsfallen zu nutzen. Die Mutter bleibt auf dem Stuhl gegenüber sitzen.

Therapeutin: »Ich möchte Sie einladen, sich vorzustellen, dass Sie hier in diesem Stuhl sitzen (dem Selbst-Stuhl). Sie schauen auf sich selbst, die frisch gebackene Mutter, die neugierig ist und wissen möchte, wie es ihrer Tochter geht. Von dem Stuhl aus, in dem Sie jetzt gerade sitzen, werden Sie mal zu dem Teil, der Sie dazu bringt (zeigt auf den Selbst-Stuhl), sich total leer zu fühlen, wenn sie versucht sich vorzustellen, wie es sich anfühlt, Hannah zu sein. Der Teil, der sie davon abhält, Hannah anzuschauen, wenn sie weint. Als dieser Teil - wie machen Sie das? Was sagen Sie zu ihr (der Mutter), das sie so leer macht, so vollkommen aushöhlt? ... Könnte es etwas sein, wie ... Ich weiß nicht ... ›Fühle besser nichts, sonst wirst du etwas herausfinden, was dir Angst macht?‹«

Mutter: »Ja, irgendwie so etwas.«

Therapeutin: »Sag es ihr (zeigt auf den Selbst-Stuhl). ›Fühl es nicht, weil, wenn du es fühlst, dann ...‹ Gib dem Worte.«

Mutter: »Fühl nicht, wie es für Hannah ist. Wenn du es fühlst, wirst du merken, dass sie eine schreckliche Zeit hat und dass sie sich nicht geliebt fühlt.«

Die Therapeutin Deutet Mit Ihrer Hand Auf Den Selbst-Stuhl: »Und was sagt das über sie? Was sagt das über Jane (die Mutter/das Selbst)?«

Die Mutter antwortet aus der Rolle des Brain-Bosses und sagt zum Selbst-Stuhl gerichtet: »Das bedeutet, dass du eine unfähige Mutter bist. Und du wirst nicht ertragen, das zu fühlen. Also lass es.«

Therapeutin: »›Schalte das ab, weil, wenn du das nicht tust, dann ...‹ Machen Sie ihr Angst ... Was wird passieren?«

Mutter: »Schalte Hannahs Gefühle ab, weil, wenn du das nicht machst, wenn du versuchst, dich in sie einzufühlen, Kontakt zu ihr aufzunehmen, dann wirst du am Ende herausfinden, dass du eine total unfähige Mutter bist. Du liebst nicht mal dein eigenes Kind. Du bist widerlich.«

Die Mutter beginnt zu weinen.

Die Therapeutin sagt zur Mutter: »Ich sehe, wie schmerzlich das ist. Kein Wunder, dass Sie Angst haben. Ich möchte Sie trotzdem bitten, es auszuprobieren und so spezifisch wie möglich zu sein, denn ich denke, genau hier stecken Sie fest. Also versuchen Sie, es ihr zu sagen ... ›Wenn du rausfindest, wie vollkommen unfähig zu bist und dass du dein Kind nicht liebst, dann ...‹ Sag ihr, was dann passieren wird.«

Mutter: »Wenn dir klar wird, dass du sie nicht liebst ... Aber ich meine das so nicht.«

Therapeutin: »Ich weiß, dass Sie das nicht so meinen, aber dieser Teil in Ihnen (der Brain-Boss) sagt es so, er macht Ihnen Angst damit und sorgt dafür, dass Sie an sich zweifeln. Also versuchen wir zu verstehen, wie dieser Teil dafür sorgt, dass sie (zeigt auf den Selbst-Stuhl), sich vollkommen leer und unverbunden und verängstigt fühlt. Sagen Sie ihr, was passieren wird.«

Mutter: »Du wirst sie verlieren. Das Jugendamt wird kommen und sie holen. Sie wird nicht wollen, dass du ihre Mutter bist. Und jeder, absolut jeder wird wissen, was sie ohnehin denken: Du bist vollkommen wertlos.«
Die Mutter weint.

Therapeutin: »Das tut so weh und berührt etwas sehr Wichtiges, vielleicht aus ihrer eigenen Kindheit. Auch wenn es wehtut, ist es wichtig, da hinzuschauen. Sagen Sie ihr, dass sie nicht an der Validierung arbeiten soll. Fühle nicht, was Hannah fühlt.«

Mutter: »Arbeite nicht an der Validierung. Fühle nicht, was Hannah fühlt.«

Therapeutin: »Erinnern Sie sie an eine Zeit (zeigt auf den Selbst-Stuhl), als Sie Kind waren oder Jugendliche und die gleichen schrecklichen Gefühle der Wertlosigkeit erlebt haben.«

Die Mutter antwortet der Therapeutin: »Ich habe mich immer wertlos gefühlt.« (Sie weint und sagt dem Selbst-Stuhl zugewandt): »Erinnerst du dich an die Zeit, als Papa nach Europa gezogen ist? Du standest im Flur, während er seine Jacke anzog. Du hast geweint und dir so sehr gewünscht, dass er nicht geht. Zumindest hast du gehofft, dass er dich fest in den Arm nimmt und dir sagt, wie sehr er dich liebt. Aber er hat dir die ganze Zeit den Rücken zugewandt und ist dann einfach gegangen. Ohne sich umzudrehen. Er hat nicht mal ›Auf Wiedersehen‹ gesagt. Als ob du ihm vollkommen egal bist. Das war nicht nur traurig. Du hast dich wertlos gefühlt.«

Therapeutin: »Mhm, so schmerzlich. Kein Wunder, dass Sie sich wertlos gefühlt haben, wenn er Sie nicht mal angesehen hat. Sie vollkommen ignoriert hat. Es muss sich angefühlt haben, als ob er Sie überhaupt nicht liebt.«

Mutter: »Ja.«

Therapeutin: »Sag ihr (der Mutter im Selbst-Stuhl), dass du dich nie wieder so fühlen willst und dass du dieses Gefühl nicht ertragen kannst.«

Mutter: »Du musst alles tun, was du tun kannst, um dich nie wieder so wertlos zu fühlen. Das erträgst du nicht.«

Therapeutin: »Okay, kommen Sie hier herüber und nehmen Sie in diesem Stuhl Platz, dem Selbst-Stuhl, und stellen Sie sich vor, dass nun Hannah im Stuhl gegenüber sitzt. Ich weiß, es ist hart, aber sagen Sie ihr genau das: Ich ertrage es nicht, mich in dich einzufühlen, zu fühlen, wie es für dich sein muss, dass ich unverbunden mit dir bin, weil ich ...«

Mutter: »Oh mein Gott, ich soll ihr das sagen? Ich habe es mir schon anders überlegt.«

Therapeutin: »Das sehe ich. Ich möchte Sie trotzdem bitten, es zu sagen. Es ist wichtig, es auszudrücken, damit wir das, was Sie hindert, wirklich verarbeiten können.«

Mutter: »Okay. Ich ertrage es nicht, zu wissen, wie es sich für dich anfühlt, ich kann dich nicht mal ansehen, weil es einfach zu schmerzlich ist für mich, zu sehen, dass ich dich verunsichere. Ich kann mit diesem Gefühl nicht umgehen. Ich habe Angst, dass ich feststelle, dass du mich hasst und dass du nicht willst, dass ich deine Mutter bin und dass ich vollkommen unfähig bin und dich verlieren werde. Und jeder wird sehen, was für eine schlechte Mutter ich bin. Und ich werde wieder daran erinnert, wie wertlos ich bin.«

Therapeutin: »Sagen Sie ihr, dass Sie sich nicht verändern werden, egal, was das für sie bedeutet.«

Mutter: »Ich werde mich nicht ändern, egal, wie abgelehnt du dich fühlst.«

Therapeutin: »Sagen Sie ihr, dass es wichtiger für Sie ist, sich vor den Gefühlen Ihrer eigenen Kindheit zu schützen, als um ihretwillen etwas zu verändern.«

Mutter: »Uh. Okay ... Es ist wichtiger für mich, mich vor der Wertlosigkeit zu schützen, die ich als Kind erlebt habe, als dich zu sehen und mich mit dir zu verbinden und zu riskieren, dass diese Gefühle zurückkommen. Ich nehme in Kauf, dass dies bedeutet, dass du dich auch abgelehnt und vielleicht sogar wertlos fühlen wirst.«

Therapeutin: »Setzen Sie sich hierüber (in den Stuhl gegenüber). Seien Sie Hannah. Wie ist es, das zu hören?«

Die Mutter als Hannah: »Schrecklich. Dass du (Mutter) es nicht mal versuchst. Dass du mich ablehnst. Ich lehne dich nicht ab.«

Die Therapeutin spricht in Ich-Form, als wäre sie Hannah: »Also, ich fühle mich abgelehnt und vielleicht sehr traurig?«

Die Mutter als Hannah: »Ja, traurig und verängstigt. Ich bin komplett allein, wenn du so bist.«

Therapeutin: »Sag deiner Mama, wonach du dich sehnst. Was soll sie wissen?«

Mutter als Hannah: »Ich will, dass du mit mir fertig wirst, dass du bei mir bist, mich tröstest, mir Sicherheit gibst und mich liebst. Du musst es versuchen, du musst mich ansehen. Ich muss in deine Augen schauen dürfen.«

Therapeutin: »Weil ich dich brauche ...?«

Mutter als Hannah: »Ja! Klar brauche ich dich. Ich bin erst sechs Monate alt und du bist meine Mama. Du musst daraus ausbrechen!«

Therapeutin: »Gibt es noch etwas, das deine Mutter wissen soll?«

Die Mutter weint und sagt sanft, durch ihr Schluchzen hindurch; »Ich liebe dich.«

Therapeutin: Wechseln Sie den Stuhl (auf den Selbst-Stuhl). »Wie ist es, wenn Sie das von Ihrem kleinen Mädchen hören?«

Mutter: »Das fühlt sich gut an. Es klingt doof, aber ich wusste nicht, dass ich ihr so wichtig bin.«

Therapeutin: »Was möchten Sie ihr sagen?«

Mutter: »Natürlich werde ich dich ansehen und mit dir sprechen.«

Therapeutin: »Was möchten Sie ihr noch sagen?«

Mutter: »Ich liebe dich. Ich liebe dich und deine Schwester mehr, als du dir jemals vorstellen kannst.«

Therapeutin: »Sagen Sie ihr, was von jetzt an anders sein wird.«

Mutter: »Ich werde mutig sein und mich in dich hineinversetzen, ich werde dich ansehen und mit dir sprechen, auch wenn du weinst. Ich werde dich trösten.«

Therapeutin: »Vielleicht möchten Sie ihr auch sagen, dass es nicht immer perfekt sein wird.«

Mutter: »Es wird nicht perfekt klappen. Ich bin sicher, ich werde wieder Angst bekommen, aber ich werde ganz fest versuchen, meine Angst zu überwinden, und mich daran erinnern, dass ich dich nicht zurückweisen muss, wenn ich Sorge habe, dich zu verlieren.«

Therapeutin: »Sehr gut. Wechseln Sie den Stuhl. Als Hannah, wie hat sich das angehört?«

Mutter: »Gut. Ich fühle mich ruhiger und zuversichtlicher.«

Therapeutin: »Sag das deiner Mama. Erzähl es ihr ...«

Mutter: »Es tut gut zu hören, dass du es versuchen wirst und dass du mich liebst. Ich dachte, dass mit mir etwas nicht stimmt. (Mutter sieht die Therapeutin an.) Oh mein Gott, sie denkt, dass mit ihr etwas nicht stimmt, dass sie nicht genug ist, oder sie wird sich später so fühlen, wenn sie älter ist, wenn ich jetzt nichts verändere.«

Therapeutin: »Sie sagt also: ›Ich bin froh, dass du versuchst, etwas zu ändern und dich mehr mit mir zu verbinden?‹«

Mutter: »Ja, ich bin sehr glücklich, dass du einen ›Aha-Moment‹ hattest und es zumindest versuchen wirst, weil du wichtig bist für mich.«

Therapeutin: »Wechseln Sie den Stuhl. Wie ist es, zu hören, was Hannah sagt?«

Mutter: »Es tut so weh, dass sie Angst hat, dass mit ihr etwas nicht stimmt, aber es tut gut zu hören, dass sie froh darüber ist, dass ich versuche, präsenter zu sein.«

Therapeutin: »Okay, dann gehen wir noch mal zurück zur empathischen Validierung.«

Die goldene Regel emotionskompetenter Elternschaft

Wichtig ist nicht, was passiert ist, wichtig ist, was als *Nächstes* passiert. Wir müssen nicht die ganze Zeit richtigliegen, noch nicht einmal die meiste Zeit. Wenn wir danebenliegen, ist das, was zählt, dass wir unsere emotionalen Kompetenzen nutzen, um entstandene Verletzungen zu heilen. Noch nicht mal das muss uns immer gelingen. Ohne Zweifel gibt es eine Fülle an Gelegenheiten für Fehler und dafür, sie wiedergutzumachen. Elternschaft ist herausfordernd. Es ist schwer, unsere Kinder in all ihren Erfahrungen und Gefühlen zu sehen, zu beantworten und zu verstehen. Mag sein, dass wir bestimmte Emotionen fürchten, uns in wiederkehrende negative Interaktionsmuster mit unseren Kindern verwickeln lassen, unsere eigenen Emotionen uns blind werden lassen, wir einfach einen schlechten Tag haben, unter Zeitdruck stehen und gestresst sind. Die Kinder nörgeln, hören nicht auf uns und unser Geduldsfaden reißt. Alle Eltern machen Fehler, und Kinder werden damit fertig, emotional ungesehen und unverstanden zu sein, solange es Eltern gelingt, im Nachgang etwa die Hälfte ihrer Fehler zu korrigieren, indem sie wieder Kontakt aufnehmen und sich da wo angemessen entschuldigen. Tatsächlich ist es sogar wichtig für die emotionale Entwicklung und die Frustrationstoleranz von Kindern, dass nicht all ihre emotionalen Bedürfnisse ständig erfüllt werden (Tronick, 2007; Jaffe et al., 2001; Beebe u. Lachman, 2013). Studien zu den Interaktionen zwischen Eltern und Kleinkindern zeigen, dass Eltern mit guten Erziehungskompetenzen etwa 70 Prozent der Zeit die Bedürfnisse ihrer Kinder verfehlen, jedoch die Hälfte dieser Fehler hinterher ausgleichen (Tronick u. Gianino, 1986).

Dies bedeutet, dass wir wahrscheinlich eine Menge Spielraum haben und eine ziemlich hohe Fehlertoleranz. Wir müssen weder perfekte noch besonders gute Eltern sein. Wir mögen ab und zu in Gefühlsfallen geraten, wenn wir das Gefühl haben, dass es unmöglich ist, die Verantwortung für unsere eigenen Fehler zu übernehmen – und wir können uns hinterher bei unserem Kind entschuldigen. Elterliche Gefühlsfallen können zu jedem Zeitpunkt in der Elternberatung auftauchen, besonders häufig sind sie jedoch, wenn wir versuchen, mithilfe von Entschuldigungen Verletzungen zu kitten. Im nächsten Kapitel gehen wir der Frage nach, wie EFST Beziehungen transformiert.

KAPITEL 4 Beziehungen transformieren – sich entschuldigen

Niemand geht durch seine Kindheit, ohne Bindungsverletzungen zu erleiden. Mit Bindungsverletzungen meinen wir größere oder kleinere Risse im Kontakt oder im Zugang zueinander, verschiedene Arten von Verletzungen, Verlust oder Versagen, das emotionalen Schmerz auslöst. Bindungsverletzungen können entstehen, wenn Kinder erleben, dass Eltern für ihre emotionalen Bedürfnisse nicht verfügbar sind; wenn Kinder Angst haben oder sich eingeschüchtert fühlen; wenn sie von ihren Eltern kritisiert, beleidigt oder nicht respektiert werden. Verletzende Ereignisse können allgegenwärtig sein und große Wunden hinterlassen; es kann sich auch um kleine Ereignisse handeln, die sich im Zeitverlauf zu einem Muster konstellieren, in dem sich das Kind einsam oder ungenügend fühlt. Bindungsverletzungen können schwer sein und intensiv empfunden werden oder auch in milderer und gemäßigter Form auftreten. Sie entwickeln sich aus der Erfahrung des Kindes, nicht wertgeschätzt zu werden oder keine Priorität zu haben, was ein Gefühl der Wertlosigkeit hinterlässt, aber auch als Folge der Erfahrung des Kindes, zu sehr im Fokus der Eltern zu stehen, die eigenen Bedürfnisse übermäßig erfragt und versorgt zu bekommen. In diesen Fällen erhält das Kind zu viel Macht, es wird zu einem »Tyrannen«, den zu kontrollieren die Eltern nicht in der Lage sind. Wunden können entstehen, wenn das Kind in schwierigen Situationen oder herausfordernden Gefühlen auf sich allein gestellt bleibt, aber auch, wenn die Eltern übermäßig kontrollierend, beschützend oder intrusiv sind. Häufig entstehen Bindungsverletzungen im Bereich der Grenzziehung, wenn Kinder sich die Schuld zuschreiben für die elterlichen Schwierigkeiten im Umgang mit Grenzen. Dies ist zum Beispiel der Fall, wenn Eltern ihr Kind über Gebühr dafür verantwortlich machen, dass es sich nicht an die Regeln hält, dass es »unmöglich« ist oder nicht zu kontrollieren.

Im EFST transformieren wir die Beziehungen zwischen Eltern und Kind auf zwei Wegen: 1) mithilfe von Entschuldigungen, 2) indem wir unsere Grenzen gesünder und flexibler ziehen. In diesem Kapitel behandeln wir zunächst Bindungsverletzungen. Wir erkunden dann die Entschuldigung als ein Mittel,

Bindungsverletzungen zu heilen, und zeigen, wie wir Entschuldigungen in der Stuhlarbeit nutzen. In Kapitel 5 beschreiben wir das zweiseitige Grenzsystem im EFST. Wir illustrieren verschiedene Grenzbildungsstile und betrachten, wie diese mit unseren Emotionen und Motivationen interagieren; schließlich werden wir das Werkzeug einführen, mit dem wir Eltern unterstützen, ihren Kindern wirksam Grenzen zu setzen.

Bindungsverletzungen und Identitätsverletzungen

Wie bereits erwähnt, handelt es sich beim EFST um ein humanistisches und transdiagnostisches Modell, in dem die Diagnose weniger bedeutsam ist als die Frage, was der emotionale Schmerz und die unerfüllten Bedürfnisse eines Menschen sind (Sauer-Zavala et al., 2017; Greenberg u. Goldman, 2019). Wir teilen diese Zielsetzung den Eltern und Kindern, die es schwer haben, mit. Wir erklären ihnen die verschiedenen emotionalen Verletzungen, die auftauchen können und nach einer Entschuldigung verlangen.

Wie bereits in Kapitel 1 vorgestellt, handelt es sich bei Bindungsverletzungen um die wiederkehrende Erfahrung, dass Bindungsbedürfnisse, wie Sicherheit oder Schutz, nicht erfüllt werden. Verletzungen entstehen, wenn Eltern ihr Kind zurückweisen oder nicht in der Lage sind, es zu unterstützen, wenn es dies am meisten braucht. Bindungsverletzungen können durch Umweltfaktoren wie physische oder psychische Erkrankung von Elternteilen, Scheidung, Tod eines Elternteils oder lange Abwesenheiten mit Fremdunterbringung ausgelöst werden. Sie entstehen, wenn ein Kind in Angst aufwächst und nicht vor Leid und Missbrauch geschützt wird. Diese Art Verletzungen hinterlassen tiefgreifende Risse in der Beziehung. Das Vertrauen des Kindes in die Fähigkeit seiner Eltern, eine sichere Umgebung zur Verfügung zu stellen, ist zerstört. Weniger offensichtliche Ursachen von Bindungsverletzungen sind Zurückweisung des Kindes oder seiner Gefühle oder der subtile Rückzug aus der Beziehung und der Entzug von Aufmerksamkeit und Liebe.

Wir unterscheiden zwei Arten von Bindungsverletzungen: 1) das Kind, das sich traurig und einsam fühlt und sich danach sehnt, ein »Wir« zu erleben; 2) das Kind, das massive Bedrohung erfahren hat oder das erleben muss, dass das Leben eines Familienangehörigen bedroht ist. Ein Beispiel für Letzteres ist ein Kind, das Zeuge von Gewalt wurde und sich dafür fürchtet, allein und ungeschützt zu sein. Kinder mit beiden Arten von Bindungsverletzungen können sich als Erwachsene schwertun, Beziehungen einzugehen und aufrechtzuerhalten. Sie fürchten sich, neue Beziehungen einzugehen, und sehen keinen

Sinn darin, Verbindungen aufzubauen, die ihrer Erwartung nach höchstwahrscheinlich nicht von Dauer sind. Wenn sie doch nahe Beziehungen eingehen, brauchen sie in der Regel viel Nähe, um sich zu versichern. Sie reagieren ängstlich und besorgt, wenn ihre Bezugspersonen weg sind. Trennungen können besonders schmerzlich sein. In einem Beratungskontext brauchen Eltern mit dieser Art Vulnerabilität oft länger, bis sie sich in der therapeutischen Beziehung sicher fühlen.

Identitätsverletzungen, wie in Kapitel 1 beschrieben, sind Beziehungserfahrungen, die dazu beitragen, dass das Kind eine negative Sicht auf sich selbst einnimmt und in dem Gefühl zurückbleibt, dass etwas »grundlegend falsch mit mir ist«. Diese Verletzungen können durch Eltern oder andere wichtige Menschen hervorgerufen werden, die direkt oder indirekt kritisch auftreten, die die Begeisterung, das Explorationsverhalten oder die Neugier des Kindes abwerten, dem Kind übermäßige und unnötige »Hilfe« leisten (wenn es besser für das Kind wäre, die Aufgabe oder Herausforderung selbstständig zu meistern) oder das Kind exzessiv loben (»gerechtfertigt« oder nicht). Indirekte und direkte Kritik, Gewalt und Missbrauch vermitteln dem Kind das Gefühl, dass die Eltern wünschten, es wäre anders, oder dass es Facetten des Kindes gibt, die sie nicht mögen. Mobbing kann denselben Effekt haben. Das Kind bleibt mit dem Gefühl zurück, »irgendwie falsch« zu sein. Kinder mit diesen Erfahrungen können starke innere kritische Stimmen entwickeln, die die negative Sicht der Menschen um sie herum annehmen und verstärken.

Unnötige und übermäßige Hilfestellung kann auf der anderen Seite dem Kind das Gefühl vermitteln, unfähig und nutzlos zu sein. Wir halten es im EFST mit dem Sprichwort, dass die einzigen Menschen, denen wir mit einer Aufgabe »helfen« sollten, zu der sie praktisch selbst in der Lage sind, Säuglinge, kranke und alte Menschen sind – und selbst in diesen Fällen nur mit Bedacht.

Es mag weniger naheliegend erscheinen, die problematischen Auswirkungen von Lob denen von Kritik gleichzusetzen. Faktisch kann übermäßiges Lob jedoch nicht nur dazu führen, dass das Kind abhängig vom Feedback seiner Eltern wird. Es entwickelt gleichzeitig ein wachsendes Bewusstsein dafür, dass die Einschätzungen der Eltern nicht stimmig sind. Angesichts dessen, dass Eltern die Hauptunterstützungsquelle und Orientierung im Leben ihrer Kinder sind, hat die Erkenntnis, dass ihre Einschätzungen nicht vertrauenswürdig sind, tiefgreifende Auswirkungen. Wenn Eltern ihrer Tochter vermitteln, was für eine großartige Ballerina sie ist, das Kind jedoch eher unbeholfen und ungeschickt ist und dies auch von anderen hört, kann ihr Selbstwert Schaden nehmen. Nicht weil ihr einmalig etwas ein bisschen schöngeredet wurde, sondern aufgrund des wachsenden Bewusstseins dafür, dass auf das Feedback der

Eltern kein Verlass ist. Wiederholen sich diese Erfahrungen regelmäßig, verliert das Kind das Vertrauen in die Fähigkeit der Eltern, ehrlich zu sein. Kinder entwickeln dann ihre eigene Strategie in Form eines strengen inneren Kritikers, um sich davor zu schützen, sich lächerlich zu machen. Oftmals haben die Kinder das Gefühl, dass es dieser innere Kritiker ist, auf den sie sich verlassen können, der ihnen die Wahrheit sagt und sie vor Beschämung schützt. Mag sein, er lässt sie wissen: »Besser, du hörst es von mir als von anderen« oder: »Besser, ich warne dich vor, sodass du nicht rausgehst und dich da draußen lächerlich machst«. In manchen Fällen kann dieser innere Kritiker so bedrängend werden, dass er die Spontanität, Unbeschwertheit und Abenteuerlust des Kindes beeinträchtigt.

Alte und neue emotionale Verletzungen

Alte emotionale Verletzungen entstammen der Vergangenheit. Sie können auf Traumata oder beschädigte Beziehungen zurückgehen, in denen die Gefühle und emotionalen Bedürfnisse nie be- und verarbeitet wurden. Ein einzelnes Ereignis kann tiefe Narben beim Kind hinterlassen, ebenso wie wiederholte kleinere Trennungen und Fehler, die sich mit der Zeit zu einem Muster formen. Neben Gewalt, Missbrauch und Vernachlässigung sind weitere Beispiele für alte Verletzungen: ein Kind, das wiederkehrend kritisiert wurde; ein Kind, von dem erwartet wurde, immer glücklich zu sein und keine schwierigen Gefühle zu zeigen; ein Jugendlicher, der in seinem ersten Liebeskummer weder Verständnis noch Unterstützung erfährt; ein Kind, das seinen Eltern vom Missbrauch durch ein anderes Familienmitglied erzählt und dem nicht geglaubt wird; oder auch ein Kind, das sich immer wieder im Zentrum des elterlichen Konflikts gefangen fühlt.

Von neuen emotionalen Verletzungen sprechen wir, wenn es sich um alltägliche Fehler und Mikrorisse in der Beziehung handelt, die in der Gegenwart auftreten. Verbreitete Beispiele sind Unfairness, Diskriminierung, schwierige Grenzziehungen, Zurückweisung und Kritik. Wenn es uns als Eltern gelingt, genug dieser täglichen neuen Verletzungen, Verluste oder Versagen zu kitten, lernen unsere Kinder, dass jeder Fehler macht, dass Beziehungsrisse heilen können und Konflikte nicht gefährlich sein müssen. Wenn wir die neuen Risse nicht kitten, wenn daraus Reaktionsmuster für spezifische Situationen oder Emotionen des Kindes werden, können sich daraus umfassendere oder »alte Verletzungen« entwickeln. Diese können größere Auswirkungen auf die kindliche Entwicklung haben und verlangen später einmal nach substanzieller Entschuldigung.

Es ist leichter, frische Wunden zu heilen als alte Wunden und bedarf oft weniger Anstrengungen. Neue Wunden erfordern es nicht, dass Eltern einen umfassenden Heilungsprozess durchlaufen. Beziehungsausrutscher in alltäglichen Interaktionen zu kitten, bedarf lediglich kleinerer Anpassungen wie einer kurzen Entschuldigung, Validierung oder einer empathischen Refokussierung auf die vernachlässigten Bedürfnisse des Kindes – verbal oder auf der Handlungsebene (Tronick u. Gianino, 1986; Lewis, 2000; Schore, 2001a; Tronick, 2007). Eine kurze Entschuldigung könnte zum Beispiel so klingen: »Oh Mann, es muss schrecklich für dich sein, wenn ich so wütend werde. Tut mir leid.« Eine verbale empathische Refokussierung auf die Bedürfnisse des Kindes könnte lauten: »Weißt du, ich glaube, du hast den ganzen Tag versucht mir zu erzählen, dass etwas Blödes in der Schule passiert ist, und ich war die ganze Zeit beschäftigt und habe mir nicht die Zeit genommen, dir zuzuhören. Ich würde wirklich gern hören, was passiert ist.« Ein Beispiel für eine nonverbale empathische Refokussierung auf die unerfüllten Bedürfnisse des Kindes könnte darin bestehen, auf das Kind zuzugehen, den Arm um es zu legen und es zu drücken.

Emotionale Verletzungen durch Entschuldigungen heilen

Wir erinnern uns an emotional bedeutsame Momente, egal, wie klein diese waren. Momente, in denen wir die Erfahrung machen, gesehen, gehört und verstanden zu werden, in denen uns mit Respekt und Toleranz begegnet wird – diese Momente hinterlassen eine Spur und können unglaublich wichtig sein. Solche starken emotionalen Bezugspunkte können uns vor Risikofaktoren schützen, sie können beschädigte Beziehungen kitten und Versöhnung und Vergebung initiieren. Es sind nicht die Fehler der Eltern und die damit verbundenen Verletzungen des Kindes, die den meisten Schaden anrichten. Entscheidend ist, ob und wie diese emotionalen Verletzungen hinterher verarbeitet werden. Wir machen uns Vorwürfe als Eltern, haben ein schlechtes Gewissen und schämen uns. Diese Gefühle können hilfreiche treibende Kräfte sein, solange wir sie dazu nutzen, die Beziehung zu unserem Kind mithilfe von Entschuldigungen zu heilen. Wenn wir unsere eigene Scham, unsere Gewissensbisse leugnen, laufen wir Gefahr, die emotionalen Bedürfnisse unserer Kinder zu übersehen und unversorgt zu lassen. Wir nutzen stattdessen das Gefühl der Reue als einen »Treibstoff« für Heilungsprozesse. Wenn wir dies tun, müssen wir auch keine alten Schuldgefühle mit uns herumtragen. Es ist nie zu früh und nie zu spät, sich zu entschuldigen.

»Es tut mir leid. Kannst du mir verzeihen? Ich war so gestresst.« Dies ist eine ziemlich typische Art, sich zu entschuldigen, wenn wir etwas gesagt oder getan haben, das wir bedauern. Diese Form der Entschuldigung wird jedoch häufig nicht ihren Zweck erfüllen. In diesem Kapitel werden wir erkunden, wie wir Entschuldigungen wirksam einsetzen können, um emotionale Verletzungen zu heilen. Insbesondere schauen wir uns die Versorgung von Verletzungen an, die im Kind emotionalen Schmerz, Angst, Einsamkeit oder Selbstkritik hervorgerufen haben – und im Erwachsenen Schuldgefühle und ein niedriges Selbstwirksamkeitsgefühl. Zuerst beleuchten wir, wie emotionale Verletzungen die seelische Gesundheit und Beziehungen beeinflussen und wie alte und neue emotionale Risse gekittet werden können. Dann gehen wir die Schritte von Entschuldigungen und Vergebung durch. Auch in der Beziehung zwischen Therapeut:in und Eltern können Risse entstehen, wir beschreiben daher auch, wie wir diese mit demselben Vorgehen heilen können. Schließlich widmen wir uns den Konstrukten der Trauerarbeit, Vergebung und des Loslassens.

Alle Eltern machen Fehler. Wer hatte nicht hochstrebende Ideale für das eigene Elternsein, bevor die Kinder kamen? Wer hat sich nicht fest vorgenommen, nicht dieselben Fehler wie die eigenen Eltern zu machen? Eltern zu sein, macht uns verletzlich – egal, ob wir mit kleinen Säuglingen umgehen oder mit widerspenstigen Zweijährigen, Schulkindern mit Herausforderungen in allen möglichen Bereichen, Jugendlichen, die alles und jeden hassen und die Türen knallen, jungen Erwachsenen, die ausziehen und das Nest verlassen, oder erwachsenen Kindern, die mit den Herausforderungen ihres Lebens kämpfen. Als Eltern machen wir uns jede Menge Sorgen, machen uns Vorwürfe für all die Fehler, die wir gemacht haben, und geben uns die Schuld, wenn unser Kind in Schwierigkeiten steckt. Einige Eltern sind zudem überarbeitet und haben kaum Zeit für Selbstfürsorge. Für viele bedeutet Elternschaft sowohl emotionalen Schmerz als auch Freude: starke Hoffnungslosigkeit, tiefe Trauer, überwältigende Freude, große Scham, leidenschaftlicher Stolz und wahnsinnige Frustration. Es ist kein Wunder, dass Eltern ab und zu an ihre Grenzen geraten und Fehler machen – große und kleine –, die schwerwiegende Auswirkungen für ihre Kinder haben. Zum Glück ist dies nicht das Ende der Welt. Wir können Wiedergutmachung für unsere banalen und ernsten Fehler leisten, indem wir uns entschuldigen.

Einen Riss in einer Beziehung zu kitten bedeutet, das zuvor übersehene emotionale Bedürfnis zu erfüllen oder sich für eine emotionale Verletzung zu entschuldigen, die wir hervorgerufen haben. So ein übersehenes Bedürfnis könnte der Wunsch des Kindes sein, über eine schwierige Erfahrung zu sprechen; das Bedürfnis nach Kontakt mit den Eltern in einer besonderen Situation oder das Bedürfnis nach Trost, Versicherung, Anerkennung oder geschützten Grenzen. Der emotionale Schmerz des Kindes kann aus der Tatsache rühren, dass es Kritik oder Spott ausgesetzt war, übertriebene und unbegründete Hilfe oder Lob, Zurückweisung, Gewalt oder einen Mangel an gesunden Grenzen erfahren hat.

Beziehungsrisse entstehen auch dann, wenn keine so offensichtliche Verletzung oder Missachtung vorliegen, es aber ein Muster emotionaler Vermeidung innerhalb der Familie gibt. Es mag sein, dass die Eltern bestimmte Emotionen wie Ärger, Trauer, Angst oder Neugier vollständig ausblenden. Vielleicht gibt es eine unausgesprochene Regel: Über bestimmte Situationen oder Personen, die mit schmerzhaften Emotionen verbunden sind, reden wir nicht, wir erkennen nicht mal an, dass sie existieren. Das Familienmotto könnte lauten »Umso weniger wir darüber sprechen, desto besser.« Ein Beispiel könnte eine Familie sein, deren Mutter an Krebs erkrankt ist, die Erwachsenen mit den Kindern darüber jedoch nicht sprechen. Möglicherweise denken sie, dass sie so verhindern, dass die Kinder sich beunruhigen, oder sie schützen sich vor ihrer eigenen Angst und Trauer. Auch diese Muster können mit Beziehungsrissen einhergehen, die geheilt werden müssen, damit sich das Kind gesund entwickeln kann.

Mit anderen Worten – Verletzungen in der Eltern-Kind-Beziehung sind eine bedeutsame Quelle emotionalen Schmerzes und psychologischer Schwierigkeiten, die die seelische Gesundheit sowohl der Eltern als auch des Kindes beeinträchtigen können. Die gute Nachricht, die Eltern hilft, ihre Selbstvorwürfe zu überwinden und ihre Selbstwirksamkeit zu stärken, lautet: Wenn diese Risse eine Quelle des Schmerzes sind, ist ihre Heilung ein kraftvoller Weg für Eltern, ihr Kind bei der Genesung von psychischen Erkrankungen zu unterstützen. Wir betonen deshalb, dass es für Eltern extrem wichtig ist, zu wissen, dass diese Wunden heilen können, und zu lernen, wie sie dazu beitragen können.

Dieser Prozess der Heilung der Eltern-Kind-Beziehung erfüllt primär zwei Funktionen. Die erste besteht darin, das Vertrauen des Kindes in die Möglichkeit zu stärken, dass es zu seinen Eltern durchdringt und schmerzliche Gefühle und Probleme innerhalb der Familie auflösen kann. Die zweite Funktion liegt darin, das Kind von den Schuldgefühlen zu befreien, die mit seinen psychischen Schwierigkeiten und deren Auswirkungen auf die Familie einhergehen. Ein sehr berührender Aspekt der EFST-Arbeit ist, die Erleichterung des Kindes zu erleben, die sich einstellt, wenn die Eltern radikale Verantwortung für die Probleme ihres Kindes übernehmen und die schmerzlichen Erfahrungen und Gefühle des Kindes validieren. Die Erleichterung, das wohltuende Gefühl, validiert zu werden, weniger Vorwürfe gegenüber sich selbst und den Eltern zu erleben, gibt sowohl dem Kind als auch den Eltern die Motivation und den Mut, im Genesungsprozess voranzuschreiten. Diese Arbeit an der Heilung der Beziehung kann zudem den Weg ebnen und das Kind offener gegenüber Fürsorgeangeboten, Validierung und Grenzziehung durch die Eltern machen.

Solange Eltern bestehende Beziehungsrisse nicht gekittet haben, sind ihre Bemühungen, die emotionalen Bedürfnisse ihres Kindes wie auch dessen Bedürfnisse nach klaren Grenzen zu versorgen, häufig nicht erfolgreich. Wenn es ungelöste Themen innerhalb der Beziehung gibt, erweckt es oft den Anschein, als wären Kinder den elterlichen Gesten der Fürsorge, Sorge und ihren Kontrollbemühungen gegenüber immun oder verschlossen.

Es folgt ein Beispiel, in dem die schwerwiegende Erkrankung der Mutter das Thema in der Bindungsverletzung ist, das der Heilung bedarf.

Es tut mir leid, dass ich krank bin

Eine Mutter sucht Beratung. Sie hat eine 17-jährige Tochter, die massive Verhaltensauffälligkeiten zeigt. Die Mutter ist an Brustkrebs erkrankt und muss regelmäßig ins Krankenhaus. Wenn sie zu Hause ist, hat sie mit den Nebenwirkungen der Medikamente zu kämpfen. Der Familie wurde gesagt, dass ihre Erkrankung nicht mehr lebensbedrohlich ist. Dennoch verbringt sie viel Zeit im Krankenhaus, und wenn sie zu Hause ist, muss sie viel liegen. Die Tochter ist wütend, sie besucht ihre Mutter nur selten im Krankenhaus und spricht daheim kaum mit ihr. Im Verlauf der Beratung wird der Mutter bewusst, dass sich ihre Tochter wahrscheinlich schuldig dafür fühlt und sich Selbstvorwürfe macht, mit ihrem Verhalten so eine Belastung für die Eltern zu sein. Mutter und Berater kommen überein, dass sich die Mutter dafür entschuldigen wird, dass sie so krank ist, und für die Auswirkungen, die ihre Erkrankung für die Tochter hat: »Es muss so schwer für dich sein, dass ich krank geworden bin. Kein Wunder, dass du wütend und aufgebracht bist. Es ist schrecklich, im Krankenhaus herumhängen zu müssen und mich zu Hause im Bett liegen zu sehen, anstatt einfach ein sorgenfreies letztes Schuljahr zu haben. Das hättest du verdient und so hätte es sein sollen. Meine Erkrankung hat alles durcheinandergebracht und es tut mir so leid, dass alles so schwer für dich war. Und dass ich nicht mehr so gesund bin, wie ich es mal war, muss so schwer für dich sein. Es tut mir leid, dass ich nicht für dich da bin. Du brauchst deine Mutter. Du brauchst meine Unterstützung, dass ich Anteil nehme an deinem Leben. Ich liebe dich.«

Auch wenn die Mutter nichts für ihre Erkrankung kann und auch wenn es nicht ihre Erkrankung ist, die zu den psychischen Problemen ihrer Tochter geführt hat, ist es Aufgabe der Eltern, Verantwortung für eine schwierige Situation zu übernehmen und sicherzustellen, dass die Bedürfnisse des Kindes versorgt werden. Gelingt es der Mutter, sich in dieser Weise zu entschuldigen, erlebt sie, wie ihre Tochter befreit wird von den Selbstvorwürfen, die sie zuvor geplagt haben.

Ihre Beziehung wird näher. Die Mutter bleibt mit dem Gefühl zurück, dass die Tochter nun eher in der Lage ist, mit der Erkrankung ihrer Mutter umzugehen.

Wenn Kinder mit schwierigen oder verwirrenden Situationen konfrontiert sind, müssen sie diese sinnhaft einordnen, um sie bewältigen zu können. Entsprechend ihrem Entwicklungsstand betrachten sie die Welt als sich um sie herum organisierend, sie sind die Hauptakteure in dem, was um sie geschieht. Dies kann dazu führen, dass sie sich die Schuld geben für alles, was geschieht. Es bedeutet auch, dass sie der Situation Informationen entnehmen und diese auf sich selbst anwenden, sie entwickeln eine innere Erklärung für Ereignisse und Gefühle. Geschehen schlimme Dinge, können Kinder eine strenge innere Stimme entwickeln, die ihnen sagt, dass sie sich auf andere nicht verlassen können oder dass sie einfach nicht gut genug sind und ihnen deshalb auch nichts Gutes widerfahren wird.

Wenn sich Mutter und Vater trennen, kann das Kind denken: »Es war meine Schuld. Wenn ich anders gewesen wäre, hätten sie nicht so viel gestritten.« Wenn ein Kind häufig angeschrien wird, kann es denken: »Es ist meine Schuld. Ich bin immer falsch.« Kinder geben sich häufig sowohl für die Handlungen ihrer Eltern als auch ihre eigenen Kämpfe und Symptome die Schuld. Wenn sich Kinder die Schuld für ihre psychischen Schwierigkeiten geben, kann ihr Selbsthass mit dem Gefühl einhergehen, keine familiäre Unterstützung zu verdienen, die Beziehung zwischen Kind und Eltern kann dann distanziert und feindselig werden. In einer schlechten Eltern-Kind-Beziehung wird es für die Eltern wiederum schwer, eine aktive Rolle bei der Unterstützung des Kindes im Umgang mit dessen psychischen Schwierigkeiten einzunehmen. Der EFST-Therapeut unterstützt die Eltern dabei, sich sämtliche Traumata, Trennungen, Konflikte, Missverständnisse oder Situationen zu vergegenwärtigen, in denen sich die Eltern möglicherweise grenzverletzend oder unsensibel verhalten haben. Wir helfen ihnen, Dinge zu identifizieren, die vielleicht dazu beigetragen haben, dass ihr Kind mit seinen Emotionen kämpft und psychische Schwierigkeiten hat. Die Eltern lernen, das Kind in seinem Schmerz zu unterstützen, indem sie es erst empathisch validieren und dann Verantwortung übernehmen für die Schwierigkeiten und sich entschuldigen.

Eltern dabei zu helfen, Verantwortung für das zu übernehmen, was nicht gut gelaufen ist, und sich bei ihren Kindern zu entschuldigen, betrachten wir im EFST als einen wichtigen Beitrag zur Stärkung der Eltern-Kind-Bindung. Sich zu entschuldigen und radikale Verantwortung zu übernehmen trägt dazu bei, elterliche Schuld und ein schlechtes Gewissen zu reduzieren. Es nimmt auch dem Kind die Schuldgefühle und das Empfinden, »falsch«, zu schwierig oder zu viel für die Eltern zu sein. Es fühlt sich gut an, wenn andere Verantwortung übernehmen und sich entschuldigen. Es zeigt dem Kind, dass es »erlaubt« ist, Fehler zu machen und dass Spannungen aufgelöst werden können. Wenn Eltern sich entschuldigen, bieten sie ein wichtiges Verhaltensmodell, sie machen deutlich, dass zerbrochene Freundschaften oder andere wichtige Beziehungskonflikte gelöst und wieder befriedet werden können. Sie zeigen dem Kind, dass seine Eltern in der Lage sind, herausfordernde Gefühle zu tolerieren und dass das Kind mit den Herausforderungen seines Lebens zu seinen Eltern kommen kann, da seine Eltern in der Lage sind, damit umzugehen. Sich zu entschuldigen, fördert die emotionale Kompetenz des Kindes und zeigt ihm, wie es mit seinen eigenen Emotionen umgehen kann. Dies wiederum vermittelt dem Kind langfristig die Kompetenz, die Gefühle anderer besser zu verstehen. Emotionale Verletzungen zu heilen, bietet Eltern eine einmalige Gelegenheit, die unversorgten emotionalen Bedürfnisse ihres Kindes zu erfüllen. Auf diese Weise können Entschuldigungen unmittelbar oder langfristig zu einer Symptomreduktion beitragen, sei es im Falle von Schulabsentismus, Essstörungen, Selbstverletzung, Depression, Angststörungen oder Verhaltensproblemen. Kinder mit einem starken inneren Kritiker lernen anzunehmen, dass *sie* nicht das Problem sind: »Ich bin nicht falsch oder gestört. Ich habe schwere Erfahrungen durchlaufen, aber es war nicht meine Schuld.« Diese Beiträge der Eltern zur Heilung der Beziehung geben auch dem Kind die Chance, Groll und Frustrationen gegenüber den Eltern loszulassen. Es entsteht die Möglichkeit, alte und neue emotionale Verletzungen der Eltern-Kind-Beziehung zu heilen.

Die sechs Schritte des Sich-Entschuldigens

Damit eine Entschuldigung erfolgreich ist, bedarf es einer Reihe bedeutsamer Zutaten. Dies gilt insbesondere dann, wenn wir uns für alte emotionale Verletzungen entschuldigen müssen. Viele von uns entschuldigen sich. Unserer Erfahrung nach übernehmen jedoch nur wenige intuitiv die volle Verantwortung und kommunizieren eine Entschuldigung, die wirklich »ankommt«. Stattdessen neigen wir dazu, zu erklären, warum wir getan haben, was wir getan haben. Diese Art »Haftungsausschluss« unterminiert die eigentliche Absicht und invalidiert die Erfahrung derer, bei denen wir uns entschuldigen. Gleichzeitig ist nachvollziehbar, warum wir unsere Handlungen verteidigen oder erklären wollen. Viele Eltern, die unsere Workshops oder Beratungsangebote aufsuchen, wollen ganz dringend erklären, warum sie getan haben, was sie getan haben, und dass sie nicht beabsichtigt haben, ihre Kinder zu verletzen, auch wenn dies der Fall war. Einige Eltern sagen intuitiv etwas wie: »Es tut mir so leid, dass ich nicht so verfügbar für dich war, wie du es gebraucht hättest, aber ich musste für die Arbeit viel reisen.« Im EFST sprechen wir von »selbstbezüglichem Bedauern«, wenn wir uns mit einem »aber« und einer Erklärung entschuldigen. In diesem etwas verzweifelten und verstehbaren Versuch, sicherzustellen, dass unser Kind versteht, dass wir ihm nicht wehtun wollten, verschieben wir den Fokus weg von der Erfahrung des Kindes, hin zu uns selbst. Im Kern drücken wir damit aus, dass wir nicht die volle Verantwortung für den emotionalen Schmerz übernehmen, den wir unserem Kind zufügen. Wir unterstützen Eltern deshalb, »nicht-selbstbezügliches Bedauern« auszudrücken, das heißt Bedauern, das vom Kind handelt und nicht von den Eltern. Hierfür bitten wir Eltern in ihren Entschuldigungen, »aber« mit »weil« zu ersetzen – genauso wie in der Validierung. »Es tut mir so leid, dass ich nicht für dich da war, weil du mich gebraucht hättest und es schwer für dich gewesen sein muss.« Wir erklären Eltern, warum es wichtig ist, »aber« mit »weil« zu ersetzen. In der Folge wird es leichter für sie zu verstehen, warum wir sie unterbrechen und anleiten, etwas neu zu formulieren, wenn in der Stuhlarbeit ein »aber« auftaucht.

Es gibt ein paar klare und einfache Regeln, wenn es darum geht, Eltern beizubringen, sich zu entschuldigen, und sie darauf vorzubereiten, diese ihren Kindern zu kommunizieren. Je nach Ausgangslage mögen darüber hinaus weitere Themen bestehen, die der Vorbereitung bedürfen.

Zum Standard gehören die Vermittlung des Rationals für Entschuldigungen, die spezifischen Schritte erfolgreicher Entschuldigungen (siehe unten) und die Vorbereitung auf einige der möglichen Reaktionen des Kindes.

Was variiert, ist das Ausmaß der Vorbereitung und Übung, die Therapeut:innen Eltern anbieten, bevor diese nach Hause gehen und ihre Entschuldigung in die Tat umsetzen. Mit wachsender Erfahrung lernen Therapeut:innen einzuschätzen, was es für einen Elternteil braucht, um die Chance auf eine »erfolgreiche« Entschuldigung zu maximieren. Manche Eltern gewinnen im Verlauf der Vorbereitung den Eindruck: »Das kriege ich niemals hin.« Auch in diesem Fall würden EFST-Therapeut:innen die Eltern mit den Regeln des Sich-Entschuldigens nach Hause entlassen, sie zuvor dabei unterstützen, entweder ganz konkret oder allgemein aufzuschreiben, was sie gerne sagen möchten, sie davor warnen, welche Reaktionen zu erwarten sind, und von weiteren Vorbereitungen absehen. Häufig wird es uns als Therapeut:innen überraschen, hinterher zu hören, wie die Dinge tatsächlich gelaufen sind. Eine der häufigsten Erstreaktionen in der Beschreibung der Entschuldigungs-Erfahrung lautet: »Es ist definitiv anders gelaufen, als ich es erwartet hatte.« Meist wird dies in einem Tonfall berichtet, der impliziert: »Trotzdem ist es ziemlich gut gelaufen.« Für manche Eltern kann es also der Königsweg sein, ihnen die Grundlagen zu vermitteln, ihnen zu helfen, sich darüber klar zu werden, wofür genau sie sich entschuldigen möchten, und sie dann nach Hause in die unmittelbare Erfahrung zu entlassen. Auf vielfältige Weise werden sie dann »die Dinge in ihre eigenen Hände nehmen« und ihr Bestes geben. Einige mögen vielleicht genau das vorlesen, was sie sich zuvor notiert haben, weil sie nur so den Mut finden, ihrer Entschuldigung Ausdruck zu verleihen. Andere sagen ihrem Kind direkt: »Dies ist eine Hausaufgabe, die ich erledigen muss«, weil dies der einzige Weg ist, wie sie die Umsetzung wagen. Auch mit solchen Einleitungen können Entschuldigungen sehr gut verlaufen.

Eine andere Möglichkeit besteht darin, gemeinsam mit der Therapeutin die Entschuldigung mittels Stuhlarbeit zu üben. Auch dies können wir tun, bevor die eigentliche Entschuldigung kommuniziert wird. Wenn der Therapeut den Eindruck gewinnt, zu viel Übung reduziert die Bereitschaft, »ins Tun zu kommen«, kann die Übung auch nach dem ersten Versuch zu Hause erfolgen. Eltern, die damit kämpfen sich zu erinnern, was sie eigentlich sagen wollen, oder die Sorge haben, von ihren eigenen Emotionen überwältigt zu werden, profitieren davon, Dinge aufzuschreiben und einzuüben, sodass sie sicher sein können, dass sie den Schritten unten folgen. Sie können Eltern sogar bitten, zu Hause einen Brief zu formulieren und diesen zur nächsten Sitzung zur gemeinsamen Überarbeitung mitzubringen.

Therapeut:innen bereiten Eltern darüber hinaus auf einige der Reaktionen vor, denen sie wahrscheinlich begegnen werden, sodass sie nicht von der Antwort des Kindes überrumpelt werden. Überrascht von der ungewöhnlichen Herangehensweise der Eltern, kann ein Kind beispielsweise fragen: »Was für einen Workshop hast du denn gestern gemacht?!« Vielleicht reagiert es auch zweifelnd und zynisch: »Oh, ist das deine ›Hausaufgabe‹ in diesem Kurs, den du machst?« Um das Risiko zu minimieren, dass solcherlei Reaktionen die Aufgabe entgleisen lassen oder die Eltern in einer Gefühlsfalle landen, laden wir als Therapeut:innen die Eltern dazu ein, ehrlich zu sein: »Ja. Dies ist meine Hausaufgabe. Verrückt, oder?« Oder: »Yep, das ist meine Hausaufgabe, also mach dich bereit.«

Es ist zudem wichtig, zu vermitteln, dass es nicht das Ende der Welt bedeutet, wenn Eltern versuchen, sich zu entschuldigen, und dies schiefgeht. Auch wenn die Eltern-Kind-Beziehung in diesem Moment strapaziert wird, kann ein gescheiterter Versuch mit einem weiteren Anlauf korrigiert werden. Wenn der Therapeut sehr unsicher ist, ob die Eltern in der Lage sind, die Entschuldigung selbstständig zu formulieren, können wir das Kind in den Therapieraum laden und die Eltern dabei unterstützen. Im Falle erwachsener Kinder oder manchmal auch im Kontakt mit Teenagern kann es ein guter Weg sein, die Entschuldigung zunächst in Form einer Textnachricht oder E-Mail zuzusenden und erst im

Anschluss ein Gespräch darüber zu führen. Es ist wichtig, dass wir als Therapeut:innen gemeinsam mit den Eltern den besten Zugang entwickeln.

Die Schritte der Entschuldigung

1. Sag, wofür du dich entschuldigst.
2. Sag, wie es für das Kind gewesen sein muss (validiere).
3. Entschuldige dich und zeige ehrliches und nicht selbstbezügliches Bedauern (Bedauern, das vom Kind handelt und nicht vom Elternteil).
4. Sag, was du in der Vergangenheit anders hättest machen sollen (dies kann spezifisch sein oder, wenn dies nicht möglich ist, etwas in der Art, wie: »Ich hätte einen Weg finden müssen« oder »Du hättest verdient gehabt …«) und was du von nun an anders machen wirst (sei hier spezifisch).
5. Bereite dich auf alle denkbaren Reaktionen vor und validiere sie; wiederhole dabei die Schritte 1–4.
6. Stärke die Verbindung zum Kind, indem du warme Gefühle zum Ausdruck bringst.

1. Benenne, wofür du dich entschuldigst

Beginne damit, zu sagen, wofür du dich entschuldigst, und übernimm volle Verantwortung für deine Handlungen und die Auswirkungen, die diese für dein Kind und möglicherweise deine Familie hatten. Benenne konkret, was du getan und gesagt hast, was du unterlassen oder nicht gesagt hast – was dies für dein Kind bedeutet hat und wie du es verletzt hast. Vermeide Selbstbezüglichkeit, erkläre nicht, warum es so passiert ist. Wenn beispielsweise eine Mutter ihren ältesten Sohn wiederholt und über einen langen Zeitraum angeschrien hat, könnte sie sagen: »Ich habe dich angeschrien. Ich habe deine Entscheidungen kommentiert und kritisiert. Ich habe dich ständig verbessert. Ich habe so unfreundlich und aggressiv mit dir geredet. Kein Wunder, dass du dich vor mir zurückziehst. Es muss sich angefühlt haben, als ob ich ununterbrochen unzufrieden mit dir bin. Ich sehe, dass es dir nicht gut geht, dass du bedrückt und unglücklich mit dir selbst bist. Es tut mir so leid, dass ich bis jetzt nicht realisiert habe, wie schmerzlich dies für dich war.«

2. Benenne, wie es für das Kind gewesen sein muss (validiere)

Anerkenne, wie es für dein Kind gewesen sein muss und wie dein Verhalten dazu beigetragen hat, dass dein Kind Emotionen meidet, seelische Symptome entwickelt oder in anderer Weise kämpfen muss. Wir laden den Elternteil dazu ein, sich in die Perspektive des Kindes hineinzuversetzen und zu formulieren, wie es sich angefühlt haben muss. Im Beispiel: »Du musst dich angespannt und klein gefühlt haben, wenn ich dich angeschrien habe. Vielleicht hattest du manchmal das Gefühl, dass mit dir was nicht stimmt und dass ich dich nicht liebe. Kein Wunder, dass du mit Ängsten und Depressionen kämpfst, seit du auf der weiterführenden Schule bist. Du konntest nicht zu mir kommen mit deinen Sorgen, weil ich dich einfach immer nur angeschrien habe. Es ist schrecklich, dass du so eine schwere Zeit hattest und keine Mutter hattest, die dir zeigt, dass sie für dich da ist oder dich fragt, wie es dir geht.«

3. Entschuldige dich und zeige authentisches und nicht selbstbezügliches Bedauern

»Es tut mir so leid, dass ...« – Es ist wichtig, Eltern dabei zu helfen, so konkret wie möglich zu werden. Sie mögen mit allgemeinen Aussagen starten, wie: »Es tut mir leid, dass ich dich enttäuscht habe«, wir unterstützen sie dann jedoch dabei, spezifischer zu werden, zum Beispiel: »Es tut mir so leid, dass ich nicht für dich da war, als du mich am allermeisten gebraucht hättest. Als du in der Schule eine schwere Zeit hattest und besonders, als du diese beiden schrecklichen Prüfungen hattest. Ich war immer nur wütend, habe mich beschwert und dir gezeigt, wie enttäuscht ich von dir bin. Das tut mir so leid.« Eltern sollten nicht um Vergebung bitten, weil dies den Fokus wieder zurück auf sie lenkt – das Kind soll den Eltern etwas geben. Es ist wichtig, dass Eltern authentisch sind und glauben, was sie sagen. Wenn die Therapeutin in der Vorbereitung den Eindruck gewinnt, dass die Eltern nicht wirklich authentisch kommunizieren, kann dies ein Hinweis auf ungelöste Gefühlsfallen sein. Die Therapeutin muss diese dann gemeinsam mit den Eltern erforschen, ihnen helfen, sie durchzuarbeiten und schließlich loszulassen.

Es ist wichtig, darauf hinzuweisen, dass wir unsere Emotionen alle unterschiedlich zum Ausdruck bringen. Einige von uns sind »offene Bücher«, unsere Gefühle sind klar erkennbar. Andere sind zurückhaltender, wenn es darum geht, die eigenen Gefühle zu zeigen. Eine authentische Interaktion wird je nach Stil und Intensität des Emotionsausdrucks sehr unterschiedlich aussehen (Geller, 2019). Bei einem Vater mit leicht strengem Blick, wenig Mimik und eher monotoner Stimmlage, der es nicht gewöhnt ist, Zuneigung in Worte zu fassen, kann ein einfacher Satz in sanftem Tonfall (»Du bist mir wichtig«) sehr authentisch und warm wirken. Bei jemandem, der häufig Zuneigung ausdrückt und gut darin ist, Emotionen in Worte zu fassen, mag derselbe Satz im selben sanften Tonfall als kalt und weniger echt ankommen.

4. Benenne, was du in der Vergangenheit anders hättest machen sollen – und was du in der Zukunft anders machen wirst

Eltern müssen so präzise wie möglich sein und Dinge formulieren wie: »Ich hätte merken müssen, wie schwer es für dich war und wie bedrückt du warst. Ich hätte dir zeigen sollen, dass ich begreife, was los ist, indem ich mit dir rede und dir signalisiere, dass du mir sagen kannst, was dich belastet. Ich hätte nach der Arbeit jeden Tag in dein Zimmer kommen sollen und dich fragen sollen, wie es dir geht. Und ich hätte mir die Zeit nehmen sollen, wirklich zuzuhören. Ich hätte dich nicht andauernd kritisieren und verbessern dürfen.« Manchmal ist es auch in der Rückschau für Eltern nicht möglich, Dinge anders zu machen, weil die Umstände zu der jeweiligen Zeit keine Spielräume ließen, zum Beispiel im Falle finanzieller Erwerbsnöte, beim Zerbrechen einer Lebenssituation oder einer schweren körperlichen Erkrankung. In diesen Fällen ermutigen wir Eltern zu sagen: »Ich hätte eine andere Lösung finden sollen«; »Ich hätte einen Weg finden sollen«. Ein weiteres Beispiel könnte lauten: »Dies ist nicht, was ich mir für dich gewünscht habe – ohne eine Mutter und einen Vater aufzuwachsen, die gemeinsam durchs Leben gehen. Dein Vater und ich hätten besser mit der Situation umgehen sollen, sodass du nicht so darunter leiden musst.«

Wir laden Eltern darüber hinaus dazu ein, zu formulieren, was sie von nun an anders machen werden. Wir leiten sie an, Allgemeinplätze wie »Ich werde versuchen, ein besserer Vater/eine bessere Mutter zu sein« zu verlassen. Die versprochene Veränderung sollte spezifisch und verbindlich einlösbar sein. Wenn ein Elternteil, der regelmäßig schreit, sagt: »Ich werde nie wieder schreien«, ist dies vermutlich ein unrealistisches Versprechen. Scheitern ist vorprogrammiert, ebenso die Enttäuschung des Kindes und der Verlust des Vertrauens in die elterliche Ernsthaftigkeit und Fähigkeit zur Veränderung. Eine bessere Formulierung könnte lauten: »Ich möchte einige meiner schlechten Angewohnheiten wirklich verändern. Ich werde mich dabei erwischen, wenn ich wieder damit anfange, deine Entscheidungen infrage zu stellen oder zu kritisieren. Ich habe verstanden, dass du in der Lage bist, sie selbst zu treffen. Tief im Inneren achte ich dich wirklich und glaube an dich. Es tut mir leid, dass ich dir dies nicht gezeigt habe. Ich werde daran arbeiten, dir das zu zeigen. Es wird nicht perfekt laufen. Ich habe mir diese unguten Reflexe angewöhnt, das ist nicht in Ordnung. Aber es wird sich ändern.« Um authentisch zu bleiben, mag dieses Beispiel für einen anderen Elternteil so klingen: »Ich bin fest entschlossen, einige meiner unguten Angewohnheiten zu verändern. Ich werde mich dabei erwischen, wenn ich wieder damit anfange, deine Entscheidungen infrage zu stellen oder zu kritisieren. Wir wissen beide, dass ich nicht immer *einverstanden* bin mit deinen Entscheidungen. Wir wissen beide, dass ich nicht gleich gut darin sein werde, meine Ratschläge stecken zu lassen. Aber ich habe verstanden, dass es dein Recht ist, deine eigenen Entscheidungen zu treffen. Und du verdienst es, dass ich meine Meinung ab und an für mich behalte.« Wenn die Eltern gewappnet sind, bekommt das Kind die Chance, ein bisschen »zurückzupiksen«, um die Ernsthaftigkeit des Vorhabens zu testen. Ein Teenager mag zum Beispiel antworten: »Du wirst so schlecht darin sein« oder: »Ich glaube es, wenn ich es sehe.« Wenn Eltern jedoch demonstrieren, dass sie sich ihrer Begrenzungen bewusst sind und bereit sind, die Reaktion des Teenagers anzunehmen und zu validieren, geraten sie nicht in eine Gefühlsfalle. Wir können Eltern vermitteln, dass Teenager, die so antworten, signalisieren, dass sie die Eltern gehört haben, dass sie das Gespräch schätzen – und die Mühe! Auf dieser Grundlage können Eltern antworten: »Angekommen. Ich weiß, es ist mein Job, dies besser zu machen.«

Andere Beispiele spezifischer und realistischer Versprechen könnten so klingen: »Ich werde deine Frisur nicht mehr kommentieren, wie ich es jeden Morgen getan habe« oder: »Ich werde jeden Nachmittag in deinem Zimmer vorbeischauen und fragen, wie es dir geht.« Zu sagen, was Eltern von nun ab anders machen und dies spezifisch und realistisch zu formulieren, ist für uns von großer Bedeutung. Aus eigener Erfahrung wissen wir, wie viele gut gemeinte Entschuldigungen bereits an den Felsen falscher Versprechungen, »es nie wieder zu tun«, zerschellt sind. Oft liegt dies nicht daran, dass die Person, die sich entschuldigt, sich nicht verändern will. Wir gehen davon aus, dass sie stattdessen nicht mit den »Spielregeln« des Sich-Entschuldigens vertraut ist, die auf der Forschung zu Vergebungsprozessen basieren. Wenn die Person, die sich entschuldigt, sagt: »Es tut mir so leid, es kommt nie wieder vor«, genau dies dann doch wieder tut und sich dies wiederholt, verliert die Entschuldigung ihren Wert. Sie leistet keinen Beitrag mehr zu Heilungs- und Vergebungsprozessen. EFST-Therapeut:innen arbeiten unermüdlich mit Eltern daran, die eine Sache zu finden, die sie wirklich verändern können. Eltern, die nicht versprechen können, nie wieder zu schreien, können versprechen, daran zu arbeiten, das Kind zu Wort kommen zu lassen. Hierfür können sie sich entschuldigen: »Es tut mir leid, dass ich rede und rede und dir nicht die Möglichkeit gebe, mich zu unterbrechen. Das wird sich verändern. Wenn ich mich dabei ertappe, werde ich mir auf die Zunge beißen, aufhören zu reden und dir eine Chance geben, etwas zu sagen.«

5. Rechne mit einer emotionalen Reaktion und wiederhole Schritte 1–4

Wenn sich Eltern authentisch dafür entschuldigen, was sie getan haben, oder versäumt haben, zu tun und anerkennen, was dies für ihr Kind bedeutet hat, vermitteln sie ihrem Kind das Gefühl, gesehen zu werden. Spüren Kinder – oftmals das erste Mal nach langer Zeit –, dass sie ihre Eltern erreichen, entsteht in ihnen manchmal das Bedürfnis, den Eltern noch mehr zu sagen, was nicht gut gelaufen ist. Deshalb ist es für erfolgreiche Entschuldigungen entscheidend, dass Eltern darauf vorbereitet sind, mit Ärger und Vorwürfen umzugehen. Wenn Eltern nicht für starke Reaktionen wie zum Beispiel Wutausbrüche ihrer Kinder gewappnet sind, steigt das Risiko, dass sie direkt in eigene Gefühlsfallen geraten: Sie lassen sich vergraulen, reagieren gestresst oder verärgert, schlagen wütend zurück oder geraten in einen Verteidigungsmodus. Reagieren Eltern negativ auf den Emotionsausbruch ihres Kindes, steigt das Risiko, dass die Entschuldigung wirkungslos bleibt. Eltern verlieren das Vertrauen in ihre Fähigkeit, sich zu entschuldigen und Veränderung zu gestalten.

Wir unterscheiden acht verschiedene unmittelbare Reaktionen von Kindern auf die Entschuldigung ihrer Eltern:

Der Schießplatz: Kinder, die wütend werden, ihren Eltern Vorwürfe machen oder sie zurückweisen.

Der emotionale Tresor öffnet sich: Kinder, die Zugang zu ihren primären Gefühlen finden und diese ausdrücken.

Die Geschichtenerzähler:innen: Kinder, die plötzlich anfangen, ihren Eltern viel mehr als bisher über ihren Alltag zu erzählen.

Die Traumreaktion: Kinder, die die Entschuldigung annehmen und ihren Eltern verzeihen.

Die fürsorgliche Reaktion: Kinder, die anfangen, sich um ihre Eltern zu kümmern.

»Nicht relevant«: Kinder, die sich nicht an die Situation erinnern, für die sich ihre Eltern entschuldigen.

Vermeidung: Kinder, die es vermeiden, über schwierige Themen zu sprechen, und die das Gespräch unterbrechen oder beenden.

Keine Reaktion: Kinder, die scheinbar keine Reaktion zeigen. Einige sagen wortwörtlich nichts. Andere beginnen, über etwas vollkommen anderes zu sprechen, nachdem die Eltern ihre Entschuldigung formuliert haben oder eine neue Aktivität aufnehmen. Wieder andere entziehen sich, was nicht heißt, dass sie »davonstürmen«. Vielleicht sitzen sie nur mit großen Augen da und sagen ausdruckslos oder neutral »Danke« und verschwinden. Manche Kinder zeigen Stunden oder Tage später verzögerte Reaktionen.

Drei Leitmotive ziehen sich durch diese Kategorien und wir bringen Eltern bei, alle drei zu erkennen und mit ihnen zu arbeiten, unabhängig davon, welche Reaktion ihr Kind am Ende tatsächlich zeigt. Die drei Motive sind: 1. Verleugnung; 2. Explosion; 3. Schweigen. Lassen Sie uns die Essenz dieser drei zuspitzen. 1. Verleugnung: »Nein, nein, Mama, du warst toll, du bist die Beste, du hattest einfach zu viel um die Ohren, hast dein Bestes gegeben, ich bin für meine Probleme verantwortlich, nicht du.« 2. Explosion: »Jetzt, wo ich dich erreiche, gibt es noch ein paar weitere Dinge, die du wissen solltest. Wenn ich dich tatsächlich dazu bringen kann, zuzuhören, gibt es eine Menge Dinge, die ich mir von der Seele reden möchte, also setz dich und hör zu.« Zu diesem Motiv gehört auch der Test: »Ich werde dich prüfen und herausfinden, ob du es wirklich ernst meinst, indem ich an deine Grenzen gehe. Wenn du damit nicht umgehen kannst, weiß ich, dass du es nicht wirklich ernst meinst.« Diese Kinder zeigen also eine »Explosion« von Wut und Groll. 3. Schweigen: Die schweigende Reaktion ist eine wunderbare Gelegenheit für Eltern, die Erkenntnisse und Werkzeuge in die Praxis zu übersetzen, die sie im Hinblick auf die Beziehung zu ihrem Kind, dessen emotionale Welt und Wohlbefinden erworben haben. Sie können das Schweigen empathisch validieren. Erinnern Sie sich daran, dass es keine Rolle spielt, wenn Sie das Schweigen falsch verstehen. Die Idee ist, den Tresor zu öffnen. Vielleicht können sie sagen: »Es ist in Ordnung, wenn du nichts sagen möchtest. Wenn ich mich in der Vergangenheit entschuldigt habe, habe ich es nicht durchgehalten, vielleicht denkst du, es läuft diesmal wieder so.« Oder: »Es ist in Ordnung, wenn du nichts sagst. Ich bin derjenige, der dran ist – und du kannst hier einfach sitzen und schweigen.«

Es kann eine erleichternde Erfahrung für Eltern sein, wenn ihre Kinder die »Geschichtenerzähler-« oder die »Traumreaktion« zeigen. Häufig passiert genau das. Wir sensibilisieren Eltern jedoch dafür zu erkennen, dass die Wut des »Schießplatzes« und der »offene Tresor« ebenfalls ideale Reaktionen sind. Wenn Kinder schmerzliche Gefühle durchleben, sei es Wut, Trauer, Scham oder Furcht, wünschen wir uns, dass sie diese mit ihren Eltern teilen können, anstatt mit ihnen allein zu bleiben. Wenn Kinder seelischen Schmerz durchleben, ist es wichtig, dass ihre Eltern dies wahrnehmen. Genau dies wird dem Kind helfen. Wir leiten Eltern deshalb dazu an, auf Wut oder den offenen Tresor so zu reagieren, dass sie die neuen Emotionen oder Anschuldigungen empathisch begleiten – indem sie sie in Worte fassen, sie validieren und dann die Schritte der Entschuldigung wiederholen.

Wir bitten Eltern, besonders vorsichtig zu sein, wenn ihr Kind die fürsorgliche Reaktion zeigt, also zum Beispiel sagt, dass der Elternteil keine Schuld trägt, dass es nichts Ernsthaftes gibt, dass die Eltern ihr Bestes gegeben haben etc. Wenn die unmittelbare Reaktion des Kindes darauf ausgelegt ist, die Idee zu negieren, dass die Eltern etwas falsch gemacht haben, ist dies ein akutes Warnzeichen für Verleugnung. Wir möchten nicht, dass sich das Kind um die Eltern kümmert oder dass die elterlichen Gefühle und Bedürfnisse die Aufmerksamkeit weg vom Kind ziehen. Wenn die Eltern einen Seufzer der Erleichterung ausstoßen, weil es sich so gut anfühlt, so eine Reaktion zu erfahren, und im Anschluss das Gespräch beenden, wird die emotionale Verletzung nicht heilen. Im Gegenteil. Das Kind macht erneut die Erfahrung, dass wir als Eltern nicht für es da sind und es deshalb die Last der Verantwortung selbst schultern muss. Deshalb ist es so wichtig für Eltern, sich darauf vorzubereiten, was sie tun, wenn sie diese Art Reaktion erleben. Sie müssen ihrer Verantwortung treu bleiben, darauf bestehen, dass das, was sie getan haben, nicht in Ordnung war und ihnen leidtut. Wir laden Eltern dazu ein, zu antizipieren, ob ihr Kind dazu neigt, eine kümmernde, verleugnende Reaktion zu zeigen. Wenn dies der Fall ist, helfen wir ihnen dabei, die Reaktion »im Keim zu ersticken«. »Sag nicht, dass es okay war, weil das war es nicht. Ich bin deine Mutter. Es war meine Aufgabe, …« (zum Beispiel dafür zu sorgen, dass dies nicht passiert; dich zu schützen; dafür zu sorgen, dass es dir gut geht; einzuschreiten und dir zu helfen; zu erkennen, dass es dir nicht gut geht, und etwas dagegen zu unternehmen).

Manche Eltern berichten, dass ihr Kind keine besondere Reaktion auf die Entschuldigung zeigt. Das Kind zuckt vielleicht mit den Schultern, wendet sich einer anderen Aktivität zu oder fängt an, über etwas anderes zu sprechen. Dies kann bei Eltern den Eindruck erwecken, dass ihre Entschuldigung nicht funktioniert hat. Unsere Erfahrung lehrt uns jedoch, dass Kinder, die scheinbar keine Reaktion zeigen, die elterliche Entschuldigung auf andere Weise verarbeiten. Sie suchen zum Beispiel plötzlich die Nähe zu den Eltern, um zu plauschen, auch wenn sie dies zuvor nicht getan haben, eine geschwisterliche Beziehung verbessert sich, oder die Konfliktrate im Allgemeinen nimmt ab. Diese Kinder mögen weglaufen und später still zurückkommen – um sich anzukuscheln, einen Film mit der Familie zu schauen, was sie als Teenager vielleicht zwei Jahre nicht mehr getan haben etc. Wir kennen Geschichten, wo die Kinder zunächst gar keine Reaktion gezeigt haben, und dann etwas später oder am nächsten Tag beobachten die Eltern, wie sich ihr Kind auf ganz ähnliche Weise bei seinem Geschwister entschuldigt – etwas, was es zuvor nie getan hätte.

Manchmal unterbricht das Kind die Eltern während der Entschuldigung mit Äußerungen wie: »Okay, ich hab's kapiert, kann ich jetzt gehen?« Es ist schwer einzuschätzen, was diese Reaktion bedeutet. Das Kind mag aufgenommen haben, was Vater oder Mutter gesagt haben, es kann sich aber auch um eine Variante der Verleugnung oder des Ärgers handeln. Unserer Erfahrung nach ist diese Reaktion meistens dadurch motiviert, dass das Kind versucht, schmerzhafte Gefühle zu vermeiden. Wenn dies der Fall ist, können Eltern versuchen zu validieren, wie schwer es ist, darüber zu sprechen, und wie verstehbar, dass das Kind nicht mehr darüber reden möchte. Wenn das Kind auch danach das Gespräch beenden möchte, respektieren wir dieses Bedürfnis. Eltern können dann zu einem späteren Zeitpunkt erneut darauf zurückkommen. Wie für die Arbeit mit Entschuldigungen allgemein, gilt auch hier: Das weitere Vorgehen der Eltern hängt vom Alter des Kindes ab. Wenn eine Vierjährige das Thema wechselt, hat sie genug. Dies heißt nicht, dass sie die Entschuldigung nicht verstanden hat und schätzt, auch wenn sie dies vorläufig nicht zeigen mag. Im Umgang mit einem Teenager müssen Eltern das Recht des Kindes validieren, für den Moment Stopp zu sagen. Sie können gleichzeitig klar signalisieren, dass das Gespräch noch nicht zu Ende ist. Sie kommunizieren ihre Absicht, verbindlich an ihrem Veränderungsvorhaben dranzubleiben, auch wenn sie dies zu einem späteren Zeitpunkt sagen müssen oder es gar nicht sagen können und es stattdessen einfach in ihrem Verhalten demonstrieren.

Es gibt andere Fälle, in denen Eltern sich für etwas entschuldigt haben, an das das Kind sich überhaupt nicht erinnert. Möglicherweise war das, was die Eltern getan haben und wofür sie sich schuldig fühlen, schmerzhaft für sie selbst, aber nicht für ihr Kind. Der Vorfall kann eigene biografische Wunden der Eltern berührt haben. Vielleicht gibt es andere Facetten der Beziehung, die das Kind schwierig findet, aber nicht diese. Eltern berichten zwei interessante Aspekte, wenn ihr Kind den Anlass nicht erinnert. Einer ist, dass Eltern sich ungeachtet dessen hinterher viel besser und selbst weniger schuldig fühlen. Obwohl das Kind selbst die Situation nicht als belastend empfunden hat, bleiben die Eltern in schlechten Gefühlen darüber gefangen. Sich entschuldigt zu haben, hinterlässt eine enorme Erleichterung, Eltern können schmerzliche Gefühle loslassen, die mit dem Vorfall verbunden waren. Der zweite interessante Aspekt ist, dass Eltern, die sich entschuldigen, ihrem Kind volle Aufmerksamkeit zuteilwerden lassen und ihre Absicht bekräftigen, ein Unrecht wiedergutzumachen. Auch wenn sie die Verletzung ihres Kindes falsch einschätzen, geben sie ihrem Kind die Möglichkeit, andere schmerzhafte Ereignisse, Verluste oder Scheiternserfahrungen zu teilen. Eltern bekommen so die Chance, sich für die Dinge zu entschuldigen, die für das Kind bedeutsam sind.

6. Stärke die Verbindung zum Kind, indem du warme Gefühle zum Ausdruck bringst
Der letzte Schritt im Rahmen des Entschuldigungsprozesses handelt davon, die Verbindung zwischen Eltern und Kind zu stärken. In der Stuhlarbeit ermutigen wir Eltern, sich ihr Kind im Stuhl gegenüber vorzustellen, warme Gefühle auszudrücken, zu sagen, dass sie ihr Kind lieben und warum. Auch in der eigentlichen Entschuldigung ist es wichtig, dass die Eltern mit zugewandten und warmen Worten zum Kind schließen.

Marker für Stuhlarbeit zum Thema »sich entschuldigen«

Gute Marker, um Lernprozesse rund um Entschuldigungen anzustoßen, sind im Elternteil aktivierte Scham- und Schuldgefühle. Sie bedauern, gegenüber dem Kind etwas getan oder nicht getan zu haben, und möchten sich dafür entschuldigen. Dies kann beispielsweise so klingen: »Ah, ich hätte sie niemals schlagen dürfen«; »Ich bereue so, dass ich nicht länger damit gewartet habe, sie in die Fremdbetreuung zu geben. Sie war noch nicht so weit«; »Wie konnte ich all seine Signale missverstehen?« oder »Ich weiß, ich muss mich dafür entschuldigen«. Ab und an sind Eltern von Scham und Schuld erfüllt, brauchen jedoch Hilfe dabei, ihre Gefühle in Worte zu fassen und zu verstehen, was sie tun können. In anderen Fällen können Eltern über emotionale Verletzungen sprechen, ohne jedoch emotional beteiligt zu sein. In diesen Fällen arbeiten wir zunächst darauf hin, eine emotionale Aktivierung zu unterstützen, bevor wir uns mit der eigentlichen Entschuldigung befassen. Schauen wir uns diese drei Schritte in der Stuhlarbeit näher an.

Emotionsfokussiertes Skilltraining zum Thema »sich entschuldigen«

Schritt 1: Stell dir das Kind im Stuhl gegenüber vor und entschuldige dich
Der Therapeut leitet den Elternteil an, sich das Kind im Stuhl gegenüber vorzustellen, und stellt sicher, dass ein Kontakt zwischen dem imaginierten Kind und dem Elternteil hergestellt ist. Der Therapeut fragt die Eltern, was der Anblick des Kindes im Inneren auslöst. Dann lädt er sie ein, sich entlang der Schritte des Entschuldigungsprozesses zu entschuldigen. Dabei wird der Elternteil durch die einzelnen Schritte geleitet.

Schritt 2: Sei das Kind im Stuhl gegenüber
Der Therapeut lädt Vater oder Mutter ein, den Stuhl zu wechseln und sich vorzustellen, dass er oder sie ihr Kind *ist*, das gerade die Entschuldigung empfängt.

Die Eltern drücken aus, wie es sich anfühlt, dieses Kind zu sein. Möglicherweise nimmt das Kind die Entschuldigung an, oder es wird ärgerlich, wütend oder versucht, den Elternteil von der Verantwortung zu entlasten, indem es Sorge und Fürsorge gegenüber Vater oder Mutter zum Ausdruck bringt.

Schritt 3: Validiere die Antwort des Kindes aus dem Selbst-Stuhl heraus und wiederhole die Schritte des Sich-Entschuldigens wenn nötig
Der Elternteil wechselt zurück in den Selbst-Stuhl und validiert die Antwort des Kindes. Wenn stimmig, wird die Entschuldigung wiederholt. Die Schritte 2 und 3 dieser Stuhlarbeit können so oft wie nötig wiederholt werden – so lange, bis Eltern das Gefühl haben, für alle möglichen Reaktionen des Kindes gewappnet zu sein. Zum Abschluss drückt der Elternteil warme und liebevolle Gefühle gegenüber dem Kind aus.

Genau wie beim angeleiteten Skilltraining zur Validierung können diese Übungen vor der eigentlichen Entschuldigung wichtig sein, um das Risiko zu minimieren, dass die Eltern in eine Gefühlsfalle geraten. Sie spielen so mögliche Szenarien durch und erfahren Unterstützung durch die Therapeutin, ohne dass das Kind anwesend ist. Auf diese Weise können wir gemeinsam mit ihnen alle Gefühlsfallen, Magneten, Trigger und konkurrierenden Motivationen erkunden, die auftauchen.

Reflexion

Bei wem müssten Sie sich entschuldigen? Was hätte es für Sie bedeutet, wenn Ihr Vater oder Ihre Mutter sich für etwas entschuldigt hätte, für das Sie sich wirklich eine Entschuldigung gewünscht hätten?

Treffen wir nun eine Mutter, die an einem zweitägigen Elternworkshop teilgenommen hat. Wir sind dabei, wie die Mutter sich für eine aktuelle emotionale Verletzung entschuldigt, und sehen, wie diese Entschuldigung sich auf die familiären Beziehungen auswirkt.

Mami, ich liebe dich

Wenige Tage, bevor ich an dem Workshop teilnahm, kam meine elf Jahre alte Tochter zu mir und sagte, dass mein Ehemann und ich ihre drei Jahre alte Schwester lieber hätten als sie. Es war schrecklich zu hören und ich stritt es unmittelbar ab: »Selbstverständlich haben wir sie nicht lieber als dich.« Nachdem ich im Workshop die Bedeutung der Validierung schmerzlicher Gefühle des Kindes verstanden hatte, wurde mir bewusst, dass wir mit unserer jüngeren Tochter tatsächlich sehr viel mehr Zeit verbringen und ihr mehr Aufmerksamkeit zuteilwerden lassen - vielleicht sogar auch ein bisschen mehr als eigentlich nötig. Ich entschied mich, mich dafür zu entschuldigen, dass wir dazu beigetragen hatten, meiner Tochter das Gefühl zu geben, dass wir sie weniger mögen als ihre kleine Schwester.

Nach dem Workshop hielt ich mich mit meinen beiden Töchtern in der Küche auf. Die ältere machte ihre Hausaufgaben und die jüngere wollte mir beim Kochen helfen. Ich bat die jüngere, ihre Hände im Spülbecken zu waschen. Sie stand auf einem Stuhl vor dem Becken und als sie fertig war, forderte sie mich auf, sie zur Arbeitsfläche zu schieben, während sie immer noch auf dem Stuhl stand. Normalerweise hätte ich sie rübergeschoben, aber ich sagte ihr, dass sie absteigen und den Stuhl selbst rüberschieben könne. Ich ging zu meiner älteren Tochter, legte meine Hand auf ihre Schulter und fragte: »Ist es das, was du gemeint hast? Dass wir normalerweise immer alles machen, was sie will und dass wir nie Nein zu ihr sagen?« Sie sagte: »Ja.« Meine jüngere Tochter verrückte den Stuhl selbstständig, ohne irgendein Theater, und half mir, das Gemüse zu schneiden.

Meine ältere Tochter ging ins Wohnzimmer, um weiter ihre Hausaufgaben zu erledigen. Ich folgte ihr und setzte mich zu ihr. Ich sagte ihr: »Neulich hast du gesagt, dass wir deine kleine Schwester lieber hätten als dich. Darauf habe ich nicht besonders gut reagiert. Ich kann verstehen, dass du so denkst.« Ihre Augen wurden größer und größer, während ich sprach. Sie hörte gespannt zu. Ich war mitten im Satz, als ihr Gesicht plötzlich aufleuchtete und sie in ihren Schulranzen verschwand. Sie zog eine Karte mit einem selbst gezeichneten Bild heraus und erzählte, dass sie diese ein paar Tage zuvor gebastelt hätte. Sie gab sie mir. Darauf stand: »Mami, ich liebe dich.« Mir kamen sofort die Tränen, so berührt war ich und wir nahmen uns fest in die Arme. Dann setzte sie sich wieder hin und zeichnete ein weiteres Bild, das sie ihrer kleinen Schwester gab.

Hier folgt ein weiteres Beispiel aus einem Beratungsprozess mit einer Mutter. Sie erzählt von einer Entschuldigung gegenüber ihrer erwachsenen Tochter, die sich auf eine alte emotionale Verletzung bezieht.

Noch eine Tasse Kaffee

Ich habe eine Tochter in ihren Dreißigern. Sie hat eine Reihe seelischer Probleme und kämpft damit, ihr Leben in den Griff zu bekommen. Ich weiß, dass sie mit etwa sieben Jahren sexuell missbraucht wurde von jemandem, den wir kannten, aber wir haben nie darüber gesprochen. Ich hatte gehofft, dass sie sich nicht daran erinnern würde. Ich hatte Angst, dass darüber zu sprechen es schlimmer machen würde. Und ich war nicht sicher, ob ich damit umgehen könnte.

Jetzt, wo ich mit meinen eigenen Gefühlen besser umgehen kann, habe ich entschieden, zu sagen, wie leid es mir tut, dass ich nicht für sie da war. Ich machte einen Plan, um sie zu treffen, und nahm all meinen Mut zusammen, um das Gespräch in Gang zu bringen. Ich druckste hektisch herum, um einen Anfang zu finden. Schließlich sprang ich:

Ich sage, dass ich weiß, dass sie als Kind etwas sehr Schwieriges erlebt hat – dass sie missbraucht wurde. Ich sage, dass ich nicht in der Lage war, sie zu unterstützen. Es tut mir so leid, dass ich nicht mit ihr darüber gesprochen habe. Ich sage, dass es so niederschmetternd für sie gewesen sein muss, etwas so Schreckliches zu erleben und damit so allein zu bleiben. Ich warte einen Moment. Meine Tochter runzelt die Stirn, ihre Augen verengen sich. Dann sagt sie zornig: »Du hast keine Ahnung, wie beschissen hart es war! Und jetzt kommst du an!? Dreißig Jahre zu spät, Mama, das werde ich dir nie vergeben.«

Ich bin angespannt und nervös im Angesicht ihrer Reaktion. Der Klumpen in meiner Kehle wird größer. Ich hatte gehofft, dass sie froh darüber sein würde, dass ich das Thema aufbringe, glücklicherweise hatte ich mich genau auf diese Art Reaktion vorbereitet. Ich erinnere mich an die Schritte und sage: »Ich verstehe, dass du wütend auf mich bist. Du hast jedes Recht dazu. Ich kann mir keinen größeren Verrat vorstellen, als von der eigenen Mutter im Stich gelassen zu werden, wenn du etwas so unglaublich Schreckliches erlebst. Ich möchte nicht, dass du mir vergibst. Ich will nur, dass du weißt, ...«

Ich kann die Tränen kaum noch zurückhalten, aber ich versuche dennoch stark und klar zu sein. »Ich will, dass du weißt, wie leid mir tut, was ich dir angetan habe. Ich wünschte, ich könnte die Zeit zurückdrehen und es besser machen. Du hättest eine Mutter verdient, die für dich da ist und stark genug ist, dich nicht alleinzulassen in deinem Schmerz. Jemand, der dich nicht dir selbst überlässt. Du musst so verängstigt und einsam gewesen sein. Ich liebe dich so sehr. Du bist immer noch mein kleines Mädchen.«

Meine Tochter ist ruhiger und hat Tränen in den Augen. Sie fasst Mut und sagt: »Ich verzeihe dir nicht.« Sie macht eine lange Pause, bevor sie fragt: »Musst du bald nach Hause, oder möchtest du noch eine Tasse Kaffee?«

Gefühlsfallen im Entschuldigungsprozess

Sich zu entschuldigen ist ein verletzlicher und schmerzhafter Prozess für Eltern, häufig tauchen währenddessen Gefühlsfallen auf. Es tut weh, den Schmerz anzunehmen, den man seinem eigenen Kind zugefügt hat. Unsere Erfahrung ist jedoch, dass es gut und wertvoll ist, genau dies zu tun. Wenn Eltern sich entschuldigen, steigt ihre Selbstwirksamkeit, der Selbsthass nimmt ab (Strahan et al., 2017). Während des Prozesses ist es jedoch entscheidend, dass die Therapeutin genau darauf achtet, die Herausforderungen und Magneten der Eltern zu validieren. Als Therapeut:innen müssen wir besonders achtsam für die elterlichen Bedürfnisse sein, ihre emotionalen Bedürfnisse anerkennen und versuchen, diese zu versorgen.

Wenn wir in der Beratung die Idee des Sich-Entschuldigens einführen, durchlaufen Eltern in der Regel zahlreiche Gefühle. Wenn wir uns den »Fehlern« zuwenden, die sie in ihrer Elternrolle gemacht haben, werden gewöhnlich Schuld, Scham und Selbstvorwürfe wachgerufen. Eine Gefühlsfalle entsteht besonders häufig – die Angst der Eltern, in Gegenwart des Therapeuten als schlechte Eltern dazustehen. Viele sagen: »Wenn Sie nur wüssten, was ich getan habe.«

Im EFST dienen Entschuldigungen primär dazu, emotionale Verletzungen in der Beziehung zum eigenen Kind zu heilen. Es gibt jedoch zahlreiche andere Bindungsverletzungen, die – wenn sie heilen – große Auswirkungen auf das Leben des Kindes haben. Sich zu entschuldigen, aktiviert in Eltern immer auch alte emotionale Verletzungen, verbunden mit Trauer, Wut, Angst oder Scham, die in der Beziehung zu den eigenen Bezugspersonen entstanden sind. Diese herausfordernden Gefühle können zu Gefühlsfallen werden und verhindern, dass sich die Eltern entschuldigen. In diesen Fällen kann es sinnvoll sein, erst an einer Transformation dieser Beziehungen zu arbeiten. Zum Beispiel daran, dem anderen Elternteil zu vergeben, mit dem man nicht länger zusammenlebt, oder daran, den eigenen Eltern oder anderen wichtigen Bezugspersonen zu verzeihen. Eltern verwenden oft einen großen Teil ihrer Energie auf Groll und Abscheu – diese negativen Gefühle beeinträchtigen ihre seelische Gesundheit und belasten in der Folge auch das Kind. Die emotionalen Verletzungen, die in der Beziehung zu den eigenen Eltern oder einem Expartner entstanden sind, können durch das Verhalten des Kindes getriggert und zum Leben erweckt werden. Auf diese Weise werden emotionale Verletzungen aus anderen Beziehungen zu Gefühlsfallen, die verhindern, dass die Eltern die emotionalen Bedürfnisse ihres Kindes sehen und sich ihnen widmen. Wird die alte Wunde getriggert, werden Eltern zudem reaktiver im Umgang mit ihrem Kind. Sie reagieren so alten emotionalen Schmerz an ihrem Kind ab. Wenn beispielsweise ein geschiedenes Paar starke negative Gefühle und Einstellungen zueinander hegt, wird es für das Kind schwer, positive Gefühle gegenüber dem anderen Elternteil zuzulassen und auszudrücken. Diese positiven Gefühle zu einem Elternteil unterdrücken zu müssen, kann auch die Beziehung zu dem Elternteil verhindern oder beschädigen, der die negative Einstellung kommuniziert. Diese negativen Einstellungen müssen nicht notwendigerweise laut ausgesprochen werden. Es reicht, wenn das Kind eine entsprechende Grundeinstellung bei Vater oder Mutter wahrnimmt.

Unsere Aufgabe ist es, Eltern dabei zu helfen, sich ihrer eigenen Angst, Scham, Hilflosigkeit oder Wut bewusst zu werden und diese durchzuarbeiten. Wenn während des Beratungsprozesses Gefühlsfallen auftauchen, arbeiten wir zuerst mit diesen und wenden uns erst danach wieder dem Entschuldigungsprozess zu.

Schauen wir uns jetzt ein Beispiel einer Beratungssitzung an, in der wir Gefühlsfallen und der Entschuldigung begegnen.

Kleines Stück Scheiße

Die Therapeutin befindet sich in einem Beratungsgespräch mit einer Mutter, die gegenüber ihrer sechsjährigen Tochter gewalttätig geworden ist, sie an den Haaren gezogen, ihr das Ohr verdreht und sie ungefähr zehnmal im vergangenen Jahr geschubst und gekniffen hat. Die Mutter hat die Tochter in der Wut zudem mehrfach als »Idiotin« und »kleines Stück Scheiße« beschimpft. Wir sind uns einig, dass es der Tochter guttun würde, wenn sich ihre Mutter entschuldigen würde. Wir vermitteln der Mutter die Schritte des Sich-Entschuldigens. Gleichzeitig ist es wichtig sicherzustellen, dass die Mutter nicht weiter gewalttätig gegenüber ihrer Tochter wird, nachdem sie sich entschuldigt hat. Es ist entscheidend, dass sich etwas in der Mutter verändert, bevor sie sich entschuldigt, um das Risiko eines Rückfalls zu minimieren.

Die Therapeutin bittet die Mutter, über eine der schwierigen Situationen zu berichten, in denen es zu einem Rückfall kommen könnte. Nachdem beide ein Bild vom Kontext haben, bittet die Therapeutin die Mutter, sich ihre Tochter im Stuhl gegenüber vorzustellen.

Die Mutter sagt mit einem kleinen Lächeln: »Ah, muss ich?« Sie weiß, es wird schwer werden.

Die Therapeutin fragt die Mutter, wie sie sich fühlt, wenn sie sich vorstellt, wie ihre Tochter dort sitzt. Sie berichtet, sich verärgert zu fühlen. Die Therapeutin bittet sie, zu wiederholen, was sie zu ihrer Tochter während des Vorfalls gesagt hat. Die Mutter tut sich schwer damit. Sie vermeidet den Blick der Therapeutin und bringt klar zum Ausdruck, wie unangenehm sie dies findet.

Die Therapeutin bestätigt: »Ja, es ist sehr unangenehm. Und sehr wichtig. Vielleicht können Sie damit beginnen, ihr zu sagen: ›Ich werde so wütend, wenn du nicht machst, worum ich dich bitte.‹«

Die Mutter wiederholt den Satz. Die Therapeutin bittet die Mutter, noch mehr Ärger auszudrücken: Was sagen Sie zu Ihrer Tochter, wenn sie richtig wütend sind? Die Mutter weigert sich. Die Therapeutin lädt die Mutter ein, »Idiotin« oder »kleines Stück Scheiße« zu ihrer (imaginierten) Tochter zu sagen. Die Mutter antwortet, das bringe sie nicht über das Herz. Die Therapeutin sieht, dass sie es versucht, es ist, als ob die Worte nicht aus ihrem Mund kommen können.

Die Tatsache, dass die Mutter innehält und nicht zu ihrer Tochter sprechen kann, ist ein Marker für eine Gefühlsfalle. Die Hypothese der Therapeutin ist, dass sich die Mutter schämt und dass sie diese Scham daran hindert, im Prozess fortzufahren. Die Therapeutin bittet die Mutter, den Stuhl zu wechseln, und lädt sie ein, die Perspektive des Brain-Bosses einzunehmen, der zu ihr im Selbst-Stuhl sagt:

Therapeutin: »Du kannst deiner Tochter nicht solche Dinge sagen, wenn du sie dir im Stuhl da drüben vorstellst. Tu nicht, worum dich die Therapeutin bittet.« Die Therapeutin leitet die Mutter, die immer noch im Stuhl gegenüber sitzt, an, sich selbst zu sagen, was passieren wird, wenn sie einwilligt, zu ihrer (imaginierten) Tochter »Idiotin« oder »kleines Stück Scheiße« zu sagen.

Die Mutter sagt zu sich selbst: »Du wirst bloßgestellt sein. Die Therapeutin wird sehen, was für eine wirklich grauenvolle Mutter du bist. Es wird so beschämend sein. Und du wirst sie verlieren. Sie werden dir deine Tochter nehmen.«

Die Therapeutin bittet die Mutter, sich weiter zu warnen – was wird Schlimmes passieren?

Therapeutin: »Erinnern Sie sie an eine Zeit aus ihrer Kindheit und Jugend, in der sie fürchten musste, bloßgestellt zu werden, oder das Gefühl hatte, nicht gut genug zu sein.«

Mutter: »Papa war nie zufrieden mit deinen Noten. Erinnere dich dran, wie er sich über dich lustig gemacht hat und Mama und Peter dazu gebraucht hat, dich auszulachen? Du hast dich so klein und falsch gefühlt.« (Die Mutter beginnt zu weinen.)

Therapeutin: »Sagen Sie sich selbst, dass Sie dieses Gefühl der Scham, dieses Gefühl nicht gut genug zu sein, niemals wieder erleben wollen, egal wie hoch die Kosten sind.«

Mutter: »Tu nichts, was dich wieder in diese Gefühle bringt, egal wie hoch die Kosten sind.«

Therapeutin: »Es ist wichtiger, nicht als schlechte Mutter dazustehen und nicht mehr die Scham zu fühlen, nicht gut genug zu sein, als deinem Kind zu helfen. Es wird sich einfach zu unangenehm und schrecklich anfühlen.«

Die Mutter sagt, sie könne dies nicht sagen. Die Therapeutin signalisiert, dass sie weiß, dass dies hart ist, so ist es, im Umgang mit Gefühlen. Es mag sich absurd anfühlen, dies laut zu sagen, und vielleicht denkt sie heute auch nicht mehr so darüber, aber die Therapeutin bittet sie, es dennoch zu sagen. Die Mutter wiederholt den Satz.

Die Therapeutin bittet sie, zurück auf den Selbst-Stuhl zu wechseln. Von diesem Stuhl aus lädt die Therapeutin die Mutter ein, sich ihre Tochter im Stuhl gegenüber vorzustellen. Die Mutter beginnt zu weinen. Die Therapeutin validiert ihre Tränen und fordert sie auf, zu ihrer Tochter zu sagen:

Therapeutin: »Ich werde mich nie verändern. Wenn ich wütend bin, werde ich auch in Zukunft an deinen Haaren reißen, weil es wichtiger für mich ist, nicht als schlechte Mutter vor der Therapeutin dazustehen, als mit dieser Arbeit fortzufahren.«

Die Mutter wiederholt dies in ihren eigenen Worten.

Die Therapeutin bittet die Mutter, den Stuhl zu wechseln und ihre Tochter zu »sein«. Wie reagiert die Tochter auf das, was die Mutter eben gesagt hat?

Aus der Rolle der Tochter heraus antwortet die Mutter: »Nein, du kannst nicht weiter an meinen Haaren reißen, wenn du wütend bist. Du musst dir Hilfe suchen. Du solltest darauf scheißen, was die Therapeutin von dir denkt.«

Die Therapeutin bittet die Mutter zurück auf den Selbst-Stuhl.

Spontan sagt die Mutter zu ihrer Tochter: »Na klar werde ich weiter an mir arbeiten. Du bedeutest mir alles. Ich bin bereit, weiterzumachen.«

Die Therapeutin bittet die Mutter, sich ihre Tochter im Stuhl gegenüber vorzustellen, und fordert sie auf »Idiotin« und »kleines Stück Scheiße« zu ihr zu sagen. Die Mutter nimmt ihren Mut zusammen und tut dies. Die Therapeutin bittet sie, den Satz etwas lauter zu wiederholen.

Die Mutter wiederholt: »Du kleines Stück Scheiße. Bist du eine totale Idiotin?«

Die Therapeutin bittet die Mutter auszudrücken, was sie ihrer Tochter wirklich vermittelt, wenn sie diese Sätze sagt. Der Mutter wird deutlich, dass sie ihrer Tochter im Wesentlichen zu verstehen gibt, dass sie sie nicht liebt. Zumindest ist das wohl, was bei der Tochter ankommt. Die Augen der Mutter füllen sich erneut mit Tränen. Die Therapeutin bittet die Mutter, ihrer Tochter genau dies zu sagen.

Mutter: »Ich liebe dich nicht. Wenn du nicht machst, was ich sage, verdienst du es, dass ich an deinen Haaren reiße und dich kleines Stück Scheiße nenne!« (Die Mutter weint, während sie dies sagt.)

Die Therapeutin bittet die Mutter, wieder auf den anderen Stuhl zu wechseln. Als ihre Tochter: »Wie ist es, dies von seiner Mutter zu hören? Wie fühlt es sich an?«

Als die Tochter antwortet die Mutter unmittelbar: »Das macht mir Angst. Es macht mir so Angst und ich werde ärgerlich. Ich weiß nie genau, wann du richtig wütend wirst. Ich habe Angst, etwas falsch zu machen, und dann rastest du noch mehr aus.«

Die Therapeutin platziert die Mutter auf dem Selbst-Stuhl. Die Mutter formuliert unmittelbar: »Es tut mir so leid, was ich dir angetan habe, dass ich an deinen Haaren gezerrt habe und diese schrecklichen Dinge zu dir gesagt habe, aber ich war so gestresst und …«

Die Therapeutin unterbricht die Mutter, indem sie sie kurz am Arm berührt, und sagt: »Ich unterbreche Sie für einen Moment. Versuchen Sie, das ›aber‹ mit einem ›weil‹ zu ersetzen, und formulieren Sie den Satz dann noch mal.«

Mutter: »Ich möchte mich wirklich dafür entschuldigen, dass ich an deinen Haaren gezerrt habe und dich ein kleines Stück Scheiße genannt habe. Es tut mir so leid, dass ich so grausam zu dir war, dass ich dich an den Haaren gezogen habe, diese schrecklichen Dinge gesagt habe, weil … Es muss so schrecklich für dich gewesen sein. Es tut mir so leid. Ich sehe jetzt, wie viel Angst ich dir gemacht habe, wenn ich dich anschreie und an den Haaren ziehe. Kein Wunder, dass du denkst, ich liebe dich nicht. So geht man nicht mit jemandem um, den man liebt. Es muss so schrecklich für dich gewesen sein und du musst so wütend gewesen sein und du hast es nicht gewagt, ›Stopp‹ zu sagen. Klar hast du es nicht gewagt, wütend auf mich zu werden, wenn ich schon so ausraste.«

Die Therapeutin sagt zur Mutter: »Sehr gut. Sagen Sie ihr, was Sie stattdessen hätten tun sollen.«

Die Mutter sagt: »Ich hätte nicht so wütend werden dürfen. Ich hätte einen anderen Weg finden müssen, mit der Situation umzugehen. Ich hätte mir mehr bewusst machen müssen, wie es sich für dich anfühlt, wenn ich so wütend werde. Ich hätte ruhiger bleiben müssen und einfach wiederholen, worum ich dich gebeten habe. Ich hätte zu dir rüberkommen und dir helfen sollen, anzufangen. Es macht keinen Sinn, zu schreien und grauenvolle Dinge zu sagen, wenn ich dich dazu bewegen will, etwas zu tun.«

Therapeutin: »Sehr gut. Wenn es sich echt anfühlt und Sie es wirklich so meinen, sagen Sie ihr, dass Sie dieses Verhalten ändern werden.«

Mutter: »Ich werde mich verändern, ab sofort. Ich werde nie wieder an deinen Haaren ziehen, dein Ohr verdrehen oder hässliche Dinge zu dir sagen.«

Die Mutter beginnt erneut zu weinen.

Therapeutin: »Es ist so schmerzlich, zuzulassen und zu fühlen, was Ihre Tochter durchleben musste, als Sie wütend waren. Klar tut das weh. ›Ich (die Therapeutin nutzt die Ich-Form als Mutter) bin schuld daran, dass du verängstigt und verstört warst.‹«

Die Mutter nickt und weint weiterhin.

Therapeutin: »Es tut so weh, dies zuzulassen. Und es ist so wichtig. Mithilfe dieser wichtigen Erfahrung können Sie tatsächlich Ihr Verhalten ändern. Das Wichtigste ist nicht, was in der Vergangenheit passiert ist, sondern was jetzt als Nächstes geschieht.«

Die Mutter sagt zur Therapeutin: »Ich werde mich ändern. Es ist unmöglich, nach dem hier weiter in dieser Weise wütend zu sein.«

Therapeutin: »Sagen Sie das Ihrer Tochter.«

Die Mutter spricht zu ihrer imaginierten Tochter: »Ich werde mich ändern, ab sofort. Ich liebe dich so sehr und ich möchte, dass es dir gut geht.«

Die Therapeutin bittet die Mutter, in den anderen Stuhl zu wechseln und als Tochter zu sagen, wie es sich anfühlt, dies von der Mutter zu hören.

Die Mutter wechselt den Stuhl und sagt als Tochter: »Es tut sehr gut, das zu hören, aber ich bin immer noch sehr wütend auf dich.«

Die verbleibende Zeit der Sitzung nutzen wir, um die Mutter auf unterschiedliche Reaktionen vorzubereiten, die die Tochter eventuell zeigen mag, wenn sie sich zu Hause entschuldigt. Wir arbeiten auch daran, dass die Mutter eine Entschuldigung formuliert, ohne zu sehr zu weinen.

In der nächsten Sitzung berichtet die Mutter, die Entschuldigung sei sehr gut gelaufen. Seither ist sie nicht mehr wütend geworden, lediglich etwas verärgert, ihre Tochter hat zudem angefangen, wieder etwas mehr Körperkontakt zu suchen. Die Mutter erzählt, dass sie im Nachgang des Gesprächs plötzlich anfangen musste zu weinen. Sie habe vor Erleichterung geweint darüber, dass das Gespräch so gut gelaufen sei, aber gleichzeitig auch realisiert, dass sie ihre eigene Kindheit beweine. Ihr Vater sei ebenfalls sehr ruppig und wütend gewesen und habe sie regelmäßig geschlagen und ihre Ohren verdreht. Am schlimmsten sei das Gefühl der Angst gewesen und das Gefühl, nicht geliebt zu werden.

Die Auswirkungen des Sich-Entschuldigens auf Geschwisterbeziehungen

Streit und Eifersucht sind häufig zwischen Geschwistern und sie beruhen nicht immer darauf, dass die Eltern die Kinder unterschiedlich behandeln. Geschwisterrivalität und -eifersucht sind normal; die Kinder sind unterschiedlich alt, sie haben unterschiedliche Temperamente, Sensibilitäten und Bedürfnisse. Wenn Eltern jedoch in Beratung kommen, haben Eifersucht, Feindseligkeit, Ablehnung oder das Gefühl, unterschiedlich behandelt zu werden, bei den Geschwistern meist ein problematisches Ausmaß erreicht und verlangen nach Aufmerksamkeit.

In einer Familie reagiert jedes Kind anders auf die Eltern und jedes aktiviert unterschiedliche Emotionen in ihnen. Entsprechend liegt der häufigste Unterschied, den Eltern in der Behandlung ihrer Kinder machen, im Feld der Emotionen. Auf die Gefühle unserer Kinder in gleicher Weise zu reagieren ist nicht nur herausfordernd; tatsächlich ist es noch nicht einmal erstrebenswert. Kinder sind verschieden. Sie haben unterschiedliche emotionale Bedürfnisse, ein Kind mag im Vergleich zu Bruder oder Schwester mehr vom einen oder anderen brauchen.

Für manche Eltern ist es einfacher, mit dem Kind umzugehen, das ihnen stärker ähnelt, bei anderen ist es genau umgekehrt. Wir greifen dieses Thema später im Buch auf. Den meisten Eltern fällt es leichter, das Kind zu verstehen, das ähnliche Magneten hat und ihnen im Hinblick auf seine Beziehungsbedürfnisse stärker gleicht. Zu entdecken, dass ein geliebter Mensch sehr verschiedene Beziehungsbedürfnisse hat als man selbst, zum Beispiel im Hinblick auf Nähe und Distanz, kann eine bedeutsame und wichtige Erfahrung sein. Es wird einfacher für die sechzigjährige Mutter zu verstehen, warum ihre vierzigjährige Tochter nie anruft; sie ist ihr nicht gleichgültig, aber sie hat schlicht nicht das gleiche Nähebedürfnis. Diese Erkenntnis mag der Mutter helfen, weniger auf einer höheren Kontaktdichte zur Tochter zu beharren. Weniger Nörgelei vonseiten der Mutter kann es der Tochter erleichtern, weniger misstrauisch auf ihre allzu einnehmende und dominante Mutter zu schauen, wenn sie sich entscheidet, am Muttertag anzurufen.

Wenn ein Kind den Eindruck hat, dass es häufiger angeschrien wird als sein Geschwister, kann dies den Tatsachen entsprechen. Vielleicht ist das Kind aber auch empfindsamer und erlebt bereits leichte Formen des Tadels als »Anschreien«. Unabhängig davon, ob die Einschätzung stimmt oder nicht, ist es wichtig, die Eltern dabei zu unterstützen, eine Neugier zu entwickeln: Was ist es, was dem Kind diesen Eindruck vermittelt? Eltern können Verantwortung dafür übernehmen, dass sie nicht so für das Kind da waren, wie das Kind es gebraucht hätte. Unabhängig davon, ob es objektiv richtig oder falsch ist: Gewinnt ein Kind den Eindruck, dass die Eltern den Bruder oder die Schwester mehr lieben oder mögen, wird dies die Geschwisterbeziehung negativ beeinflussen.

Im EFST vertreten wir die Position, dass die Qualität der Geschwisterbeziehung immer in der Verantwortung der Eltern liegt. Es ist wichtig, dass Eltern ihren Kindern nicht zugestehen, ein »Team« mit einem Elternteil zu bilden, bei dem ein Elternteil oder beide gegen das Geschwister koalieren. Wir sehen viele Familien mit dieser Konstellation. Kinder, die sich mit einem Elternteil solidarisieren und im Anschluss ihr Geschwister oder den anderen Elternteil verunglimpfen, schikanieren oder kritisieren, fühlen sich am Ende schuldig und unbehaglich in ihrer Rolle. Eine Koalition gegen ein einzelnes Familienmitglied zu bilden, kann die seelische Gesundheit eines Kindes oft weit in das Erwachsenenleben hinein beeinträchtigen. Die einzig erlaubten »Teams« bestehen in Familien deshalb aus Koalitionen zwischen den Eltern (oder allen Elternteilen in Patchworkfamilien) oder den Kindern untereinander!

Oft hören wir, dass sich Geschwisterbeziehungen unmittelbar, nachdem Eltern sich bei einem ihrer Kinder entschuldigt haben, verbessern. Ernst genommen, gesehen und validiert zu werden, lindert einige der schmerzlichen Sekundärgefühle des Kindes, was sich wiederum auf dessen Beziehung zu anderen auswirkt. Das validierte Kind scheint ein geringeres Bedürfnis zu haben, sein Geschwister abzulehnen oder zu kritisieren. Gehen Ablehnung und Kritik zurück, entsteht in der Geschwisterbeziehung mehr Raum für Nähe und warme Gefühle.

Schauen wir uns ein Beispiel an. Dieses Mal treffen wir eine der Autorinnen des Buches, die ebenfalls einen Elternworkshop durchlaufen hat. Wir erleben, was sich zwischen ihren Kindern verändert, als sie sich bei ihrer Tochter entschuldigt.

Eine liebevolle Umarmung

Ich habe eine achtjährige Tochter und einen siebenjährigen Sohn. Wie viele Geschwister, so streiten auch sie viel. Mein Sohn sucht oft die Nähe zu seiner Schwester und möchte gern Zeit mit ihr verbringen; sie weist ihn jedoch oft zurück, weil sie mehr Zeit für sich selbst braucht.

Während des Kurses haben wir eine Übung gemacht, bei der wir aufschreiben sollten, wofür wir uns bei einem unserer Kinder entschuldigen würden. Ich entschied, mich bei meiner Tochter dafür zu entschuldigen, dass ich so oft ärgerlich auf sie bin. Am Nachmittag nach dem ersten Kurstag gesellte ich mich zu ihr in ihr Zimmer, um mit ihr zu spielen.

Ich sagte: »Ich weiß, dass ich oft ärgerlich auf dich bin. Und ich weiß, dass dies wirklich eklig für dich sein muss. Kein Wunder, dass du auch auf mich sauer bist, und ich wette, es stresst dich, wenn ich schreie. Es tut mir leid, dass ich dir so wehtue. Ich hätte geduldiger sein müssen, wenn du aus der Schule kommst, und ich hätte dafür sorgen müssen, dass wir morgens mehr Zeit haben, damit wir nicht in Stress geraten. Ich hätte verstehen müssen, dass du nicht grundlos wütend warst, sondern dass ich mir einfach nicht genug Zeit genommen habe, dir wirklich zuzuhören und dich ernst zu nehmen.«

Sie fuhr fort zu spielen und begann, über etwas gänzlich anderes zu sprechen, sodass ich das Gespräch in dem Gefühl beendete, dass es nicht der richtige Moment gewesen war und keinen Unterschied gemacht hatte.

Etwa eine Stunde später, ich saß gerade auf dem Sofa und sah mit ihrem kleinen Bruder fern, kam meine Tochter rein, setzte sich neben ihren Bruder und legte den Arm um ihn. Er sah mich völlig überrascht an und ein breites Lächeln ging über sein Gesicht. So saßen sie eine Weile nah beieinander. Mein Sohn, der gewöhnlich dazu neigt, eher unruhig und leicht irritierbar zu sein, saß absolut ruhig und still wie eine Maus. Dann sagte ich ihm, es sei Zeit für sein Bad. Er sah mich mit flehenden Augen an und sagte »Können wir noch ein kleines bisschen länger wachbleiben? Sie hat das noch nie gemacht und es ist so schön.« Meine Tochter sah mich ebenfalls an und lächelte, hielt ihren Bruder weiter im Arm. Sie durften noch etwas aufbleiben.

Einige Monate später sprach ich mit meiner Tochter darüber. Ich wiederholte, wofür ich mich bei ihr entschuldige, und sagte, dass sie sich vermutlich nicht daran erinnere, weil sie so ins Spiel vertieft gewesen sei. Sie antwortete: »Ich erinnere mich, Mami. Ich war so traurig, deswegen habe ich einfach weitergespielt und so getan, als ob ich dich nicht gehört hätte.« Ich bekam eine neue Gelegenheit, mich angemessen zu entschuldigen, auch dafür, dass ich nicht mitbekommen hatte, wie traurig sie gewesen war, und sie nicht getröstet hatte. Dieses Mal konnte sie weinen, sie kletterte auf meinen Schoß und ich dufte sie trösten.

Sollte das Kind die emotionale Verletzung verzeihen oder loslassen?

»Ich werde dir nie vergeben!«; »Was du getan hast, ist unverzeihlich!«; »Ich bin noch nicht bereit, dir zu vergeben«; »Ich verzeihe dir«. Als Therapeut:innen hören wir diese Sätze von Erwachsenen und Kindern gleichermaßen. Verzeihen zu können, wird als wichtiger Teil emotionaler Genesung betrachtet (Witvliet, Ludwig u. Laan, 2001; Enright u. Fitzgibbons, 2015; Greenberg u. Goldman, 2008). Nicht zu verzeihen, kann zu Stress führen, schmerzhafte Gefühle und Feindseligkeit bleiben zurück (Witvliet et al., 2001). Es gibt jedoch Diskussionen darüber, inwieweit Verzeihen auf individueller Ebene immer hilfreich ist; mehr Einigkeit besteht hinsichtlich des Nutzens des Verzeihens in der Paarbeziehung (Worthington, 2005; Greenberg u. Goldman, 2008; Lamb u. Murphy, 2002). Aber was birgt das meiste Heilungspotenzial? Sollten Kinder immer darauf hinarbeiten, ihren Eltern zu verzeihen?

Einige Forscher haben Bedenken gegenüber einem zu raschen Verzeihen artikuliert. Jemandem zu verzeihen, der keine Verantwortung für seine Taten übernimmt, kann dazu führen, dass der verletzlichere Part die Täter zu leicht »vom Haken lässt«, sodass sich diese lediglich für ihr Vergehen entschuldigen, es bagatellisieren oder sogar negieren (Enright u. Fitzgibbons, 2015). Die gleiche Frage stellt sich in der Eltern-Kind-Beziehung. Ist es gut für Kinder, ihren Eltern zu verzeihen, wenn diese keine Verantwortung übernehmen und ihre Vergehen gegenüber dem Kind bagatellisieren? Ein zweiter Einwand bezieht sich auf die Frage: Wenn Eltern nicht in die Verantwortung genommen werden für das, was sie ihren Kindern antun, haben sie irgendeinen Anlass zur Verhaltensänderung? Schließlich besteht auch die Gefahr, dass Kinder nicht wirklich verzeihen, sondern dies nur sagen, weil es von ihnen erwartet wird oder als moralisch korrektes Verhalten gilt. Dies kann dazu führen, dass ein Kind Gefühle von »Etwas ist falsch oder ungerecht« beiseiteschiebt oder unterdrückt – Gefühle, die oft berechtigt sind. Dies ist einer der Gründe, warum Eltern nicht um Verzeihung bitten sollten, wenn sie sich entschuldigen. Sich ernsthaft und authentisch zu entschuldigen bedeutet für Eltern intensive emotionale Arbeit, ebenso der Verzeihungsprozess der Kinder im Angesicht bedeutsamer Vergehen ihrer Eltern. In einigen Fällen kann der Prozess der Versorgung dieser emotionalen Verletzungen langwierig und herausfordernd sein, wahrscheinlich ganz besonders in der Beziehung zwischen Eltern und ihren erwachsenen Kindern.

Die Grundunterstellung im EFST ist, dass es für die Entwicklung von Kindern hilfreich sein kann, ihren Eltern zu verzeihen. Wichtiger ist jedoch, dass die Eltern Verantwortung übernehmen und sich bei ihrem Kind entschuldigen. Auch wenn es einem Kind nicht möglich ist, den Eltern zu verzeihen, kann es heilsam sein, das Geschehene zu betrauern, sich damit auszusöhnen und es schließlich loszulassen (Sharbanee, Goldman u. Greenberg, 2019). Das Bild, das wir von unseren Eltern verinnerlicht haben, sagt viel darüber aus, wie wir uns selbst sehen. Es ist in gewisser Hinsicht ein Spiegel unserer selbst. Im Spiegelbild sehen wir den Blick unserer Eltern auf uns. »Der kritische und enttäuschte Gesichtsausdruck von Mama sagt mir, ich bin nicht gut genug«; »Papas Zurückweisung und seine kalte Schulter signalisieren mir, dass niemand mich in seiner Nähe haben mag«. Wenn Kinder zahlreiche unversorgte emotionale Verletzungen erleiden, entwickelt sich häufig ein negatives inneres Bild der Eltern. Gelingt es, dieses negative innere Bild in ein positives zu wandeln, indem der Elternteil volle Verantwortung übernimmt und sich entschuldigt oder das Kind in die Lage versetzt wird, in einem individuellen Prozess schmerzliche Gefühle loszulassen, wandelt sich das Selbstbild des Kindes mit. Wenn das, was ich im Spiegel sehe, nicht mehr Mamas kritischer und enttäuschter Blick ist, sondern ein reuevoller und warmer Gesichtsausdruck, der vermittelt: »Es tut mir so leid, dass ich so kritisch und wütend war. Ich war nicht in der Lage, gut für dich da zu sein. Das Problem bist nicht du, sondern mein eigener Schmerz. Ich liebe dich« – dann gibt der Spiegel ein anderes Bild zurück. »Mamas warmer Gesichtsausdruck sagt mir, ich bin gut genug.« Wenn das, was wir im inneren Spiegel sehen, sich von einem übermächtigen, einschüchternden, unsympathischen und strengen Vater in einen sturköpfigen und kleinen Vater wandelt, der einfach nicht in der Lage ist, Nähe zu geben, wandelt sich das Spiegelbild. Es handelt von einem Vater, der nicht in der Lage war oder ist, Liebe zu geben. Ich erfahre, dass ich nicht den Vater hatte, den ich gebraucht hätte – es war nicht ich, die nicht liebenswert war.

Im EFST gehen wir davon aus, dass es immer richtig und gut für die seelische Gesundheit von beiden, Eltern und Kind, ist, wenn Eltern sich für die Verletzungen entschuldigen, die sie ihren Kindern zugefügt haben – ohne Verzeihen zu erwarten. Wichtig ist jedoch vor dieser Art von Arbeit, dass Eltern anerkennen, wie sie das emotionale Leid ihres Kindes mithervorgebracht haben, auch dann, wenn dies ein schmerzhafter Prozess für sie ist. Wir befassen uns auch mit dem elterlichen Bedürfnis, sich selbst zu verzeihen, was sie falsch gemacht haben, oder Milde, Mitgefühl und Verständnis dafür zu entwickeln, dass sie nicht immer bestmöglich mit ihren Kindern umgegangen sind. Die Erfahrung lehrt uns, dass Eltern, die in Scham stecken bleiben, weniger in der Lage sind, ihre eigenen wie auch die schwierigen Gefühle ihrer Kinder zu versorgen. Scham mündet häufig in Gefühlsfallen, wie wir bereits in Kapitel 3 gesehen haben.

Reue und Verzeihen funktionieren idealerweise in einer Art Gleichgewicht. Menschen, die in der Lage sind, Reue und Schuld zu empfinden, neigen einerseits dazu, mehr prosoziales Verhalten zu zeigen. Sie fühlen Demut, übernehmen Verantwortung für ihre Handlungen und entschuldigen sich, auch wenn dies von unangenehmen Gefühlen begleitet wird. Auf der anderen Seite ist die Fähigkeit, Schuld loszulassen, gleichermaßen wichtig. Studien zeigen, dass die Neigung, sich selbst zu verzeihen, mit mehr Wohlbefinden, höherem Selbstwert und positiven Gefühlen verbunden ist und mit weniger Scham, Neurotizismus, Angst und Depression (Prieto Ursúa u. Echegoyen, 2015).

Wir haben nun gesehen, was emotionale Verletzungen sind, wie Therapeut:innen und Eltern mit Entschuldigungen arbeiten können, und die positiven Auswirkungen von Versöhnung und Verzeihen beleuchtet. Jetzt wenden wir uns einem weiteren Themenfeld in der Bewältigung von Beziehungsherausforderungen zu – der Etablierung gesunder, schützender Grenzen. Das Kapitel zu Grenzen ist das letzte Kapitel des Teils 1, der sich dem NET-Modell widmet.

KAPITEL 5 Beziehungen transformieren – Grenzen setzen

Wenn Eltern Unterstützung für ihr belastetes Kind suchen, ist ihr Ausgangspunkt beinah unvermeidlich eine Kombination aus »Repariere mein Kind« und »Sag mir, was ich *tun* kann. Gib mir einen konkreten Plan, den ich mit nach Hause nehmen kann und der mir hilft, wieder Kontrolle über das Verhalten meines Kindes zurückzugewinnen«. Warum sollte es auch anders sein? Wenn ein Kind leidet, sind Eltern verzweifelt; und das am einfachsten zu greifende Problem ist das Verhalten. Was Eltern wollen und glauben zu brauchen, sind praktikable und konkrete Instruktionen und Strategien für den Umgang mit den Verhaltensweisen ihres Kindes. Wie kriegen sie ihr depressives Kind aus dem Bett? Ihr gemobbtes Kind zurück in die Schule? Ihr abhängiges Kind von den Drogen runter? Ihr anorektisches Kind dazu, zu essen? Ihr schulisch scheiterndes Kind dazu, Hausaufgaben zu machen? Ihr ängstliches Kind dazu, nicht mehr zu grübeln? Ihr selbstverletzendes Kind dazu, mit dem Ritzen aufzuhören? Ihr isoliertes Kind dazu, das Haus zu verlassen und Freunde zu finden? Ihr abgängiges Party-Kind dazu, zu Hause zu bleiben? Ihr zockendes Kind dazu, den PC auszumachen? Ihr Kind mit oppositionellem Trotzverhalten dazu, Mama nicht mehr zu schlagen? »Bitte. Sagen Sie mir, was ich tun kann.«

Im EFST nutzen wir einen sehr spezifischen Veränderungsmechanismus. Er basiert auf der Wissenschaft der Emotionen und den Forschungserkenntnissen der Emotionsfokussierten Therapie im Hinblick auf die Frage, wie wir emotionales Leid verändern und heilen können. In der Frage, wie wir die Motivation zur Veränderung stärken können, greifen wir auf Erfahrungen aus dem Motivational Interviewing zurück. Wir anerkennen, dass Verhaltensänderungen nicht dadurch entstehen, dass wir jemanden instruieren, ihn zwingen, warnen, überreden oder ihm gut zureden. Dies funktioniert weder zwischen uns und den Eltern noch zwischen Eltern und Kind. Wir wenden uns stattdessen den zugrunde liegenden Emotionen zu und nutzen emotionale Fähigkeiten, um den Weg zur Veränderung zu bahnen. Im Konkreten verändern wir schmerzliche Emotionen mithilfe neuer Emotionen und transformieren schmerzhafte emotionale Verletzungen der Vergangenheit mit einer veränderten Beziehung zwischen Eltern und Kind. Wir beginnen damit, schmerzliche emotionale Erfahrungen anzuerkennen und zu validieren und die unversorgten Bedürfnisse darin zu erkennen. Auf diese Weise stärken wir die emotionale Selbstwirksamkeit der Eltern. Im nächsten Schritt nutzen wir Entschuldigungen als ein Werkzeug, um den Riss in der Eltern-Kind-Beziehung zu heilen. Diese Risse sind das Ergebnis von Verletzungen, Verlusten und vielleicht auch Versagen in der Familiengeschichte; ihr Spektrum reicht von unversorgten Bedürfnissen bis hin zu Traumata. Durch den Prozess des Sich-Entschuldigens befreien wir Eltern und Kind von Wertungen, die ihre Beziehungsqualität beeinträchtigen. (Später in diesem Kapitel werden wir über Grenzen und Wertungen sprechen. Wir nutzen das Werkzeug der Entschuldigung auch, um Eltern von den Wertungen zu befreien, die ihre Versuche untergraben, gesunde, schützende Grenzen zu manifestieren.)

In beiden Vorhaben – Emotionen auf neue Weise zu validieren und die Beziehung durch den Prozess der Entschuldigung und des Verzeihens zu transformieren – geraten wir auf dem Weg in Sackgassen. Wir arbeiten daran, die elterliche Motivation zu stärken, diese Werkzeuge der Veränderung zu nutzen, indem wir das Bewusstsein für Gefühlsfallen, Magneten, Trigger und konkurrierende Motivationen wecken, diese identifizieren und verarbeiten. Denken Sie daran, dass es die konkurrierenden Motivationen sind, die Eltern davon abhalten, die gewünschte Veränderung zu realisieren. Wir bleiben also dem Prinzip des Motivational Interviewing treu, demzufolge der einzige Weg, Motivation zu stärken, darin besteht, zuerst zu verstehen, was das Individuum bewegt, an Ort und Stelle stecken zu bleiben. Auf dieser Basis können wir die vorhandene intrinsische Motivation zu gesunden, positiven Veränderungen greifen und stärken.

Während wir diesen Veränderungsprozess mit den Eltern durchlaufen, werden diese kompetenter und bereiter, das Gleiche mit ihrem Kind zu praktizieren. Indem sie den Emotionen des Kindes Aufmerksamkeit schenken und diese validieren, stärken sie wiederum dessen Selbstwirksamkeit; indem sie sich bei ihrem Kind entschuldigen, heilen sie sich, ihr Kind und die Beziehung. Sie fangen an, die Gefühlsfallen, Magneten und Trigger ihres Kindes zu erkennen, und entwickeln Empathie für die konkurrierenden Motivationen, die es ihrem Kind schwer machen, an den eigenen und den von den Eltern gewünschten Veränderungsvorhaben dranzubleiben.

Wenn Eltern die Beziehung zu ihrem Kind mithilfe der Entschuldigung verbessert haben, wenn sie in der Lage sind, die schmerzlichen Gefühle ihres Kindes zu validieren und empathisch gegenüber den Schwierigkeiten des Kindes hinsichtlich einer Verhaltensänderung sein können, brauchen sie eine unterstützende Struktur, die ihnen ermöglicht, ihr Kind bei der Herkulesaufgabe einer tatsächlichen Verhaltensänderung zu unterstützen. An dieser Stelle kommen Grenzen ins Spiel.

Veränderung ist schwer. Gewohnheiten und Verhalten zu verändern ist *schwer.* Wir wissen dies als Eltern und wir kämpfen damit, unsere eigenen Gewohnheiten zu verändern. Wie können wir dann erwarten, dass unser Kind, klein oder erwachsen, das mit Stimmungs- oder Verhaltensproblemen kämpft, in der Lage dazu ist? Im EFST unterstellen wir, dass Eltern der Schlüssel sind. Indem wir ihnen den Rücken stärken, ermächtigen wir Eltern dazu, die gesunden, schützenden Grenzen zu setzen, die ihre Familie braucht, um wieder auf Kurs zu kommen. Sobald die Eltern in dieser Weise ermächtigt wurden und die Unterstützung ihrer Kinder haben, sind die Kinder in der Lage, sich zu verändern. Konkret arbeiten wir mit Eltern daran, ein Bewusstsein für die Natur und Qualität ihres gegenwärtigen Grenzbildungsstils zu entwickeln; erkunden und verarbeiten Gefühlsfallen, Magneten, Trigger und konkurrierende Motivationen, die die aktuellen Grenzen beeinflussen, und passen die Grenzen so an, dass sie den notwendigen Veränderungsprozess des Kindes unterstützen.

Ein zentraler Schritt in der Arbeit mit Grenzen ist es, das Bewusstsein der Eltern für ihre eigenen Grenzen zu schärfen – was sie über ihre Grenzen hinweg hineinlassen, wovon sie sie sich beeinflussen und berühren lassen. Und was sie hinauslassen, was sie sich verbal oder im Verhalten auszudrücken erlauben. Auf diese Weise wird Eltern bewusst, dass Grenzen weniger etwas sind, das andere überschreiten oder nicht respektieren, sondern etwas, wofür sie selbst Verantwortung übernehmen können, zum Beispiel in der Art und Weise, wie sie ihren Grenzen Ausdruck verleihen. Wir konzentrieren uns auf die Tatsache, dass die Verlagerung unserer eigenen Grenzen und die Art und Weise, wie wir Grenzen manifestieren und vermitteln, die Interaktionen mit anderen mehr verändert als der Versuch, anderen »Grenzen zu *setzen*«. Dies schließt die in diesem Zusammenhang besonders wichtigen Interaktionen mit unseren Kindern ein. Sobald sich Eltern der emotionalen Faktoren bewusst werden, die ihren Umgang mit Grenzen und Erwartungen prägen, gelingt es ihnen, sich weniger davon leiten zu lassen und sich stärker auf die Bedürfnisse ihres Kindes zu konzentrieren. Sie beginnen zu verstehen, dass ein Kind, das sich nicht in der Lage fühlt, zur Schule zu gehen, Eltern braucht, die in der Lage sind, klarere Grenzen zu ziehen; Eltern, die nicht nur fürsorglich sind, sondern auch klar und fest vermitteln, dass das Kind zur Schule gehen *wird.* Ein anderes Kind mit demselben Thema mag darauf angewiesen sein, dass die Eltern die Rigidität ihrer Grenzen aufweichen, dass sie damit aufhören, das Kind zu drängen, dass sie versuchen, ihr eigenes Bedürfnis, das Kind zurück zur Schule zu bewegen, für einen Moment aussetzen, weil dieses Kind etwas Ruhe und Frieden braucht, um herauszufinden, was es für eine Rückkehr zur Schule braucht.

Später in diesem Kapitel beschreiben wir, wie Eltern ihre eigenen Grenzen so regulieren können, dass sie ihr eigenes Wohlbefinden und das ihrer Kinder schützen und ihren Kindern dabei helfen, angemessene, flexible und gesunde Grenzen für sich selbst zu entwickeln. Wir werden uns auch anschauen, wie Therapeut:innen Emotionsfokussiertes Skilltraining und Stuhlarbeit nutzen können, um mit Grenzen zu arbeiten.

Marker für die Arbeit mit Grenzen

Im EFST legen wir großen Wert auf Grenzen – und stellen fest, dass das Thema in fast allen Familien emotional stark aufgeladen ist. Es mangelt daher nie an Markern, die anzeigen, dass es sich lohnt, an Grenzen zu arbeiten. Grenzen sind das Feld, in dem elterliche Gefühlsfallen, Magneten, Trigger und konkurrierende Motivationen vermutlich am häufigsten auftreten und sich am stärksten auf das familiäre Funktionsniveau auswirken. Grenzen sind in allen Familien, mit denen wir arbeiten, bedeutsam, werden jedoch offensichtlicher zum Thema, wenn Kinder Probleme im Bereich oppositionelles Trotzverhalten zeigen oder Verhaltensweisen an den Tag legen, die »außer Kontrolle« scheinen. Wir betrachten Grenzen als ein Kontinuum, das von sehr lose und durchlässig bis sehr verschlossen und rigide reicht. Eltern haben eine Neigung zum einen oder anderen Ende des Kontinuums. Dies kann extreme Formen annehmen, wenn ein Elternteil gänzlich lax und durchlässig oder undurchdringbar verschlossen und rigide ist. Wir beobachten, dass sich Kinder mit oppositionellem Verhalten häufig an dem zu laxen oder zu rigiden Grenzbildungsstil ihrer Eltern »entzünden«. Beide Extreme können äußerst frustrierend für das Kind sein. Es ist, als ob Kinder einen angeborenen gesunden Sinn dafür haben, dass sie genug Struktur brauchen, um sich sicher zu fühlen, und genug Flexibilität, um sich auszuprobieren und zu wachsen. Es scheint, als ob diese Kinder in der Familie das »Steuer übernommen haben«. Wenn eher die Kinder als die Eltern im Fahrersitz sitzen, ist es definitiv Zeit für eine Anpassung der Grenzen.

Arbeit mit Grenzen ist auch dann indiziert, wenn Eltern zwar keinen sehr laxen oder rigiden Grenzbildungsstil haben, aber dennoch die Bedürfnisse des Kindes im Hinblick auf Grenzziehungen verpassen. In diesen Fällen laden wir sie ein, von ihren neu entdecken Fähigkeiten Gebrauch zu machen, die Emotionen ihres

Kindes wahrzunehmen und die zugrunde liegenden Bedürfnisse zu erkunden. Je nach Situation oder Kind brauchen Eltern Unterstützung dabei, klarer bei ihren Bitten und Forderungen zu bleiben oder aber auch die Zügel mehr loszulassen. Ihre Fähigkeit, das Bedürfnis des Kindes zu erkennen und sich entsprechend darauf einzustellen, stärkt die Beziehung. Wenn es um Grenzen und Grenzziehung geht, gehen wir davon aus, dass eine bessere Verbindung immer mit einer besseren Kooperation einhergeht. Wir laden Eltern deshalb ein, emotionale Hinwendung zu kommunizieren, und bitten sie insbesondere, Verständnis dafür zu vermitteln, wie anstrengend und herausfordernd es für das Kind ist, das eigene Verhalten zu ändern und sich an neue oder neu in Kraft tretende Haushaltsregeln zu halten. Wir helfen Eltern, hinter die Symptome und Verhaltensweisen zu blicken, und unterstützen sie dabei, die schmerzlichen Gefühle des Kindes zu beschreiben und zu validieren. Gleichzeitig arbeiten wir daran, die Grenzen anzupassen und zu stärken, sodass das Wohlbefinden aller Familienmitglieder geschützt wird.

Gesunde, schützende Grenzen

Was meinen wir damit, wenn wir von »gesunden, schützenden Grenzen« sprechen? Im EFST betrachten wir Grenzen als ein zweigeteiltes System. Es besteht aus unserem »Grenzbildungsstil«, unserer inneren Kalibrierung auf dem Kontinuum offen/durchlässig vs. geschlossen/rigide, und aus unseren »Grenz-PECCs«, die sich aus der Kraft (*P*ower), der *E*motion, der Verbindung (*C*onnection), und der Art und Weise, wie wir Grenzen kommunizieren (*C*ommunicate) und realisieren, zusammensetzen. Diese beiden Teile des Grenzsystems sind auf vielfältige Weise miteinander verbunden; sie arbeiten ineinander und stehen in Wechselwirkung. Wie Grenzen jedoch funktionieren und wie wir sie wirksam werden lassen, wird deutlicher, wenn wir diese beiden Teile zum besseren Verständnis voneinander trennen. Machen Sie sich bewusst, dass beide Teile zudem auf vielschichtige Weise mit unseren Gefühlen verbunden sind, von Emotionen motiviert werden und durch Gefühlsfallen gehemmt werden. Auch sie profitieren von einem gestiegenen Bewusstsein im Hinblick auf unsere Magneten, Trigger und konkurrierenden Motivationen.

Unser Grenzbildungsstil

Wir können uns eine Grenze wie eine innere Membran oder eine emotionale »Haut« vorstellen. Die Grenzmembran eines Menschen hat einen bestimmten Grad an Durchlässigkeit und reicht auf einer Skala von porös und lax am einen bis zu rigide und verschlossen am anderen Ende. Eine gesunde Membran liegt in der Mitte und weist eine Balance aus Festigkeit und Flexibilität auf. Gleichzeitig besitzt diese Membran oder Grenze sowohl eine Eingangs- als auch eine Ausgangsfunktion. Wie eine Zellmembran, so lässt auch eine Grenze einige Dinge hinein und andere nicht; und sie lässt einige Dinge hinaus und andere nicht. Wir wissen, dass die Membran unserer Haut Feuchtigkeit und Nährstoffe hineinlässt, jedoch nicht Bakterien und Giftstoffe; Schweiß und Giftstoffe gelangen nach außen, jedoch nicht unsere Körperflüssigkeiten und Organe. Eine Facette unseres Grenzsystems ist also seine Schutzfunktion. Gesunde Grenzen schützen unser Wohlergehen, durch das, was sie »draußen« halten, sie schützen uns vor Verletzungen; und sie schützen andere, indem sie uns helfen, Dinge im Inneren zu halten, bestimmte Dinge *nicht* zu sagen oder zu tun. Ein gesundes Eingangssystem hilft uns dabei, uns gut zu schützen, indem es reguliert, was wir hineinlassen, zum Beispiel Respekt und Wärme anderer; es hilft uns auch dabei, »toxische« Energien nicht an uns heranzulassen, beispielsweise Beleidigungen oder Mobbing. Mobbing ist ein gutes Beispiel. Die meisten Menschen haben schon mal die Erfahrung gemacht, dass jemand versucht, sie zu schikanieren. Die mobbende Person kehrt in der Regel nicht wiederholt zurück, um ihr Opfer zu belästigen, wenn es der betreffenden Person gelingt, sie auf Abstand zu halten, indem sie die Verhaltensweisen oder Worte des Schikanierenden nicht »an sich heranlässt«. Im Hinblick auf die Ausgangsseite hilft uns eine gesunde Grenze, uns und andere zu regulieren und zu schützen, indem sie bestimmt, was wir rauslassen und anderen sagen und antun. Die Ausgangsseite unserer Grenze funktioniert dann gut, wenn wir adäquat einschätzen können, wann es an der Zeit ist, Hinweise, Feedback und Unterstützung zu geben, und wann es an der Zeit ist, den Frieden zu bewahren, nicht zu kritisieren, übermäßig oder unzutreffend zu loben, unnötige Hinweise oder Unterstützung zu geben. Eine gesunde Grenze ist dabei flexibel, sie ermöglicht uns zu entscheiden, wann wir offener und wann wir verschlossener sein wollen. Einige Situationen und Personen verlangen nach einer festen Mauer als Grenze, andere erfordern mehr Offenheit. Wir sollten in der Lage sein, einzuschätzen, wann was gefragt ist.

Das »Grenz-PECCs-Werkzeug«[1]

Wenn wir über die gesunden, schützenden Grenzen von Eltern sprechen, meinen wir damit auch, dass sie in der Lage sind, Grenzen zu setzen und Regeln

1 Das Akronym »PECCs« ist ein Wortspiel, es enthält die Assoziation von »pecs« – eine Abkürzung für den Muskel Pectoralis.

durchzusetzen. Und dass sie diese entsprechend den Bedürfnissen ihres Kindes im jeweiligen Moment anpassen können und gleichzeitig ihr eigenes Wohlergehen und das der Familie im Blick behalten. Während es sich beim Grenzbildungsstil um einen inneren Aspekt handelt, den wir quasi mit »an den Tisch« bringen, handelt es sich bei der Grenzziehung und der Durchsetzung von Regeln um den handlungsorientierten Teil von Grenzen. Beide Aspekte – der Grenzbildungsstil und die eigentliche Grenzziehung – beeinflussen und interagieren miteinander.

Die Fähigkeit, Grenzen und Regeln, Erwartungen und Anforderungen, Normen und Werte zu etablieren, zu kommunizieren, zu verhandeln und zu implementieren, basiert zunächst auf dem Bewusstsein der Eltern für ihren Grenzbildungsstil. Wenn Eltern sich über ihren eigenen Grenzbildungsstil klar sind, sind sie besser darauf vorbereitet, gegenüber ihren Kindern Grenzen zu setzen und Regeln durchzusetzen. Aber auch dann gilt: Grenzen gehören zu den herausforderndsten Aspekten der Elternschaft. Sich seines eigenen Grenzbildungsstils bewusst zu sein ist nötig, aber nicht ausreichend, um einen Weg aus den Dilemmata zu finden, in denen sich Eltern befinden, wenn wir sie das erste Mal treffen. Nachdem wir ihren Grenzbildungsstil herausgearbeitet haben, vermitteln wir Eltern im zweiten Schritt das Grenz-PECCs-Werkzeug. Die Grundannahme lautet, dass Eltern unabhängig vom jeweiligen Grenzbildungsstil, sei er durchlässig oder rigide, ein spezifisches Skillset lernen können. Mithilfe dieser Skills wird es ihnen gelingen, ihren Kindern wirksam Grenzen zu setzen.

Die Buchstaben P-E-C-C stehen für die englischen Wörter *P*ower (Kraft), *E*motion (Emotion), *C*onnection (Verbindung) und *C*ommunication (Kommunikation). Sie bilden zusammen die vier Elemente des Grenz-PECC-Werkzeugs. Unter dem Motto »Power« coachen wir Eltern, in ihrem Körper und ihrer inneren Haltung einen festen und doch flexiblen Standpunkt einzunehmen, der Vertrauen in ihre Fähigkeiten vermittelt, das Kind bei der Einhaltung von Grenzen zu unterstützen. Die Emotionskomponente beinhaltet, dass wir Eltern dabei helfen, die emotionalen Kompetenzen zu nutzen, die sie an anderer Stelle des Programms erworben haben. Wir laden sie ein, eine empathische Haltung gegenüber den schwierigen Gefühlen einzunehmen, die mit der Durchsetzung von Grenzen und Regeln unweigerlich einhergehen. Die »Connection-Komponente« greift diese empathische Haltung wie auch die emotionalen Fähigkeiten auf und spezifiziert die Bedeutung der Eltern-Kind-Beziehung für die Grenzsetzung. Die »Communication-Komponente« adressiert die Mittel, mit denen wir die ersten drei Aspekte wirksam kommunizieren können. Unabhängig vom Grenzbildungsstil – sei er eher durchlässig oder rigide, kraftvoll oder nachgiebig – müssen alle Eltern wie Gewichtheber lernen, ihre »PECCs anzuspannen«, wenn es darum geht, das »Schwergewicht« der Grenzsetzung und Durchsetzung von Regeln zu heben.

Grenzziehung ohne Abwertung

Eine weitere sehr wichtige Facette des EFST-Grenzziehungssystems ist das Konzept »Grenzziehung ohne Abwertung«. Wir alle – und Eltern sind da keine Ausnahme – tappen wiederkehrend und durchgängig in eine Falle: Wir vermischen Grenzen mit Abwertung. Es scheint, als ob wir im Hinblick auf Grenzziehungen glauben, »freundlich« zu sein heißt, »zu weich sein«, und »wütend und kritisierend« aufzutreten erfülle den Zweck. Wenn die Versuche von Eltern, ihrem Kind Grenzen zu setzen, scheitern, liegt dies oft daran, dass ihr Kind nicht einmal aufnimmt, was seine Eltern von ihm wollen. Was das Kind hört und worauf es reagiert, ist die elterliche Abwertung, die laut und deutlich rüberkommt.

Für die meisten Eltern ist es sehr herausfordernd, Forderungen an ihr Kind zu stellen, darauf zu bestehen, dass es sich an Absprachen und einen vorgegebenen Rahmen hält. Im Umgang mit Regeln und Erwartungen erleben wir, wie das Kind uns »zurückstößt«, nicht »hört«, einfach »unmöglich ist«. Kein Wunder, dass Eltern am Ende den Eindruck haben, ihr Kind wäre schwierig. Vielleicht sagen wir zu uns selbst: »Es ist sinnlos, meinem Kind Grenzen zu setzen, warum es überhaupt versuchen? Sie wird eh nur wieder wütend.« Oder: »Die einzige Art, ihn dazu zu bringen, dass er hört, ist, wenn ich extrem streng bin. Das ist das Einzige, was funktioniert.« Alle Eltern kennen diese Gefühle. Kinder können irrational sein. Unserem Kind die Verantwortung und Schuld dafür zu geben, wenn unsere Versuche, ihm Grenzen zu setzen, misslingen, verstärkt jedoch nur das Gefühl, als Eltern hilflos und machtlos zu sein. Wieder einmal sind es die Kinder, die am Steuer sitzen, und die Familie gerät aus der Bahn.

Wir nutzen stattdessen die neu erworbenen emotionalen Kompetenzen der Eltern und das Emotionsfokussierte Skilltraining, um Eltern zu helfen, die Reaktion ihrer Kinder auf die Abwertung zu verstehen – Abwertung, derer sich die Eltern oft nicht mal bewusst sind. Abwertung kann sich auf vielen Wegen mitteilen, manchmal offensichtlich, manchmal eher subtil. Manchmal ist es die schlichte Erwartung, dass die Situation wieder anstrengend und schlecht laufen wird. Es ist nachvollziehbar, dass Eltern so denken, Tatsache ist: Es ist in der Vergangenheit viele Male nicht gut gelaufen, Eltern sind erschöpft und frustriert. Oftmals fühlen sich Eltern erschöpft und frustriert, noch bevor sie überhaupt anfangen. Unsere negativen Erwartungen, unsere Voreinstellung gegenüber dem Kind teilt sich mit beim Blick in unsere Augen, in unserer Stimme,

Körpersprache und der Art, wie wir sprechen. Vorwurfsvolle Fragen, wie zum Beispiel: »Hast du immer noch nicht abgespült?« und Befehle wie »JETZT!« können die Botschaft vermitteln: »Ich bin extrem enttäuscht von dir« oder auch »Warum muss es immer so schwer sein mit dir?«. Kinder hören die Kritik und Abwertung und werden taub gegenüber der Bitte.

Wenn es Eltern gelingt, ihre Bitte und Anforderung ohne Vorwurf oder Negativität in einer warmen, liebevollen, freundlichen – vielleicht sogar einfach nur neutralen – Weise zu kommunizieren, steigt die Chance erheblich, dass das Kind tut, worum wir es bitten. Eltern dafür zu gewinnen, dass sie Verantwortung tragen für die Weigerung ihres Kindes, zu kooperieren, ist nicht einfach. Eltern halten die Anforderungen, die sie stellen, für vernünftig. Sie können beim besten Willen nicht erkennen, dass sie einen Beitrag leisten zur Verweigerung ihres Kindes. Das ist nachvollziehbar! In einem Elternworkshop vergleicht die Trainerin die Situation mit einem Hundetraining. Wenn wir wollen, dass der Hund verlässlich zu uns kommt, wann immer wir ihn dazu auffordern, ergibt es wenig Sinn, ihm Angst einzuflößen oder ihn besonders wütend zu rufen. Hilfreicher ist es, eine Stimmlage zu nutzen, die den Hund aufhorchen lässt: »Gibt es eine Belohnung? Einen Spaziergang? Ein neues Spielzeug!?« Konfrontiert mit diesem Beispiel, wehrt sich eine Mutter und fragt in überdrüssigem Ton: »Heißt das, wir müssen unseren Kindern wirklich *immer* eine Belohnung, einen Spaziergang oder ein Spielzeug anbieten?« Alle Eltern und Trainer im Raum lachen auf – es ist so wahr, was sie sagt. Alle erschöpften Eltern wünschen sich, dass ihr Kind manchmal einfach deshalb kommt, »weil ich es so sage«. Auch im EFST ist das Ziel, innerhalb der Familie wieder eine Ordnung herzustellen, in der das Kind tatsächlich ab und an kommt, einfach nur, weil ich es darum gebeten habe.

Kurzfristig stehen Eltern jedoch vor der schwierigen Aufgabe, die Verbindung zu ihrem Kind wiederzufinden, aus dem Chaos wieder ein funktionierendes Miteinander zu machen. Hierfür verweisen wir die Eltern zurück auf unser verlässliches Werkzeug der radikalen Verantwortungsübernahme für nicht funktionierende Grenzen. Tatsache ist, Kinder können unseren Grenzbildungsstil nicht ändern. Das können nur wir selbst. Es ist an uns als Eltern, klarer zu sein oder beweglicher, je nachdem, was unser Kind, die Situation oder unserer eigenes Wohlbefinden verlangt.

Es tut Kindern nicht gut, wenn sie merken, dass sie uns über unsere eigenen Grenzen »pushen« können. Wenn ein Kind jeden Abend damit kämpft, ins Bett zu gehen, und drumherum täglich Konflikte entstehen, laden wir die Eltern ein, Verantwortung für ihre eigene Haltung gegenüber dem Kind und der Situation zu übernehmen. Wir unterstützen sie dabei, die Auswirkungen dessen, was und wie sie es sagen und tun, zu erkennen – statt darauf zu beharren, dass das Kind sich ändert. Gelingt es Eltern, ihre eigenen gesunden Grenzen wirksamer zu vertreten, wächst auch ihre Fähigkeit zu unterscheiden: Wann tut es meinem Kind gut, dass ich »standfest« bleibe, und wann geht es darum, flexibel Erwartungen anzupassen und zu ändern?

Damit Eltern ihre Grenzen abwertungsfrei, freundlich und warm vertreten können, müssen sie sich zuerst bewusst werden, was in ihnen selbst geschieht. Nur dann sind sie in der Lage, wahrzunehmen, was in ihrem Kind vor sich geht. Fürchten Eltern, ihrem Kind Grenzen zu setzen aus Angst vor Konflikt oder schlechter Laune, wird diese Angst das Vertrauen in ihre eigenen Grenzen schwächen. Dies kann dazu führen, dass Eltern übermäßig strenge Grenzen setzen oder die Grenzziehung gänzlich als »zu schwierig« aufgeben. Wir bringen Eltern deshalb bei, ihre eigenen Gefühlsfallen zu erkennen und anzuerkennen, was es ihnen schwer macht, gesunde Grenzen zu ziehen. Auf dieser Grundlage können Eltern die Schwierigkeiten ihres Kindes besser verstehen – diese werden in der Regel einen Bezug zu den elterlichen Magneten, Triggern, Gefühlsfallen und konkurrierenden Motivationen rund um das Thema Grenzen haben. Unserer Erfahrung nach nutzen Eltern gerne das Instrument der Entschuldigung, um die Verletzungen zu heilen, die mit abwertenden Grenzziehungen der Vergangenheit verbunden waren. Mithilfe Emotionsfokussierten Skilltrainings zum Thema Grenzen lernen sie im Anschluss Grenzziehung ohne Abwertung.

Wenn Grenzziehungen und Anforderungen schwierig werden

Wenn Kinder nicht gut auf die Grenzziehungsversuche ihrer Eltern reagieren, liegt dies häufig daran, dass die Erwartungen nicht klar kommuniziert werden; sei es, dass Eltern extrem locker auftreten oder Grenzen sehr rigide handhaben oder zwischen beiden Extremen schwanken. Wird zum Beispiel die Anforderung »Schlafenszeit« nicht klar und fest vermittelt, reagiert das Kind möglicherweise gar nicht und die Stimmung kippt in plötzlichen Ärger: »Geh jetzt ins Bett!« (siehe Abbildung 6).

Wenn auf der anderen Seite Eltern sehr streng aufgetreten sind und ein schlechtes Gewissen haben (»Was habe ich meinem Kind angetan? Ich bin ein schlechter Vater/eine schlechte Mutter«), versuchen sie dies gegebenenfalls zu kompensieren, indem sie jegliche normalen Anforderungen und Bitten fallenlassen: »Gestern war ich so wütend – heute brauchst du keine Hausaufgaben machen oder kein Klavier üben. Lass uns ein Eis essen gehen und feiern!« Kinder wissen dann nicht, woran sie sind. Ein Marker für die Arbeit rund um das

Thema Grenzen ist dementsprechend auch, wenn Kinder sich über inkonsistente und unklare Grenzen beklagen und nie wissen, welche »Version« von Mama oder Papa heute zu Hause auf sie wartet, der Drillsergeant oder die Zuckerfee?

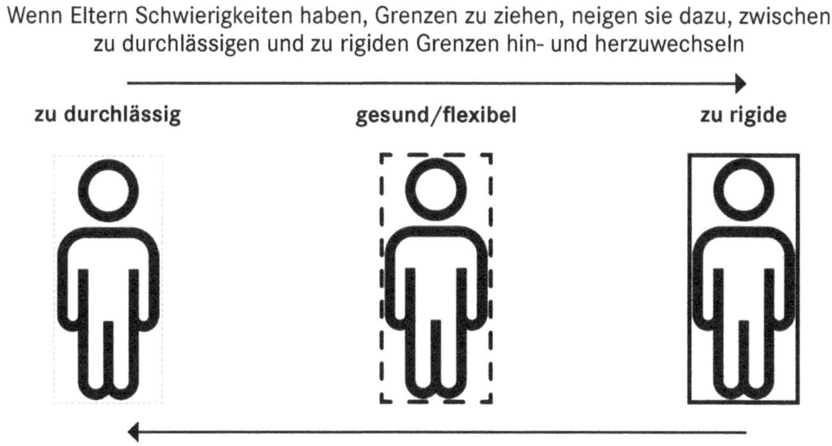

Abbildung 6: Zwischen durchlässigen und rigiden Grenzen hin- und herwechseln

Wenn es uns schwerfällt, gegenüber unseren Kindern gesunde, schützende Grenzen aufrechtzuerhalten, liegt dies in der Regel daran, dass uns unser Brain-Boss kritisiert oder Angst macht und wir deshalb in eine Gefühlsfalle geraten. Eltern, deren Grenzen zu durchlässig und locker sind, fürchten häufig, dass ihre Kinder sie gemein finden oder nicht mehr mögen werden, wenn sie klare Grenzen setzen. Sie haben Angst vor der emotionalen Reaktion ihres Kindes oder trauen sich nicht zu, mit einem weinenden oder wütenden Kind umzugehen. Eltern befürchten, dass ihre Anforderungen die Situation des Kindes verschlimmern könnten, dass die Essstörung, der Schulabsentismus oder die Impulskontrollstörung zunehmen, dass ihr Kind sie ablehnen oder – noch viel schlimmer – Selbstmord begehen oder an seiner Essstörung sterben wird. Diese Angst davor, das Kind zu verlieren, ist unerträglich.

Ein zu durchlässiger Grenzbildungsstil und die Unfähigkeit, klare Grenzen zu setzen, können also Ausdruck des Bedürfnisses sein, sich vor dem Gefühl zu schützen, nicht gut genug zu sein, den Verlust des Kindes zu verhindern oder nicht verlassen, ohnmächtig und einsam zu sein. Eltern mit einem verschlossenen und rigiden Grenzbildungsstil hingegen fürchten meist, die Kontrolle zu verlieren. Sie haben Angst, dass das Kind sie nicht respektieren oder ausnutzen wird, sich danebenbenimmt, dass alles »im Chaos versinkt«, wenn sie die Regeln etwas flexibler gestalten. Ihre Sorge ist oft, als »schlechte Eltern« dazustehen, wenn sie die Lage »nicht im Griff haben.« Diese Eltern nutzen also einen extrem rigiden Grenzbildungsstil, um sich vor der Scham zu schützen, als schwache Eltern angesehen zu werden, die nicht einmal in der Lage sind, ihr Kind zu kontrollieren.

Um einen festen Standpunkt einzunehmen und gesunde, schützende Grenzen aufrechtzuerhalten, müssen wir uns unserer eigenen Emotionen sehr bewusst sein. Nur so können wir die Emotionen und Bedürfnisse des Kindes gut wahrnehmen und uns in der jeweiligen Situation auf sie beziehen. Kämpfen Eltern damit, gesunde, schützende Grenzen zu setzen, liegt dies meist an einer Gefühlsfalle.

Reflexion

Wo verorten Sie Ihren Grenzbildungsstil auf der Durchlässigkeitsskala, wenn die Dinge nicht gut laufen?

zu locker/zu durchlässig	gesunde Balance aus fest und flexibel	zu verschlossen/rigide

Wenn wir uns als Eltern unseres eigenen Grenzbildungsstils bewusst sind und mit den Emotionen umgehen können, die uns davon abhalten, angemessene Grenzen zu setzen, sind wir auch in der Lage, unser Kind dabei zu unterstützen, gesunde und schützende Grenzen zu entwickeln. Inmitten der alltäglichen Kämpfe um Regeln und Grenzen vergessen Eltern leicht, dass das letztendliche Ziel darin besteht, dass Kinder ihre eigenen Grenzen entwickeln und aufrechterhalten. Alle Eltern wünschen sich, dass ihr Kind in der Lage ist, sich selbst zu schützen, für sich einzustehen, Nein zu sagen, um etwas zu bitten, wenn es dies braucht, Zugeständnisse und Kompromisse einzugehen, wo es angezeigt ist, und Hindernisse auf dem Weg zu seinen Zielen zu überwinden. Oftmals ist es eine Offenbarung für Eltern, sich klarzumachen, dass sie immer schon ihrem Kind bei genau diesen Dingen helfen wollten – auch wenn dies auf dem Schlachtfeld der Kämpfe um Hausaufgaben und Schlafenszeit in Vergessenheit geraten ist. Meist wächst die Motivation der Eltern, für sich selbst gesunde Grenzen zu bilden, wenn sie sich klarmachen, dass sie ihrem Kind auf diesem Weg dieselben Kompetenzen vermitteln.

Elterliche Grenzbildungsstile

Im EFST nutzen wir eine Analogie aus dem Tierreich, um unterschiedliche elterliche Grenzbildungsstile zu illustrieren. In der Realität sind unsere Grenzbildungsstile sowohl komplexer als auch dynamischer, als es die Tiertypologie nahelegt. Die Symbolik der Tiercharaktere ist jedoch Eltern und Kindern unmittelbar eingänglich. Sie eröffnet einen weniger einschüchternden und schuldbeladenen Einstieg, um Eltern zu helfen, sich ihrer suboptimalen Strategien und Gefühlsfallen bewusst zu werden und diese zu verstehen. Die Tiermodelle gewähren uns Einblicke in die Frage, warum es Eltern schwerfällt, gesunde, schützende Grenzen zu ziehen. Visuelle Anker sind zudem einfacher zu erinnern als komplizierte, wortlastige und theoretische Beschreibungen. Die Tiermodelle stammen aus dem »New Maudsley Model« für die Behandlung von Essstörungen (Treasure et al., 2016). Sie wurden von Eltern mitentwickelt, deren Kinder im Maudsley-Krankenhaus behandelt wurden. Die tierischen Analogien sind also kein Forschungs- oder Theoriegebilde, sondern basieren auf den anekdotischen Erzählungen der Eltern selbst. Sie bieten uns ein leicht zugängliches und attraktives Metaphernset für elterliche Grenzbildungsstile. Unserer Erfahrung nach erkennen sich Eltern in dem Modell leicht wieder. Es hilft ihnen, ihre unterschiedlichen emotionalen Strategien im Umgang mit ihren Gefühlsfallen zu erkennen und zu verstehen. Diese eigenen Reaktionsmuster zu verstehen, ist der erste Schritt in Richtung Bewusstwerdung und Veränderung.

Weiter unten führen wir alle möglichen Gefühlsfallen, die »Probleme« und Herausforderungen jedes Tiertyps auf. Wir bieten diese Eltern nicht einfach an, um aufzuzeigen, was »schiefgehen« und Probleme verursachen kann. Ziel ist es, Muster zu erkennen und die Auswirkungen dieser Muster auf das Kind zu erkennen. Wird Eltern ihr eigener Stil bewusst, beginnen sie, damit zu arbeiten und ihn vielleicht sogar zu verändern, sie spüren die potenziellen Einflussmöglichkeiten, ihrem Kind zu helfen. Wir betonen, dass jeder Stil seine Vor- und Nachteile hat, die Nachteile bekommen jedoch wesentlich mehr Sendezeit. Wir möchten Eltern etwas an die Hand geben, das sie konkret anders machen können, um aus der seelischen Krise herauszufinden, die ihre Familie gefangen hält. Potenzielle Fallen aller Stile werden als Menü angeboten, aus dem Eltern die spezifischen Herausforderungen wählen können, die ihnen begegnen. In anderen Worten: Nicht jede Qualle weist alle aufgeführten Fehler auf, Gleiches gilt für alle anderen Tiertypen. Hinzu kommt, dass viele von uns wunderbar klarkommen mit unserem Stil. Wenn unser Kind eine harte Zeit durchlebt, können die Tiermetaphern uns jedoch Hinweise liefern, woran wir arbeiten können, um unser Kind zu unterstützen. In der Exploration des elterlichen Grenzbildungsstils achten wir sehr darauf, die nicht wertende Grundhaltung des EFST einzunehmen und die Selbstkritik der Eltern genauso wie die wechselseitige Abwertung der Eltern untereinander abzubauen. Im Fokus steht die Identifikation und Auflösung der Magneten, Trigger und konkurrierenden Motivationen, die uns als Eltern in Gewohnheiten gefangen halten, die für unser Kind einfach nicht hilfreich zu sein scheinen.

Die Qualle

Die Qualle steht für einen Grenzbildungsstil, bei dem Emotionen sehr sichtbar werden. Dieser lebendige, »emotionale« Stil hat zahlreiche Vorteile. Diese können sich zeigen in Form von elterlichem Engagement, Interesse, Lebhaftigkeit und Wärme. Die Qualle ist gern emotional, offen und zeigt ihre Gefühle; sie ist auch offen und interessiert an den Gefühlen anderer. Gleichzeitig ist der Emotionsausdruck der Qualle oft intensiv und stark beeinflussbar durch die Gefühle anderer, für die sie unmittelbar empfänglich ist. Die elterliche Grenze ist hier wie eine perforierte Membran, durch die viel rein- und viel rausgeht. Die Qualle ist transparent, trägt ihr Herz auf der Zunge (zeigt also immer, wie es in ihr aussieht) und kann quallenähnlich instabil und schwer zu verstehen sein. Eltern, die sich im Quallentypus wiederfinden, werden rasch von ihren eigenen und den Gefühlen anderer überwältigt. Sie fühlen sowohl ihren eigenen als auch den Schmerz anderer intensiv. Meist gibt es eine bestimmte Emotion, die sie besonders schwer ertragen können. Wenn sie mit dieser Emotion konfrontiert werden, können sie ängstlich, verstört, verwirrt, hilflos oder zornig reagieren und vor dem Kind explodieren. Diese Eltern haben das Gefühl, in der Emotion »zu ertrinken«. Sie erleben sie wie eine mächtige Welle, über die sie keine Kontrolle haben. Ihr Emotionsausdruck kann intensiv und gewaltsam ausfallen und sowohl für die Eltern als auch das Kind unverhältnismäßig erscheinen. Dieser überwältigende und intensive Emotionsausdruck tritt meist in Situationen auf, die der Elternteil als besonders herausfordernd erlebt.

Wenn Gefühle eine so enorme Wucht haben, liegt dies meist daran, dass sie bislang nicht angemessen gesehen oder verarbeitet wurden. Eltern kämpfen damit, zu erkennen, was sie fühlen, warum sie so fühlen und welches Bedürfnis dahintersteckt. Das Gefühl »hat« den Elternteil, nicht umgekehrt. In diesen Fällen tun sich Eltern schwer damit, die Gefühle und Bedürfnisse ihres Kindes zu erkennen. Ihre gesamte Energie und Aufmerksamkeit richtet sich darauf, mit ihren eigenen Gefühlen fertig zu werden. Die Hauptherausforderung für »Quallen-Eltern« ist also ihre Neigung, in ihrer eigenen Erfahrung gefangen zu sein, was es ihnen unmöglich macht, ihr Kind zu sehen, zu verstehen und zu unterstützen. Erzählt das Kind von etwas Schmerzlichem und Schwierigem in der Schule, kann es passieren, dass die Eltern am Ende aufgeregter sind als das Kind. Ihre eigene Not verhindert, dass sie gegenüber ihrem Kind präsent sind und ihm dabei helfen, selbst Kompetenzen aufzubauen, um gesunde, schützende Grenzen aufrechtzuerhalten. Für das Kind kann der übermäßig durchlässige Grenzbildungsstil der Qualle und ihr mächtiger (oder sogar gewalttätiger) Emotionsausdruck ängstigend, verunsichernd und unvorhersehbar wirken (siehe Abbildung 7).

Die Qualle

Engagiert, lebendig, warm

Viele Emotionen und intensiver Emotionsausdruck – kann sich vom Kind überwältigt, verängstigt, tief verzweifelt oder wütend fühlen.

Grenzbildungsstil: Nimmt zu viel auf und lässt zu viel hinein.

Kann sich für das Kind übermächtig, unberechenbar und unsicher anfühlen. Das Kind kann sich übersehen fühlen – alles dreht sich um Mama/Papa – oder es fühlt sich für die Gefühle seiner Eltern verantwortlich.

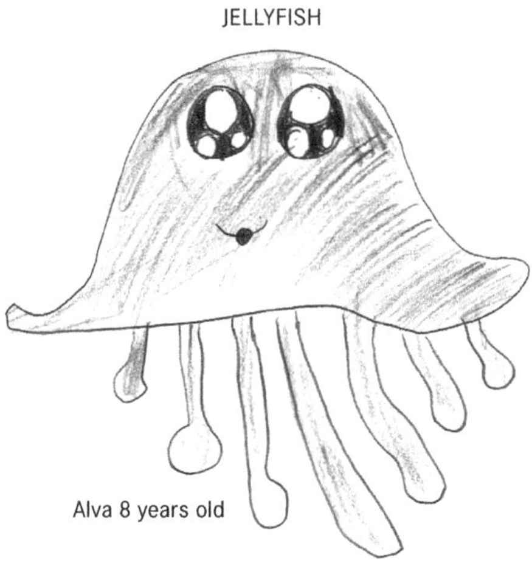

Abbildung 7 : Die Qualle

Gelingt es Eltern nicht, die Bedeutung gesunder schützender Grenzen zu sehen, laufen Kinder Gefahr, parentifiziert zu werden. Sie sehen sich gezwungen, einzuspringen und die elterliche Rolle einzunehmen. Diese Kinder beschützen ängstliche, trösten verzweifelte oder beruhigen wütende Eltern. Eltern, die mit ihren eigenen Emotionen kämpfen, erleben ihr Kind in diesem Moment empathisch und mögen für seine Hilfe dankbar sein. Das unterstützende und fürsorgliche Verhalten des Kindes kann jedoch seine eigene Entwicklung beeinträchtigen. Indem Kinder diese parentifizierte Rolle einnehmen, verlieren sie ihre wichtigste Ressource in der Wahrnehmung ihrer eigenen Gefühle und Bedürfnisse – ihre Eltern. Parentifizierung ist zudem ein Risikofaktor für spätere seelische Erkrankungen, einschließlich Problemen in der Identitätsentwicklung und Beziehungsgestaltung, sowohl mit eigenen Kindern als auch mit Gleichaltrigen (Earley u. Cushway, 2002; Hooper, DeCoster, White u. Voltz, 2011).

Eltern mit einem Quallen-Stil seien versichert, dass ihre starken Emotionen nicht zwangsläufig schädlich für ihr Kind sind. Sie können lernen, ihre Emotionen klar zu kommunizieren. Sie können gesunde, schützende Grenzen entwickeln und ihrem Kind zeigen, dass sie in der Lage sind, ihre Emotionen zu regulieren und dass es nicht seine Aufgabe ist, dies zu tun. Wichtig ist zudem immer zu betonen, dass der elterliche Grenzbildungsstil mit dem des Kindes interagiert. Ein Kind, dessen Emotionen weniger intensiv und dessen Grenzen weniger durchlässig sind, kann von der Offenheit seiner »Quallen-Eltern« profitieren. Ein durchlässiges »Quallen-Kind« hingegen mag sich eher überwältigt fühlen. Auf der anderen Seite wird ein Kind mit einem verschlosseneren Grenzbildungsstil größere Schwierigkeiten haben, mit seinen eigenen Gefühlen umzugehen. »Quallen-Eltern« solcher Kinder müssen sehr darauf achten, dass ihr Kind nicht seine eigenen Gefühle »abschaltet«, um nicht von denen seiner Eltern überwältigt zu werden.

Der Vogel Strauß

Das Gegenstück zum Grenzbildungsstil der Qualle ist der Vogel Strauß. Der Strauß ist ruhig, rational und vorhersagbar. Es ist, als ob er für gute, solide und schützende Grenzen »keinen Finger krümmen muss« – der Strauß selbst und alle in seiner Schutzzone sind vor Überwältigung sicher. Straußen-Eltern können ein willkommener Hafen sein für Kinder, deren anderer Elternteil eine Qualle ist. (Denken Sie daran, dass alle Stile ihre Vor- und Nachteile haben. Die Qualle kann Leben und Spontanität einbringen, die die beneidenswerten, manchmal aber auch ungerechtfertigt oder übermäßig geschlossenen Grenzen des Straußes ausgleichen.) Der Strauß kann klar und pragmatisch sein und gut darin, schwierige Situationen zu bewältigen. Strauße besitzen eine natürliche Fähigkeit, zu erfassen, wenn Gefühle der anderen sie nicht betreffen und keine eigene Aktivierung erfordern. Wir möchten noch mal betonen, wie hilfreich dies für ein Kind sein kann, dessen anderer Elternteil einen Quallen-Stil zeigt oder das emotional »überaktiviert« ist, wenn es eigentlich einer unvoreingenommenen Ruhe bedarf.

Eltern, die sich im Strauß wiederfinden, zeigen oft ein eingeschränktes Bewusstsein ihrer eigenen inneren Erfahrungen. Emotionen ergeben für diese Eltern vielleicht wenig Sinn, sie ziehen kaum Informationen oder Orientierung daraus. Sie können damit kämpfen, Zugang zu ihren Gefühlen zu finden, und weisen eine geringe Toleranz gegenüber emotionaler Intensität auf. Oftmals fehlt ihnen die Fähigkeit zu einem differenzierten Emotionsausdruck. Konsequenterweise laufen sie auch weniger Gefahr, von den Gefühlen anderer angesteckt zu werden. Statt an den eigenen schwierigen Gefühlen oder denen anderer Anteil zu nehmen, wird der Strauß oft eher »den Kopf in den Sand stecken«. Er mag so tun, als ob nichts passiert ist, und darauf hoffen, dass die Gefühle einfach vorbeiziehen. Die Vermeidung von Emotionen im Allgemeinen und der schmerzlichen Gefühle im Besonderen kann extremer werden, wenn Kinder herausforderndes Verhalten im Kontext von Grenzen zeigen. Wenn Straußen-Eltern eine Grenze setzen, zeigen sie möglicherweise kaum Gefühle. Dieser »verschlossene« Grenzbildungsstil - keine Emotionen reinzulassen und kaum Emotionen auszudrücken - hilft ihnen, sich vor dem zu schützen, was sie nicht verstehen, womit sie nicht kompetent umgehen können. Der Strauß gerät jedoch dann in Schwierigkeiten, wenn er Emotionen ausweicht, die seine Aufmerksamkeit erfordern. Kinder und Partner:innen mögen frustriert sein, wenn der Strauß auf Ablenkung zurückgreift, um Emotionen zu vermeiden, oder auf Lösungen fokussiert, statt Gefühle anzuerkennen. Das Problem ist, dass es oftmals die Gefühle selbst sind, die nach Aufmerksamkeit und Auflösung verlangen (siehe Abbildung 8).

Der Vogel Strauß

Ruhig, rational und berechenbar

Vermeidet Emotionen, die eigenen wie die des Kindes.

Grenzen: Lässt sehr wenig hinein und kontrolliert stark, was er zeigt und hinauslässt.

Das Kind kann sich übersehen/ungesehen fühlen und allein mit seinen Emotionen - es kann sich unsicher und einsam fühlen.

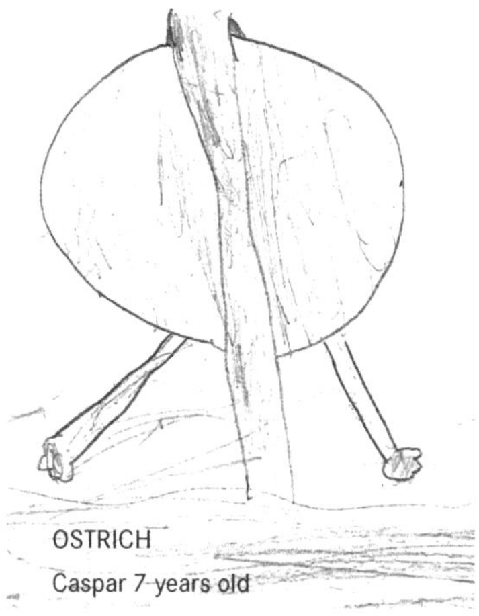

Abbildung 8 : Der Vogel Strauß

Eltern, die bei ihrer Grenzsetzung Emotionen vermeiden, haben möglicherweise im Laufe ihrer Erfahrung gelernt, dass Gefühle unwichtig und schwer zu verstehen sind und vermieden werden sollten. Sie fürchten, dass eine Lockerung ihrer Grenzen und das Zulassen von Emotionen Probleme verursachen könnte oder zu gefährlich wäre. Wenn Gefühle in der eigenen Entwicklung kein Bestandteil des Familienlebens waren, kann dies daran liegen, dass auch die eigenen Eltern einen übermäßig verschlossenen und rigiden Grenzbildungsstil hatten. Dies kann es »Straußen-Eltern« schwer machen, sich auf ihre eigenen Gefühle oder die ihrer Kinder einzulassen. Viele Eltern, die sich im Strauß wiederfinden, berichten von einem Aufwachsen, in dem Emotionen keinen Platz hatten. Gefühle wurden wenig oder gar nicht thematisiert, ihre emotionale Erfahrung wurde nicht in Worte gefasst. Eltern, die Emotionen in dieser Weise vermeiden, tun dies nicht in böser Absicht. Sie können ihren Kindern jedoch Vermeidungsstrategien vermitteln, die das Kind bis in sein eigenes Erwachsenenleben begleiten und seine eigene Elternschaft prägen. »Straußen-Eltern« mögen motiviert sein, ihre Grenzen durchlässiger zu gestalten und die starken Gefühle ihres Kindes zuzulassen. Therapeut:innen sollten sich jedoch bewusst sein, dass stets starke konkurrierende Motivationen bestehen, sich durch Gefühlsvermeidung zu schützen. Wenn sich »Straußen-Eltern« gegenüber den »großen Gefühlen« ihres Kindes öffnen, ohne die Kompetenz entwickelt zu haben, mit ihnen umzugehen, laufen sie Gefahr, überwältigt zu werden. Dies verstärkt den Impuls, Zuflucht in Vermeidung zu suchen, anstatt zu konfrontieren, was sie nicht »lösen« können.

Häufig erleben wir, wie Kinder, deren Eltern einen verschlossenen Grenzbildungsstil aufweisen, die Erfahrung machen, dass sie mit ihren Gefühlen allein bleiben und auf sich gestellt sind. Für Kinder, deren emotionales Erleben und Emotionsausdruck eine geringe bis mäßige Intensität aufweisen, ist dies kein größeres Problem. Allerdings wird es für diese Kinder schwerer, ihren Eltern zu signalisieren, was sie brauchen. In ihren Handlungen sind sie oft eher an den wahrgenommenen elterlichen Bedürfnissen und Erwartungen orientiert als an ihren eigenen. Kinder mit einem ausgeprägteren Temperament brauchen mehr Unterstützung dabei, ihre eigenen Reaktionen und Gefühle zu verstehen. Sie brauchen ein Gegenüber mit starken, schützenden Grenzen im Angesicht dieser intensiven Emotionen. Eltern mit einem »Straußen-Stil« tun sich schwer damit, sich auf diese Gefühle zu beziehen und mit ihnen umzugehen. Erleben Kinder, dass niemand in der Lage ist, sie in ihren Gefühlen auszuhalten, erhöht sich im Verlauf das Risiko für weitere Schwierigkeiten.

Es gehört zu unserer menschlichen Natur, Unbehagen vermeiden zu wollen, dies schließt unangenehme Gefühle ein. Wir möchten uns einfach gut und glücklich fühlen und wünschen uns, dass die Dinge laufen. Wir versuchen, schwierige Emotionen zu umschiffen, die uns überfordern könnten. Beide, Quallen- und Straußen-Eltern, vermeiden schwierige Gefühle in herausfordernden Situationen mithilfe eines übermäßig durchlässigen beziehungsweise rigiden Grenzbildungsstils. Die Qualle ist »gefangen« in ihren eigenen Reaktionen und maladaptiven Emotionen und der Strauß greift zurück auf praktische Lösungen und versucht so, Gefühle zu vermeiden beziehungsweise von ihnen abzulenken.

Führt der Grenzbildungsstil dazu, dass Eltern von ihren Gefühlen überwältigt oder als diese ausweichend erlebt werden, können sie unbeabsichtigt emotionale Verletzungen auslösen, die die sichere Bindung zum Kind gefährden. Dies hat Auswirkungen auf dessen Identitätsentwicklung, den Selbstwert und den Aufbau eigener gesunder und schützender Grenzen.

Das Känguru

Das Känguru symbolisiert Eltern, die auf ihre Kinder mit einem Grenzbildungsstil reagieren, der Fürsorge und Wärme vermittelt. Diese Eltern sind engagiert und schützend. Sie sind präsent, interessiert und engagiert. Sie möchten das Kind vor den Belastungen des Lebens und schmerzlichen Erfahrungen bewahren. Dies wünschen sich selbstverständlich alle Eltern für ihre Kinder. Die Herausforderung dieses Stils besteht darin, dass der übermäßige Schutz zulasten der kindlichen Bedürfnisse geht, da er das Kind seiner Autonomie und wichtigen Selbstwirksamkeitserfahrungen beraubt, die essenziell für die Entwicklung einer gesunden Identität sind. (Auch hier sehen wir wieder die Stärken der unterschiedlichen Stile. Ein Kind mit einem »Känguru-Elternteil« erlangt die notwendige Autonomie durch die Gegenwart seines anderen »Straußen-Elternteils«, der ihm Vertrauen signalisiert: Du bist für dein eigenes Funktionieren nicht darauf angewiesen, dass die Eltern allgegenwärtig sind.) Geht es beim Bedürfnis der Känguru-Eltern mehr um ihre eigenen Schutzbedürfnisse als die ihrer Kinder, laufen sie Gefahr, übermäßig protektiv zu werden. Dies kann unterschiedliche Formen annehmen. Möglicherweise baut der elterliche Grenzbildungsstil auf ihrer eigenen Angst auf, diese Angst vor der Welt kann sich dann auf das Kind übertragen. Es ist jedoch nicht nur Angst, die »Känguru-Eltern« antreibt. Diese Eltern streben danach, ihr Kind vor allem Schmerzlichen oder Schwierigen zu bewahren, was dazu führen kann, dass sie auf die Gefühle ihres Kindes wegwischend oder ablenkend reagieren, ohne ihm zu helfen, diese zu durchleben. Das Bedürfnis der Eltern, alles »passend« zu machen, kann dazu führen, dass das Kind im Umgang mit schmerzlichen Erfahrungen auf die Eltern angewiesen bleibt, da es nicht gelernt hat, selbst mit diesen Gefühlen umzugehen. Kinder erleben sich in herausfordernden Situationen dann oft ängstlich, hilflos und beschämt aufgrund der Tatsache, dass sie nicht in der Lage sind, die Situation selbst zu regeln. Eltern, die das starke Bedürfnis haben, ihr Kind glücklich zu machen, können auch zur übermäßigen Nachgiebigkeit neigen. Sie kämpfen damit, ihrem Kind Grenzen zu setzen, die ihm einen sicheren Rahmen und klare Anforderungen und Erwartungen vermitteln. Gesunde Grenzen aufrechtzuerhalten und dem Kind Anforderungen zu stellen, kann für diese Eltern schwierig werden, da sie sich davor fürchten, ihr Kind negativen Erfahrungen auszusetzen. Grenzsetzungen werden auch dort schwierig, wo sie mit Ablehnung des Kindes einhergehen. »Ich kann sie nicht dazu auffordern, jetzt ihre Hausaufgaben zu machen, sie wird schlechte Laune bekommen und die Stimmung zwischen uns wird furchtbar. Es ist besser, ihr die Hausaufgaben heute zu erlassen.« »Känguru-Eltern« können so überinvolviert in der Welt ihres Kindes sein, dass sich dies bedrängend anfühlt. Übermäßig protektive und involvierte Grenzbildungsstile können die kindliche Autonomieentwicklung beeinträchtigen und dazu führen, dass das Kind sowohl emotional als auch lebenspraktisch abhängig von seinen Eltern bleibt (siehe Abbildung 9).

Das Känguru

Präsent, liebevoll, beschützend

Kann übermäßig protektiv und überengagiert sein, möchte das Kind vor den Herausforderungen des Lebens und leidvollen Emotionen beschützen.

Grenzbildungsstil: locker/durchlässig, weich gegenüber dem Hineinkommenden; undurchlässig im Hinblick auf das, was hinaus darf (alles bleibt »im Beutel«).

Helikoptereltern (über dem Kind schwebend, wachend und überwachend).

Schneepflug-Eltern (befreien den Weg von Hindernissen).

Kinder können sich angewiesen und abhängig fühlen; kann sich übergriffig anfühlen.

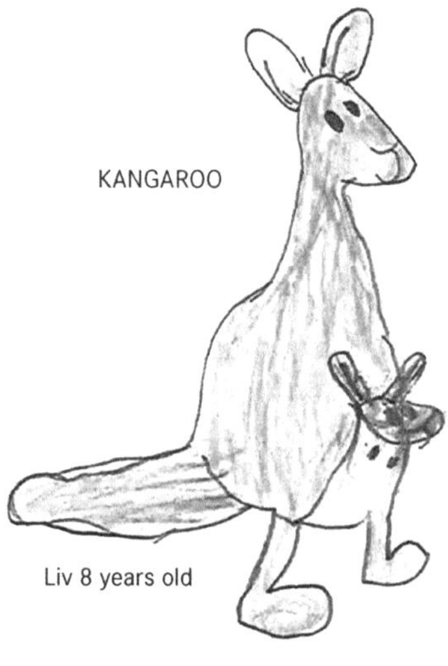

Abbildung 9: Das Känguru

Manche Kinder brauchen einen schützenderen Erziehungsstil als andere. Kinder unterscheiden sich in ihrem Temperament und ihrem Bedürfnis nach Verständnis und Unterstützung im Umgang mit der Welt da draußen. Belastende Faktoren wie ein lebensbedrohliches Ereignis, eine Verletzung oder Erkrankung, aber auch ein besonders sensibles Temperament des Kindes können den Grad der Schutzbedürftigkeit wesentlich beeinflussen. Känguru-Eltern laufen jedoch Gefahr zu übersehen, dass unabhängig von den jeweiligen Bedingungen, besonderen Bedürfnissen und lebensverändernden Ereignissen das

Ziel elterlicher Grenzen darin besteht, Kinder dabei zu unterstützen, selbst gesunde und schützende Grenzen zu entwickeln. Dies ist umso wichtiger, wenn das Kind selbst Kompetenz und Selbstvertrauen im Umgang mit den wachsenden Lebensaufgaben entwickeln soll. Kinder müssen ihre Gefühle, auch die schmerzlichen, empfinden dürfen, um das grundlegende Gefühl emotionaler Selbstwirksamkeit zu entwickeln. Känguru-Eltern verfolgen sehr gute Absichten, oberflächlich betrachtet erscheint ihr Grad der Involviertheit und Unterstützung absolut sinnvoll. Der übermäßige Schutz ist zudem oft schwer als solcher erkennbar, da er nach außen eher warm und fürsorglich anmutet als ängstlich und »helikopternd«. Die bittere Erkenntnis für diese Eltern ist die Entdeckung oder auch Erinnerung daran, dass der Weg zur Hölle mit guten Absichten gepflastert ist.

Das Rhinozeros

Das Rhinozeros steht für einen klaren und entschlossenen Grenzbildungsstil, dessen Schwerpunkt auf Strukturen, Regeln, Konsequenzen und Gehorsam liegt. Rhino-Eltern haben ihre Stärken häufig in praktischer Fürsorge, Ratschlägen und Problemlösungen. Sie sind gut darin, Informationen und Fertigkeiten zu vermitteln. Ihr Ziel ist es, ihr Kind unabhängig und selbstständig zu machen – eine Eigenschaft, die besonders hilfreich ist, wenn der andere Elternteil zum Känguru-Stil neigt. Rhino-Eltern geraten in Schwierigkeiten, wenn sie Anforderungen an ihr Kind stellen, die es zum Beispiel aufgrund seines Alters oder Entwicklungsstands kaum erfüllen kann. Die Konzentration auf Unabhängigkeit läuft Gefahr, das Schutzbedürfnis des Kindes zu übersehen. Eltern, die sich in diesem Grenzbildungsstil wiederfinden, sind häufig weniger schwingungsfähig gegenüber dem Bedürfnis des Kindes nach emotionaler Unterstützung, Hilfe, Trost und Wärme. Rhinos sind mit der Frage befasst, was annehmbar, richtig und korrekt ist. Sie folgen der Annahme, dass ihr Kind hiervon stärker profitiert, als wenn sie sich auf emotionale Bedürfnisse konzentrieren. Der Schwerpunkt liegt stärker auf Erziehung als auf Fürsorge – vielleicht ist es noch stimmiger zu sagen: Sie betrachten Erziehung als die beste Form der Fürsorge. Anders als Känguru-Eltern, die Angst haben, ihrem Kind unangenehme Gefühle zuzumuten, indem sie Forderungen stellen oder Grenzen setzen, scheinen Rhino-Eltern Protest und Einwände des Kindes eher zu übersehen – im festen Glauben daran, dass dies die beste Schutzmaßnahme ist: »Es ist meine Aufgabe, sie auf die Welt da draußen vorzubereiten!« Rhino-Eltern haben oft starke moralische Überzeugungen, zum Beispiel: »Jeder muss anständig am Tisch sitzen, Hausaufgaben müssen direkt nach der Schule erledigt werden und der einzige

Grund, die Schule zu verpassen, ist Fieber.« Unbeabsichtigt können diese Eltern Bedürfnisse ihres Kindes übersehen, die nicht auf ihrem eigenen Radar erscheinen. Wenn Rhino-Eltern ihrem Kind zu enge Grenzen aufzwingen, entstehen oft große Konflikte zwischen Eltern und Kind, da die Eltern sich nicht bewegen, nicht nachgeben oder die Regeln etwas lockern. Ihre Angst ist: »Wenn ich ihr den kleinen Finger gebe, nimmt sie den Arm.« Wenn das Kind mehr Flexibilität braucht, entwickelt sich eine Beziehung, die durch viel Kontrolle, Vorwurf und Druck vonseiten der Eltern charakterisiert ist. Strenge Wertmaßstäbe und rigide Grenzen können dazu führen, dass sich das Kind nicht verstanden fühlt und den Eindruck gewinnt, dass seine Bedürfnisse unwichtig sind. Anderen Kindern bietet die Konsistenz der Grenzziehung wiederum Vorhersehbarkeit und stellt ihnen einen Rahmen zur Verfügung, in dem sie gut funktionieren können (siehe Abbildung 10).

Das Rhinozeros

Klar, konsistent und darauf bedacht, dem Kind Selbstwirksamkeit zu vermitteln

Kann abwertend und kontrollierend auftreten.

Grenzen: eingehend: verschlossen, rigide, auf Regeln fokussiert; ausgehend: durchlässig, gibt Ratschläge und liefert Gründe, warum andere sich ändern sollten.

Kann Kinder passiv und angepasst werden lassen – aber auch rebellisch und widerständig.

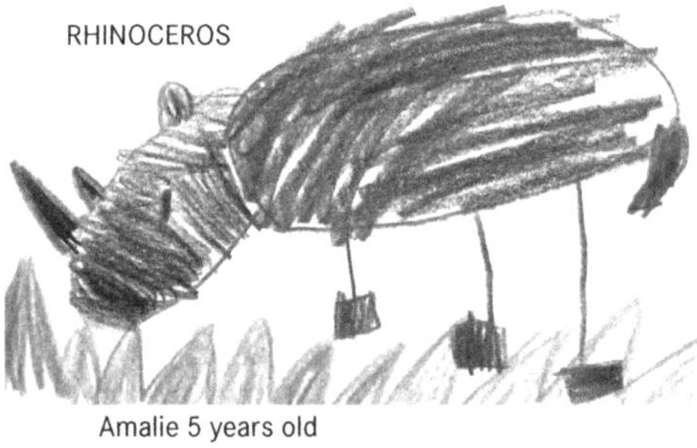

Abbildung 10: Das Rhinozeros

Die meisten Eltern tragen eine Scheibe Rhino in sich, sie ist ein wichtiger Bestandteil der Erziehungskompetenz. Ein Übermaß an Rhino-Qualität kann jedoch vom Kind als zu streng, kontrollierend, rigide oder abwertend empfunden werden. In Abhängigkeit vom Temperament des Kindes und von seinem Eigenwillen kann das Übermaß an elterlicher Kontrolle dazu führen, dass sich das Kind in ständige Opposition begibt – oder gänzlich aufgibt und gehorsam und unterwürfig wird.

Reflexion

Wie sieht Ihr Grenzbildungsstil in herausfordernden Situationen aus?

Mit all diesen Grenzbildungsstilen verfolgen wir das Ziel, Eltern dabei zu helfen, ihren eigenen Stil samt seiner Stärken und Begrenzungen zu erkennen und ihre Selbstkenntnis so zu verbessern, dass sie ihr Kind bei der Bewältigung seiner Herausforderungen unterstützen können. Dabei geht es uns weniger darum, die jeweiligen Schwächen zu betonen. Wir laden Eltern ein, offen die Vor- und Nachteile ihres Stils zu betrachten und zu verstehen, inwieweit ihr Stil zu den Bedürfnissen des Kindes passt – oder eben auch nicht. Mit etwas Unterstützung stellen Eltern dabei möglicherweise fest, dass sie vor allem mit der Außenwahrnehmung und der Frage befasst sind, wie andere sie sehen, und deshalb unbedingt wollen, dass sich ihr Kind gut benimmt, oder selbst keine starken Gefühle zeigen. Andere entdecken, dass sie bislang nicht in der Lage waren, bestimmte Emotionen zu tolerieren, und auf diese Emotionen ihres Kindes mit Zurückweisung, Relativierung oder Zensur reagiert haben. Eltern, die sich beispielsweise mit Nähe unwohl fühlen, könnten auf die Trauer ihres Kindes ablehnend reagieren. Eltern, denen es vor allem wichtig ist, dass ihr Kind unabhängig ist, fordern ihr Kind möglicherweise auf, »sich zusammenzureißen«, und bezeichnen ein verängstigtes Kind als »Weichei«. Eltern, denen es vor allem darum geht, dass ihr Kind Respekt zeigt, könnten ihr Kind dafür strafen, dass es sich ihnen wütend entgegenstellt. Eltern, die sich vor allem wünschen, dass es allen gut geht, relativieren oder invalidieren womöglich die Gefühle ihres Kindes: »Nicht so schlimm. Alles wird gut. Es gibt keinen Grund, traurig zu sein.«

Unser Grenzbildungsstil ist häufig eine Kombination zweier Tiere. Eine ängstlich-sorgenvolle Qualle kann leicht eine übermäßig schützende, restriktive und sogar übergriffige Känguru-Rolle einnehmen. Eine wütende, verärgerte Qualle kann zu einem abwertenden und rigiden Rhino werden. Emotionsvermeidende Strauße, die Emotionen lieber »reparieren« und beseitigen wollen, als sich auf sie zu beziehen, können zu kontrollierenden, unflexiblen und argumentierenden Rhinos werden – aber auch zu überprotektiven Kängurus, die die Hindernisse auf dem Weg ihres Kindes beseitigen.

Aus der Perspektive des Kindes wiederum erscheint das Gras auf der anderen Seite des Ufers immer grüner – dort tummeln sich Eltern, die den gegenläufigen Stil ihrer eigenen Eltern praktizieren. Das Kind eines Känguru-Elternteils würde alles geben für einen netten, klaren Rhino, das Kind eines »Straußes« sehnt sich nach dem lebendigen emotionalen Stil der »Qualle«, das Kind einer

»Qualle« nach der Zurückhaltung des »Straußes« und das Kind eines »Rhinos« nach der Sicherheit des Kängurubeutels. Auch wenn wir uns nicht gänzlich in etwas verwandeln können, was wir nicht sind, können wir die Metaphern des Delfins und des Bernhardiners nutzen, um die Dimensionen eines gesunden, schützenden Grenzbildungsstils zu illustrieren: warm und fürsorglich präsent zu sein, wenn das Kind es braucht, und Exploration zu unterstützen, wenn das Kind nach Unabhängigkeit strebt.

Gesunde, schützende Grenzen: Der Delfin

Der Delfin steht für einen gesunden, schützenden Grenzbildungsstil, bei dem Klarheit und Flexibilität gut ausbalanciert sind. Der Delfin ist ein verlässlicher Begleiter, der zwischen Folgen und Führen wechseln kann. Er ermutigt und unterstützt das Kind in seinen Bemühungen um Unabhängigkeit und ist gleichzeitig aufmerksam und nah. Er sucht den Kontakt, ist spielerisch und vermittelt gleichzeitig Sicherheit und Orientierung. Der Delfin bietet einen schützenden und begrenzenden Rahmen, innerhalb dessen er Bestrebungen des Kindes in Richtung Autonomie und Abenteuer unterstützt (siehe Abbildung 11).

Gesunde, schützende Grenzen: Der Bernhardiner

Der Bernhardiner ist das, was die meisten von uns sein können, wenn es uns gut geht und die Dinge gut laufen. In ihrem Grenzbildungsstil sind sich Bernhardiner-Eltern ihrer eigenen Gefühle wie auch denen ihres Kindes bewusst und gleichzeitig in der Lage, gesunde Grenzen zu setzen und aufrechtzuerhalten, die unser eigenes Wohlergehen und das unserer Kinder sichern. Sie sind in der Lage, dies in einer vergleichsweise ausgeglichenen Weise zu tun, und wenn sie doch starke Emotionen zeigen, können sie ihren Kindern ihre Gefühle erklären (siehe Abbildung 12).

Wenn wir als Eltern akzeptieren, dass unsere Emotionen unseren Grenzbildungsstil beeinflussen, wird es einfacher zu verstehen, dass in Reaktion auf unseren Stil und unsere Versuche, Grenzen zu setzen und Anforderungen zu stellen, auch in unseren Kindern Emotionen ausgelöst werden. Wenn wir ihnen helfen können, diese in Worte zu fassen, ihre Erfahrung validieren, ihre emotionalen Bedürfnisse in der jeweiligen Situation erkennen und versorgen, werden Grenzziehungen deutlich wirksamer. Gelingt es uns in unserer Begleitung, gleichermaßen gesunde Grenzsetzung wie emotionale Bewusstheit zu verkörpern, verstehen Kinder ihre eigenen Gefühle und Verhaltensweisen besser. Sie werden offener gegenüber der Begleitung und Struktur, die sie brauchen.

Die Herausforderung besteht darin, diesen Stil auch dann aufrechtzuerhalten, wenn wir mit Gefühlen und Reaktionen unserer Kinder konfrontiert werden, die wir nicht verstehen oder denen wir nicht zustimmen, oder wenn wir mit einer spezifischen Emotion oder Verhaltensweise konfrontiert sind, die uns triggert, oder wenn wir selbst gestresst, in Sorge, depressiv oder mit den Herausforderungen unseres eigenen Lebens beschäftigt sind. Realistisch betrachtet werden wir unsere Kinder nicht jedes Mal empathisch validieren, wenn wir eine Regel durchsetzen. Dennoch können wir einen sicheren Raum für unsere Kinder schaffen, wenn wir zumindest ab und an in der Lage sind, ihnen so zu begegnen. Wenn die elterliche Selbstwirksamkeitserwartung im Umgang mit Grenzen und den begleitenden Emotionen wächst, wirkt sich dies positiv auf die Entwicklung des Kindes aus. Das versichernde Gefühl, zu wissen, dass die Eltern da sein werden, wenn sie wirklich gebraucht werden, ermöglicht es Kindern auch, besser mit den Fehlern ihrer Eltern umzugehen. Wenn die Qualle, der Strauß, das Känguru oder der Rhino ab und an die Oberhand gewinnen, können Eltern auf das Hilfsmittel der Entschuldigung zurückgreifen, um die Dinge wieder ins Lot zu bringen. Die Entschuldigung lenkt den Fokus wieder zurück zur Validierung der kindlichen Erfahrung und Gefühle. Sie hilft uns, herauszufinden, was das Kind braucht, und macht hierüber wieder einmal die Grenzsetzung wirksamer.

Ein ausgewogener Grenzbildungsstil – der Delfin

Eine gesunde Mischung aus flexiblen und festen Grenzen, die mit klaren Richtungsvorgaben und ausreichender Unterstützung einhergehen – **der Delfin**

Durchlässige Eingangs-, rigide Ausgangsmembran, die in übermäßige Sympathie und Einbringung mündet– **das Känguru**

Rigide Eingangs- und durchlässige Ausgangsmembran, die in übermäßige Führung und Kontrolle mündet – **das Rhino**

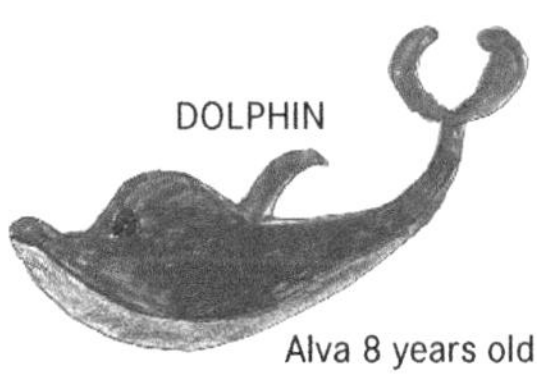

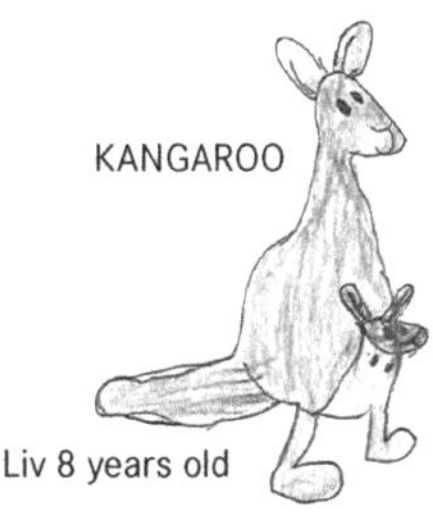

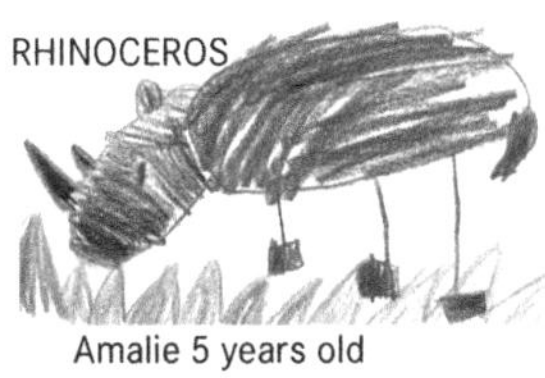

Ein versichernder und schützender Begleiter, der eine gute Balance zwischen Unterstützung und Führung findet und das Kind dabei unterstützt, unabhängig zu werden

Abbildung 11: Ein ausgewogener Grenzbildungsstil – der Delfin

Ein ausgewogener Grenzbildungsstil – der Bernhardiner

Durchlässige Eingangs- und durchlässige Ausgangsmembran, die mit zu viel Emotion einhergeht und zu wenig unterstützender Kontrolle – **die Qualle**

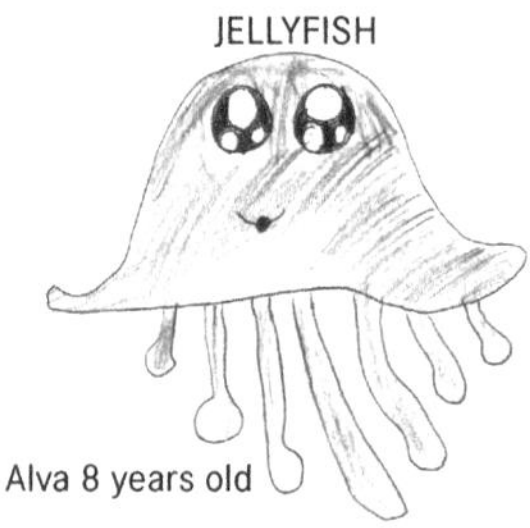

Eine gesunde Mischung aus flexiblen und festen Grenzen, die von genau der richtigen Dosis an warmer Emotion und ruhiger, unterstützender Struktur begleitet wird – **der Bernhardiner**

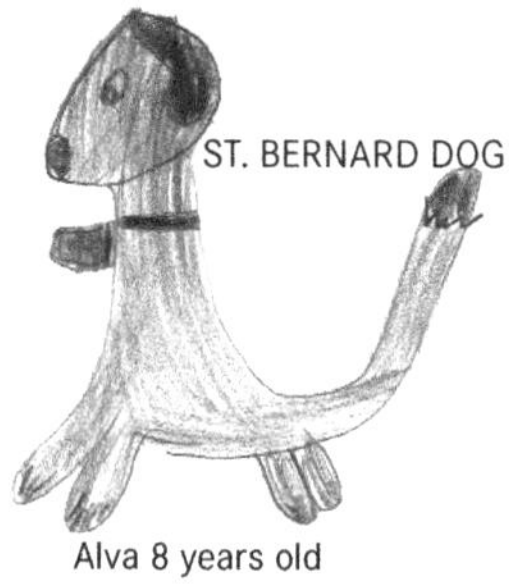

Hat ein gutes Verständnis von Emotionen und ist in der Lage, die Bedürfnisse des Kindes zu sehen und zu versorgen

Rigide Eingangs- und rigide Ausgangsmembran, die zu einer zu geringen emotionalen Verbundenheit führt und mit zu wenig unterstützender Kontrolle des Kindes einhergeht – der **Vogel Strauß**

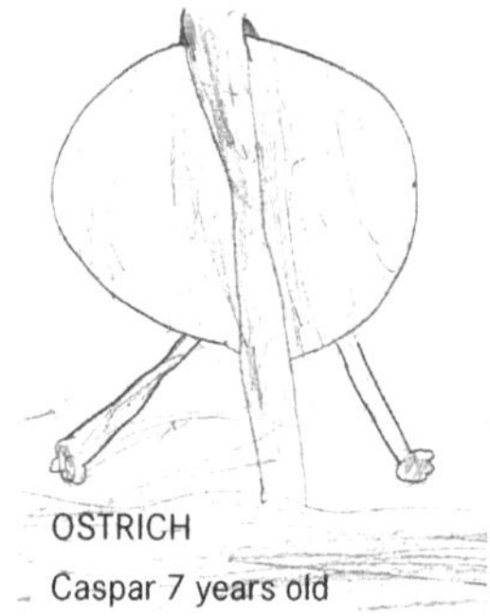

Abbildung 12: Ein ausgewogener Grenzbildungsstil – der Bernhardiner

Wenn sich unsere Stile unterscheiden

Wir alle kommen mit unterschiedlichem Temperament in diese Welt und unser Grenzbildungsstil entwickelt sich aus diesem angeborenen Temperament wie auch aus den Erfahrungen mit unseren primären Bezugspersonen als Kind. Wenn wir uns unseres Grenzbildungsstils bewusst werden, können wir die Art und Weise, wie wir Grenzen setzen und durchsetzen, besser auf das angeborene Temperament, die emotionalen Neigungen und Bedürfnisse unseres Kindes abstimmen. Dies kann so weit gehen, dass wir je nach Kind von einem anderen Stil Gebrauch machen. Wenn wir unseren Kindern Grenzen setzen, werden unweigerlich unsere »Magneten« getriggert. Unterschiedliche Kinder triggern unterschiedliche Magneten und je nach Kind fallen wir in sehr unterschiedliche Gefühlsfallen. Wie bereits erwähnt, kann es manchmal von Vorteil sein, sich selbst in seinem Kind wiederzuerkennen und zu erkennen, dass sich unser Temperament ähnelt, da es dies leichter machen kann, unser Kind zu verstehen. Zu anderen Zeiten kann genau diese Ähnlichkeit uns vor große

Herausforderungen stellen. So zum Beispiel, wenn der Teil des Kindes, der uns ähnelt, eine Seite betrifft, die wir an uns selbst nicht mögen, die wir ablehnen oder mit der wir nicht umgehen können. Auch wenn sich das Temperament von Eltern und Kind stark unterscheidet, hat dies Vor- und Nachteile. Dies gilt insbesondere für viele Pflege-, Adoptiv- und Stiefeltern, die mit dem Kind nicht blutsverwandt sind. Die Herausforderung kann darin bestehen, dass sich Eltern in ihrem Kind nicht wiederfinden können. Ein Vorteil mag wiederum sein, dass die kindliche Verschiedenheit in den Eltern Faszination, Neugier, Respekt und Stolz auslöst.

Gleiches gilt für Partner:innen und den jeweils anderen Elternteil; denselben oder einen anderen Grenzbildungsstil zu haben, geht mit Vor- und Nachteilen einher. Eltern, die unterschiedliche Stile praktizieren, können einander ergänzen und ausgleichen. Während die Rhino-Mutter das Bedürfnis ihres Kindes nach Unterstützung und Versicherung unterschätzen mag, eilt der Känguru-Vater rasch zur Hilfe. Wenn der Känguru-Vater überprotektiv und zu unterstützend agiert, ist die Rhino-Mutter in der Lage, Anforderungen zu stellen und dem Kind Erfahrungen zuzutrauen, in denen es wachsen und unabhängiger werden kann. Manchmal funktioniert dieser Ausgleich nahtlos, ohne dass die Eltern darüber nachdenken oder explizit ihre jeweiligen Rollen im Kontakt mit dem Kind aushandeln müssen. In anderen Fällen schaffen die unterschiedlichen Stile der Eltern Herausforderungen und gehen mit Auseinandersetzungen darüber einher, was das Kind wirklich braucht. Mithilfe guter Kommunikation und Bewusstheit gelingt es diesen Eltern in der Regel jedoch, zum Wohle ihres Kindes zusammenzuarbeiten. In anderen Familien wiederum sind die Unterschiede so massiv und scheinbar unüberwindbar, dass sich die Stile nicht mehr ausgleichen, sondern Tauziehen und Polarisierungen entstehen. Diese Dynamik kann zudem in eine Extremisierung der elterlichen Stile münden. Ein Rhino-Vater, der beispielsweise der Meinung ist, dass sein Kind lernen sollte, für sich selbst einzustehen, wird beim Anblick einer überprotektiven Känguru-Mutter, die ihr Kind mit Hilfe und Fürsorge »überschüttet«, womöglich noch rigider und fordernder. Und dieser strenge Rhino triggert wiederum die Känguru-Mutter, die daraufhin ihr Kind umso mehr vor den Anforderungen des Vaters beschützt. Sind die Eltern getrennt oder geschieden, lösen diese Unterschiede im Grenzbildungsstil oft Sorge aus: Wie geht es dem Kind, wenn es beim jeweils anderen Elternteil ist? Beide Seiten sind überzeugt, dass der eigene Grenzbildungsstil der »beste« für das Kind ist.

Meist weisen Eltern Bezüge zu mehreren Grenzbildungsstilen auf, sie können beispielsweise als Qualle mit einem Horn erscheinen, als Rhino, der seinen Kopf in den Sand steckt, als Delfin mit gelegentlichen Quallen-Qualitäten oder als Bernhardiner, der ab und an etwas überengagiert ist. Der wichtigste Beitrag des Tiermodells liegt darin, dass Eltern ihre eigenen Gefühlsfallen, Magneten. Trigger und konkurrierenden Motivationen wiedererkennen und in spielerischer, nicht wertender Weise in Worte fassen können. Indem wir unsere eigenen Magneten als Eltern identifizieren, versetzen wir uns in die Lage, unsere Gefühlsfallen dann zu erkennen, wenn sie auftreten und uns im Umgang mit unseren eigenen Gefühlen oder denen unseres Kindes Probleme bereiten. Dies ist von größter Bedeutung, da die Gefühlsfallen uns andernfalls daran hindern, gesunde und schützende Grenzen zu manifestieren.

Mit Grenz-PECCs arbeiten

Ausgestattet mit einem neuen Bewusstsein ihres Grenzbildungsstils und damit verbundener Gefühlsfallen, Magneten, Trigger und konkurrierenden Motivationen, arbeiten wir mit Eltern konkret daran, wie sie dieses Bewusstsein nutzen können, um die Art und Weise, wie sie ihren Kindern Grenzen setzen, zu verändern. Diese Aufgabe umfasst die Etablierung, die Kommunikation, die Verhandlung und die Implementierung von Grenzen und Regeln, Erwartungen und Anforderungen, Normen und Wertvorstellungen. Wir bezeichnen diese umfassende Aufgabe im Folgenden als »Grenzsetzung«. Erinnern wir uns: Wir betrachten Grenzen als eine innere Membran mit einem gewissen Grad an Durchlässigkeit, der von zu porös bis zu rigide reicht. Der jeweilige Stil entwickelt sich auf der Grundlage angeborenen Temperaments und früher Lernerfahrungen und beeinflusst die Art und Weise, wie wir unseren Kindern Grenzen vermitteln. Die eigentliche Grenzsetzung selbst betrifft hingegen die Handlungsseite, die konkrete Praxis der Grenzziehung mit dem Kind.

In der Auseinandersetzung mit Grenzen fokussieren wir mindestens so sehr das Verhalten der Eltern selbst wie die Frage, wie sie auf das Verhalten ihrer Kinder reagieren sollten. Wir arbeiten an der Körperhaltung der Eltern, der Tonalität ihrer Stimme, Augenkontakt, physischer Nähe oder Distanz zum Kind und anderen nonverbalen Signalen, wie Seufzen, Schulterzucken, Augenverdrehen und anderen Dingen, auf die das Kleinkind, der Jugendliche oder Erwachsene höchstwahrscheinlich reagiert. Wir arbeiten an der elterlichen Wortwahl und laden sie ein, ihren Brain-Boss und mögliche Gefühlsfallen wahrzunehmen. Eltern könnten beispielsweise von Beginn an entmutigt auftreten und innerlich an dem alten Glaubenssatz festhalten, dass sie nie in der Lage sein werden, ihrem Kind zu helfen oder es dazu zu bringen, ihrer Anforderung zu entsprechen. In der Arbeit betonen wir immer wieder, welche Kraft Grenzsetzungen entfalten, wenn wir sie mit den neu erworbenen emotionalen Kompetenzen verknüpfen, insbesondere mit Validierung. Für alle Facetten der Grenzsetzung greifen wir zu spezifischen und strukturierten Interventionen aus dem Grenz-PECCs-Werkzeugkasten – der Power (Kraft), Emotion, Connection (Verbundenheit) und Communication (Kommunikation) wirksamer Grenzsetzungen.

Power. Ein großer Teil der Kraft von Grenzsetzungen beginnt im Körper. Wir möchten Eltern durch die Entdeckung und die Aktualisierung ihrer tatsächlichen Körperkraft stärken. Dabei geht es nicht darum, wie stark die Eltern körperlich sind. Wir betonen stets, dass auch ein zurückhaltender Elternteil mit geringer Körpergröße, schmal gebaut, einem 16-jährigen doppelt so großen, dominant-aggressiven Kind mit externalisierendem Verhalten wirksam Grenzen setzen kann. »Power« beinhaltet also eine bedeutsame physische Komponente, allerdings geht es weniger darum, wie stark jemand tatsächlich ist, sondern eher darum, wie wir innerhalb unserer physischen Stärke agieren. Wir bitten Eltern deshalb aufzustehen und körperorientiert an der Power-Komponente zu arbeiten. Wir lassen sie spüren, wie es sich anfühlt, gebeugt, zögerlich, schwach zu stehen und nur einen Bruchteil ihrer physischen Präsenz zu nutzen (oder auch eine überzogen rigide, angespannte, unbewegliche und starre Haltung einzunehmen), und vergleichen dies mit einer aufrechten, »Ohren-über-den-Schultern-Körperhaltung«, bei der alle Teile und Fasern ihres Körpers in einer kraftvollen und gleichzeitig flexiblen Weise aktiviert sind. Wir laden Eltern ein wahrzunehmen, wie sie aus dieser Haltung heraus eine starke und selbstbewusste Präsenz vermitteln können, die ihrem Kind zeigt: Wir sind da, wir bleiben da, wir sind bereit, mit allem umzugehen, und voller Gewissheit, dass das Kind tun wird, was erforderlich ist.

Emotion. Die wichtigsten Aspekte dieser Komponente sind: Das Kind empathisch zu validieren, ein Bewusstsein der eigenen Gefühlsfallen zu haben, nicht in sie hineinzufallen und die Selbstwirksamkeit zu aktualisieren, die dem Kind vermittelt, dass wir als Eltern in der Lage sind, unsere eigenen und die Emotionen des Kindes zu regulieren. Wir betonen, dass Validierung die Fähigkeit des Kindes, die Grenzen zu achten, immer erhöht. Wir bereiten Eltern deshalb darauf vor, die Reaktionen ihres Kindes auf diese wirksamere Grenzsetzung zu validieren. Dies ist entscheidend, um den Erfolg der Intervention zu sichern. Versäumen wir, Eltern »vorzuwarnen«, dass es vollkommen normal und wahrscheinlich ist, dass ihr Kind weiterhin auf ihre Grenzziehungen reagiert, vielleicht sogar erst einmal heftig, gewinnen Eltern oft den Eindruck, versagt zu haben, und bleiben entmutigt zurück. Sind sie hingegen darauf vorbereitet und empathisch gegenüber der Tatsache, dass wir alle erst mal Widerstand leisten, wenn jemand uns dazu zwingt, etwas zu lassen, was wir gerne tun möchten oder uns dazu bringen will, etwas zu tun, auf das wir gerade keine Lust haben, können Eltern besser mit der Reaktion ihres Kindes umgehen und verhindern, dass die Situation entgleist. Um die emotionale Haltung zu beschreiben, in die wir Eltern einladen, nutzen wir den Slogan des »Kreises der Sicherheit« (Hoffman et al., 2017): »Größer. Stärker. Milder. Weiser.«

Wir bereiten Eltern darüber hinaus auf die unvermeidlichen Gefühlsfallen vor, die sich auf dem Weg einstellen – wenn sie so hart darauf hingearbeitet haben, auf neue Weise Grenzen zu setzen, und ihr Kind in seine eigene Gefühlsfalle gerät und die Eltern zur Weißglut treibt. Aufbauend auf dem Konzept von eingehenden und ausgehenden Grenzen unterstützen wir Eltern dabei, nicht selbst in eine Gefühlsfalle zu rutschen. Wir arbeiten mit der Vorstellung, dass Energie niemals »verschwindet«, sondern nur die Form wechselt und an anderer Stelle wiederkehrt. Wir helfen Eltern zu begreifen, dass die Emotionen, die sie »reinlassen«, wieder »raus« müssen. Dies gilt auch für allzu durchlässige eingehende Grenzen im Hinblick auf die Reaktionen und die Verzweiflung ihres Kindes rund um Grenzziehungen. Gelangt zu viel hinein, steigt die Wahrscheinlichkeit eines Rückfalls in Gefühlsfallen, wir suchen Zuflucht in alten Gewohnheiten der Anklage, in Zusammenbruch oder vorwurfsvollem Ärger. Gelingt es uns hingegen, weniger kindliche Verzweiflung in uns »hineinzulassen« – nicht, indem wir uns kalt oder ignorant verhalten, sondern, indem wir uns unseren Grenzbildungsstil bewusst machen und uns erlauben, empathisch zu sein, aber nicht überflutet zu werden –, ermöglicht uns dies, unserem Plan treu zu bleiben und unser Kind zu validieren und gleichzeitig die Grenze aufrechtzuerhalten.

Connection. Die Komponente der Verbundenheit im PECCs-Modell ist eine Weiterführung der Emotionskomponente und eng mit ihr verwoben. Die Verbindung zwischen Eltern und Kind wird wesentlich emotional motiviert. Fühlt und erfährt ein Kind die starke und sichere Verbindung mit seinen Eltern, geht dies mit positiven Emotionen einher. Aufgrund dieser positiven Gefühle ist das Kind hoch motiviert, diese Bindung aufrechtzuerhalten – wir Menschen streben danach, uns gut zu fühlen. Wir lassen Eltern die Tatsache entdecken, dass die Wahrscheinlichkeit erfolgreicher Grenzsetzungen steigt, wenn sie von Empathie und einer starken Verbindung getragen wird. Wenn Eltern dies erkennen und aus erster Hand die Erfahrung machen, dass die Bindung zwischen ihnen und dem Kind die vorrangige und bedeutsamste Motivationsquelle für ihr Kind ist, zu »gehorchen«, sind sie oft überrascht und immer ermutigt. Darüber hinaus ist uns wichtig, Eltern erkennen zu lassen, wie wichtig es ist, die Würde ihres Kindes im Angesicht von Grenzsetzungen zu wahren und Beschämung zu vermeiden. Wirksame EFST-Grenzsetzungen kommen ohne Abwertung aus – in praktischen Übungen erfahren Eltern, dass ihr Kind weitaus stärker gegen die Abwertung opponiert als gegen die eigentliche Regel.

Communication. Wir bringen Eltern bei, dass eine an sich wunderbare Grenzsetzung leicht an den Felsen schlechter oder exzessiver Kommunikation zerschellen kann. Eltern neigen häufig dazu, zu moralisieren, Werte oder Charakter zu predigen und somit das Wesen ihres Kindes abzuwerten, wenn sie versuchen, eine Grenze zu setzen. Alle Eltern haben schon erlebt, wie ihr Kind die Augen verdreht, wenn sie dies tun. Wir arbeiten hart mit den Eltern daran zu lernen, in diesen Momenten zu schweigen – dem Drang zu einer Moralpredigt oder einem längeren Sermon nicht nachzugeben und stattdessen kurze, prägnante Sätze zu wählen, die zum Punkt reden. Und es dabei zu belassen. Die positiven Auswirkungen einer solch konkreten Maßnahme auf das ganze Unterfangen sind immer wieder erstaunlich. Tabelle 3 fasst die Schritte des Grenzziehungs-Werkzeug-PECC zusammen.

Tabelle 3: Praxisanleitung zum Thema Grenzen mithilfe der PECCs

PRAXISANLEITUNG ZUM THEMA GRENZEN MITHILFE DER PECCs
Grenzen und Regeln, Anforderungen und Erwartungen, Normen und Werte kommunizieren, implementieren und verhandeln
ZUSAMMENFASSUNG Vorbereitende Schritte: einschätzen und ansprechen; validieren, wenn möglich; die PECCs-Muskeln anspannen 1. Bring deinen Körper in den »Bereitschafts-Modus« 2. Richte deine Emotionen aus • »Größer, stärker, freundlicher, weiser« • Glaube an das, was du sagst. Vertraue darauf, dass du erfolgreich sein wirst • Empathie für das Gegenüber 3. Wähle deine Worte • Kurz, präzise, auf den Punkt • Verzichte auf langwierige Erklärungs- und Überzeugungsversuche. Keine großen Lektionen zu Moral, Werte und Charakterfragen 4. Bleib stark! Bleib bei deiner Entscheidung! **Wenn nötig, darfst du deine Entscheidung verändern!** Stelle nur sicher, dass sich deine Entscheidung aufgrund von neuer Information, im Dienste deines Wohlbefindens oder aufgrund von Einschätzungen der Bedürfnisse des Gegenübers verändert – und NICHT, weil du in eine Gefühlsfalle geraten bist!

Wenn Eltern die Grundlagen des Werkzeugs verstanden haben, können sie sich mit fortgeschritteneren und nuancierteren Facetten wirksamer Grenzziehung vertraut machen. Eltern lernen, inmitten einer herausfordernden Situation nicht zu tief in die Validierung des kindlichen Unbehagens einzusteigen. Werden schmerzliche Primärgefühle aufgewühlt, wird es schwerer für das Kind, die Situation zu bewältigen und Kontrolle zu bewahren. Wenn Eltern zum Beispiel einem Kind mit Anorexia nervosa helfen wollen, das gerade damit kämpft, etwas zu essen, sollten sie lediglich einfache Formen der Validierung nutzen und hinterher klar die Grenze kommunizieren: »Ich sehe, wie hart das für dich ist und dass du dich gerade extrem unwohl fühlst. Es fühlt sich schrecklich an … und dennoch musst du jetzt diese Scheibe essen. Wir können diesen Tisch nicht verlassen, bevor du sie gegessen hast, aber ich werde bei dir bleiben, bis du es geschafft hast.« In diesen Situationen sollten Eltern tiefergehende Validierungen des kindlichen Unbehagens vermeiden, da eine Verstärkung der maladaptiven Primärgefühle es schwieriger für das Kind macht zu essen. In anderen Worten: Tiefergehendere Validierungen des kindlichen Kampfes mit dem Essen müssen zu einem anderen Zeitpunkt erfolgen und nicht, wenn das Kind essen soll. Wenn das Kind damit kämpft, zur Schule zu gehen, nutzen wir einfache Formen der Validierung am Morgen, wenn das Ziel ist, das Kind aus dem Bett zu bekommen, zu frühstücken, sich anzuziehen und es aus der Tür zu begleiten. Wir bringen Eltern bei, herausfordernde Situationen in Teile zu untergliedern, um es ihnen zu erleichtern, einfache Validierungen, klare Botschaften und situativ angemessene Unterstützung zu leisten: »Es ist wirklich schwer aufzustehen, wenn du Angst hast, zur Schule zu gehen. Na komm, lass uns runtergehen und frühstücken« oder »Ich weiß … Du magst dich nicht anziehen und rausgehen, weil du nicht zur Schule willst. Fangen wir mit den Stiefeln an, ich helfe dir«.

Empathische Validierung und die Arbeit mit Grenzen gehen Hand in Hand und wir können nicht oft genug betonen, wie wichtig Validierung ist, wenn es darum geht, wirksam Grenzen zu setzen. Kinder, die sich gesehen und verstanden fühlen, tun sich leichter damit, Grenzen zu akzeptieren und Anweisungen Folge zu leisten. Zu verstehen, wie ein Kind emotional auf eine Grenzsetzung reagiert, ist ebenfalls bedeutsam und wir bereiten Eltern darauf vor, auch diese Reaktionen und die Erfahrung ihres Kindes zu validieren. Wenn Kinder etwas tun müssen, was sie nicht tun wollen, oder aufhören sollen, etwas zu tun, was sie gerne weiter tun würden, kann sich dies wie ein innerer Konflikt, eine konkurrierende Motivation anfühlen, die Protest gegen die elterliche Grenzsetzung hervorruft. In den eigenen Gefühlen validiert zu werden, erleichtert es Kindern, sich für die Aufforderung zu entscheiden oder das Schwierigere zu tun. Mithilfe ihres neu entdeckten emotionalen Hilfsmittels können Eltern zudem einschätzen, wie ihr Kind auf die Regeln und Grenzen reagiert, und mit ihm je nach Bedarf verhandeln oder standhaft bleiben.

Emotionsgeleitetes Skilltraining für den Umgang mit Grenzen

Wie bei den Werkzeugen der Validierung und Entschuldigung verwenden wir emotionsgeleitetes Skilltraining, um Eltern dabei zu helfen, neue Fähigkeiten im Umgang mit Grenzen zu entwickeln. Wir bitten sie, herausfordernde Situationen zu benennen, und üben dann zuerst, die Gefühle des Kindes zu validieren, und danach, einen klaren Standpunkt zu beziehen oder weniger starr Grenzen zu setzen und Forderungen zu stellen. Eine geeignete Übungssituation kann zum Beispiel der Versuch sein, mein Kind morgens aus dem Bett zu bekommen. Der Therapeut bittet die Eltern zu beschreiben, was in dieser spezifischen Situation typischerweise passiert, wer ins Zimmer des Kindes geht, was sie zu ihm sagen und wie das Kind reagiert.

Wie oben beschrieben, können wir emotionsgeleitetes Skilltraining in der Einzelberatung oder in einem Workshop-Setting nutzen. Sind beide Elternteile in der Beratung anwesend, können wir einen Elternteil auf den gegenüberliegenden Stuhl setzen und »das Kind sein« lassen, damit er oder sie Rückmeldung darüber geben kann, was gerade beim Kind ankommt und wie es sich fühlt. In der Arbeit mit Grenzen kann es sehr effektiv sein, einen Elternteil in die Haut des Kindes schlüpfen zu lassen, damit dieser die nonverbale Kommunikation des Elternteils erleben kann, der die Grenze setzt. Eltern kennen die Blicke und Gesten ihres Co-Elternteils – eine hochgezogene Augenbraue, ein scharfes Einatmen, ein enttäuschtes Seufzen, einen schrilleren Tonfall. Kinder reagieren oft sehr sensibel auf diese nonverbalen Reize, die für den handelnden Elternteil selbst hingegen schwierig wahrzunehmen sind. Wenn nur ein Elternteil in der Beratung ist, bitten wir sie oder ihn, sich das Kind auf dem anderen Stuhl vorzustellen, mit ihm auf dem anderen Stuhl zu sprechen und die Übung durchzuführen, während der Therapeut die nonverbalen Ausdrücke und die Stimme des Elternteils anleitet.

Wir beginnen damit, dass die Eltern sich das Kind auf dem anderen Stuhl vorstellen. Wir lassen sie erforschen, was in ihnen vorgeht, während sie das Kind gegenüber imaginieren. Dann bitten wir sie zu sagen oder zu tun, was sie normalerweise in dieser Situation tun. Im Anschluss wechseln die Eltern auf den anderen Stuhl und nehmen die Perspektive des Kindes ein. Sie stellen sich vor, wie es sich anfühlt, das Kind zu sein, während ein Elternteil die Grenze setzt. Wir lassen sie spüren, ob das Kind willens ist, die schwierige Sache, die von ihm verlangt wird, zu tun, und was das Kind braucht, um dies tun zu können. Dieses sogenannte »negative Enactment« ist besonders nützlich, wenn Eltern keinen Zugang zu ihren Gefühlen haben und nur schwer Empathie für das Kind aufbringen können. Das Ausagieren der »negativen Botschaft« erhöht die emotionale Aktivierung und ermöglicht Eltern, sich emotional auf die Übung einzulassen. Darüber hinaus erleben Eltern, wie es sich für das Kind anfühlt, und erfassen die primären und sekundären Emotionen sowie die emotionalen Bedürfnisse ihres Kindes besser. Im Anschluss wechseln die Eltern zurück auf den eigenen Stuhl und versuchen, neue Strategien in der Vermittlung ihrer Grenzen und Anforderungen auszuprobieren. Schließlich wechseln sie zurück auf den Stuhl des Kindes, um zu spüren, wie sich dieser neue Ansatz anfühlt und ob die neue Herangehensweise einen Unterschied für die Motivation des Kindes macht, den Anweisungen zu folgen oder etwas Schwieriges zu tun.

Der Therapeut leitet das geführte Skilltraining bis zu dem Punkt, an dem das Kind bereit ist, den Anweisungen der Eltern zu folgen, sich gut dabei fühlt und sowohl der Therapeut als auch der Elternteil mit der Lösung der Situation zufrieden sind. Wenn wir davon sprechen, dass es sich für das Kind »gut anfühlt«, meint dies nicht unbedingt, dass das Kind in fantastischer Stimmung ist, sondern dass es bereit ist, eine Aufgabe trotz damit verbundener Schwierigkeiten anzugehen. Kinder müssen beispielsweise nicht glücklich darüber sein, mit ihren Hausaufgaben zu beginnen, aber sie sollten sich bereit fühlen, die Aufgabe in Angriff zu nehmen, und wissen, dass es keinen Weg gibt, ihr auszuweichen. Manchmal endet eine Übung zum Umgang mit Grenzen damit, dass die Eltern zu dem Schluss kommen, dass sie nach Hause gehen und mit ihrem Kind sprechen und es in die Lösung einbeziehen müssen, damit es sich gehört fühlt und ein Mitspracherecht zur Lösung der schwierigen Situation erhält. Schauen wir uns ein Beispiel an, bei dem die Eltern der Meinung sind, ihr Sohn verbringe zu viel Zeit mit Computerspielen.

Gaming 24/7!

Die Eltern dieses Teenagers kommen zur Beratung, weil ihr Sohn sich in seinem Zimmer isoliert und sie Schwierigkeiten haben, ihn dazu zu bringen, seine Schularbeit zu erledigen. Sie sind der Ansicht, er spiele zu viel Computer, und sie fürchten, dass er tatsächlich süchtig nach diesen Spielen ist. Jeden Tag entstehen rund um die Erledigung der Hausaufgaben heftige Konflikte; neuerdings möchte der Sohn auch nicht mehr mit den Eltern zu Abend essen.

In der Regel ist es die Mutter, die ins Zimmer ihres Sohnes geht und versucht, ihn dazu zu bringen, seine Hausaufgaben zu machen. Wir bitten die Mutter, auf dem Selbst-Stuhl zu sitzen und sie selbst zu sein. Der Vater nimmt auf dem anderen Stuhl Platz und wird eingeladen, »das Kind zu sein«. Der Therapeut bittet die Mutter auszudrücken, was sie normalerweise sagt.

Die Mutter sieht auf den Boden und sagt mit sanfter Stimme: »Ähm, nun, ich denke, du musst ...«

Der Therapeut unterbricht die Mutter, wendet sich an den Vater und fragt: »Wie fühlt sich das für Sie an als ihr Sohn?«

Der Vater sagt: »Es fühlt sich so an: ›Oh nein, schon wieder dieses Nörgeln. Das ist mir so egal.‹ Und dann werde ich plötzlich wütend. Von null auf hundert.«

Der Therapeut erforscht mit dem Vater, was ihn triggert.

Der Vater sagt: »Es ist, als ob sie nicht an sich selbst glaubt. Sie wirkt unsicher, fast ängstlich. Das nervt mich wirklich. Als ob es meine Schuld wäre, dass sie ängstlich und unsicher ist.«

Der Therapeut kommentiert: »Also fühlt es sich nicht gut an. Es klingt, als hättest du fast ein schlechtes Gewissen, weil deine Mutter sich so unsicher und ängstlich fühlt; es provoziert dich mächtig, dass du in gewisser Weise die Verantwortung dafür übernehmen musst. Und es klingt, als wolltest du schreien, sie anschreien. Oder zumindest wirst du sicher nicht tun, was sie von dir verlangt.«

Der Vater bestätigt dies.

Der Therapeut fragt den Vater: »Und was brauchst du als dein Sohn? Wie kann sich das hier ein bisschen besser anfühlen?«

Der Vater weiß es nicht wirklich und sagt, er fühle sich unsicher. Er übernehme oft für die Mutter das Ruder und sei wütender und strenger, aber das funktioniere normalerweise auch nicht.

Der Therapeut bestätigt: »Also neigt die Mutter dazu, sanft und vorsichtig zu sein und fast ein bisschen entschuldigend, und dann übernehmen Sie als der strenge, wütende Vater, der ihn fast bedrohen muss, damit er seine Hausaufgaben macht. Aber nichts funktioniert, Sie beide fühlen sich hilflos. Wenn Sie jetzt noch mal zurück zum Erleben Ihres Sohnes gehen ... Die Mutter betritt sein Zimmer. Ihr Sohn kann ihre vorsichtige, sanfte, fast ängstliche Art nicht ertragen. Alles in ihm protestiert. Also, was braucht er? Was wäre gut oder zumindest besser?«

Der Vater schüttelt den Kopf, zuckt mit den Schultern und sagt, er wisse es immer noch nicht. Wenn er es wüsste, hätte er es schon längst getan. Die Mutter stimmt zu und sagt, dass genau das so schwer herauszufinden sei.

Der Therapeut antwortet: »Ja, Sie fühlen sich total leer, wenn ich Sie frage, was er braucht. Und wenn Sie es wüssten, hätten Sie es natürlich schon längst getan. Also kommt das Gefühl auf, die Dinge sind nicht lösbar. Es scheint völlig unmöglich zu fühlen, was Ihr Sohn braucht. Wir haben keinen Schimmer, was für ihn gut oder schlecht ist. Wir müssen versuchen herauszufinden, was für ihn funktioniert. Er ist sauer, wenn seine Mutter so unsicher und ängstlich wirkt. Was lässt sie so unsicher und ängstlich erscheinen?«

Der Vater sagt: »Nun, sie sieht auf den Boden, vermeidet Blickkontakt, als ob sie Angst hat, mich anzusehen. Ihre Stimme ist schwach. Sie sieht so vorsichtig aus. Und sie steht weit weg in der Tür, als ob sie sich nicht einmal traut, näher zu kommen.«

Therapeut: »Okay, also fühlt es sich komisch an, dass die Mutter gar nicht richtig ins Zimmer und näher zu dir kommt. Und du möchtest, dass sie dir in die Augen sieht. Und du möchtest nicht, dass sie so vorsichtig aussieht ... Vielleicht wäre es gut, ein bisschen aufrechter zu stehen. Und du möchtest nicht, dass ihre Stimme so sanft ist, als ob sie versucht, so besonders vorsichtig zu sein?«

Der Vater nickt.

Der Therapeut wendet sich an die Mutter: »Okay, also jetzt haben Sie einige Informationen. Er spürt, dass er Sie unsicher macht, das ist nicht gut für ihn, es provoziert ihn und macht ihn wütend. Also braucht er Sie ein bisschen größer und stärker. Wie ist das für Sie?«

Die Mutter sagt, sie verzweifle etwas. Sie habe Angst vor ihm. Er sei ein großer Junge, und er könne sie schlagen oder treten, wenn sie ihm zu nahe komme.

Der Therapeut validiert dies und antwortet: »Genau, da ist wieder diese Hilflosigkeit, was können Sie tun? Er möchte, dass Sie näher kommen, aber wenn Sie näher kommen, machen Sie sich Sorgen, dass er Sie treten oder schlagen könnte – also fühlen Sie sich, als hätten Sie in gewisser Weise keine Wahl. Sie müssen etwas Abstand halten? Aber Sie haben auch einige andere wichtige Informationen bekommen. Etwas am Ausdruck Ihrer Stimme und Ihrer Körperhaltung ... – Wenn Sie jetzt üben, während Sie hier sind, wo er nicht da ist, werden Sie sich sicherer fühlen ... Und wenn Sie ihm helfen, Vertrauen zu fassen, dass Sie diejenige sind, die größer und stärker ist – was das ist, was er braucht ... Vielleicht wird es dann weniger ängstigend sein, näher zu kommen?«

Die Mutter nickt.

Therapeut: »Okay. Vielleicht versuchen Sie es jetzt einmal, stellen sich ein bisschen aufrechter hin, Schultern zurück, Ohren über den Schultern. Wie fühlt sich das an?«

Mutter: »Da passiert sofort etwas. Ich habe irgendwie ein bisschen mehr Energie, ein bisschen mehr Kraft.«

Therapeut: »Super! Genau das brauchen Sie. Sie begeben sich immerhin in so was Ähnliches wie ein Kriegsgebiet! Es ist so schwer für Sie und Ihren Sohn. Deswegen ist es so wichtig, dass Sie spüren, dass Sie die Kraft und Energie haben, einer schwierigen Situation standzuhalten. Das durchzustehen. Können Sie Ihren Sohn direkt ansehen, Augenkontakt herstellen und seinem Blick standhalten?«

Die Augen der Mutter füllen sich mit Tränen.

Der Therapeut antwortet mit sanfter Stimme: »Okay, da passiert gerade etwas. Was ist das … Was fühlen Sie?«

Die Mutter erzählt von ihrer Fürsorge und Liebe, aber auch von ihrer Sorge um ihren Sohn. Der Therapeut validiert dies.

Therapeut: »Es wirkt, als ob Sie von dem Gefühl überwältigt werden, dass Sie es nicht schaffen werden. Es ist wie eine alte innere Hürde, der ›Teufel auf Ihrer Schulter‹, über den wir schon gesprochen haben, der Ihnen einflüstert, dass Sie es niemals schaffen werden. Was machen wir mit dieser Stimme? Sie hilft Ihnen heute nicht mehr, Sie hindert Sie daran, Ihrem Sohn zu helfen. Erinnern Sie sich daran, wie wir an der Gefühlsfalle gearbeitet haben? Können Sie wiederholen, was Sie da gespürt haben?«

Die Mutter wendet sich ihrem inneren Kritiker zu: »Genug! Verzieh dich!! Das hilft mir nicht. Es macht alles schlimmer. Du machst, dass ich mich schwach fühle. Mein Sohn braucht eine starke und selbstsichere Mutter.« (Die Mutter lacht und sagt, dass dies tatsächlich etwas helfe.)

Therapeut: »Super! Jetzt haben wir uns etwas Luft verschafft von dieser fiesen Stimme. Versuchen Sie die Kraft zu nutzen, die Sie jetzt gerade spüren, und versuchen Sie es noch mal, setzen sich aufrecht hin, schauen Ihren Sohn direkt an und stellen Augenkontakt her!« (Die Mutter sitzt aufrecht und schaut ihren Mann an, der im Stuhl gegenüber sitzt und ihr Sohn »ist«.)

Therapeut zur Mutter: »Wie fühlt sich das an?« Mutter: »Ja, das fühlt sich gut an. Ich bin bereit!«

Therapeut und Eltern arbeiten gemeinsam an der Stimme der Mutter, ihrem Gesichtsausdruck, ihrer Körperhaltung und der Stellung zu ihrem Sohn, um ihm zu vermitteln, dass Sie nicht nur fürsorglich, sondern auch fest und klar auftreten kann.

Therapeut: »Jetzt kann es losgehen. Es ist sehr wichtig, dass wir nun verstehen, was ihr Sohn braucht. Sonst kann es sein, dass Sie – angetrieben von dem, was sie von ihm wollen – nach vorne gehen und dabei verpassen, was ihr Sohn von Ihnen braucht, um genau das auch zu tun.«

Mutter: »Okay. Ja, ich bin nah, fest und entschlossen.«

Therapeut: »Genau! Und Sie zeigen Mitgefühl dafür, wie schwer es für ihn ist, seine Hausaufgaben zu machen.«

Mutter: »Ja, aber eigentlich hat er keine Probleme mit der Schule. So schwer ist das alles nicht. Er ist ein cleverer Junge.«

Therapeut: »Ja, und das ist schwer nachvollziehbar für Sie, nicht wahr, dass er dieses Schulzeug nicht einfach erledigen kann. Aber es hat sich als schwierig erwiesen. Er protestiert. Er will es nicht tun. Wir wissen noch nicht, warum das so ist. Wahrscheinlich weiß er selbst es auch nicht genau. Aber Sie wissen, dass

es sich für ihn so anfühlt. Also fangen wir damit an. Vielleicht finden wir am Ende raus, warum es so ist.«
Der Therapeut und die Eltern erarbeiten, wie sich verschiedene Herangehensweisen für den Sohn anfühlen.

Therapeut zum Vater: »Also, um weiterzumachen, was wäre für ihn okay?«

Vater: »Ich bin mir nicht sicher. Ich fühle mich ein bisschen, als würde ich auf etwas warten. Ein bisschen angespannt. Ich habe ein bisschen Angst, dass wieder alles aus dem Ruder läuft, das motiviert mich nicht besonders. Und ich weiß, dass ich durchdrehe, wenn sie den Computer ausschaltet.«

Therapeut zur Mutter: »Also, wenn Sie das für ihn in Worte fassen ... Er sitzt da und wartet praktisch darauf, dass die Dinge explodieren. Weil es normalerweise so läuft. Und er kann es nicht ertragen, wenn Sie den Computer ausschalten.«

Mutter zu ihrem Sohn: »Ich werde deinen Computer nicht ausschalten, du kannst das selbst machen. Wir haben die letzten sechs Monate nur geschrien, also erwartest du offensichtlich Ärger. Es fällt dir schwer, mit deinen Hausaufgaben anzufangen, und wir haben alles Mögliche getan, außer dir zu helfen. All das Schreien hat es nur schlimmer gemacht. Ich gehe jetzt Abendessen machen. Schalte den Computer aus, hol deine Bücher raus und fang an. Ich komme in zehn Minuten zurück und helfe dir, wenn du Schwierigkeiten hast.«

Der Therapeut wendet sich an den Vater, um zu fragen, wie es sich anfühlt.

Der Vater sagt: »Es ist komisch. Ich fühle mich eigentlich irgendwie traurig. Es ist gut und es ist traurig. Ich bin nicht sicher, warum, aber so ist es.«

Therapeut: »Ja, also etwas ganz anderes. Keine Wut. Es klingt, als wären wir über seine sekundäre Wut hinausgekommen. Dass da etwas anderes ist. Etwas, das ihm vielleicht gefehlt hat? Es fühlt sich gut an, aber es ist auch ein bisschen traurig, weil da eine Sehnsucht ist, und es ist lange her, seit er Wärme gespürt hat. Oder? Fühlt sich das richtig für Sie an?«

Der Vater nickt: »Ja, ich denke, da ist etwas. Wir haben ihn in letzter Zeit nur angeschrien. Ja, es fühlt sich gut und traurig an. Ich weiß nicht, ob ich die Hausaufgaben machen werde, aber etwas fühlt sich anders an.«

Therapeut: »Ja, der heftige Protest ist weg. Es gibt nichts mehr zu protestieren – die Wut kocht nicht mehr hoch, weil sie nicht mehr so unsicher oder ängstlich ist. Also macht das einen großen Unterschied.« Mutter und Vater nicken beide.

Daran zu arbeiten, herausfordernde Verhaltensweisen zu stoppen, wird oft starke Emotionen im Kind auslösen. Und diese starken Emotionen können dazu führen, dass wir das Kind kaum wiedererkennen. Viele Eltern denken dann, dass der Prozess und der Fokus auf Gefühle die Dinge schlimmer macht. Die Angst davor, alles zu verschlimmern, kann dazu führen, dass Eltern das Vertrauen in ihre Fähigkeiten verlieren, die Bedeutung, die sie für ihr Kind haben, herunterspielen und die Idee entwickeln, dass die Konzentration auf Emotionen eine schlechte Idee ist. Nachdem Emotionen so lange vermieden wurden, können sich Verhaltensänderungen in diesem Bereich wie vulkanische Eruptionen anfühlen, die eine Weile andauern. Auch die Symptome des Kindes können sich verschlechtern, bevor sie besser werden. Häufig ist jedoch genau diese herausfordernde Phase, in der das Kind »gegen die Veränderung arbeitet«, ein notwendiger Schritt für die Kinder, die am meisten zu kämpfen haben. Es ist sehr wichtig, dass wir Eltern in dieser Phase beistehen, ihnen helfen, »dem Sturm standzuhalten«, sie empathisch validieren und ihnen konkrete Hilfestellungen im Umgang mit Grenzen geben. Auf diese Weise gelangen Eltern wie auch ihre Kinder »auf die andere Seite«, Symptome werden weniger und die Hoffnung auf eine Genesung des Kindes wächst.

Diese Arbeit kann extrem fordernd für Eltern sein. Alte und neue Gefühlsfallen können auftauchen und sie davon abhalten, weiterzugehen. In dieser Phase müssen Therapeut:innen Eltern helfen, die emotionalen Barrieren durchzuarbeiten, und ihnen immer wieder verdeutlichen, dass *jeder* Versuch der Eltern, den Schmerz ihres Kindes zu validieren, ungleich bedeutsamer ist als alle perfekten therapeutischen Interventionen.

Wie auch bei allen anderen Werkzeugen, die wir Eltern vermitteln, gilt in der Arbeit mit Grenzen und Grenzsetzungen: Geraten die Eltern in eine Gefühlsfalle, sorgen wir dafür, dass sie sich dessen bewusst werden, und validieren ihre Gefühle. Wenn dies nicht ausreicht, um sie aus der Falle zu befreien, nutzen wir Stuhlarbeit, um die konkurrierenden Motivationen zu verarbeiten, die sie gefangen halten.

Arbeit mit Grenzen in Elternworkshops

Wenn wir in Elternworkshops am Thema Grenzen arbeiten, laden wir den jeweils anderen Elternteil ein (sofern er anwesend ist), das Kind zu »spielen«, oder wir bitten andere Eltern aus der Gruppe, in die Haut des Kindes zu schlüpfen. Dies ist oft für beide Eltern sehr hilfreich, da sich meist Eltern dazu bereit erklären, die sich mit dem Thema zwischen Kind und Elternteil identifizieren können. Eine Mutter war beispielsweise dran, die Übung mit ihrer rebellischen Teenagertochter auszuprobieren. Eine andere Mutter in der Gruppe riss sofort ihren Arm hoch und sagte »Oh, ich kann diese Tochter sein!« Sie marschierte ans Ende des Raumes, statt sich in den Stuhl gegenüber der Mutter zu setzen, blieb sie stehen, platzierte beide Hände fest auf der Stuhllehne, starrte die Mutter an und sagte trotzig: »Was?!« Die Mutter, die die Übung durchführen wollte, befand sich unmittelbar in einer besseren Ausgangslage. Sie war überrascht und sagte staunend: »Genau das würde meine Tochter machen!« Sie hätte sich niemals vorstellen können, dass jemand so gut verstehen könnte, womit sie im Umgang mit ihrer willensstarken Tochter konfrontiert war. Ihr wurde bewusst, dass sie mit ihrer Erfahrung nicht allein war, dass sie für die Rebellion ihrer Tochter oder ihre eigene Unfähigkeit, mit Grenzen umzugehen, nicht verurteilt wurde. Sie konnte den Faden aufnehmen und mit der Tochter im Stuhl gegenüber sprechen, die Übung durchlaufen und die andere Mutter antwortete spontan aus der Verkörperung ihrer beiden Töchter. Beide Eltern, die Mutter, die die Übung durchlief, und die Mutter, die das Kind spielte, profitierten. Auf diese Weise können mehrere Eltern hervorragend in die Übung integriert werden.

Die Arbeit mit Grenzen läuft im Elternworkshop ein bisschen anders ab als in der Einzelberatung. Im Workshop nutzen wir die gesamte Gruppe, um die Eltern zu unterstützen, die eine herausfordernde Situation einbringen. Die jeweiligen Elternteile arbeiten vor der Gruppe und wenn sie etwas sagen oder tun, was nach Begleitung verlangt, nutzt die Therapeutin ein Handsignal, um ein »Time-out« anzuzeigen. Die Therapeutin lädt dann die anderen Eltern ein, Vorschläge zu machen im Hinblick auf die Körpersprache, den Gesichtsausdruck, die Stimme und das Gesagte. Auch hier bietet sich erneut eine großartige Gelegenheit, die gesamte Gruppe einzubinden, alle arbeiten und lernen zu lassen. Aufgabe der Gruppe ist im Wesentlichen, den elterlichen Stil einzuschätzen und zu versuchen, mithilfe des Gelernten den Elternteil am Ende des Raumes zu unterstützen. Alle lernen aus allen Vorschlägen, auch wenn sie »das Ziel verfehlen«. Sie lernen einzuschätzen, was andere brauchen, reflektieren ihren eigenen Stil und gehen der Frage nach, was sie selbst anders machen sollten. Sie bringen Vorschläge entlang der Frage an, was in der bisherigen Herangehensweise der Eltern irreführend oder fehlend scheint. Dies kann heißen, stärker oder hartnäckiger aufzutreten. Weniger wütend und freundlicher. Mehr Selbstvertrauen auszustrahlen, bei dem, was die Eltern ihrem Kind vermitteln. Vielleicht rät die Gruppe, »direkt zum Punkt zu kommen«. Sie können Eltern ihre eigenen Erwartungen in der Situation bewusst machen, die sich mitteilen und die Bemühungen unterminieren. Sie nehmen wahr, dass der innere Kritiker dem Elternteil im Weg steht. Oder sie greifen andere mögliche Gefühlsfallen heraus, die Eltern daran hindern, ihrem Kind zu helfen.

Wir probieren alle Vorschläge aus, die guten und die schlechten, und beobachten, wie »das Kind« reagiert. Wenn Mutter und Vater den richtigen Ton treffen, lädt die Therapeutin die Gruppe ein zu applaudieren. In der Regel geschieht dies spontan. Diese Ermutigung und Mitfreude der Gruppe ist eine bedeutsame Validierung und Motivationsquelle. Sie gleicht den Kampf auf dem Weg zum Ziel aus.

Das folgende Beispiel illustriert, wie wir im Elternworkshop zum Thema Grenzen arbeiten.

Der Sohn, der nicht macht, was er machen soll

Ein Vater besucht den Workshop, weil er und die Mutter damit kämpfen, den zwölfjährigen Sohn dazu zu bringen, zu tun, was man ihm sagt. Der Vater ist nicht glücklich damit, wie die bisherige Erziehung gelaufen ist, er ist der Meinung, dass sie die Kontrolle über ihn verloren haben. Ihr Sohn tut und sagt, was er will, und interessiert sich wenig dafür, worum ihn seine Eltern bitten. Fast alle Interaktionen sind schwierig. Sie kämpfen, um ihn morgens aus dem Bett zu bekommen, sie kämpfen, um ihn dazu zu bringen, die Hausaufgaben zu machen, er erscheint nicht zum Abendessen und nachts ist er kaum ins Bett zu bekommen. Beide Eltern verzweifeln an ihrem Sohn, der Vater ist jedoch besonders wütend darüber, dass der Sohn »macht, was er will«. Er kommt allein zum Elternworkshop.

Der Vater nimmt im Selbst-Stuhl gegenüber den anderen Eltern Platz. Er erzählt, dass er besonders wütend wird, wenn ihr Sohn nicht zum Abendessen erscheint. Der Junge hat zwei jüngere Schwestern und der Vater ist der Meinung, dass der Sohn ein schlechtes Beispiel für sie gibt. Er erzählt, dass es untertags nur wenig gemeinsame Zeit gibt, das gemeinsame Abendessen ist ihm deshalb sehr wichtig. Der Vater hat das Gefühl, sein Sohn sabotiere den Rest der Familie. Entsprechend ist er oft gereizt und wütend auf seinen Sohn. Er möchte lernen, mit seinem Sohn auf eine Weise zu kommunizieren, die ihm hilft, anstatt immer neu in Konflikte zu geraten.

Ein anderer Teilnehmer des Elternworkshops nimmt im Stuhl gegenüber Platz, um der zwölfjährige Sohn zu »sein«. Die Therapeutin bittet den Vater, ihm eine kurze Beschreibung der typischen Körperhaltung und Reaktionen seines Sohnes zu geben.

Dann sagt die Therapeutin zum Vater: »Also, es ist Ihnen wichtig, dass Ihr Sohn gemeinsam mit der Familie zu Abend isst, aber er will nicht oder ist mit anderen Dingen beschäftigt?«

Vater: »Ja, aber es scheint mir noch mehr zu sein als bloß keine Lust. Es scheint, als ob er Streit sucht. Er weiß, dass wir möchten, dass er am Tisch erscheint. Jeden Tag ist es dasselbe. Es wäre viel einfacher für ihn, wenn er einfach zum Tisch kommen würde. Es endet immer mit wirklich miesen Gefühlen und ist einfach megaunangenehm.«

Die Therapeutin: »Für Sie macht es einfach überhaupt keinen Sinn, dass er sich immer wieder dafür entscheidet, alles kaputtzumachen - für sich und für sie alle. Und immer wieder entscheidet er sich dafür. Es ist als ob sie sagen: ›Warum lernt er nichts daraus?‹ Dann wäre alles viel einfacher. Und ich stelle mir vor, dass Sie jeden Abend schon die Abendbrotzeit fürchten, weil Sie schon wissen, dass es Gezeter und schlechte Stimmung geben wird, und das wollen Sie nicht. Jetzt sind Sie hier und wollen üben, sich Ihrem Sohn in anderer Weise zu nähern, sodass nicht diese schlechten Gefühle entstehen. Sie würden die Dinge wirklich gerne verändern. (Der Vater nickt.) Dann stellen wir uns Ihren Sohn hier vor uns vor. Wenn Sie sich einen kleinen Moment vorstellen, wie es sich für ihn anfühlt. ... Es ist kurz vor der Abendbrotzeit, kurz bevor das Chaos wieder ausbricht, nicht? Was macht er vor dem Abendessen? Wo ist er? In seinem Zimmer, im Wohnzimmer, in der Küche?«

Vater: »Er ist in seinem Zimmer. Entweder spielt er ein Computerspiel oder er ist am Handy. Faktisch macht er so gut wie nie Hausaufgaben. Ab und an sitzt er da und liest. Comics mag er wirklich gerne ...«

Therapeutin: »Okay, also er ist mit irgendetwas beschäftigt. Und meistens ist er mit etwas beschäftigt, was er gerne macht, richtig?«

Vater: »Ja, meistens. Ja, vermutlich. Wenn er Hausaufgaben macht, dann weil er es selbst so entschieden hat und er einsieht, dass es dran ist.«

Therapeutin: »Richtig, also wenn es Zeit ist für's Abendessen, ist er meistens an etwas dran, was er gerne tut, etwas, worauf er sich konzentriert, so klingt es zumindest. Und jetzt ist es ihr Job, ihn dazu zu bewegen, dass er zum Essen kommt. Wie machen Sie das? Rufen Sie ihn aus der Küche, oder gehen Sie hoch in sein Zimmer? Wie machen Sie das und was sagen Sie? Versuchen Sie, es uns hier mal so zu zeigen, wie sie es zu Hause machen würden.«

Vater: »Okay, sein Zimmer ist oben und die Küche und das Wohnzimmer sind unten. Ich gehe also zuerst zum Treppenhaus und rufe, dass das Essen fertig ist.«

Therapeutin: »Und, kommt er dann runter?«

Der Vater lacht: »Nein.«

Die Therapeutin lacht ebenso und sagt: »Nein, aber das ist einfach die Routine, und das machen Sie jeden Tag?«

Der Vater und die anderen Teilnehmer:innen der Elterngruppe lachen.

Therapeutin: »Aber in Ordnung, so ist es einfach. Sie möchten, dass er runterkommt, wenn Sie ihn rufen, und Sie sind der Meinung, so sollte das auch laufen, also machen Sie es weiter so, auch wenn es nicht funktioniert. Die meisten von uns würden es genauso machen. Wir sind einfach der Meinung, ›dass er einfach kapieren muss, dass es so läuft‹. Also, dann hören wir mal, wie Sie ihn rufen? Versuchen Sie, es genauso wie immer zu machen.«

Der Vater schreit: »Paul! Komm runter! Es gibt Essen.«

Die Therapeutin zeigt das »Time-out-Signal«. »Okay, ich würde gerne mal von Ihrem Sohn hören, wie sich das anfühlt, und dann holen wir uns Input aus der Gruppe.«

Der Elternteil, der das Kind »ist« antwortet: »Tja, ich war gerade dabei, in meinem Zimmer zu sitzen, mich auf meinen Comic zu konzentrieren. Mir ging es supergut. Dann höre ich die laute und nervende Stimme von Papa. Ich höre schon, dass er wieder wütend auf mich ist. Und ich habe überhaupt keine Lust, zu ihm runterzugehen.«

Therapeutin: »Richtig, du rutschst von völliger Zufriedenheit in das Gefühl: Ich will nicht runter - weil dein Vater so schreit. Vielleicht war das eine neue Information für Papa. Irgendwas in dir passiert, wenn du dieses gereizte Rufen hörst.«

Die Therapeutin wendet sich an die anderen Gruppenteilnehmer:innen: »Wenn wir dem Vater jetzt helfen wollen, was müsste er anders machen, wenn er verhindern möchte, dass sich sein Sohn so fühlt, dass er keine Lust hat, zum Abendessen zu kommen?«

Die Vorschläge aus der Gruppe lauten: »Rufen Sie sanfter«; »Rufen Sie gar nicht, gehen Sie hoch in sein Zimmer«; »Wie wäre es mit einer fest vereinbarten Zeit, zu der Ihr Sohn runterkommen soll?«; »Gehen Sie hoch in sein Zimmer und sprechen Sie mit normaler Stimme mit ihm. Nicht mit dieser lauten, schreienden Stimme, sondern ruhig, sodass es nicht so wütend klingt«.

Therapeutin: »Okay, jetzt haben Sie einen Haufen Vorschläge. Was ist die beste Variante für Ihren Sohn?«

Vater: »Klar, ich sollte natürlich hoch in sein Zimmer gehen. Die Idee mit einer fest vereinbarten Zeit - ich glaube, das schafft er nicht. Ich muss hoch zu ihm. Aber das ist das Thema, was sage ich dann, wie bringe ich ihn dazu, runterzukommen? Es ist was dran, wenn ich schreie und ihn angreife, wird er nicht runterkommen wollen.«

Therapeutin: »Lassen Sie uns versuchen, hoch in sein Zimmer zu gehen und ihn zu bitten, zum Abendessen zu kommen. Stellen Sie sich vor, Sie stehen vor seiner Tür. Ist die Tür offen? (Der Vater nickt. Die Therapeutin fährt fort.) Okay, gehen Sie direkt rein oder bleiben Sie draußen stehen?«

Vater: »Draußen.«

Therapeutin: »Also, Sie stehen vor seiner Tür, schauen zu ihm rein und werden ihn bitten, zum Abendbrot zu kommen.«

Der Vater holt tief Luft. Die Therapeutin gibt erneut das »Time-out-Signal« und fragt, ob er dies häufiger macht, wenn er gerade dabei ist, mit seinem Sohn zu sprechen. Der Vater bejaht dies. Die Therapeutin wendet sich »dem Kind« im anderen Stuhl zu und fragt: »Und wie fühlt sich dies für dich an?«

Der Elternteil im anderen Stuhl antwortet: »Ich weiß, da kommt jetzt etwas, etwas, was ich nicht mag. Ich bereite mich innerlich darauf vor. Ich werde mich gleich verteidigen müssen.«

Therapeutin: »Okay, also dieser tiefe Atemzug ist ein Signal für dich, dass dein Vater unzufrieden ist oder dass jetzt gleich etwas kommt, was sich unangenehm für dich anfühlen wird. Das macht etwas mit dir.« (Die Therapeutin wendet sich der Gruppe zu und fragt:) »Was wünscht du dir von deinem Vater?«

Ein Elternteil sagt: »Hol nicht tief Luft, fang einfach damit an, dass du ›Hallo‹ sagst.«

Vater: »Hallo. Guter Comic?«

Therapeutin: »Ja! Gut! Lassen Sie uns kurz ›Ihren Sohn‹ hören. Wie war das für dich?«

Der Elternteil im anderen Stuhl: »Ja, das war okay. Ich fühle mich nicht gestört, ich habe nicht das Gefühl, um etwas kämpfen oder mich verteidigen zu müssen, das war gut.«

Therapeutin zum Vater: »Dann machen wir weiter.«

Der Vater sagt: »Ich glaube, ich brauche Hilfe. Ich stecke fest. Was mache ich jetzt? Schön, dass er der Meinung ist, dass bis hierher alles gut ist. Ich hätte gern, dass das so bleibt.«

Die Therapeutin wendet sich an die Gruppe: »Wie kann es für den Papa weitergehen?«

Vorschläge aus der Elterngruppe: »Wie wäre es, wenn er seinem Sohn sagt, dass das Essen in vier Minuten fertig ist, sodass er abschließen kann, woran er gerade ist?«

Vater: »Ja, das kann ich probieren. Also, dann sage ich: ›Okay, genieß deinen Comic. Abendessen gibt's in fünf Minuten, komm dann bitte runter.‹«

Therapeutin zum Kind: »Wie war das für dich?«

Der Elternteil im anderen Stuhl: »Nein, ich brauche noch etwas. Ja, ich genieße meinen Comic – das hat gutgetan, dass er das sieht. Aber es geht nicht einfach darum, dass ich in fünf Minuten fertig bin, er hat doch gesehen, dass es mir gerade damit sehr gut geht. Das reicht nicht. Er muss irgendetwas dazu sagen, dass es schwer ist.«

Der Vater ringt mit den Worten. Er fühle sich hilflos und sei sicher nicht gut darin. Die Therapeutin arbeitet an der harschen Selbstkritik des Vaters, die ihm den Mut und die Worte nimmt. Der Vater richtet sich auf, um seinen inneren Kritiker »beiseitezuschieben«, und macht sich bereit, um weiterzuarbeiten.

Der Vater ist entschlossen: »Okay, wenn ich jetzt direkt weitermachen darf, sage ich: ›Ich weiß, dass du deine Comics liebst. Es nervt, unterbrochen zu werden. Und ich komme einfach rein und belästige dich mit Abendbrot. Kein Wunder, dass du keine Lust hast. Hier ist es irgendwie netter. Unten gibt's nur jede Menge Stress und Ansagen, was du tun sollst. Deine Schwester kann durchdrehen und es wird hektisch und darauf hast du keine Lust. Trotzdem möchten wir gemeinsam mit dir zu Abend essen. In fünf Minuten ist es fertig. Wenn du willst, rufe ich dich, wenn es so weit ist, und dann kommst du runter?‹.«

Therapeutin: »Genau! Sie haben die Worte gefunden. Die Dinge haben sich gelöst, als Sie sich etwas Raum von Ihrem eigenen inneren Kritiker verschafft haben. Dieser Kritiker nimmt Ihnen den Glauben an sich selbst - den Glauben daran, dass Sie einen guten Zugang zu Ihrem Sohn finden. Dann schauen wir mal, wie es Ihrem Sohn dabei geht und wie das für ihn war.«

Die Therapeutin wendet sich »dem Sohn« zu und fragt, wie sich dies für ihn angefühlt hat. Der Elternteil im anderen Stuhl antwortet: »Ja, das war viel besser. Ich fühle mich gesehen und verstanden und das fühlt sich gut an. Aber es gibt noch etwas, irgendwas anderes, das mich irgendwie irritiert, und ich bin mir nicht sicher, was es ist.«

Die Therapeutin wendet sich an die Gruppe: »Können Sie uns helfen? Was könnte sich für das Kind nicht so gut anfühlen?«

Eine Mutter antwortet: »Ich frage mich, ob es mit seiner Stimme zusammenhängt. Ob er ein bisschen Angst hat, mit kraftvoller und ruhiger Stimme zu sprechen. Es fühlt sich irgendwie nicht richtig echt an. Es ist, als ob er eine freundliche Stimme nutzt, um seinen Sohn auf ›seine Seite‹ zu ziehen, wenn Sie verstehen, was ich meine. Fast als ob er sich einschleimt.«

Therapeutin: »Ja, da ist irgendwas in der Stimme? (Sie wendet sich zum ›Kind‹.) Ist da etwas dran an dem, was sie sagt?«

Der Elternteil im anderen Stuhl: »Ja, da könnte etwas dran sein. Es ist definitiv besser, wenn er mehr er selbst ist. Er hat eigentlich eine kraftvolle Stimme, also ja …«

Therapeutin zum Vater: »Versuchen Sie es. Seien Sie Sie selbst, sicher und zuversichtlich in dem, was Sie tun. Sie sind in der Lage. Sie wissen, wie Ihr Sohn sich fühlt, und können dazu etwas sagen!«

Der Vater wiederholt, was er zuvor gesagt hat, erscheint dabei jedoch ruhiger, selbstgewisser und frei von Ärger und Vorwurf, aber auch von zu viel Sanftheit und Vorwurf.

Die Gruppe klatscht und freut sich und ist der Meinung, dass es so funktionieren wird.

Die Therapeutin befragt »das Kind«: »Wie hat sich das angefühlt?«

Elternteil im Stuhl des Kindes: »Ja, das war gut. Er war mehr er selbst. Und er war nicht wütend. Und er hat meinen Punkt verstanden, dass ich das nicht mache, um ihn oder Mama zu ärgern. Ich mache einfach nur gern mein Zeug. Und wenn er wütend ist, macht mich das auch so wütend. Es hat sich richtig gut angefühlt, dass er so normal mit mir gesprochen hat. Ja, ich denke, ich komme runter, wenn er hochruft. Jetzt wünsche ich mir, dass er hochruft, nachdem er erst hochgekommen ist in mein Zimmer.«

Therapeutin zum Vater: »Wie war das für Sie?«

Vater: »Das war hilfreich. Ich habe besser verstanden, was in mir vorgeht, was mich so wütend macht und wieso ich ihn aus dem Blick verliere. Und hier geht es um ihn. Ich glaube, ich muss mich zu Hause bei ihm entschuldigen dafür, dass ich so genervt und wütend auf ihn war. Er muss sich schrecklich gefühlt haben. Ich verstehe gerade wirklich, warum er keine Lust hat, zum Abendessen zu kommen. Jetzt, wo ich besser verstehe, was in mir los ist, kann ich vielleicht ein bisschen loslassen und muss mich nicht so über ihn aufregen. Zumindest fühlt es sich jetzt gerade so an.«

Nun haben wir das gesamte NET-Modell kennengelernt. In Teil 2 wenden wir uns einer Zielgruppe zu, die uns besonders am Herzen liegt – Eltern, die dauerhaft das Sorgerecht für ihre Kinder verloren haben.

TEIL 2 Die Arbeit mit Eltern, deren Kinder in Pflege oder Heimen leben

»Daedalus, kein Vater mehr.«
Ovid, *Metamorphosen*

Es gibt zwei Gründe, die dazu führen, dass Kinder ihr Elternhaus verlassen müssen und in Pflegeeinrichtungen gebracht werden. Einer sind massive heimische Konflikte. Der andere ist die Einschätzung, dass es Eltern an den notwendigen Kompetenzen fehlt, um sich angemessen um ihr Kind zu kümmern.

Diese Eltern haben ihr Sorgerecht verloren – aber sie bleiben immer noch Eltern und sehr wichtig für die Kinder, mit denen sie nicht mehr zusammenleben. Viele Kinder vermissen ihre biologische Familie und sehnen sich nach ihr, selbst dann, wenn sie zu Hause Vernachlässigung erfahren haben und sich in der Pflegeeinrichtung sicherer fühlen. Andere Kinder haben mit ihren leiblichen Eltern so schmerzliche Erfahrungen durchlebt, dass sie sie nicht vermissen. Auch in diesen Fällen können ungeklärte Beziehungen zu den Eltern die Kinder belasten und ihr Leben beeinträchtigen. Diese Kinder müssen die Akzeptanz ihrer Eltern spüren, um sich auf ihre neuen Bezugspersonen einlassen zu können und nicht in Loyalitäts- und Schuldkonflikte zu geraten. Auch wenn Eltern kein Sorgerecht mehr ausüben, ist es von großer präventiver Bedeutung, dass sie lernen, die emotionalen Bedürfnisse ihrer Kinder im Rahmen von Besuchskontakten zu verstehen, und ihnen ermöglichen, in ihrem aktuellen Bezugssystem emotional anzukommen. Pflegekinder sind vulnerabel, sie weisen ein hohes Risiko für die Entwicklung seelischer Erkrankungen auf. Die Prävalenz psychischer Erkrankungen liegt für Heranwachsende in Jugendhilfeeinrichtungen bei bis zu 76 Prozent (Kayed et al., 2015) im Vergleich zu 8 Prozent in der Allgemeinbevölkerung (Mykletun, Knudsen u. Mathiesen, 2009).

KAPITEL 6 EFST in Kinder- und Jugendhilfeeinrichtungen

Der methodische Vorteil im EFST ist, dass wir an den emotionalen Kompetenzen der Eltern arbeiten können, ohne dass die Kinder anwesend sind. Dies macht EFST besonders geeignet für die Arbeit mit Eltern, die ihr Sorgerecht verloren haben. Wir verfolgen dabei primär zwei Ziele. Eines ist, die Eltern dabei zu unterstützen, ihre eigenen schmerzhaften Emotionen zu verarbeiten, die mit dem Verlust ihrer Kinder einhergehen. Das andere Ziel ist, die Situation der Kinder zu verbessern, indem wir Eltern helfen, die Emotionen ihrer Kinder besser zu verstehen und die Verletzungen, Verluste und Fehler in der Beziehung zu validieren und zu korrigieren.

Ohne Zweifel geht der Verlust des Sorgerechts für ein Kind mit einem Sturm starker Emotionen einher. Im Verlauf des Verfahrens – wenn die Eltern unter Beobachtung stehen und der Entzug des Sorgerechts im Raum steht – erleben Eltern häufig lähmende und überwältigende Angst. Wird das Kind dann aus der Familie genommen, geraten sie oft zunächst in Wut und machen Dritten starke Vorwürfe, bis sie schließlich in tiefe Trauer und Verzweiflung fallen und Schuldgefühle, Selbstvorwürfe, paralysierende Scham und einsame Isolation folgen. Inmitten all dieser überwältigenden Emotionen ist nachvollziehbar, dass diese Eltern oft nicht in der Lage sind, zu verstehen, in sich aufzunehmen oder auch nur ansatzweise zu begreifen, was andere von ihnen wollen. Es ist nachvollziehbar, dass Informationsvermittlung, Anweisungen oder auch Beratungsangebote, mit denen diese Eltern bombardiert werden, erst einmal nicht zu Veränderung führen, sodass sie am Ende ihr Kind verlieren. Die Gefühle, mit denen sie zurückbleiben, gehen nicht nur einfach nicht »vorbei«. Diese Eltern sind mit einem anhaltenden und wiederkehrenden emotionalen Schmerz konfrontiert, während sie versuchen, sich in ihrem neuen Alltag zurechtzufinden und mit ihrer neuen Rolle als »kinderlose Eltern« klarzukommen.

Ein Elternteil, der das Sorgerecht für sein Kind verloren hat, beschreibt dies folgendermaßen:

»Ich kann das nicht ertragen. Ich kann nicht ertragen, dass da draußen Tausende von Eltern sind, die Tag für Tag, Jahr für Jahr diesen endlosen Schmerz, diese Frustration aushalten müssen, ihr Kind an jemand anderes, an ein System zu verlieren. Du verlierst dein Kind an den Staat und der beauftragt dann andere, sich um dein Kind zu kümmern. Um dein Kind. Dein Kind, das du neun Monate im Bauch hattest, das du gefüttert hast, das du mit jeder Faser deines Körpers geliebt hast, für das du dein Leben geben würdest …

Ich glaube, viele von uns können nicht verstehen, warum wir unser Kind verloren haben. Ich kann kaum sagen, warum. Ich weiß, was schiefgelaufen ist. Ich verstehe, dass für sie eine Grenze erreicht war. Wenn ich aus ihrer Perspektive draufschaue, kann ich verstehen, warum sie so gehandelt haben – und dass ich so neben mir stand, war definitiv falsch – aber was ich nicht verstehe, ist, wieso niemand gesagt hat: ›Du könntest stattdessen das und das tun.‹"

Und sobald das Kind aus der Familie genommen ist, verschwinden sie von der Bühne – die Leute, die dein Kind an sich genommen haben – machen sich davon, als ob du radioaktiver Abfall wärst. Aber die Anforderungen, die sie an dich stellen, bleiben. Sprich nicht mit deinem Kind über die Angelegenheit. Zeige keine Emotionen; das belastet dein Kind. Versteck deine Emotionen nicht; das Kind kann deine Körpersprache ohnehin lesen. Klammer dich nicht an dein Kind; schieb es nicht weg. Sei so, mach es so, fühl nicht dies, sprich nicht, tu einfach nichts. Lauf los, setz dich, steh still! Falsch! Was zum Teufel soll man tun?«

Eltern, deren Kinder durch die Kinder- und Jugendhilfe aus der Familie genommen wurden, verfügen oft über ein geringes Maß an sozialer Unterstützung; sie sind ausgeschlossen aus familiären und sozialen Netzwerken. Sie verlieren die Verbindungen, die sie zum Beispiel über schulische und außerschulische Aktivitäten der Kinder hatten, und sind in ihrer unmittelbaren Umgebung oft isoliert. Auf der Ebene der Gemeinden sind Jugendhilfeeltern oft eine marginalisierte und stigmatisierte Gruppe, die bei der Vergabe von Hilfeleistungen nicht priorisiert werden. Es existieren kaum oder nur sehr wenige organisierte Angebote, in denen Eltern Unterstützung dabei erfahren, den Verlust ihrer Kinder nach der Herausnahme emotional zu verarbeiten.

Um diese Lücke zu füllen, entwickelte eine Gruppe von EFST-Therapeut:innen ein Programm für Eltern, deren Kinder in Pflegefamilien und -einrichtungen leben. Ziel des Programms war es, Eltern dabei zu helfen, die Gefühle, die mit dem Verlust ihrer Kinder einhergehen, zu verarbeiten und ihr Leben im Anschluss zu bewältigen. Die Intervention bringt eine Reihe von nützlichen Effekten sowohl für die Eltern als auch die Kinder mit sich. Erfahren Eltern Unterstützung dabei, ihre eigenen schwierigen Emotionen zu verarbeiten, sind sie eher in der Lage, die Emotionen ihres Kindes zu sehen und darauf zu reagieren. Kinder, die sich sehr bewusst sind, wie sehr ihre Eltern unter der Herausnahme leiden, fühlen sich entlastet und weniger verantwortlich und schuldig, wenn ihre Eltern Verantwortung übernehmen für das, was schiefgelaufen ist, und sich dafür entschuldigen. Radikale Verantwortungsübernahme der Eltern lindert darüber hinaus auch deren eigenen Scham- und Schuldgefühle. All dies sorgt dafür, dass Eltern besser vorbereitet in Besuchskontakte gehen, und eröffnet Perspektiven für eine zukünftige Beziehung, sollte das Kind sich für mehr Kontakt entscheiden oder eines Tages sogar zurück nach Hause kommen.

Der erste EFST-Workshop – und eine Gruppentherapie – für Jugendhilfeeltern fand 2018 statt. Die Teilnehmenden waren Eltern, deren Kinder in Pflegefamilien oder Kinder- und Jugendhilfeeinrichtungen untergebracht waren. Sie nahmen an einem zweitägigen Elternworkshop und acht gruppentherapeutischen Sitzungen teil.

Zu Beginn des Programms äußerten etliche Eltern Ärger über das Jugendamt und das System, einige zeigten sich auch kritisch gegenüber dem Workshop selbst und reagierten verärgert über terminliche Veränderungen im Vorfeld. Im Verlauf des Programmes nahmen Kritik und Ärger ab, der Zusammenhalt innerhalb der Gruppe nahm zu. So legte ein ehemals kritischer Elternteil einem anderen Elternteil, der große Schwierigkeiten hatte, vor der Gruppe zu sprechen, die Hand auf die Schultern und sagte: »Vergiss nicht, du bist unter Freunden.« Die Eltern waren zunehmend in der Lage, Empathie und Validierung auszudrücken, wenn andere Eltern Gefühle und Verletzlichkeit in ihrer Stuhlarbeit zeigten. Ein Elternteil meinte: »Freunde sagen, meine Art zu reden hätte sich verändert ... dass ich unterstützender bin.«

Wir beobachteten zudem, wie sich der starke Fokus auf äußere Faktoren verschob, hin zu einer größeren Sensibilität gegenüber den Erfahrungen und Gefühlen des Kindes und der eigenen Verantwortung für das Wohlergehen der Kinder. Ein zunächst sehr ärgerlicher und kritischer Elternteil äußerte beim letzten Treffen: »Es tut mir so weh, wenn ich zwischen den Zeilen des Berichts lese, dass mein Kind sich die Schuld gibt. Ich will mich einfach nur entschuldigen und ihm sagen, dass es unsere Verantwortung war – und nur unsere.« Ein anderer Elternteil sagte: »Hätten wir dieses Programm früher durchlaufen, wären unsere Kinder wahrscheinlich noch bei uns.«

Nach dem letzten Treffen äußerte eine Mutter, die zuvor viel über ihren Ärger gesprochen hatte: »Sollten wir nicht damit aufhören, so wütend zu sein, und stattdessen nach vorne schauen und einander unterstützen? Das ist sicher der einzige Weg, der funktioniert.« Dieselbe Mutter sagte zudem: »Wir verbringen so viel Zeit mit Hass auf das System – aber niemand wird besser durch Hass.

Vielleicht sollten wir das Jugendamt zu diesem Kurs einladen, damit sie sehen, wozu wir in der Lage sind?« Ein weiterer Elternteil schrieb diese Zeilen zu Kommunikation und Konflikten mit dem Jugendamt im Nachgang des Kurses:

»Ich verstehe, warum das Jugendamt Mauern baut und Wassergräben aushebt. Ich kann auch das Bedürfnis der Eltern total verstehen, diese Mauern einzureißen. Und Ziegelwände kletterst du nicht hoch ohne Stiefel und Spitzhacke. Dann stehen die Eltern da und hämmern und das System zieht die Mauern noch weiter hoch. Aber ich muss daran glauben, dass diese Dinge veränderbar sind. Auch wenn es ein permanenter Kampf ist. Ich weiß das nur zu gut – vor ein paar Wochen habe ich ihnen erst gesagt: ›Ich will nichts mehr mit euch zu tun haben ... Lassen Sie uns die Kommunikation auf das Nötigste beschränken.‹ Aber dann haben sie sich in gewisser Weise entschuldigt. Wahrscheinlich war es eine Entschuldigung mit einem ›aber‹ dahinter, aber man nimmt, was man kriegt. Geben und nehmen, geben und nehmen. Stellen wir uns vor, wie es wäre, wenn Menschen miteinander statt übereinander reden könnten. Ich glaube fest daran, dass Demut und offene Kommunikation der Schlüssel zu so vielem sind.«

Etliche Eltern berichteten, dass sie die erfahrungsorientierten Übungen oder das »Stuhl-Spiel«, wie sie es nannten, sehr hilfreich fanden. In den Worten eines Elternteils: »Ich war schon bei einer Menge Kurse, aber ich habe meine Mauern immer oben halten können, weil es immer nur Worte waren. Aber das hier ist anders.« Jemand anderes sagte: »Wir müssen verstehen, was in unseren Kindern und in uns selbst vorgeht. Wir müssen es selbst erleben – nicht nur dasitzen und zuhören.« Einige fanden die Entschuldigung hilfreich, auch wenn sie nicht die Antwort bekommen hatten, die sie sich erhofft hatten. Wir gewannen den Eindruck, dass der Kurs Eltern dabei half, ihre eigenen Emotionen und die anderer Menschen besser zu regulieren, anders mit ihnen in Kontakt zu treten. Dies trug auch zu einer veränderten Außenwirkung bei.

Alle teilnehmenden Eltern gaben an, sie würden das Programm weiterempfehlen, etliche äußerten den Wunsch, die Gruppe möge noch etwas fortbestehen. Am bedeutsamsten schien für viele Eltern die Möglichkeit, andere Menschen in derselben Situation treffen zu können, ihre eigenen Erfahrungen und Gefühle in anderen wiederzuerkennen, auch wenn sich die Geschichten unterschieden. Eltern eines in Obhut genommenen Kindes zu sein, geht mit Scham und isolierendem Rückzug einher. Von der Gruppenleitung wie den Gruppenmitgliedern Verständnis hierfür zu erfahren, wurde ebenfalls als hilfreich erlebt. Auch wenn einige Gruppenmitglieder Fehlzeiten aufwiesen, kam es zu keinem Abbruch. Keinen einzigen Drop-out in einer Zielgruppe zu erleben, die normalerweise als weniger kooperativ und zuverlässig gilt, war für uns etwas Besonderes.

Emotionen navigieren – Validierung

Wenn die biologischen Eltern ihre Kinder in Pflege besuchen, erweist sich die Validierung als besonders nützliche Fähigkeit. Auch wenn die Eltern nicht mehr länger in der alltäglichen Sorge für ihr Kind sind, ist es wichtig, alles zu tun, damit die Besuchskontakte mit ihnen gut laufen. Validierung leistet uns dabei gute Dienste. Besonders wertvoll ist die Validierung im Umgang mit den verletzlichen Gefühlen des Kindes, wie Trauer oder Angst, oder wenn es zu Konflikten im Zusammenhang mit Kritik und Zurückweisung kommt. Für beide, Eltern und Kind, ist es entlastend, wenn die Eltern in der Lage sind, ihrem Kind mit Validierung und Verständnis zu begegnen.

Validierung ist darüber hinaus bedeutsam, wenn es darum geht, dem Bedürfnis des Kindes Rechnung zu tragen, eine Bindung zu seinen neuen Bezugspersonen aufzubauen. Für Eltern ist es schmerzlich und schwer zu akzeptieren, dass ihr Kind sich an andere Bezugspersonen bindet; sie könnten das Bedürfnis haben, ihrem Kind zu zeigen, dass sie dafür kämpfen, dass es nach Hause kommen darf, damit es spürt, wie sehr sie es lieben. Die elterliche Angst davor, die emotionale Verbindung zu verlieren, wenn das eigene Kind positive Gefühle gegenüber den Pflegeeltern ausdrückt oder seine biologischen Eltern zurückweist, birgt zahlreiche schmerzliche Emotionen. Diese ungelösten, schmerzlichen und konflikthaften Gefühle der Eltern belasten den ohnehin herausfordernden, aber so wichtigen Prozess des Ankommens innerhalb des neuen Bezugssystems zusätzlich. Eltern wissen zu lassen, dass sie ihrem Kind zeigen können, dass sie es lieben, und gleichzeitig das Pflegeverhältnis zu stützen, kann sich positiv auf die kindliche Entwicklung auswirken. Im Rahmen des Workshops und der anschließenden Gruppentherapien mit den biologischen Eltern nutzten wir Stuhlarbeit vor der Gruppe, um diesen Prozess zu unterstützen. Es folgt ein Beispiel einer Stuhlarbeit zum Thema Validierung.

Liebst du mich nicht?

Eine Mutter ist voller Trauer darüber, dass ihr zehnjähriger Sohn nicht mehr zu Hause leben kann; es ist unendlich schmerzlich für sie zu sehen, wie er eine Beziehung zu seinen Pflegeeltern aufbaut. Die Verletzlichkeit der Mutter kreist um das Gefühl, nicht gut genug zu sein, die Angst davor, verlassen oder nicht geliebt zu werden. Abgelehnt zu werden, ist für sie ein starker Trigger, der oft von sekundärem Ärger begleitet wird. Im Verlauf der Beratung arbeiten wir mithilfe der Stuhlarbeit an Validierung und bitten die Mutter, sich an eine Episode zu erinnern, in der es schwer für sie war, sich auf die Gefühle ihres Kindes zu beziehen. Sie erzählt von einem Besuchskontakt mit ihrem Sohn, bei dem die Pflegemutter ebenfalls anwesend war. Der Junge ging einer Aktivität nach und benötigte Hilfe.

Therapeut: »Also, was hat ihr Sohn gesagt?«

Mutter: »Er sagte ›Mama?‹ und ich sagte ›Ja?‹ Und dann sagte er: ›Ich habe nicht dich gemeint, ich meinte sie‹, und zeigte auf seine Pflegemutter. Ich wurde wütend und sagte (mit ärgerlicher Stimme): ›Ich bin deine Mutter!‹« Die Mutter beginnt zu weinen.

Therapeut: »Es tut so weh zu hören, dass er seine Pflegemutter ›Mama‹ nennt, es fühlt sich an, als ob Sie ihm nichts mehr bedeuten. Als ob Sie wertlos für ihn sind.«

Die Mutter nickt und trocknet ihre Tränen.

Der Therapeut weist auf den Stuhl gegenüber: »Wenn Sie ihn sich vorstellen auf diesem Stuhl hier gegenüber – können Sie ihn sehen?« (Die Mutter nickt.) »Können Sie ihn mir beschreiben?«

Die Mutter blickt auf den Stuhl und lächelt durch ihre Tränen: »Er hat ungekämmte Haare und sieht ein bisschen aus wie ein süßer Schlingel.«

Therapeut: »Was passiert in Ihnen, wenn Sie ihn hier so gegenüber sehen?«

Die Mutter beginnt erneut zu weinen: »Ich vermisse ihn so!«

Therapeut: »Natürlich vermissen Sie ihn. Sie wünschten so, er könnte immer bei Ihnen sein. Es bricht Ihnen das Herz.«

Die Mutter weint und nickt.

Therapeut: »Ich weiß, es tut weh. Dennoch bitte ich Sie, ihm zu sagen, was Sie ihm in der Situation gesagt haben, die sie vorhin beschrieben haben.«

Die Mutter sagt mit fester Stimme: »Ich bin deine Mutter!«

Therapeut: »Okay, wechseln Sie mal den Stuhl und seien Sie Ihr Sohn. Was passiert in ihm, wenn Mama das sagt?«

Die Mutter auf dem Stuhl des Sohnes (mit überraschtem Gesichtsausdruck): »Ich habe Angst, dass ich etwas falsch gemacht habe!«

Therapeut: »Ja, und was bräuchtest du von deiner Mutter?«

Die Mutter auf dem Stuhl des Sohnes: »Ich muss wissen, dass alles in Ordnung ist.«

Therapeut: »Gut, kommen Sie wieder hierüber (zeigt auf den Selbst-Stuhl). Jetzt, wo Sie ein bisschen etwas darüber erfahren haben, was er fühlt und braucht, können Sie vielleicht Worte dafür finden, was er erlebt. Erinnern Sie sich an das, was wir über Validierung gesagt haben.«

Die Mutter sagt zu ihrem Sohn im Stuhl gegenüber: »In Ordnung, aber ich bin deine Mama!«

Therapeut: »Okay, halten wir einen Moment inne - erinnern Sie sich, was wir über das Wörtchen ›aber‹ gesagt haben? (Die Mutter nickt). Versuchen Sie, ›aber‹ mit ›weil‹ zu ersetzen. Vielleicht können Sie so etwas sagen wie ›Das ist total in Ordnung. Ich verstehe, dass du deine Pflegemutter ›Mama‹ nennst, weil du ja jetzt mit ihr lebst.‹«

Die Mutter weint und sagt zu ihrem Sohn: »Es ist total in Ordnung, ich liebe dich, egal was ist, weil ich deine Mama bin.«

Therapeut: »Genau, weil das ist das Ziel Ihrer Botschaft. Sie möchten, dass er weiß, dass Sie ihn lieben.«

Mutter: »Ja, ich habe so Angst, ihn ganz zu verlieren.«

Therapeut: »Natürlich tut das weh, dass Sie ihn mit jemand anderem teilen müssen. Sie würden sich so sehr wünschen, dass Sie in der Lage wären, die Mutter für ihn zu sein, die er braucht. Und jetzt ist es so anders gekommen. Das ist ein großer Schmerz, den Sie tragen. Es ist so schwer zu akzeptieren, dass er jemand anderes Mama nennt. Es zerreißt Ihnen Ihr Mutter-Herz.«

Mutter: »Ja, und ich will einfach nur, dass es ihm gut geht.«

Therapeut: »Ja, natürlich wollen Sie das, Sie lieben ihn so sehr. Und was er jetzt in diesem Moment von Ihnen braucht, ist das Gefühl, dass es in Ordnung ist, wenn er seine Pflegemutter ›Mama‹ nennt, auch wenn das wehtut. Können Sie versuchen, das für ihn in Worte zu fassen? Ich mache Ihnen ein paar Vorschläge. Vielleicht könnten Sie so etwas sagen, wie: ›Ich möchte, dass es dir gut geht, und es ist vollkommen in Ordnung, wenn du deine Pflegemutter ›Mama‹ nennst, weil du jetzt zwei Mamas hast, die dich beide lieb haben.‹ Oder finden Sie Ihre eigenen Worte.«

Die Mutter zu ihrem Sohn: »Es ist total in Ordnung, wenn du deine Pflegemutter ›Mama‹ oder ›Mami‹ nennst. Ich liebe dich, egal, was ist.«

Therapeut: »Gut, kommen Sie hierüber (auf den anderen Stuhl). Als ihr Sohn, was passiert in ihm?«

Die Mutter zum Therapeuten: »Es fühlt sich deutlich besser an. Dass ich nichts falsch gemacht habe. Und dass ich weiß, dass meine Mama mich liebt.«

Therapeut: »Ja, du weißt, dass deine Mama dich liebt. Kommen Sie noch mal hierüber (auf den Selbst-Stuhl). Wie ist es, das zu hören?«

Mutter: »Es tut gut. Er muss einfach sichergehen, dass ich ihn liebe, und ich kann ihm das sagen, ohne ihm ein schlechtes Gewissen zu machen.«

Therapeut: »Ja, Sie können es ihm sagen und zeigen. Auch wenn es wehtut, können Sie ihm das geben, was er braucht.«

Motivation stärken – die Arbeit an Gefühlsfallen

Die meisten Kinder, die in Pflegefamilien oder -einrichtungen leben, sind neugierig oder besorgt darum, wie es ihren Eltern geht. Sie durchleben häufig starke und widersprüchliche Gefühle. Sie fühlen Trauer und Wut, Sehnsucht und Angst, Schuld und Ablehnung. Ihr Bedürfnis, die Beziehung zu den Eltern aufrechtzuerhalten, mag in Konflikt geraten mit ihrem Bedürfnis, eine Beziehung zu ihren neuen Bezugspersonen aufzubauen. Dies kann sich innerlich für das Kind wie ein Kampf auf Leben und Tod anfühlen, in dem seine eigenen Bedürfnisse von den Erwartungen seiner biologischen Eltern auf der einen und Pflegeeltern auf der anderen Seite überschattet werden. Dies macht es schwer für die Kinder zu entscheiden, wem gegenüber sie ihre eigenen Bedürfnisse offenbaren können, ab und an hören Kinder gänzlich auf, Gefühle und Bedürfnisse auszudrücken. Bei anderen Kindern wird der innere emotionale Druck so groß und überwältigend, dass ihr Emotionsausdruck explosiv erfolgt.

Um einem Kind zu helfen, Loyalitätskonflikte zu vermeiden, müssen die Eltern die Beziehungsbedürfnisse des Kindes gegenüber den neuen Bezugspersonen anerkennen. Das Bedürfnis des Kindes nach Verbindung zu den Pflegepersonen ruft oft starke Emotionen wach, die Eltern fürchten, die Beziehung zu ihrem Kind gänzlich zu verlieren, Scham darüber, falsch zu sein, wenn das Kind sich gut bei den Pflegeeltern einlebt, die Wut über die Ungerechtigkeit, aus dem Leben des Kindes gestoßen zu werden und die Schuld an dessen Schwierigkeiten zugewiesen zu bekommen – und auch die Wut über die unzureichende Unterstützung. Gefühlsfallen tauchen auf und halten Eltern davon ab, die Bedürfnisse ihres Kindes anzuerkennen und als bedeutsam zu validieren, auch wenn diese Bedürfnisse nun anderen Bezugspersonen gegenüber geäußert und auch durch sie versorgt werden.

Bei Eltern, die ihre Kinder verloren haben, kreisen die Gefühlsfallen häufig um Reaktionen rund um die Herausnahme des Kindes. Viele dieser Eltern tragen zudem tiefe Wunden aus ihrer eigenen Vergangenheit und negative Erfahrungen mit den eigenen Eltern mit sich. Die Verletzlichkeit, die aus ihrer eigenen leidvollen Kindheit rührt, wird zu einem Magneten, der im Kontakt mit ihren eigenen Kindern getriggert wird. Bereits zuvor bestehende Gefühlsfallen werden stärker und die Angst und Scham überwältigender als bei Eltern, die mit ihren Kindern leben dürfen. Als Eltern für nicht gut genug erklärt zu werden, wird zu einer Art äußeren und öffentlichen Bestätigung der Botschaft des Brain-Bosses: »Du bist nicht gut genug. Es ist deine Schuld.« Wutausbrüche sind dann oft ein dringend notwendiger Schutz gegenüber Schuld und Scham. Eltern haben also selbst ein hohes Bedürfnis nach Validierung ihres eigenen

Schmerzes, ihrer eigenen Geschichte und ihrer Gefühlsfallen. Erst dann sind sie in der Lage, die Gefühle und Bedürfnisse ihres Kindes zu sehen und zu verstehen, radikale Verantwortung zu übernehmen und sich für alte Verletzungen zu entschuldigen. Wir müssen die emotionalen Bedürfnisse dieser Eltern validieren. Wir müssen die Tränen in ihren Augen sehen und validieren, wenn wir wollen, dass sie die Tränen ihres Kindes sehen lernen. Einige Eltern stellen fest, dass sie im Rahmen von Einzeltherapien weitergehend an ihren eigenen Gefühlen arbeiten müssen, manchmal auch über längere Zeiträume, um wirklich vom Elterncoaching profitieren zu können. Einigen gelingt es auch nicht, sich von Schmerz, Kummer und Hader zu befreien, der sie daran hindert, sich bei ihrem Kind zu entschuldigen oder es zu validieren.

Beziehung transformieren – sich entschuldigen

Eine Mutter beschreibt ihre Gedanken und Gefühle folgendermaßen:

»Ich weiß nicht, wie ich weiterleben soll, wenn ich mich nicht ununterbrochen ablenke. Ich kann nur an der Oberfläche leben. Ich treibe oben. Manchmal reißt mich die raue See runter, aber ich komme immer wieder zurück an die Oberfläche und treibe dort. Keine abrupten Bewegungen. Das Gleichgewicht halten. Aber es ist anstrengend und harte Arbeit. Und ich kann die äußeren Einflüsse nicht kontrollieren. Ich versuche es, aber wenn ich mir die Traurigkeit, Frustration und den Ärger anderer zu eigen mache, gerate ich aus dem Gleichgewicht. Aber ich versuche es. Ich versuche es wirklich, weil es meine Schuld ist. Ich war Kapitänin dieses Schiffes, als es untergegangen ist. Es war meine Verantwortung und ich habe versagt. Vielleicht war das Feuer im Leuchtturm zu schwach. Vielleicht war das Meer zu rau. Vielleicht war unser Rettungsdienst nicht voll besetzt. Aber am Ende war es meine Verantwortung. Das ist Tatsache. Schwarz auf Weiß festgehalten von den Ermittlungsbehörden.

Wir sind untergegangen. Alle zusammen.

Und ich trage schwer an der Verantwortung, so gut ich kann.

Aber ich kann es nicht ungeschehen machen. Nicht, indem ich mich umbringe, und auch nicht, wenn ich mich 1000 Mal am Tag entschuldige; ich werde mir die Fehler, die ich gemacht habe, nie verzeihen. Dass ich nicht in der Lage war. Ich habe es so sehr versucht, ich habe gearbeitet und gearbeitet, 24 Stunden am Tag, zwei Jahre lang. Ich weiß, dass ich nicht nur Fehler gemacht habe. – Ich hoffe zumindest, dass nicht alles falsch war. Ich weiß, ich war immer wieder auch konstruktiv und unterstützend. Vielleicht auch manchmal etwas gemein – wenn ich verzweifelt war, Angst hatte, oder erschöpft war. Wir waren in einer Krise. Ich habe versucht, Hilfe zu bekommen. Mein Sohn hat nicht auf diese Hilfe reagiert. Hinter mir stand das Jugendamt und drückte seine Sorge aus. Jeden Tag tickten die Sekunden, lauter und lauter. Schneller und schneller. Ich habe mich so allein gefühlt. Seine Persönlichkeit veränderte sich. Er zerfiel vor meinen Augen und ich konnte nichts tun, außer ihn zu zwingen. An ihm rumzumeckern. Frustriert zu sein. Wütend zu sein. Mich zu entschuldigen. Ihn zu zwingen. Mich zu entschuldigen. Frustriert zu sein. Zu betteln. Er saß in der Ecke des Badezimmers, mit dem Rücken zur Welt und schwankte zwischen Weinen und Wut. Er klammerte sich an einem Zaun fest. Oder einer Tür. Oder er weigerte sich einfach, aufzustehen. Und das Jugendamt stand dabei und die Uhr tickte.«

Viele Eltern, die das Sorgerecht für ihre Kinder verloren haben, haben sich viele Male bei ihren Kindern entschuldigt, es jedoch nicht geschafft, mit dem Konsum von Alkohol oder Drogen aufzuhören; sie haben ihre Kinder weiter geschlagen, physisch misshandelt oder abgewertet. Viele dieser Eltern waren nicht in der Lage, sich angemessen zu entschuldigen, und sie fühlen tiefe Scham und Reue. Reue kann Eltern zur Veränderung motivieren, wenn maladaptive Scham jedoch überhandnimmt, resultiert dies in Lähmung oder entfacht noch mehr Ärger und Zorn.

Um die Schuldgefühle der Kinder zu lindern, ist es notwendig, dass Eltern für ihre Begrenzung radikale Verantwortung übernehmen und in der Lage sind, sich in ihr Kind einzufühlen und sich zu entschuldigen. Vielleicht müssen sie sich dafür entschuldigen, dass sie ihr Kind geschlagen haben, ihm Angst gemacht haben, es nicht beschützt haben, es alleingelassen haben mit Gefühlen von Schmerz oder anderen Dingen. Einige Eltern, die in ihrer Rolle gescheitert sind, brauchen viel Übung in der Beratung, um zu lernen, sich zu entschuldigen. Sie müssen zudem umfangreiche Validierung ihrer eigenen Emotionen erleben. Manchmal brauchen Eltern konkrete Unterstützung dabei, sich in dieser Weise zu entschuldigen, und Begleitung in Form der Beraterin. Oder auch Hilfe dabei, einen Brief zu schreiben, den eine dritte Person dem Kind vorliest, wenn sie selbst keine Besuchsrechte haben. Kinder, die sich sehr schuldig fühlen, werden durch die Verantwortungsübernahme ihrer Eltern und deren Entschuldigung entlastet. Dies ermöglicht es den Kindern, besser mit ihren eigenen Emotionen umzugehen, und verbessert die Beziehung zu ihren leiblichen Eltern. In der Folge wird es zudem oft leichter für sie, eine Bindung mit ihren neuen Bezugspersonen aufzubauen und ihre Bedürfnisse zu kommunizieren. Eltern, die radikale Verantwortung für ihre Taten oder Versäumnisse übernehmen, werden paradoxerweise selbst in dem Maße von Schuld befreit, wie sie das Kind entlasten. Wichtig ist, dass sich Eltern für ihre eigenen Beiträge entschuldigen, aber auch für alles, was ihr Kind getan oder nicht getan haben mag. Es ist entscheidend, dass Kinder erfahren, dass auch ihr »schlechtes« Verhalten nicht ihre Schuld war und dass die Eltern die Verantwortung für die Probleme in der Familie übernehmen. Kinder werden von Selbstvorwürfen entlastet und fühlen sich besser. Dies wiederum stärkt das gute Gefühl der Eltern, das sich einstellt, wenn sie Verantwortung übernehmen und ihre Fehler korrigieren.

Wir wissen, dass Kinder den Übergang ins Erwachsenenleben besser meistern, wenn sie ein positives inneres Bild ihrer Eltern in sich tragen. Ein Beispiel für ein negatives inneres Bild der leiblichen Eltern könnte lauten: »Ich hasse euch. Ich bin euch egal«, während ein positives inneres Bild so aussehen könnte: »Ihr habt mich verletzt. Ihr konntet aus unterschiedlichen Gründen nicht für mich sorgen, aber ich weiß, dass ihr mich liebt und ich weiß, dass ich es wert bin, geliebt zu werden.« Im letzten Beispiel finden wir Ansätze von Verzeihen.

Die Arbeit mit Entschuldigungen trägt dazu bei, das negative Selbstbild eines Kindes in ein positives zu transformieren, da Kinder sich häufig als ein Spiegelbild in den Augen ihrer Eltern erleben. Wenn das Kind in den Augen seiner Eltern liest: »Stück Scheiße! Lass mich in Ruhe. Hör auf zu nerven. Es gibt immer nur Ärger mit dir«, sieht es eine schreckliche und anstrengende Person im Spiegel. Wenn das Kind auf der anderen Seite Eltern erlebt, die es anschreien, aber dies bereuen und sich selbst hilflos fühlen, empfängt es die Botschaft: »Ich liebe dich. Du bist richtig, so wie du bist. Dass ich dich angeschrien habe, hat mit mir zu tun und meiner Verletzlichkeit. Mit dir ist alles in Ordnung.« Die Spiegelung, die das Kind empfängt, lautet: Du bist eine wertvolle Person.

Bislang gibt es wenig bis keine Forschung zu der Frage, wie sich Entschuldigungen der leiblichen Eltern auf die seelische Gesundheit von Kindern auswirken, die aus der Familie genommen wurden. Wir haben jedoch beobachtet, dass authentische und ehrliche Entschuldigungen, in denen die leiblichen Eltern volle Verantwortung für ihre Taten übernehmen, dazu beitragen können, emotionalen Schmerz bei Eltern und Kindern zu lindern. Wichtig ist, dass einer solchen Entschuldigung oft eine tiefergehende Veränderung vorausgehen muss. Entschuldigungen bleiben bedeutungslos, wenn Eltern ihre eigene Verantwortung und Schuld nicht annehmen und das Kind von Schuldgefühlen entlasten, die mit dem Schmerz vergangener Ereignisse und der Trennung von Mutter und Vater einhergehen.

Nicht alle Eltern, die ihre Kinder Vernachlässigung, Gewalt oder Missbrauch aussetzen, sind in der Lage, sich zu entschuldigen, und nicht alle Kinder möchten ihren Eltern verzeihen. Kinder brauchen in diesen Fällen Hilfe, die Kindheit zu betrauern, die sie nie hatten, und den damit verbundenen Schmerz und die unbeantworteten Bedürfnisse loszulassen. Unserer Erfahrung nach sind Validierung, die Arbeit mit Gefühlsfallen und Entschuldigungen die wichtigsten Skills, um Eltern zu helfen, deren Kinder herausgenommen wurden. Auch für Kinder, die nicht mit ihren Eltern leben können, ist deren Verständnis, ihre Akzeptanz und die Reaktion auf ihre Gefühle wichtig. Wenn Eltern die kindlichen Gefühle der Schuld, Scham, des Vermissens, der Sehnsucht, Trauer und Wut anerkennen und validieren, ergeben diese Gefühle mehr Sinn für das Kind und wirken weniger schmerzlich. Akzeptieren Eltern, dass ihr Kind sich mit seinen neuen Bezugspersonen verbinden möchte, werden die Bedürfnisse des Kindes eher versorgt. Eltern, die in der Lage sind, radikale Verantwortung zu übernehmen und sich bei ihrem Kind für ihre Versäumnisse zu entschuldigen, stärken dadurch die Verbindung zum Kind und die Fähigkeit des Kindes, mit seinen Emotionen umzugehen. Es wird zudem leichter für das Kind, sich auf korrigierende Erfahrungen mit den neuen Bezugspersonen einzulassen. Kinder, die in Pflegefamilien und -einrichtungen leben, benötigen oft auch individuelle therapeutische Unterstützung, wir sind jedoch überzeugt, dass die leiblichen Eltern die seelische Gesundheit ihrer Kinder verbessern können, indem sie an ihren eigenen Emotionen und Kompetenzen arbeiten.

TEIL 3 Therapeutische Skills

Die Psychologen Carl Rogers und Abraham Maslow begründeten den humanistischen Ansatz in der Psychologie und entwickelten die klientenzentrierte Psychotherapie, auch bekannt als personzentrierte Psychotherapie (Rogers, 1951). Das folgende Zitat zieht einen großen Bogen, um die Essenz des humanistischen Ansatzes zu beschreiben, es stammt von Remen (1996), der an einem Workshop mit Carl Rogers teilnahm, an dem Rogers Folgendes sagte:

Vor jeder Sitzung nehme ich mir einen Moment, um mich meines Menschseins zu erinnern. Es gibt keine Erfahrung, die dieser Mensch durchlebt, die ich nicht mit ihm teilen kann, keine Angst, die ich nicht begreifen kann, kein Leid, das mich nicht berührt, weil ich genauso ein Mensch bin. Egal wie tief seine Verletzung reicht, er braucht sich vor mir nicht zu schämen. Auch ich bin verletzlich. Und aufgrund dieser Tatsache bin ich genug. Was immer seine Geschichte ist, er muss nicht mehr allein mit ihr bleiben. Heilung kann beginnen.

(Carl Rogers zit. nach Remen, 1996, S. 218f.)

In Teil 3 widmen wir uns zwei wichtigen therapeutischen Skills: 1) *der therapeutischen Beziehung* und 2) *Empathie* und einer Intervention, die Therapeut:innen dabei hilft, ihre Skills wiederzugewinnen, wenn ihre eigenen Gefühlsfallen im Weg stehen – *Stuhlarbeit zur Verarbeitung konkurrierender Motivationen im Therapeuten.*

KAPITEL 7 **Die therapeutische Beziehung**

EFST-Therapeut:innen arbeiten durchgängig daran, eine gute Beratungsbeziehung mit den Eltern aufrechtzuerhalten. Innerhalb der humanistischen Ansätze wird eine therapeutische Beziehung definiert als ein Zusammenspiel zweier Faktoren: ein Einvernehmen zwischen Therapeutin und Klient über die Ziele und Aufgaben der Therapie und eine von positiven Gefühlen geprägte emotionale Verbindung zwischen ihnen (Watson u. Kalogerakos, 2010). Entlang der von Rogers (1975) definierten Bedingungen für die therapeutische Beziehung betonen wir im EFST, dass sich der Therapeut den Eltern mit authentischer Empathie nähert; bedingungslose Akzeptanz; Offenheit für den Prozess, die Themen und Ziele der Therapie wie auch Bewusstheit und Offenheit gegenüber den eigenen Gefühlen, die innerhalb der therapeutischen Beziehung entstehen.

Die Bedeutung der Beziehung zwischen Therapeut und Klientin für das Therapieergebnis ist gut erforscht (Muran u. Barber, 2010; Horvath u. Greenberg, 1994; Lambert u. Barley, 2001). Diese Forschung ist auch für andere Arten von Veränderungsprozessen bedeutsam. Wir nutzen deshalb den Begriff der therapeutischen Beziehung oder des therapeutischen Arbeitsbündnisses auch für die kooperative Beziehung zwischen Berater:innen und Eltern im EFST.

Das therapeutische Arbeitsbündnis steht zu Beginn der Intervention im Vordergrund und legt das Fundament für eine sichere Erkundung des Unterstützungsbedarfs von Eltern und Kind. Auf dieser Grundlage entscheiden wir, wie die therapeutischen Ziele am besten zu erreichen sind. Ohne sichere Beziehung und eine ehrliche Übereinkunft im Hinblick auf Ziele und Vorgehen wird Beratung kaum gelingen und Zielerreichung schwer. Wann immer ein Riss im Arbeitsbündnis entsteht, die Beziehung instabil wird, die Eltern gegen die Intervention oder Methode protestieren, sich nicht sicher sind, ob sie weitermachen können, ist es wichtig, ihnen in einer validierenden Haltung zu begegnen. Als Therapeut:innen übernehmen wir die radikale Verantwortung für die therapeutische Beziehung, es ist deshalb unsere Verantwortung, Risse oder

Sackgassen in der Beziehung zu heilen. Entscheidende Skills, um Brüche im Arbeitsbündnis zu kitten, sind: 1) dass die Therapeutin in der Lage ist, die zugrunde liegenden Emotionen der Eltern zu erkennen und diese in einer nicht wertenden Weise zu erkunden, ohne defensiv zu werden; 2) dass Therapeut:innen Verantwortung übernehmen für ihren eigenen Beitrag zur Verletzung des Arbeitsbündnisses und 3) dass die Therapeut:innen darauf hinarbeiten, das Bündnis wiederherzustellen, wenn nötig (Newhill, Safran u. Muran, 2003; Safran, Muran u. Eubanks-Carter, 2011).

Die therapeutische Beziehung

Die therapeutische Beziehung ist im EFST von zentraler Bedeutung. Wir betrachten die Beziehung zwischen Eltern und Therapeut:innen als eine authentische interpersonelle Begegnung, in der gute und schlechte Gefühle einander gegenüber Inhalt und Fortschritt in der Therapie beeinflussen.

Die Beziehung zwischen Therapeut:innen und Eltern spielt eine wichtige Rolle in der Behandlung des Kindes und dem Beratungsprozess mit den Eltern. Wenn Therapeut:innen direkt mit dem Kind sprechen, ist auch diese Beziehung gleichermaßen bedeutsam. Eine starke therapeutische Beziehung erhöht die Wahrscheinlichkeit eines positiven Behandlungsergebnisses (Horvath u. Greenberg, 1994; Horvath, 2001; Watson u. Geller, 2005; Wampold, 2013).

EFST basiert auf der Annahme, dass Therapeut:innen auf die Gefühle und Bedürfnisse der Eltern in einer nicht wertenden, annehmenden und validierenden Haltung antworten, genauso, wie wir es uns von den Eltern gegenüber ihren Kindern wünschen. Zu einer sicheren Beziehung gehört, dass die Eltern sich gesehen, gehört und verstanden fühlen, all dies sind wichtige Voraussetzung für Veränderung. Sicherheit und Vertrauen in Einrichtungen des Gesundheitswesens herzustellen, in denen Eltern in der Regel auf eine Reihe von Sachbearbeiter:innen, Berater:innen und Therapeut:innen treffen, kann herausfordernd sein. Wenn professionelle Helfer:innen zugleich Beratungs- und Kontrollaufgaben ausüben, also zum Beispiel die Erziehungsfähigkeit der Eltern einschätzen sollen, ist es wichtig, sich dieser unterschiedlichen Rollen bewusst zu sein und sie zu trennen.

Im EFST übernimmt der Therapeut nicht die Rolle eines Experten. Es sind die Eltern, die ihr eigenes Kind und dessen Gefühle am besten kennen. Wir arbeiten daran, die elterliche Selbstwirksamkeit zu stärken, indem wir Eltern die Erfahrungen und Kompetenzen bewusst machen, die sie bereits besitzen, und wir nutzen diese als Grundlage dafür, neue Skills zu lernen und auszuprobieren. Die humanistische Perspektive, der Glaube daran, dass Menschen im Kern gut sind, und die Normalisierung schmerzlicher und unangenehmer Gefühle sind Teil des Beziehungsaufbaus (Watson u. Kalogerakos, 2010).

Im EFST ist die empathische Präsenz ein wichtiger Baustein der therapeutischen Beziehung. EFST-Therapeut:innen arbeiten mit emotionalen »Signalen« wie Gesichtsausdrücken, Stimmregister (oder -höhe), Augenkontakt und Körpersprache, um den emotionalen Stil der Eltern zu spiegeln. Therapeut:innen nutzen dabei ihre eigenen Emotionen als Kompass und Richtschnur im Therapieraum. Wir gehen gegenüber Eltern und Kindern offen mit unseren eigenen emotionalen Reaktionen um, wenn wir dies als hilfreich für die Arbeitsbeziehung und die Therapie erachten (Rogers, 1975; Elliott et al., 2004).

Wichtig ist, dass die EFST-Therapeutin bereits im Erstkontakt mit den Eltern Hoffnung und Zutrauen vermittelt, dass Heilung möglich ist (Lafrance Robinson et al., 2014). Wenn Eltern professionelle Hilfe suchen, sind sie oft an einer Grenze angelangt. Sie suchen verzweifelt nach Unterstützung. Sie müssen das Gefühl haben, in ihren Belastungen gehört und verstanden zu werden, und spüren, dass die Therapeutin motiviert ist, mit ihnen zu arbeiten, und auch die aussichtsloseste Situation verbessert werden kann.

Zu den ersten Dingen, die wir Eltern in der Beratung vermitteln, gehört die empathische Validierung, die wir in Kapitel 2 beschrieben haben. Wir tun dies, indem wir als Therapeut:innen mit den Eltern so umgehen, wie wir es uns von den Eltern gegenüber ihren Kindern wünschen würden. Dies bedeutet, dass wir als EFST-Therapeut:innen unbedingt die Eltern aktiv validieren und uns entschuldigen, um Risse im Arbeitsbündnis zu heilen. Genauso erfahren EFST-Therapeut:innen auch Validierung von ihren Ausbilder:innen und Supervisor:innen, die sie beim Erlernen der Methode unterstützen. Diese Art des modell- und erfahrungsbasierten Lernens vom Ausbilder zur Supervisorin, zur Therapeutin, zu den Eltern, zu den Kindern bezeichnen wir als Wasserfallmodell, wie bereits in der Einleitung des Buches beschrieben. Lernen geschieht am Modell, indem wir Übung und Erfahrungen ermöglichen. Wenn Eltern erleben, wie gut es sich anfühlt, durch die Therapeutin validiert zu werden, wird es leichter für sie, dies auch mit ihren Kindern zu versuchen. Die Tatsache, dass der Therapeut sehr aktiv ist, sie mit Worten und Sätzen unterstützt und den Prozess kontinuierlich begleitet, stellt einen sicheren Rahmen zur Verfügung und stärkt das therapeutische Bündnis.

Merkmale der Therapeut:innen

Die klinische Erfahrung lehrt uns, dass EFST-Therapeut:innen sich sicher im Umgang mit Emotionen fühlen sollten und auch im Umgang mit ihren eigenen Emotionen kompetent sein sollten. Eine hohe Toleranz gegenüber den Emotionen anderer erfordert eine gute Kenntnis der eigenen Emotionen, emotionalen Magneten und Trigger, die maladaptive Gefühle auslösen. In anderen Worten: Therapeut:innen müssen wissen, welche Emotionen besonders herausfordernd für sie sind, und daran arbeiten, schwierige Gefühle nicht zu vermeiden, sondern anzunehmen und mit ihnen umzugehen. Wenn beispielsweise eine Therapeutin Ärger meidet, wird es ihr schwerfallen, mit dem Ärger der Eltern umzugehen und das zu tun, was wichtig ist: im Angesicht der elterlichen Wut fest und sicher zu bleiben, den Ärger zu validieren, mit dem inneren Kritiker der Eltern zu arbeiten und gesunden, assertiven Ärger zu ermöglichen und zu bestärken. Wenn ein Therapeut Schwierigkeiten im Umgang mit seiner eigenen Scham erlebt, kann er sich schlimmstenfalls durch Kritik und Widerstand der Eltern im Beratungsprozess angegriffen fühlen. Als Therapeut:innen müssen wir in der Lage sein, unsere eigenen Gefühle wie auch die der anderen zu regulieren. Deshalb vermitteln wir unseren Ansatz entlang der Auseinandersetzung mit eigenen Erfahrungen und Emotionen. Die therapeutische Kompetenz, die eigenen Emotionen gut zu regulieren, ist ein wichtiger Bestandteil der Arbeitsbeziehung, da er Toleranz, Sicherheit, ehrliches Interesse und Hoffnung im Therapieraum ermöglicht.

Geteilte Ziele und Aufgaben

Im EFST gehen wir grundlegend davon aus, dass eine starke und sichere Bindung zwischen Therapeut und Klientin Voraussetzung für einen wirksamen Beratungsprozess und Veränderungen innerhalb der Familie sind. Veränderung geschieht im EFST in derselben Weise wie in der EFT; Eltern erfahren Hilfe dabei, ihre emotionalen Konflikte und Schwierigkeiten in neuer Weise zu sehen und zu verarbeiten (Greenberg, 2002). Zusätzlich lernen sie, was sie im Kontakt mit ihrem Kind anders machen können. Eine gute therapeutische Beziehung ist nicht genug, aber die Voraussetzung für Veränderung. Sie hat deshalb Vorrang gegenüber allen anderen therapeutischen Interventionen. Durch die therapeutische Beziehung erkennt die Therapeutin die Schwierigkeiten und Gewohnheiten, die sich aus den emotionalen Verletzungen der Eltern ergeben. Therapeut:innen ziehen zudem Verbindungen zwischen den Herausforderungen der Eltern und den Symptomen der Kinder und entwickeln auf dieser Basis konkrete Ziele für die Beratung. Im nächsten Schritt vermitteln sie Eltern, wie EFST bei den Schwierigkeiten innerhalb der Familie helfen kann. Ohne klares Ziel wird der Beratungsprozess weniger wirksam sein, egal wie gut die therapeutische Beziehung ist (Elliott et al., 2004; Horvath u. Greenberg, 1994).

In der Beratung sollten Therapeut:innen mit den Eltern daran arbeiten, übergeordnete Ziele und spezifische Teilziele zu definieren. Wir beschreiben dies ausführlich im Anwendungsteil in Teil 4. Beispiele übergeordneter Ziele können sein: eine große emotionale Verletzung zu heilen; den eigenen Ärger besser zu bewältigen; die Fähigkeit der Eltern zu stärken, gesunde Grenzen zu setzen; wieder Verbindung aufzubauen, wo ein Elternteil den Kontakt zu seinem Kind verloren hat; ein schulabsentes Kind zurück in die Schule zu bringen; einem Heranwachsenden dabei zu helfen, keine Drogen oder keinen Alkohol mehr zu konsumieren, oder ein Kind mit Essstörungen, Depression oder Angst zu unterstützen. Beispiele spezifischer Teilziele können sein: sich für einen konkreten Fehler oder eine Verletzung zu entschuldigen, am inneren Kritiker des Elternteils zu arbeiten, die Toleranz gegenüber einer bestimmten Emotion zu erhöhen, Validierung zu lernen, rigide Grenzen weicher werden zu lassen, eine bestimmte Emotion des Kindes besser zuzulassen, sich die eigenen Gefühle in einer bestimmten Situation bewusster zu machen, das Kind morgens aus dem Bett zu bekommen, das Kind dazu zu bewegen, zu frühstücken, ein friedlicherer Ablauf des Zubettgehens etc.

Das Arbeitsbündnis ist nicht statisch. Auch wenn es gelungen ist, eine sichere Beziehung aufzubauen und sich auf Ziele und Methoden zu verständigen, können sich Risse in der Beziehung auftun.

Risse im Arbeitsbündnis

Angeklagt

Die Mutter sitzt im Stuhl gegenüber und kämpft damit, Worte für die Gefühle und Bedürfnisse ihres Kindes zu finden.

Die Therapeutin fragt: »Also, wie fühlt sich das für sie an, wenn ihre Mama sie so ansieht und sie fragt, warum sie ihre Hausaufgaben nicht gemacht hat? Was passiert in ihr? Ist sie verzweifelt – ›Aber ich weiß nicht, wie ich das machen soll … Und Mama versteht nicht, wie schwer es für mich ist? Es ist als ob Mama unglücklich mit mir ist?‹ Was passiert? Können Sie etwas greifen?«

Die Therapeutin bemerkt, dass sich die Mutter auf ihrem Stuhl etwas anspannt und leise zu weinen beginnt. Sie sieht auf den Boden und meidet den Blickkontakt zur Therapeutin. Die Therapeutin realisiert, dass sie dabei ist, die Verbindung zur Mutter zu verlieren. Sie bittet die Mutter, zurück auf den Selbst-Stuhl zu kommen, aber die Mutter schüttelt den Kopf und sieht weiter in die andere Richtung.

Die Therapeutin beugt sich vor und sagt: »Hm, das hat sich nicht richtig für Sie angefühlt. Vielleicht hatten Sie den Eindruck, ich werfe Ihnen vor, Ihre Tochter nicht zu verstehen? Ich hätte Ihnen mehr Zeit geben sollen, selbst herauszufinden, was in ihr geschieht. Es fühlt sich an, als ob ich Sie als eine schlechte Mutter dargestellt habe. Und genau das erzählt Ihnen Ihr Brain-Boss schon die ganze Zeit, und davor haben Sie Angst. Und jetzt habe ich das bestätigt. Und das fühlt sich unglaublich schmerzhaft an.«

Die Mutter nickt und blickt die Therapeutin durch ihre Tränen hindurch an.

Wenn es zu einer empathischen Fehlleistung wie im Beispiel oben kommt, muss der Therapeut radikale Verantwortung übernehmen und wie in Kapitel 4 beschrieben Schritte unternehmen, um den Riss zu heilen. Geht es nur um kleinere empathische Fehler, wie eine empathische Vermutung, die nicht genau den Punkt trifft, können wir ab und an fortfahren, bis wir den springenden Punkt treffen. In anderen Momenten ist es wichtig, dass der Therapeut erst validiert, wie es sich für den Elternteil angefühlt haben muss, nicht verstanden worden zu sein, und mit ihm über die Gefühle des Unbehagens, der Enttäuschung oder Frustration spricht, die dabei aufkommen. Erst dann fühlt es sich gut an, weiterzumachen.

Unserer Erfahrung nach können kleinere Fehler beim Gebrauch empathischer Vermutungen sogar dazu beitragen, dass Eltern ein besseres Verständnis ihrer eigenen Gefühle gewinnen. Stimmt das therapeutische Arbeitsbündnis, können Eltern die Therapeutin korrigieren. Wenn zum Beispiel die Therapeutin sagt: »Es scheint, als ob sich da ein Schuldgefühl meldet«, kann der Elternteil antworten: »Nein, ich glaube nicht, dass ich mich schuldig fühle. Ich glaube, ich bin einfach nur traurig.« Es ist wichtig für Eltern zu erleben, dass es für Therapeut:innen in Ordnung ist, zu vermuten und falschzuliegen, genauso wie es in Ordnung ist, wenn Eltern die Gefühle ihrer Kinder falsch einschätzen. Es fühlt sich gut an, wenn jemand versucht, mich zu verstehen. Empathisch zu vermuten, eröffnet Raum dafür, dass es in Ordnung ist, sich zu korrigieren. Deutungen sind dabei schwerer zu korrigieren als empathische Vermutungen oder Einschätzungen. Trifft die empathische Vermutung den Punkt, stärkt dies die therapeutische Beziehung, da Eltern das Gefühl haben, verstanden zu werden. Beide Wege tragen also zum therapeutischen Fortschritt bei. Wir sprechen deshalb davon, dass es bei dieser Arbeit keine »Sackgassen« gibt. Trifft der Therapeut den Punkt, fühlen sich Eltern verstanden. Verpasst er den Punkt und realisiert die emotionalen Signale, die ihm dies anzeigen, und greift sie wie oben beschrieben auf, stärkt dies ebenso die Therapiebeziehung. Wir greifen diese Beispiele im Nachgang auf, um Eltern zu zeigen, was wir damit meinen, wenn wir davon sprechen, dass im Umgang mit den Emotionen ihres Kindes gilt: »Wichtig ist nicht, was passiert ist ... Wichtig ist, was als *nächstes* passiert.«

KAPITEL 8 Empathie

Empathie trägt zu einer sicheren und haltgebenden Klient-Therapeut:innen-Beziehung bei. Zu erleben, dass die Therapeutin ehrlich an mir interessiert ist, sich sehr darum bemüht, mich zu verstehen und mir dabei hilft, Worte für meine Gefühle zu finden, und diese validiert, ist eine sehr positive Erfahrung. Sie vermittelt das Gefühl, dass der Therapeut auf meiner Seite ist und das Beste für mich will, auch wenn der Prozess schmerzlich ist. Verletzliche und schmerzliche Klientenprozesse erfordern von Therapeut:innen unter anderem Neugier, Freundlichkeit, Enthaltung von jeder Wertung und Empathie.

Wir beleuchten nun genauer empathische Interventionen, die Emotionen aktivieren, ihnen Sinn verleihen und die therapeutische Beziehung stärken.

Empathiefokussierte Interventionen

Innerhalb der emotionsfokussierten Therapie unterscheiden wir verschiedene empathiebezogene Interventionen: 1) empathische Einstimmung (durch Ermutigung und nonverbale Affirmationen), 2) empathische Validierung, 3) empathisches Verstehen, 4) evokative Empathie, 5) empathische Vermutungen, 6) empathische Refokussierungen, 7) empathische Deutungen und 8) empathische Selbstoffenbahrung (Watson, Goldberg u. Greenberg, 2007; Stiegler, 2015; Elliot et al., 2004).

Empathische Einstimmung. Ermutigung und nonverbale Affirmationen sind kleine verbale und nonverbale Hinweisreize der Therapeut:innen, wie zum Beispiel: »Hmm«, »Mmm« und »Ja«, bestätigendes Nicken, Augenkontakt, ein freundliches Lächeln, ein besorgter Gesichtsausdruck und andere kleine Gesten, die signalisieren, dass die Therapeutin präsent ist und aktiv zuhört. Wir bezeichnen dies auch als »den Finger am emotionalen Puls des Klienten haben«.

Empathische Validierung ist die bedeutsamste empathiebezogene Intervention im EFST und wurde bereits gründlich in Teil 1 des Buches beleuchtet. Empathische Validierung meint, dass der Therapeut die Gefühle der Eltern validiert, indem er sie auf eine Weise anerkennt, die den Eltern das Gefühl vermittelt, gehört, verstanden und angenommen zu sein – auch wenn die Gefühle negativer Natur sind oder sich auf Aussagen beziehen, denen der Therapeut nicht zustimmt, wie zum Beispiel elterliche Selbstkritik. Ein Beispiel für Letzteres könnte eine normalgewichtige Mutter sein, die sich dafür »schämt, fett zu sein«, und die fürchtet, dass ihre eigene Unzufriedenheit die Kinder beeinträchtigt. Empathische Validierung könnte dann so klingen: »Was für ein schreckliches Gefühl – sich nicht wohlzufühlen im eigenen Körper. Und manchmal, wenn dieses krasse Gefühl aufkommt, kritisieren Sie sich selbst laut in Gegenwart der Kinder und das fühlt sich doppelt unangenehm an. Und zu dem schmerzlichen Gefühl, nicht gut genug zu sein, kommt noch ein schlechtes Gewissen oben drauf.«

Empathisches Verstehen meint, dass die Therapeutin den Eltern vermittelt, dass sie sie versteht, indem sie beispielsweise paraphrasiert oder zusammenfasst, was gesagt wurde, und gegebenenfalls den emotional bedeutsamsten Teil des Gesagten wiederholt. Empathisches Verstehen signalisiert, dass die Therapeutin ansprechbar und interessiert ist, es ermutigt Eltern, mehr über die Essenz dessen zu erzählen, was sie beschäftigt, und es unterstützt Eltern dabei, mit ihren eigenen Erfahrungen und Emotionen verbunden zu bleiben. Wenn zum Beispiel eine Mutter weint, während sie erzählt, dass ihr Kind »Ich hasse dich!« zu ihr gesagt hat, könnte die Antwort der Therapeutin lauten: »Hmm, ja, das tut so weh, wenn er solche Sachen sagt. Es fühlt sich an wie eine große Ablehnung … Und es gibt Ihnen das Gefühl, dass Sie ihm egal sind.«

Evokative Empathie nutzen wir, um Emotionen zu aktivieren und zu vertiefen. Hierfür nutzen Therapeut:innen eine emotional evokative Sprache, oft unter Verwendung von Metaphern und Bildern: »Es ist, als ob die Trauer sie überschwemmt, wie eine Welle, die sie runterzieht, sodass Sie kaum atmen können, und Sie bleiben allein und ohne Hilfe zurück.« Im EFST-Kontext nutzen wir evokative Empathie insbesondere, wenn Eltern sich mit ihrer eigenen Geschichte und schmerzlichen Gefühlen auseinandersetzen, aber auch, wenn wir über schwierige Gefühle in der Beziehung zu ihren Kindern sprechen.

Empathische Vermutung bedeutet, dass der Therapeut versucht, »empathisch zu raten«, wie es den Eltern geht, um sie dabei zu unterstützen, sich auf ihren emotionalen Prozess zu konzentrieren. Es geht darum, das Sensorium auszufahren für die Gefühle, die außerhalb dessen liegen, was die Eltern gerade in Worte fassen können, und gleichzeitig innerhalb des für die Eltern wahrnehmbaren Rahmens zu bleiben. Greenberg beschreibt empathisches Vermuten als »den anderen berühren und das Unsagbare sagen«. Ein Vater formuliert: »Ich habe das Gefühl, dass die ganze Verantwortung auf mir lastet, wenn seine Mutter krank ist. Das stresst mich. Ich kann dann nicht klar denken.« Eine empathische Vermutung könnte lauten, »Es klingt, als ob Sie sich sehr allein fühlen in dieser großen Aufgabe, ihren Sohn zu erziehen. Ihre Frau krank … vielleicht sogar einsam?« Empathische Vermutungen werden in einer fragenden, suchenden Weise formuliert, in einer fokussierten, nach innen gerichteten Stimmlage und sie enden mit einer offenen Frage. Sie beginnen oft mit einem: »Ich frage mich …«, »Ich vermute …«, »Es scheint so, als ob …«, »Ich bin mir nicht ganz sicher, aber es klingt so, als ob …«, »Vielleicht ist es …«, »In gewisser Weise ist es also …?«, »Wenn ich mir vorstelle, wie sich das anfühlt …?«, »Es muss sich so … anfühlen«.

Empathische Refokussierung bedeutet, dass die Therapeutin das Gespräch zurück auf ein emotional bedeutsames Thema lenkt, wenn der Fokus verloren geht. Ein Beispiel einer empathischen Refokussierung: »Es klingt, als ob Ihnen einiges auf dem Herzen liegt und Sie viel zu erzählen haben. Ich würde gern mehr darüber hören, wie es war, diese kalte Umarmung ihrer Mutter zu bekommen. Es klingt wie eine wichtige Erinnerung.« Wenn Sie einen Vater in Beratung haben, der gerade traurig darüber ist, dass er nicht genug präsent für seine Töchter war, im gleichen Moment jedoch anfängt, mit unfokussierter, lauter Stimme über seine Arbeit zu sprechen, könnte die empathische Refokussierung so klingen: »Ihre Arbeit ist unglaublich wichtig für Sie und ganz sicher ein wichtiger Teil Ihrer Identität. Gleichzeitig ist da diese Trauer darüber, dass es nicht gelungen ist, Ihre Töchter so zur Priorität zu machen, wie Sie es sich gewünscht hätten. Versuchen Sie in Ihrer Brust und zu spüren, wie sich das anfühlt. Bleiben Sie bei dem, was in Ihnen vorgeht. Können Sie diese Trauer noch einmal spüren?«

Empathische Deutung meint, dass die Therapeutin Eltern dabei unterstützt, Verbindungen zwischen den emotionalen Reaktionen der Gegenwart und bereits besprochenen vergangenen Erfahrungen herzustellen. Auf diese Weise werden zwei bewusste Erfahrungen mit einer sinnstiftenden Brücke verbunden. Diese Verbindung in die Vergangenheit kann beispielsweise so aussehen: »Es klingt fast so wie das Gefühl, von dem Sie berichtet haben, als Sie klein waren und allein in Ihrem Zimmer geweint haben.« Oder: »Kein Wunder, dass das

Gefühl so wehtut, es ist schon so lange da. Vielleicht ist es genau das Gefühl, das Sie erlebt haben, als Sie klein waren und angeschrien wurden.« Oder: »Kein Wunder, dass es Ihnen schwerfällt, wütend zu werden. Es war gefährlich in Ihrer Familie, wütend zu sein.« Therapeut:innen nutzen empathische Deutungen meist im Prozess der Sinnstiftung, nachdem Eltern zum Beispiel mittels Stuhlarbeit einen emotionalen Prozess durchlaufen haben oder wenn sie ihre schmerzlichen Gefühle nicht wahrnehmen können oder damit kämpfen, diese vor dem Hintergrund ihrer eigenen Geschichte zu sehen. Empathische Deutung eröffnet Klient:innen durch vorsichtige Anregungen ein vertieftes Wissen über sich selbst und verknüpft Erfahrungen der Gegenwart mit denen der Vergangenheit.

Empathische Selbstoffenbarung ist ein wichtiger Bestandteil humanistischer Therapien (Rogers, 1951, 1961, 1975; Elliott et al., 2004). Er beinhaltet, dass der Therapeut persönliche Erfahrungen oder Gefühle teilt, die innerhalb oder außerhalb des Therapieprozesses entstehen. Empathische Selbstoffenbarung verfolgt unter anderem das Ziel, die Beziehung zu stärken, sie stärker auf Augenhöhe zu gründen, Eltern das Gefühl zu vermitteln, verstanden zu werden, oder ein Gefühl oder eine Reaktion zu normalisieren. Wichtig ist, dass Therapeut:innen in ihrer Selbstoffenbarung authentisch sind. Ein Beispiel empathischer Selbstoffenbarung aus einem Beratungsprozess: »Ich werde gerade richtig sauer, wenn ich höre, was Ihr Vater Ihnen angetan hat.« Im EFST können Therapeut:innen auch Dinge außerhalb des Therapieprozesses teilen. Besonders wertvoll und hilfreich kann dies im Hinblick auf Haken und Missgeschicke innerhalb der eigenen Elternrolle sein. Ein Beispiel für eine solche Selbstoffenbarung: »Es geht nicht nur Ihnen so. Bei mir läuft es morgens mit den Kindern auch nicht gut, es ist Stress. Die Zeit ist immer knapp und es wird hektisch. Ich kann gut verstehen, dass Sie ...«; oder: »Ich denke, irgendwann im Verlauf des Tages werde ich immer ungeduldig oder ungehalten mit meinen Kindern. Das geht allen so. Und dann gehen wir hinterher hart mit uns ins Gericht, was nicht hilft. Es ist so gut, dass Sie daran arbeiten, diese Gefühle besser zu verstehen und wahrzunehmen, und dass Sie daran arbeiten, sich zu entschuldigen, weil wir alle von Zeit zu Zeit Fehler machen, wir alle.« Selbstoffenbarung steht immer im Dienst der Bedürfnisse der Eltern, sie darf nicht zu einer Selbstbezüglichkeit der Therapeutin werden. Es ist deshalb wichtig, sehr bewusst damit umzugehen, wann und wie Selbstoffenbarung erfolgen muss, damit die Eltern profitieren. Wichtig ist auch, den Fokus im Anschluss zurück zu den Eltern zu richten, um ihre situationsspezifischen Gefühle weiter zu erkunden. Im Rahmen der Elternworkshops erzählen Therapeut:innen Geschichten von eigenen Fehlern im Umgang mit ihren Kindern. Sie berichten beiläufig, wie es ihnen selbst mit Validierung und Entschuldigungen ergangen ist, um die Schwelle für die Eltern zu senken, selbst Geschichten zu teilen, Phänomene zu normalisieren um Scham zu verringern und Vertrauen und Sicherheit in der Gruppe zu befördern.

Zusätzlich zu den hier beschriebenen empathiebezogenen Interventionen verwenden wir im EFST häufig die »Ich-Sprache«, wenn wir mit den Eltern sprechen. Die Therapeutin mag vielleicht sagen: »Es klingt wie: ›Es macht mich einfach jedes Mal völlig fertig, wenn er weint. Ich habe keine Ahnung, was ich tun kann. Ich fühle mich komplett machtlos‹«, auch wenn sie über die Erfahrungen der Eltern spricht. Die »Ich-Sprache« erleichtert es Eltern, sich stärker mit ihren Emotionen zu verbinden, sich weiter auf sie zu konzentrieren und innerhalb ihres emotionalen Innenraums zu bleiben (Pos u. Choi, 2019). Die »Ich-Sprache« in Verbindung mit empathischen Interventionen vermittelt das gute und sichere Gefühl, dass Therapeutin und Klient gemeinsam im Schmerz sind. Wir schauen uns den Schmerz gemeinsam an, erkunden und durchleben ihn zusammen.

Empathische Interventionen zur Förderung emotionaler Verarbeitung

Empathische Interventionen unterstützen uns auch dabei, überwältigende Emotionen zu regulieren, und versetzen Eltern in die Lage, ihre Gefühle zu verarbeiten und Zugang zu neuen Erkenntnissen zu gewinnen. Wenn sich Eltern im Beratungsprozess überwältigt fühlen, dissoziieren oder lediglich mit sekundären Emotionen in Verbindung stehen, sind sie nicht empfänglich für die Verarbeitung neuer Informationen. Sie brauchen dann Hilfe, um Kontakt zu ihren Primärgefühlen aufzubauen. Eine wichtige Unterscheidung für Therapeut:innen ist die Frage, ob Eltern lediglich *über* Gefühle reden oder tatsächlich mit ihnen verbunden sind und das Gefühl durchleben (Herrmann u. Auzra, 2019).

Bei geringer emotionaler Aktivierung sind Puls und Herzfrequenz der Eltern ruhig, sie zeigen einen relativ neutralen Gesichtsausdruck, lächeln vielleicht ein wenig, ihre Stimme ist extrovertiert und hat typischerweise einen etwas lauteren und schnelleren Klang, die Körpersprache ist neutral, entspannt oder verschlossen. Ein Vater kann zum Beispiel mit verschränkten Armen dasitzen, eine Mutter lehnt sich im Stuhl zurück und ihre Arme liegen entspannt im Schoss oder auf der Armlehne. Bei mäßiger oder hoher Aktivierung gehen Puls und Herzfrequenz hoch, auf dem Gesicht spiegeln sich leicht erkennbar

Emotionen. Dabei kann es sich um Tränen handeln, einen entmutigten, niedergeschlagenen Gesichtsausdruck, ringende Hände, zusammengezogene Brauen, Grimassen und allgemeine Unruhe. Im Falle einer Überaktivierung werden die Emotionen überwältigend und unregulierbar. In der Therapie wünschen wir uns weder Hypo- noch Hyperaktivierung der Klient:innen, in denen das autonome Nervensystem entweder fast runtergefahren oder dramatisch überaktiviert ist. Hypoaktivierung und Dissoziation gehen mit einem »Kontaktverlust« zwischen Therapeutin und Eltern einher, der Augenkontakt setzt aus, die Eltern werden sehr still, ihre Stimme schwach und sie äußern Anzeichen von Verwirrung oder Betäubung. Hyperaktivierung kann mit Hyperventilation und Panikattacken einhergehen, mit Schreien und Kreischen, verbalen oder physischen Attacken bis hin zur Dissoziation.

Empathische Interventionen vertiefen das Erleben. Sie fördern die Fähigkeit der Eltern, ihre Aufmerksamkeit nach innen zu richten, nach ihren Emotionen »Ausschau zu halten« und sich von ihnen berühren zu lassen. Sie helfen zudem dabei, Erfahrungen Bedeutung zu verleihen, indem sie Gefühle mit einer konzentrierten und emotionsorientierten Stimme und kongruentem Gesichtsausdruck in Worte fassen (Geller, 2019). Manchmal durchleben Eltern eine signifikante emotionale Aktivierung, ohne dass dies nach außen sichtbar wird. Es scheint, als ob die Eltern »nach innen schauen« und ihre Gefühle in Worte fassen, ohne dabei besonders emotional zu wirken. Genauso möglich ist das Gegenteil – Eltern erscheinen emotional aktiviert, ohne jedoch tiefere Emotionen zu durchleben. In diesen Fällen zeigen die Eltern einen starken emotionalen Ausdruck, sie schluchzen, wüten oder zittern vor Angst, ohne jedoch in Worte fassen zu können, was sie fühlen. Sie sind nicht in der Lage, ihr Gefühl aktiv zu erkennen oder wirklich Kontakt zu ihm aufzunehmen. Die Emotion »hat sie«, nicht »sie haben die Emotion«. Die erstrebenswerte Situation für uns sind gering bis mäßig emotional aktivierte Eltern, die zumindest während der Beratung immer wieder emotionale Erfahrungen durchleben. Gefühle in Worte zu fassen wirkt in sich emotionsregulierend (Torre u. Lieberman, 2018; Siegel, 2015a). Wenn der Therapeut die Emotionen der Eltern validiert oder die Eltern die ihrer Kinder, befördert Validierung die Erlebenstiefe, Emotionsverarbeitung und Emotionsregulation. Über die Zeit wird so die Selbstwirksamkeit im Umgang mit Emotionen gestärkt.

Alle genannten empathiebezogenen Interventionen können wir in Gesprächen mit Kindern, Heranwachsenden wie auch mit Eltern nutzen. Empathische Vermutungen führen bei Kindern oft eher zum Ziel als Fragen, da es Kindern oft schwerfällt, zu sagen, wie sie sich fühlen und warum sie sich so fühlen oder reagieren, wie sie es tun. Sowohl Kinder als auch Jugendliche antworten auf diese Art Fragen oft mit einem »Ich weiß nicht«. Empathische Vermutungen im Hinblick auf das, was sie vielleicht empfinden, offene, fragende Spekulationen über ihre Gefühle und Erfahrungen sind für sie leichter zu nehmen. Das Kind kann sein Gefühl wiedererkennen, es bestätigen oder zurückweisen. Gleichzeitig hat sich die empathische Vermutung in unserer praktischen Arbeit mit jüngeren Kindern oft als herausfordernd erwiesen, da jüngere Kinder dazu neigen, auch dann »Ja« zu sagen, wenn sie es eigentlich nicht so meinen.

Ohne die erkundende, warme und empathische Haltung und die empathischen Interventionen werden die anderen Skills, die wir im EFST vermitteln, wie Grenzsetzung, Entschuldigungen, die Arbeit an Gefühlsfallen, nicht wirksam und erfolgreich werden. Sowohl die empathische Validierung als auch die warme, empathische Grundhaltung der Therapeutin sind Voraussetzungen, um Eltern zu helfen. Aber auch mit der tolerantesten und mitfühlendsten Haltung und allen empathischen Interventionen im Werkzeugkasten können Therapeut:innen auf Sackgassen treffen, wenn ihnen ihre eigenen Emotionen im Weg stehen. Dies bezeichnen wir als Gefühlsfallen der Therapeut:innen, die Gegenstand des nächsten Kapitels sind.

KAPITEL 9 Die Gefühlsfallen der Therapeut:innen

Familien zu behandeln und zu beraten, die in einer Krise stecken, kann eine emotional herausfordernde Aufgabe für Therapeut:innen sein. Wenn die Therapie in eine Sackgasse gerät, nimmt der EFST-Therapeut eine Selbstevaluation vor, um mögliche Gefühlsfallen zu identifizieren und zu bearbeiten, die den Beratungsprozess blockieren. Jede Emotion kann zur Gefühlsfalle werden. Ärger gegenüber einem Elternteil in der Beratung kann die Kompetenzen der Therapeutin ebenso beeinträchtigen wie die Angst, als Therapeut zu versagen.

Gefühlsfallen der Therapeut:innen können zu jedem Zeitpunkt im Beratungsprozess entstehen – während der Psychoedukation, während der Arbeit an Validierung, Entschuldigungen oder Grenzen. Manchmal tauchen die Gefühlsfallen bereits während des ersten Telefonats auf, in dem der Erstkontakt vereinbart wird, wenn der Therapeut einen negativen Eindruck von den Eltern gewinnt oder einen Überweisungsbericht liest und spürt: »Diese Art Eltern triggern mich.«

Dass Gefühlsfallen auftauchen, ist nicht ungewöhnlich. Sogar erfahrene EFST-Therapeut:innen suchen Hilfe bei einem Kollegen, wenn sie stecken bleiben. Die Art der Themen und Stile und die Art der Eltern, die Gefühlsfallen aktivieren, kann sich über die Zeit wandeln, je nachdem wo die Therapeutin emotional gerade steht. Bei vielen Therapeut:innen gibt es auch wiederkehrende Themen, die anhaltend herausfordernd bleiben. Diese Themen sind meist verbunden mit den emotionalen Verletzlichkeiten und Magneten der Therapeut:innen selbst.

Wir arbeiten mit den Gefühlsfallen der Therapeut:innen sehr ähnlich wie mit denen der Eltern. Auch hier beleuchten wir, welche Gefühlsfallen der Validierung, Entschuldigung oder der Etablierung gesunder Grenzen im Wege steht.

Wir widmen uns in diesem Kapitel der Frage, was passiert, wenn Therapeut:innen in der Elternberatung »feststecken« und selbst Beratungsbedarf haben. Wir verdeutlichen, was wir mit den Gefühlsfallen der Therapeut:innen genau meinen und wie wir daran arbeiten, sie aufzulösen.

Innerhalb des EFST unterscheiden wir zwei Hauptarten von Gefühlsfallen. Die eine betrifft eine negative Haltung oder Beziehung des Therapeuten zu den Eltern; die andere tritt ein, wenn Therapeut:innen das Vertrauen in ihre eigene Kompetenz und Fähigkeiten verlieren, sich nicht zutrauen, die Methoden des EFST zu nutzen oder mit den tiefsten und schmerzlichsten Emotionen der Eltern wirksam umzugehen. Wir bezeichnen diese Gefühlsfallen der Therapeut:innen als Blockaden im Hinblick auf *»elterliche Einbeziehung«* und *»therapeutische Kompetenz«* und erklären im Folgenden, wie diese sich in der Beratung bemerkbar machen und wie wir sie im Rahmen der Stuhlarbeit erkunden können.

Gefühlsfalle »elterliche Einbeziehung«

Im EFST trainierte Therapeut:innen lernen, zu glauben und darin zu vertrauen, dass Eltern die wichtigste Ressource sind, wenn es darum geht, die seelische Gesundheit von Kindern zu verbessern. Die Beteiligung der Eltern ist daher eine Schlüsselvariable, wenn wir mit seelisch belasteten Kindern arbeiten. Wenn professionelle Helfer:innen beginnen, EFST zu lernen, haben sie in der Regel Zweifel daran, Eltern so eine zentrale Rolle für die Genesung ihrer Kinder zuzuweisen. Im Umgang mit diesen Zweifeln nutzen wir die unten beschriebene Stuhlarbeit als selbstverständlichen Trainingsbestandteil für alle, die EFST neu lernen. Aber auch als erfahrene EFST-Therapeut:innen verlieren wir gelegentlich den Glauben daran, dass Eltern in der Lage sind, ihren Kindern zu helfen. Vielleicht haben wir sogar die Sorge, dass Eltern tatsächlich eine Verbesserung der Situation für ihr Kind verhindern. Ab und an können wir die Eltern, mit denen wir arbeiten, nicht leiden. Wir ärgern uns über sie, fühlen uns provoziert, manche Eltern mögen auch Ekel auslösen oder uns Angst machen. In diesen Fällen wünschen wir uns sehnlichst, die Beratung zu beenden.

Als Therapeut:innen verlieren wir oft dann das Vertrauen in die Eltern, wenn diese selbst psychisch erkrankt sind, an einer Persönlichkeitsstörung oder Abhängigkeitserkrankung leiden; oder die Eltern haben ihre Kinder missbraucht und sind ihnen gegenüber gewalttätig gewesen. Auch wenn diese Bedenken nachvollziehbar sind und die Prüfung der Sicherheit des Kindes immer an erster Stelle steht, halten wir im EFST an der Prämisse fest, dass die Genesung des Kindes davon profitiert, wenn die leiblichen Eltern in irgendeiner Weise einbezogen werden, auch wenn es Themen geben mag, die diese Einbeziehung begrenzen. Später in diesem Buch kommen wir darauf zurück, wie wir mit gravierenden Bedenken gegenüber den Eltern umgehen, Bereiche, in denen die

Diskussion über Gefühlsfallen irrelevant wird, und es notwendig wird, die Lage neu zu bewerten und gegebenenfalls die Beratung mit den Eltern zu beenden.

Grundsätzlich erachten wir die Einbeziehung der Eltern immer für wichtig, auch in den Fällen, in denen eine Herausnahme des Kindes aus der Familie entschieden wurde. Es kann heilend für Kinder sein, wenn sich beispielsweise ein gewalttätiger Elternteil entschuldigt und radikale Verantwortung für die Geschehnisse übernimmt – auch dann, wenn das Kind nicht bei seinen Eltern leben kann und vielleicht noch nicht einmal Besuchskontakte möglich sind. Unabhängig von den Details, können Therapeut:innen produktiver mit Multiproblemfamilien und -eltern arbeiten, wenn sie ihre eigenen Gefühle klären, anstatt den Plan aufzugeben, mit den Eltern zu arbeiten.

Als Beispiel für eine Gefühlsfalle im Hinblick auf elterliche Einbeziehung stellen wir uns eine EFST-Therapeutin vor, die zögert, aktiv mit einem Vater zusammenzuarbeiten, da dieser sich gegenüber der Therapeutin kritisch und feindselig verhält. Kritik am Therapeuten oder anderen Hilfesystemen, aber auch Kritik am Kind, sind häufig bei Eltern, die mit einem psychisch kranken Kind kämpfen. Sie sind oft erschöpft und frustriert, nicht zuletzt auch aufgrund der massiven Schwierigkeiten, die sie in ihren Hilfegesuchen durchleben mussten.

Ähnlich schwierig kann es sein, mit Eltern zu arbeiten, die selbst psychisch krank sind. Therapeut:innen können eine rationale Perspektive einnehmen und die Position vertreten, dass diese Eltern nicht in der Lage sind, zum Genesungsprozess ihres Kindes beizutragen. Auch wenn es Ausnahmen gibt, gehen wir davon aus, dass es oft die Therapeut:innen sind, die in eine Falle tappen und vernunftbezogen argumentieren, dass die elterliche Einbeziehung nicht nötig ist – trotz des Wissens, dass Kinder sich eher von psychischen Schwierigkeiten erholen, wenn es einen gewissen Grad elterlicher Einbeziehung gibt.

Gefühlsfalle »therapeutische Kompetenz«

Alle Therapeut:innen geraten ab und an in Sackgassen und stecken fest. Der Therapieprozess kann unangenehme Gefühle in uns aufwühlen und unsere eigenen emotionalen Magneten aktivieren. Unser Temperament, unsere Erfahrungen aus der Vergangenheit, unsere Fähigkeiten und therapeutische Sozialisation spielen dabei eine Rolle. Vielleicht werden wir selbstkritisch. Wir erleben, dass unser eigener emotionaler Stil herausgefordert wird. Wir mögen typischerweise bestimmte Emotionen vermeiden, die wir schlecht regulieren können oder die uns schlicht unangenehm sind. Dies mag im Regelfall kein

Problem darstellen, bis ein armer, unschuldiger Elternteil in unser Büro kommt und genau diese Emotion zeigt oder sie unabsichtlich in uns aktiviert.

Ein Beispiel für eine Gefühlsfalle im Hinblick auf die »therapeutische Kompetenz« kann ein Therapeut sein, der sich nicht zutraut, einer bestimmten Familie zu helfen. Der erste Schritt ist dann, zu verstehen, was diesen Bedenken zugrunde liegt. Unabhängig von den Charakteristika der Eltern müssen Therapeut:innen sich fragen: Welcher meiner Magneten wird hier aktiviert? Mithilfe ihrer eigenen Bewusstheit oder in der Beratung durch Kolleg:innen oder Supervisor:innen entdecken sie möglicherweise, dass die Umstände dieser Familie einen lang begrabenen Magneten ihrer eigenen Vergangenheit aktiviert haben, der auf Erfahrungen verweist, in denen sie etwas Ähnliches miterlebt oder ertragen haben wie die Familie. Diese Bewusstheit und die Verarbeitung ihrer eigenen Gefühle eröffnet ihnen Möglichkeiten, weiterzugehen, die Familie mit neuen Augen zu sehen und nicht durch die Brille ihres eigenen Magneten.

Als weiteres Beispiel einer Gefühlsfalle zum Thema »therapeutische Kompetenz« stellen wir uns eine Therapeutin vor, die den Glauben an ihre Fähigkeiten verloren hat und übermäßig selbstkritisch auftritt. Ein solches Verhalten ist besonders typisch für Therapeut:innen in Ausbildung oder zu Beginn ihrer Laufbahn. Solange die Therapeutin hier nicht stehen bleibt und sich Hilfe sucht, ist dies ein »normales« Phänomen. Therapeut:innen können Angst haben, gegenüber Klient:innen, Eltern oder Kolleg:innen inkompetent zu wirken. Die Gefühlsfalle handelt in diesem Fall von Scham. Auch für sie gilt: Durch Beratung, Bewusstsein und Verarbeitungsprozesse können Therapeut:innen die Quelle ihres Brain-Bosses identifizieren, der ihnen weismacht, sie wären nicht kompetent genug. Durch Bewusstsein und entsprechende Verarbeitung können sie verhindern, dass die Scham ihre therapeutische Selbstwirksamkeit schwächt.

Für andere Therapeut:innen liegt die Herausforderung im Umgang mit Ärger. Therapeut:innen neigen dann dazu, den Ärger der Eltern im Keim zu ersticken. Sie unterstützen die Eltern nicht wirksam im Umgang mit dem Ärger des Kindes und versäumen es, Zugang zu adaptiver Wut zu eröffnen. Der Magnet der Therapeutin mag aus der Erfahrung stammen, in einer Familie aufzuwachsen, in der Wut nicht erlaubt war, oder im Gegenteil, die Eltern sehr wütend waren. Ähnlich ergeht es Therapeut:innen, die persönlich den Verlust eines nahestehenden Angehörigen erlebt haben und unverarbeiteten Schmerz in sich tragen. Es fällt ihnen schwer, sich auf die Trauer anderer zu beziehen, da dies ihre eigene Trauer und den Verlust wachruft.

Eine weitere Gefühlsfalle handelt von der Angst der Therapeut:innen, die Beziehung zu den Eltern zu verlieren, Angst davor, nicht gemocht oder abgelehnt zu werden und einen Therapieabbruch zu riskieren. Therapeut:innen können einen aktiven Brain-Boss haben, der ihnen Angst macht, indem er beispielsweise androht, dass die Beziehung abreißt, wenn der Therapeut Stuhlarbeit nutzt, schmerzliche Gefühle aktualisiert, die die Eltern vermeiden wollen, oder die Eltern bittet, etwas zu tun, was diese schwierig finden.

Andere Therapeut:innen fürchten, dass die Eltern nicht in der Lage sein werden, das, was sie lernen, mit ihren Kindern wirksam anzuwenden, dass es dem Kind am Ende durch die Beratung sogar schlechter gehen könnte. In diesem Fall vermeidet der Therapeut vielleicht Interventionen, die der Familie tatsächlich helfen könnten.

Indem EFST-Therapeut:innen sich ihrer eigenen Gefühlsfallen bewusst werden und diese auflösen, unterstützen sie auch die Eltern dabei, diese zu überwinden. Gegenüber den eigenen Gefühlsfallen offen zu sein, sie zu identifizieren und durchzuarbeiten, trägt zu mehr Empathie aufseiten der Therapeut:innen bei. Sie werden besser darin, Eltern zu unterstützen, die um eine Rückgewinnung der Kontrolle über die Genesung und Entwicklung ihres Kindes ringen.

Emotionsfokussierte Supervision

Emotionsfokussierte Supervision ermöglicht Therapeut:innen, ihre eigenen Gefühlsfallen zu verarbeiten, die Empathie für die Schwierigkeiten der Familie wiederherzustellen, und eröffnet neue Zugänge zu den Eltern als Verbündeten. Sie dient auch dazu, das Vertrauen der Therapeut:innen in ihre eigenen Fähigkeiten wiederherzustellen und ihre emotionale Toleranz zu stärken.

Wenn Therapeut:innen ihre eigenen Gefühlsfallen entdecken, kann es ab und an ausreichen, nur zu beobachten, wovon diese handeln. In anderen Momenten ist es wichtig, supervisorische Hilfe in Anspruch zu nehmen, um die Gefühlsfalle zu bearbeiten. Supervision kann im EFST individuell oder in Gruppen erfolgen oder auch Teil eines festen Teamtreffens am Arbeitsplatz sein. Erfahrene EFST-Therapeut:innen erwerben zudem Kompetenzen, um als EFST-Supervisor:innen für ihre Kolleg:innen zu fungieren. Auch hier setzen wir unseren Wasserfall-Ansatz fort. Wir propagieren einen Mentorenansatz, der möglichst vielen Kolleg:innen und Familien Zugang zum EFST eröffnet.

Stuhlarbeit zu Gefühlsfallen der Therapeut:innen

In diesem Abschnitt bezeichnen wir den EFST-Therapeuten, der in der Gefühlsfalle sitzt, als »Therapeut:in« und die EFST-Therapeutin, die die Begleitung durchführt, als »Supervisor:in«. Für die Arbeit an den Gefühlsfallen der Therapeut:innen nutzen wir Stuhlarbeit. Die Therapeutin sitzt im Stuhl gegenüber und der Supervisor lädt sie ein, zu ihrem Brain-Boss zu werden. Der Brain-Boss kann ein Teil sein, der der Therapeutin rät, diesen Elternteil abzulehnen oder zu vermeiden. (Geht es um eine Gefühlsfalle im Hinblick auf therapeutische Kompetenz, übernimmt der Brain-Boss den Part, dem Therapeuten klarzumachen, dass er der schlechteste Therapeut der Welt ist.) Im nächsten Schritt überzeugt der Brain-Boss die Therapeutin, dass es absolut sinnlos ist, diesen Elternteil einzubeziehen, es wird nicht helfen und am Ende den Prozess stören. (Im Fall der Kompetenzfalle überzeugt der Brain-Boss den Therapeuten davon, dass alle anderen in der Lage wären, mit dieser Familie zu arbeiten, aber: »Nicht du. Du bist nicht gut genug.«) Der Supervisor lässt die Therapeutin zurück auf den Selbststuhl wechseln und bittet sie, sich das Kind auf dem Stuhl gegenüber vorzustellen. Die Therapeutin sagt zum Kind, dass sie seinen Eltern nicht helfen wird, weil sie die Eltern nicht leiden kann oder nicht daran glaubt, dass sie sich jemals ändern werden etc. (Im Fall der Kompetenzfalle erzählt der Therapeut dem Kind, dass er nicht helfen wird, weil er – der Therapeut – sich seiner Kompetenzen zu unsicher ist, um es zu versuchen.) Oftmals löst sich die Gefühlsfalle bereits an diesem Punkt auf. Es fühlt sich zu unbehaglich an, dem imaginierten Kind zu sagen, dass die Therapeutin nicht helfen kann oder wird, weil sie die Eltern für nutzlos hält oder selbst Angst hat, als inkompetent dazustehen. Auch wenn sich die Gefühlsfalle an diesem Punkt aufzulösen scheint, durchlaufen wir stets alle Schritte der Stuhlarbeit, um die konkurrierenden Motivationen durchzuarbeiten. Die Therapeutin nimmt nun im Stuhl gegenüber Platz und spürt, wie es sich anfühlt, das Kind zu sein, und antwortet aus dieser Rolle der Supervisorin.

Erlebt die Therapeutin im Stuhl des Kindes Erleichterung darüber, dass die Therapeutin die Eltern nicht einbeziehen will oder sich nicht kompetent genug fühlt, um mit der Familie zu arbeiten, muss die Supervisorin erkunden, welche anderen verletzlichen Gefühle hinter der Erleichterung des Kindes stecken, bevor der Prozess weitergeht.

Wir folgen derselben Struktur, unabhängig davon, ob sich die Gefühlsfalle auf die elterliche Einbeziehung oder auf die therapeutische Kompetenz bezieht. Manchmal genügt eine einmalige Auseinandersetzung mit der Gefühlsfalle der Therapeutin, um sie aufzulösen. In anderen Momenten ist es notwendig, ein paar Schritte zurückzugehen, Schritte zu wiederholen oder tiefergehende Stuhlarbeit zu nutzen. Es kommt häufig vor, dass dieselbe Gefühlsfalle bei derselben oder anderen Familien erneut auftaucht, dann ist weitere Supervision nötig.

Gelingt es auch nach einigen Supervisionsstunden nicht, eine Gefühlsfalle über die Zeit aufzulösen, mag es das Beste sein, die Arbeit zu beenden oder an einen anderen Therapeuten zu übergeben. Bleibt ein Therapeut in der Gefühlsfalle, kann dies eine wirksame und hilfreiche Beratung für die Familie erschweren. Ab und an braucht es auch einzeltherapeutische Unterstützung, um Gefühlsfallen aufzulösen, insbesondere dann, wenn die Gefühlsfallen aus alten Verletzungen der eigenen Kindheit rühren oder ungelöste Schwierigkeiten in aktuellen Nahbeziehungen betreffen. Im Folgenden illustrieren wir unterschiedliche Gefühlsfallen von Therapeut:innen entlang von Beispielen.

Beispiel 1: Gefühlsfalle der Therapeut:innen – elterliche Einbeziehung

Der Vater aus der Hölle

Howard, 18 Jahre alt, macht Therapie. Seine Mutter hat bereits zuvor Elternberatung in Anspruch genommen, dabei sind Probleme mit seinem Vater deutlich geworden. Die Therapeutin hatte den Vater bereits einmal zum Gespräch da und ist überzeugt, dass es keinen Sinn hat, weiter mit ihm zu arbeiten. Sie möchte stattdessen die Einzeltherapie mit dem jungen Mann fortsetzen und den Vater nicht mehr sehen, auch wenn dies bedeutet, die Therapie aufs Spiel zu setzen. Supervisorin und Therapeutin arbeiten gemeinsam daran, die Gefühlsfalle der Therapeutin und ihre konkurrierenden Motivationen herauszuarbeiten.

Schritt 1. Im Selbst-Stuhl

Therapeutin: »Howards Vater geht überhaupt nicht in den Kontakt. Er ist nur mit sich beschäftigt und nicht bei seinem Sohn. Er hat das Gefühl, alles richtig zu machen. Er ist total aggressiv. Es ist kaum zu ertragen. Howard hat erzählt, dass er ihn hart gegen die Wand geschubst hat, und er leugnet den Vorfall. Er ist voller Selbstmitleid aufgrund seiner schwierigen Scheidung. Er ist nicht in der Lage, Howard oder seine Geschwister auch nur ansatzweise zu sehen. Er zieht Howard ganz offensichtlich in die Konflikte der Erwachsenen rein. Außerdem steht er mir und der Therapie sehr kritisch gegenüber. Er hält alle Therapeuten für inkompetente Idioten. Ich glaube nicht, dass er irgendetwas beitragen kann, und ich bin überhaupt nicht scharf darauf, ihn noch mal zu sehen.«

Schritt 2. Wechsel auf den Stuhl gegenüber
Supervisorin: »Stell dir dich selbst vor in dem Stuhl vor dir (deutet auf den Selbst-Stuhl). Sei der Teil, der sie (verweist auf den Selbst-Stuhl) davon abhält, weiter mit dem Vater zu arbeiten. Ermutige ›sie‹ (das vorgestellte Selbst), den Jungen weiter vor der Einbeziehung seines Vaters in die Therapie zu schützen.«

Therapeutin: »Lade den Vater nicht noch mal zu einer Sitzung ein. Er ist zu aggressiv und hat überhaupt kein Reflexionsvermögen. Er wird den Kindern wehtun, wenn er stärker einbezogen wird. Es ist wirklich das Beste, wenn Howard so wenig Kontakt wie möglich mit ihm hat. Wenn du den Vater einbeziehst, wird die Beratung stagnieren. Er wird seinen Sohn in Gespräche verwickeln, die alles nur schlimmer machen. Howard braucht das nicht noch obendrauf auf all seine Sorgen. Er hat schon genug zu tun mit seinem Vater.«

Supervisorin: »Sag ›ihr‹ (dem vorgestellten Selbst), dass sie Howard schützen muss und was sie statt der Einbeziehung des Vaters tun sollte.«

Therapeutin: »Versuche zu verhindern, dass der Vater noch mal zu einer Sitzung kommt. Wenn er anruft, sag ihm, dass dies kein guter Zeitpunkt ist, ihn in die Therapie zu integrieren.« Zur Supervisorin gewandt: »Er wird auf jeden Fall anrufen, um einen neuen Termin zu vereinbaren, weil er immer versucht, alles zu beeinflussen und kaputtzumachen.«

Supervisorin: »Wirst du dem Vater sagen, dass es keine weitere Sitzung mit ihm geben wird, weil er zu aggressiv ist und kein Reflexionsvermögen hat?«

Therapeutin: »Nein, bist du verrückt?!«

Supervisorin: »Es klingt fast, als ob du ein bisschen Angst vor diesem Vater hast, kann das sein?«

Therapeutin: »Ja, genau, ich habe wirklich Angst. Genau genommen ... habe ich eine Scheißangst. Ich habe Angst, dass er mich attackieren wird, nur verbal, dass er ausrastet.«

Supervisorin: »Und es ist furchtbar, wenn man in der Arbeit Angst haben muss. Kein Wunder, dass du die Beratung mit ihm beenden willst. Du hast wahrscheinlich schon jede Menge Energie in die Sitzungen gesteckt, die du mit ihm hattest – jedes Mal Anspannung im Vorfeld, und sich zusammenreißen während der Sitzungen.«

Therapeutin: »Genau ... (seufzt tief). Ja, genauso war es.«

Supervisorin: »Kannst du dich an eine Zeit erinnern, als Kind, Jugendliche oder junge Erwachsene, wo sie (zeigt auf den Selbst-Stuhl) eine ähnliche Angst erlebt hat?«

Therapeutin: »Ja ... Du (spricht zu ihrem imaginierten Selbst) hattest Angst vor deinem Bruder. Er hat dich geschlagen und getreten und dich beschimpft (sieht die Supervisorin an, bevor sie wieder zum Selbst-Stuhl Kontakt aufnimmt). Er war sehr wütend, unberechenbar wütend. Einmal hat er mich im Badezimmer eingeschlossen und das Licht ausgemacht.« (Der Therapeutin kommen die Tränen.)

Supervisorin: »Sag ihr (dem imaginierten Selbst), dass sie dieses schreckliche Angstgefühl vermeiden muss, das immer hochkommt, wenn sie mit wütenden Menschen im gleichen Raum ist, auch wenn sie im Kopf weiß, dass sie nicht gefährlich sind.«

Therapeutin: »Es ist gefährlich in der Gegenwart von wütenden Leuten. Du kannst damit nicht umgehen und du solltest in der Arbeit auch keine Angst haben müssen. Und dieser Vater macht einem Angst.«

Schritt 3: Wechsel auf den Selbst-Stuhl

Die Supervisorin lädt die Therapeutin ein, sich den Sohn Howard auf dem Stuhl gegenüber vorzustellen. Sie bittet die Therapeutin, ihm zu sagen, dass sein Vater ihm nicht helfen kann, dass sein Vater den therapeutischen Prozess faktisch eher behindert und dass es die Lage für Howard verschlechtern wird, wenn sein Vater einbezogen wird.

Supervisorin: »Stell dir Howard im Stuhl gegenüber vor. Sag ihm: ›Ich werde deinen Vater nicht mehr in die Therapie einbeziehen. Er ist zu aggressiv und hat keinen Selbstbezug. Ich glaube nicht, dass er dir helfen kann.‹«

Therapeutin: »Ich glaube nicht, dass dein Vater dir helfen kann. Er ist ein arroganter und wütender Mann, mit dem man unmöglich arbeiten kann.« (Die Therapeutin zieht eine Grimasse und lässt die Supervisorin wissen, dass es sich sehr unangenehm anfühlt, Howard dies zu sagen.)

Supervisorin: »Ich weiß. Können wir trotzdem weitermachen? Sag Howard: ›Es ist wichtiger für mich, nicht mehr in Berührung mit meinen Ängsten als Kind zu kommen, als dir und deinem Vater zu helfen.‹«

Die Therapeutin zögert und sagt dann mit Tränen in den Augen: »Es ist wichtiger für mich, nicht mehr diese Angst zu fühlen, die ich als Kind erlebt habe, als deinen Vater zu beraten und dir zu helfen.«

Schritt 4: Wechsel auf den Stuhl gegenüber

Supervisorin: »Sei Howard. Sag deiner Therapeutin, wie es ist, das zu hören.«

Die Therapeutin guckt traurig und sagt (als Howard): »Ich will sagen, dass ich wenig mit meinem Vater zu tun haben will, weil er immer so wütend ist und mich in seinen Mist mit reinzieht, aber es ist nicht schön zu hören, dass er ein hoffnungsloser Fall für die Beratung ist. Manchmal macht es auch Spaß mit ihm und er *ist* mein Vater. Ich werde auch ein bisschen sauer auf dich, dass du nicht versuchen willst, ihm zu helfen, die Beziehung zwischen uns zu verbessern, damit er mir helfen kann.«

Supervisorin: »Als Howard, was möchtest du deiner Therapeutin sagen? Wie ist es für dich, in dieser Situation zu sein? Was möchtest du ihr so gern begreiflich machen?«

Therapeutin (als Howard):»Ich glaube, es kann nicht gut werden für mich, wenn mein Vater nicht auch Hilfe bekommt. Ich will, dass er einbezogen wird. Es ist nur schwer, das so zu sagen. Es macht mir auch ein bisschen Angst. Ich vermute, ich hoffe, dass du mir *und* ihm helfen kannst. Ich weiß, dass er mich liebt und sein Bestes versucht. Ich hoffe, du kannst an ihn glauben, daran glauben, dass er mit Unterstützung in der Lage ist, die Dinge ein kleines Bisschen anders zu sehen. Auf eine Weise kann ich verstehen, dass er wütend ist und eine schwere Zeit durchmacht. Die Scheidung, dass Mama einen neuen Mann hat, all das war sehr schwer für ihn, und davor war es auch nicht einfach für ihn. Ich glaube, er war einfach immer schon unsicher, und ich weiß, dass er es als Kind auch nicht so leicht hatte.«

Supervisorin: »Als Howard ... Kannst du deiner Therapeutin sagen - warum *sie?* Warum möchtest du, dass sie deinem Vater hilft?«

Therapeutin: (zur Supervisorin:) »Ach du lieber je ....«

Supervisorin: »Genau ... Sei Howard und sag deiner Therapeutin ...«

Therapeutin: (als Howard:) »Du bist die Erste, die mich ein bisschen erreicht. Du bist die Erste, der ich all dieses Zeug erzählt habe.«

Supervisorin: »Es klingt wie ... ›Ich vertraue dir ...?‹«

Therapeutin: (als Howard:) »Das tue ich. Ich vertraue dir.« (Sieht die Supervisorin an:) »Ich glaube, er vertraut mir. Und es fühlt sich an, als ob ich ihn hängen lasse.«

Schritt 5: Wechsel auf den Selbst-Stuhl

Supervisorin: »Wie ist es, das zu hören? Was würdest du gerne für Howard tun? Und für seinen Vater? Erzähl es Howard.«

Therapeutin: »Howard, es tut mir sehr leid, dass ich deinen Vater aufgeben wollte. Ich war zu beschäftigt mit meinem eigenen Unbehagen und habe den Überblick verloren und nur noch seine Wut gesehen. Ich möchte dir wirklich helfen und ich glaube, es ist wichtig, mit deinem Vater zu arbeiten. Ich werde ihn morgen anrufen und ihn zu einer weiteren Sitzung einladen. Auch wenn es eine Weile braucht, ich werde ihn nicht aufgeben. Ich bin tatsächlich überzeugt, dass er verstehen wird, wie es dir geht, wenn ich bereit bin, richtig in die Beratung einzusteigen. Ich muss einfach methodisch dranbleiben, dann kann es vielleicht sogar ein guter Prozess werden.«

Schritt 6: Wechsel auf den Stuhl gegenüber

Supervisorin: »Wie reagiert Howard auf das, was du sagst?«

Therapeutin (als Howard): »Das fühlt sich gut an (atmet erleichtert aus). Ich bin aufgeregt ... und nervös. Aber es fühlt sich gut an. Ich will, dass es mir besser geht, und ich brauche wirklich deine Hilfe. Es ist wichtig für mich, dass du an uns glaubst. Ich kann meinen Vater nicht ersetzen. Er ist alles, was ich habe.«

Schritt 7: Wechsel auf den Selbst-Stuhl

Supervisorin: »Was glaubst du, muss jetzt als Erstes passieren?«

Die Therapeutin lacht und sagt, »Ich muss so bald wie möglich den Vater anrufen und dann muss ich ihm mit Verständnis und Validierung begegnen und nicht defensiv oder beleidigt oder ärgerlich reagieren. Ich muss ihm das Mitgefühl zeigen, das er braucht, damit er es wagen kann, seine Verletzlichkeit zu zeigen und an seinen Gefühlsfallen zu arbeiten.«

Supervisorin: »Und wie fühlt sich dieses Vorhaben an? Was fühlst du jetzt gerade?«

Therapeutin: »Um ehrlich zu sein, ist es mir ein bisschen unangenehm, dass ich gar nicht mitbekommen habe, wie meine Gefühle der Hilfe im Weg standen. Und ich werde auch weiterhin Angst haben, den Vater anzurufen und ihn zu treffen, aber ich weiß, dass es notwendig ist und das Richtige.«

Beispiel 2: Gefühlsfalle der Therapeut:innen – therapeutische Kompetenz

Die schlechteste Therapeutin der Welt!

Therapeutin: »Ich traue mich nicht, an Gefühlsfallen zu arbeiten. Jedes Mal, wenn eine Gefühlsfalle auftaucht, gerate ich selbst in eine (lacht leicht auf). Besonders schwer fällt es mir bei einer Mutter, die wütend auf ihre Tochter ist und ihr an fast allem die Schuld gibt. Ich habe Angst, diese Mutter zu verletzen, dass ich invalidierend bin und dass das Arbeitsbündnis und die Beratung scheitern.«

Supervisor: »Das kann sich nicht gut anfühlen ... Da ist ein bisschen Angst vor der Stuhlarbeit und viel Sorge, die Mutter zu verletzen, und vielleicht auch Sorge, dass sichtbar wird, dass du noch nicht so sicher in der Methode bist. Es fühlt sich unangenehm an. Es *ist* ja auch schwer, an Gefühlsfallen zu arbeiten. Viele Leute finden die Arbeit an Gefühlsfallen mit das Schwierigste im EFST. Manchmal ist es schwer, die konkurrierenden Motivationen zu identifizieren, und die Stuhlarbeit im EFST fühlt sich manchmal weniger intuitiv an als andere Stuhlarbeiten. Super, dass du das in die Supervision einbringst. An den eigenen Gefühlsfallen und konkurrierenden Motivationen zu arbeiten, ist ein super Training! Setz dich mal hierüber.«

Wechsel auf den Stuhl gegenüber

Supervisor: »Sei der Teil in dir, der dir sagt, dass du nicht mit Gefühlsfallen arbeiten sollst. Sag dir selbst, dass es schiefgehen wird mit Mutter und Tochter, wenn du es versuchst.«

Die Therapeutin sagt zu sich im Selbst-Stuhl: »Arbeite nicht mit Gefühlsfallen. Vermeide das einfach. Du wirst diese Mutter verletzen, wenn du ihren Ärger in den Blick nimmst und ihr sagst, dass er sie daran hindert, die Bedürfnisse ihrer Tochter zu sehen. Die Mutter fühlt sich am Ende nur hoffnungsloser, vielleicht bricht sie die Beratung ab und das wird sich nachteilig auf die Tochter auswirken.«

Supervisor: »Sehr gut. Mach dir richtig Angst, was wird dir als Therapeutin widerfahren, wenn du an Gefühlsfallen arbeitest? Wirst du dich lächerlich machen, werden andere dir vorwerfen, dass du nicht in der Lage bist, es richtig zu machen – oder geht es hauptsächlich darum, dass die Tochter davon betroffen sein wird?«

Die Therapeutin sagt zu sich im Selbst-Stuhl: »Du wirst dich wie eine komplette Idiotin fühlen. Die Mutter wird sich bei deiner Chefin beschweren. Alle werden wissen, dass du dich komplett lächerlich gemacht hast. Vielleicht verlierst du deine Arbeit. Am Ende werden sie dir raten, dass du besser nicht mehr mit Familien arbeitest.«

Supervisor: »Dieses Gefühl, nicht gut genug zu sein – sich so zu schämen, ist das ein vertrautes Gefühl für sie (zeigt auf den Selbst-Stuhl, wo ihr imaginiertes Selbst sitzt)?«

Therapeutin: »Ich weiß es nicht.«

Supervisor: »Erinnere sie an eine Zeit aus ihrer Kindheit oder später, wo sie auch diese Scham gespürt hat, dieses Gefühl, nicht gut genug zu sein.«

Therapeutin: »Eigentlich warst du immer recht selbstbewusst und hast an dich geglaubt. Du hattest gute Eltern und eigentlich gab es nicht so viel Schwieriges. Aber wenn ich jetzt so darüber nachdenke, habe ich das Gefühl, dass du dein ganzes Selbstvertrauen verloren hast, als du aus der Elternzeit zurückgekommen bist. Und dann waren da eine neue Chefin und zwei neue Kolleginnen und es hat sich angefühlt, als ob du nicht mehr ganz drin bist in deiner Arbeit.«

Therapeutin: »Ich habe zwei Kinder nah beieinander. Ich war für fast zweieinhalb Jahre weg von der Arbeit.«

Supervisor: »Es hat sich angefühlt, als ob du an einen vollkommen neuen Arbeitsplatz zurückkommst, ohne die alten Verbindungen, das hat sich einfach nicht sehr sicher angefühlt.«

Therapeutin: »Ja, da ist etwas dran. Wahrscheinlich fühle ich mich im Allgemeinen schnell inkompetent und unsicher, und wenn ich dann wütende Leute treffe, wird es, glaube ich, schlimmer. Zu Hause gab es das nicht. Mama und Papa waren nie wütend.«

Supervisor: »Du hattest also nicht so viel Gelegenheit, den Umgang mit Wut zu üben.«

Therapeutin: »Und ich glaube, ich bin im Moment noch ein bisschen empfindlicher als sonst. Ich hatte auch früher schon mit wütenden Eltern zu tun, bevor ich in die Elternzeit gegangen bin. Ich habe Wut wahrscheinlich nicht gerade befördert oder validiert, sondern eher versucht, sie zu dämpfen oder dafür zu sorgen, dass die Eltern sich besser fühlen, aber ich habe mich nicht so falsch und selbstkritisch gefühlt wie jetzt.«

Supervisor: »Okay, also mach ihr (dem imaginierten Selbst im Selbst-Stuhl) Angst. Erzähl ihr, dass sie im Moment zu empfindsam ist und dass sie nicht in der Lage ist, mit weiteren Herausforderungen umzugehen. Und dass sie das unangenehme Gefühl, nicht gut genug zu sein, vermeiden muss und deshalb nicht mit Gefühlsfallen arbeiten darf.«

Therapeutin: »Weitere Herausforderungen überfordern dich im Moment. Arbeite nicht an den Gefühlsfallen dieser Mutter. Mach auf keinen Fall etwas, das sie wütend auf dich macht. Das wird sich sehr unangenehm anfühlen.«

Supervisor: »Sag dir, dass du so weitermachen musst wie bisher. Arbeite nicht mit Gefühlsfallen. Vermeide das um jeden Preis.«

Therapeutin: »Mach so weiter. Meide Gefühlsfallen. Vielleicht solltest du einfach aufhören, EFST zu machen.«

Supervisor: »Wechsel den Stuhl. Okay, stell dir vor … Wie heißt das Mädchen?«

Therapeutin: »Heidi. Sie ist acht.«

Supervisor: »Schau dir Heidi hier auf diesem Stuhl an. Kannst du sie sehen?«

Therapeutin: »Ja, ich kann sie sehen. Sie ist klein und zerbrechlich.«

Supervisor: »Sag Heidi, dass du nicht an der Wut ihrer Mutter arbeiten wirst. Dass du den beiden dabei nicht helfen kannst. Sag ihr, dass du Angst hast, dass ihre Mutter wütend auf dich wird. Und dass du dich davor schützen musst. ›Ich bin einfach nicht gut genug und wenn ich versuche, dir zu helfen, wird rauskommen, dass ich eine schlechte Therapeutin bin.‹«

Therapeutin: »Oh, uh, muss ich das wirklich sagen? Ich denke das nicht mehr.«

Supervisor: »Ich weiß. Sag es trotzdem. Es ist wichtig, es auszusprechen.«

Die Therapeutin sagt zum imaginierten Kind (ein bisschen zögernd und mit Tränen in den Augen): »Heidi, ich traue mich nicht, mit deiner Mutter darüber zu sprechen, dass sie so wütend auf dich ist und dir die Schuld an den Schwierigkeiten in der Familie gibt, weil ich Angst habe, als schlechte Therapeutin entlarvt zu werden. Du musst alleine klarkommen mit dem Ärger deiner Mutter.«

Supervisor: »Ich war zu lange weg und ich kann im Moment nicht mit größeren Herausforderungen umgehen; es ist wichtiger für mich, mich nicht unzulänglich und beschämt zu fühlen, als dir zu helfen.«

Die Therapeutin weint, als sie sagt: »Uh, ja, vermutlich ist es das, was ich sage. Es ist wichtiger für mich, mich nicht inkompetent zu fühlen, als dir zu helfen.«

Supervisor: »Mhm ... Ich kann sehen, dass dich das bewegt. Es ist sehr berührend, sie sich hier gegenüber vorzustellen und so etwas zu sagen, nicht wahr? Komm hier rüber.«

Wechsel auf den Stuhl gegenüber

Supervisor: »Sei Heidi. Wie ist es für sie, das zu hören?«

Therapeutin (als Heidi): »Ich bin so traurig. Ich weiß nicht, was ich machen soll. Du kannst doch nicht einfach meine Mutter aufgeben, nur weil du Angst hast und dich inkompetent fühlst. Ich brauche eine Mama, die nicht so wütend ist und mir an allem die Schuld gibt. Wenn du nicht versuchst, ihr dabei zu helfen, kann ihr niemand helfen und dann wird es für mich wirklich schrecklich. Und ich bin auch ein bisschen wütend auf dich. Du gibst mich und meine Familie einfach auf, nur weil du Angst hast.«

Supervisor: »Als Heidi ... Was möchtest du, dass deine Therapeutin weiß? ›Ich brauche meine Mama? Wenn du an sie glaubst, dann ...?‹ Irgend so etwas ... In deinen eigenen Worten.«

Therapeutin: »Ich brauche meine Mutter. Wenn du an sie glaubst, wird sie sich nicht mehr so schlecht fühlen.«

Supervisor: »Sehr gut. Wechsel den Stuhl.«

Wechsel auf den Selbst-Stuhl

Supervisor: »Erzähl mir: Wie war es, Heidis Antwort zu hören?«

Therapeutin: »Ziemlich heftig. Es hat mich bewegt und macht die Sache klarer.«

Supervisor: »Was willst du für Heidi und ihre Familie tun?«

Therapeutin: »Ich kann hier in der Supervision ein paar Mal üben (der Supervisor nickt), und natürlich werde ich an den Gefühlsfallen der Mutter arbeiten. Wenn etwas schiefgeht und sie wütend wird, werde ich mich entschuldigen (erleichtertes Auflachen). Was kann am Ende schiefgehen? Ich will Heidi helfen, weil es furchtbar für sie sein muss, die zu sein, der für alles in der Familie die Schuld gegeben wird. Armes kleines Ding. Ich habe einen ganz guten Draht zu einer der neuen Kolleginnen in der Arbeit, vielleicht sollte ich auch nicht nur mit dir über diese Herausforderungen sprechen, sondern auch mit ein paar anderen Leuten - auch wenn ich mich schäme. Wenn ich nichts rauslasse, werde ich keine Unterstützung bekommen.«

Supervisor: »Genau, das klingt nach einer sehr guten Idee. Also, sag Heidi jetzt: Ich werde ...«

Therapeutin: »Ich werde mit den Gefühlsfallen deiner Mutter arbeiten. Ich bin zuversichtlich, dass wir gute Arbeit machen werden. Wenn sie ein wenig Hilfe und Unterstützung bekommt, glaube ich daran, dass deine Mutter erkennt, dass du nur ein kleines Mädchen bist und nicht an allem schuld. Es ist die Aufgabe der Erwachsenen, Verantwortung für die Streitereien zu Hause zu übernehmen. Ich glaube an deine Mutter.«

Wann sollten wir die Elternberatung nicht fortsetzen?

In wenigen Fällen gelingt es Therapeut:innen nicht, in der Arbeit mit den Eltern Fortschritte zu erzielen, die Beratung muss deshalb beendet werden. Dies mag der Fall sein, wenn die Eltern so massive Schwierigkeiten haben, dass eine Langzeittherapie erforderlich ist, um die Gefühlsfallen aufzulösen. Sie sind nicht in der Lage, ihre Kinder zu validieren, gesunde Grenzen zu setzen oder für ihr Verhalten Verantwortung zu übernehmen, oder sie verstehen auch nach wiederholten Versuchen, ihre Gefühlsfallen aufzulösen, nicht, dass sie ihr Kind durch ihre Handlungen verletzen.

Zu entscheiden, ob es eher darum geht, an der Gefühlsfalle der Therapeutin zu arbeiten, oder an der Zeit ist, die Beratung zu beenden, kann herausfordernd sein. Insbesondere, wenn wir mit Familien arbeiten, in denen es schwerwiegende psychologische Probleme, Sucht, Gewalt oder Missbrauch gibt. In Fällen mit so tiefgreifenden Problemen ist es notwendig, die bisherige Arbeit gründlich auszuwerten und auch an den Gefühlsfallen der Therapeut:innen zu arbeiten, um herauszufinden, was auf die elterliche Unfähigkeit zu Veränderung und was auf die therapeutischen Bemühungen zurückzuführen ist. Wir raten davon ab, Eltern mit schweren antisozialen Persönlichkeitszügen zu beraten, hier ist der Weg zur Heilung ungewiss und oft lang (Gullhaugen, Nørbech u. Teigset, 2012).

Auch wenn eine Familie vor massiven Herausforderungen steht und insgesamt schlecht dasteht, ist dies für sich genommen noch kein Indikator dafür, dass wir nicht versuchen sollten, sie zu unterstützen. Wenn es EFST-Therapeut:innen gelingt, die Haltung »Das wird nie funktionieren« zu überwinden, steigt die Chance, dass sie den Eltern in einer empathischeren und validierenderen Weise begegnen. Empathie und Validierung kann wiederum zu kleinen, aber positiven Veränderungen in der Eltern-Kind-Beziehung beitragen. Wir verweisen an dieser Stelle auch auf Einschränkungen und Vorsichtsmaßnahmen im Umgang mit der Methode, die wir in Kapitel 10 beschreiben.

Wenn Therapeut:innen EFST lernen, treten eigene Gefühlsfallen in der Regel recht häufig auf. EFST ist eine anspruchsvolle Methode, sie erfordert Mut und Aktivität – und wenn wir etwas Neues lernen, gewinnen selbstkritische Stimmen leicht die Oberhand. Einige Therapeut:innen beschreiben diesen Prozess wie einen Berg, den sie überwinden müssen, wenn sie das erste Mal Stuhlarbeit nutzen oder ihren ersten Elternworkshop halten. Um es ein bisschen einfacher zu machen, den Berg zu überwinden, beschreiben wir im Folgenden praktische Beispiele aus der Elternberatung, aus Elternworkshops und der Gruppenberatung.

TEIL 4 Die Praxis des EFST

EFST lässt sich in vier Formaten nutzen: in einem zweitägigen Präsenzworkshop, als Onlinewebinar, in der Elternberatung und als Gruppenberatung. Häufig werden unterschiedliche Formate kombiniert. In unserer praktischen Erfahrung und Forschung zeigt sich, dass die meisten Leute idealerweise mit einem Webinar oder Workshop beginnen und dann die Beratung in einer Elterngruppe oder in Form individueller Begleitung fortsetzen.

Um eine gute theoretische Ausgangsbasis zu schaffen, vermitteln wir den Eltern in den Workshops Psychoedukation zum Modell. Der Workshop besteht jedoch nicht nur aus Psychoedukation; wir integrieren immer auch erfahrungsbasiertes Lernen. Im Rahmen der zwei Tage beginnen die Eltern von Anfang an damit, zu üben und die neuen Fertigkeiten und Werkzeuge anzuwenden. Wir bleiben der Devise treu, die Eltern zu stärken. Hierfür vermitteln wir emotionale Fertigkeiten und unterstützen die Eltern, ihre angeborene elterliche Weisheit wiederzuentdecken. Zur erfahrungsorientierten Komponente des Workshops gehört auch eine spielerische Grundhaltung, wir springen direkt in Übungen hinein und experimentieren mit Aufgaben, die nicht zu fordernd oder bedrohlich sind. Auf diese Weise entdecken Eltern, dass sie mehr Kompetenzen im Umgang mit den familiären Herausforderungen haben, als sie zunächst annehmen.

Die Onlinewebinare können »live« durchgeführt werden. Erfahrungsorientierte Komponenten können integriert werden, wenn die Teilnehmer:innen einer festen Gruppe zugeteilt werden, mit der die Leiter:innen im Nachgang Kontakt haben, beispielsweise Eltern, die alle vom gleichen Träger betreut werden. Eltern können auch im Rahmen vorher aufgenommener Onlinewebinare selbstgesteuert am Programm teilnehmen. In diesem Fall ist die Teilnahme am eigentlichen Kurs passiv, die Eltern schließen im Nachgang mit ihrem jeweiligen Therapeuten oder einer Nachsorgegruppe an und erfahren dort praktische, erfahrungsbasierte Anleitung. Auch wenn diese reinen Onlinewebinare keine Partizipation und Praxis ermöglichen, ermöglichen sie uns, EFST mehr Eltern zugänglich zu machen. Eltern müssen nicht zu einem bestimmten Zeitpunkt anwesend sein. Eltern, die weit weg wohnen, bekommen Zugang zu den Informationen ohne den erschwerenden Zeit- und Kostenaufwand der Reise. In einigen kleinen Gemeinden zögern Eltern zudem, einen Elternworkshop zu besuchen, in dem sie ihre Privatsphäre nicht schützen können. Hier ermöglicht das Onlineformat eine anonyme Teilnahme. Die wichtigsten Materialien sind in der Webinarserie dieselben wie im Workshop, es ist also immer möglich, je nach Bedarf der Eltern(-gruppe) die Webinare mit anderen Angeboten zu kombinieren,

Die wesentlichen Informationen in einem Gruppenformat zu vermitteln, erweist sich als ökonomischer als die stundenlange Vermittlung dieser Basisinformationen und -übungen auf individueller Basis mit ein oder zwei Elternteilen. Auch die Etablierung fortlaufender Beratungsgruppen ist ökonomisch sinnvoller als Kontakte mit einzelnen Eltern. In der Gruppe zu arbeiten, hat zudem zahlreiche weitere Vorteile. Auf der anderen Seite stellt die Teilnahme an einem Workshop oder einer fortlaufenden Gruppe für einige Eltern eine schwer überwindbare Hürde dar. Sie fühlen sich hier nicht sicher genug. Unser Anliegen ist es deshalb, so viele Optionen wie möglich anzubieten, um Zugang zum Programm zu ermöglichen.

KAPITEL 10 Verschiedene Beratungsformate

Elternberatung

Wenn wir von Elternberatung sprechen, beziehen wir uns auf die Beratung von Eltern, Elternteilen, aber auch anderen Bezugspersonen wie Stiefeltern, Pflegeeltern, Sozialarbeiter:innen in Einrichtungen oder Großeltern.

Als Gegenstück zu Elternworkshops, Webinaren oder Gruppen ist die Elternberatung besonders wichtig, wenn die Beziehungsprobleme zwischen Kind und Eltern gravierend sind und spezifische Bedürfnisse und Herausforderungen adressiert werden müssen. Es kann sich zudem sicherer für Eltern anfühlen, allein in einer Elternberatung zu sein als in einer Gruppe. Ab und an sind Eltern aus zeitlichen oder örtlichen Gründen einfach nicht in der Lage, an einem Elternworkshop teilzunehmen – oder die EFST-Therapeut:innen sind in ihrem Setting eher in der Lage, Elternberatung als Workshops und Gruppen anzubieten.

In der Beratung geht es zunächst darum, dass die Eltern ihr Kind und ihren Umgang mit dem Kind beschreiben. Als EFST-Therapeut:innen halten wir in den Schilderungen der Schwierigkeiten und dem Umgang mit ihnen Ausschau nach emotionalen Informationen. Wir suchen zudem nach den Hoffnungen oder Veränderungswünschen der Eltern und den Hindernissen, die sie erleben. Die Geschichten der Eltern liefern uns Informationen darüber, wie sie ihre Situation verstehen, was sie von ihrem Kind erwarten, über die Kapazitäten der Eltern und Kinder und die unversorgten Bedürfnisse in der Familie.

Im Folgenden beschreiben wir, wie wir Eltern das Emotionsfokussierte Skilltraining vermitteln und welchen Rahmen wir für die Elternberatung empfehlen. Beginnen wir damit, uns die erste Sitzung einer Elternberatung mit ein oder zwei Elternteilen näher anzusehen.

Phase 1: der Auftakt und das Arbeitsbündnis

Beziehungsaufbau und Validierung der Eltern

In der ersten Phase, die eine bis drei Sitzungen umfassen kann, liegt der Fokus auf dem Aufbau einer therapeutischen Beziehung. Die Kerninterventionen der Therapeutin sind hier Empathie und Validierung.

Einige Eltern wurden unter Druck gesetzt, an der Beratung teilzunehmen – einige sogar gezwungen. Therapeut:innen stellen klar, dass dies kein Hindernis darstellt, und validieren alle guten Gründe der Eltern, *nicht* da sein zu wollen. Dies bietet uns die Gelegenheit, die über allem stehende EFST-Philosophie zu vermitteln: Wir gehen davon aus, dass alle Eltern das Beste für ihre Kinder wollen. Unabhängig davon, was sie getan haben oder wie sie sich zeigen, unterstellen wir, dass sich alle Eltern die bestmögliche Beziehung zu ihrem Kind wünschen. Das Beste für das eigene Kind zu wollen, ist die einzige Motivation, die wir als Arbeitsgrundlage brauchen. Wir betrachten Eltern nicht als »unmotiviert«, nur weil sie nicht kommen wollen.

In der ersten Sitzung profitieren Eltern auch davon, wenn die Therapeutin Hoffnung auf Veränderung ausdrückt, Eltern Vertrauen in ihre Fähigkeiten signalisiert, wirksam zu werden und die Situation zu bewältigen, und den Glauben daran formuliert, dass das Leben der Familie besser werden kann.

Informationen über die Methode

Nachdem die Eltern über die Schwierigkeiten des Kindes und ihre Probleme im Umgang damit berichtet haben, erläutern Therapeut:innen kurz das Vorgehen im Emotionsfokussierten Skilltraining. Wir informieren Eltern darüber, dass wir im Rahmen der Beratung großen Wert auf Emotionen legen. Wir erzählen ihnen von der Stuhlarbeit, die wir nutzen, um Einblicke darin zu gewinnen, wie das Kind unterschiedliche Situationen erlebt, und um Zugang zu finden zu den inneren Prozessen der Eltern, die ihnen im Weg stehen, wenn es darum geht, die Bedürfnisse ihres Kindes zu versorgen. Wir beschreiben, wie sich im Inneren Emotionen formieren und auftauchen, wie ihre Gefühle greifbarer und differenzierter werden. Wir nutzen die Metapher einer Sortierungshilfe oder eines Klassifikationssystems, das es Eltern leichter macht, zwischen den Gefühlen und Magneten aus ihrem eigenen Leben und denen ihrer Kinder zu unterscheiden.

Psychoedukation über Emotionen

Nachdem wir die Methode erläutert haben, stellen wir Psychoedukation über Emotionen zur Verfügung. Wir sprechen darüber, warum Emotionen wichtig sind, wir erklären Eltern die Bedeutung primärer Gefühle und zugehöriger Bedürfnisse, wir vermitteln Informationen über Sekundärgefühle und irreführende Signale und wie irreführende Signale ihres Kindes Eltern davon abhalten können, in guter Weise auf ihr Kind zu reagieren. Wir verknüpfen die Psychoedukation mit den jeweiligen Problemen der Familie. Wir laden die Eltern in ein Gespräch darüber, wie sie Emotionen bei sich selbst, bei anderen und bei ihrem Kind wahrnehmen; wie sie auf bestimmte Emotionen reagieren und was sie brauchen. Wir sprechen mit Eltern über die unterschiedlichen Grenzbildungsstile und wir bitten sie, sich den Tiermetaphern zuzuordnen (siehe Kapitel 5). Im Anschluss gehen wir der Frage nach, wie unterschiedliche Stile Eltern dabei helfen oder behindern können, die Bedürfnisse ihres Kindes zu versorgen. Eventuell sprechen wir an diesem Punkt auch über Gefühlsfallen und konkurrierende Motivationen und darüber, wie wir Wege entwickeln, uns vor emotionalem Unbehagen oder Verletzlichkeit zu schützen. Um Eltern zu versichern und ihnen zu helfen, ihre eigenen Verletzlichkeiten zu spüren und über sie zu sprechen, kann es wichtig sein, dass Therapeut:innen empathische Selbstoffenbarungen kommunizieren und Herausforderungen ihrer eigenen Elternschaft teilen. Damit Eltern sich sicher fühlen, ist es wichtig, dass sie den Therapeuten nicht als einen »Experten« wahrnehmen, der es »am besten weiß«. Zu erleben, dass wir trotz unseres Berufs und unseres Wissens über Emotionen im Umgang mit den Gefühlen unserer Kinder alle unsere wunden Punkte haben, ist hilfreich für Eltern. Eltern müssen lernen, dass es zur Entwicklung unserer Kinder gehört zu erleben, dass Eltern Fehler machen und viele dieser Fehler korrigiert werden können. Dies mindert Gefühle von Scham und Schuld und vermittelt Eltern Vertrauen in ihre eigenen Veränderungen.

Eltern sind unterschiedlich emotional orientiert und ansprechbar. Manche Eltern brauchen mehr Zeit und Wiederholung, um Konzepte wie primäre und sekundäre Emotionen, Handlungstendenzen, Körperempfindungen und begleitende Bedürfnisse zu verstehen.

Beratungsziele

Es ist wichtig, dass Therapeut:innen gemeinsam mit den Eltern daran arbeiten, Beratungsziele zu formulieren. Wir warten mit der Vereinbarung konkreter Ziele jedoch, bis der Therapeut genug Zeit und Gelegenheit hatte, um eine gute

Beziehung zu den Eltern aufzubauen, sie über die Methode zu informieren und ihnen ein wenig Psychoedukation zu Gefühlen und Bedürfnissen zu vermitteln. Viele Eltern erwarten, dass ihr Kind sich in therapeutische Behandlung begibt, um sein Verhalten zu ändern. Bevor wir uns auf Beratungsziele verständigen, ist es deshalb wichtig, mit den Eltern daran zu arbeiten, die Probleme des Kindes aus einer emotionsfokussierten Perspektive neu zu betrachten: Problemverhalten ist immer ein Symptom emotionaler Schwierigkeiten. Es geht daher nicht darum, lediglich das Symptom zu »heilen«. Die Beratungsziele orientieren sich an diesem Grundgedanken und werden in dem Bewusstsein formuliert, dass Eltern für die Genesung ihres Kindes von entscheidender Bedeutung sind. Wir treffen oft auf Eltern, die sich ohnmächtig fühlen, die beinah aufgegeben haben, mit den Symptomen ihres Kindes umzugehen, aber wir haben noch nie Eltern getroffen, die kein Interesse daran haben, die Beziehung zu ihrem Kind zu stärken oder emotional präsenter und nahbarer für ihr Kind zu werden.

Die definierten Beratungsziele beziehen sich in der Elternarbeit auf die Stärkung der emotionalen Kompetenz, die Förderung von Selbstwirksamkeit im Umgang mit den Emotionen des Kindes oder konkretes Skilltraining im Hinblick auf Grenzziehungen gegenüber herausfordernden Verhaltensweisen und Symptomen.

Einige Eltern wenden sich an uns, weil sie konkrete Vorstellungen davon haben, was sie erreichen wollen. Sie möchten zum Beispiel Kontakt zu einem erwachsenen Kind aufnehmen, das sich distanziert hat und wütend auf sie ist, und sind selbst der Meinung, dass es im Wesentlichen darum geht, Verletzungen zu heilen, und die Entschuldigung deshalb das Mittel der Wahl ist. In diesen Fällen ist das Beratungsziel rasch entwickelt.

Andere Eltern wenden sich an uns, weil sie es seit vielen Jahren schwer haben, alles versucht haben, Unterstützung von allen möglichen Institutionen erhalten haben und ratlos sind. Sie erzählen uns von Kontrollverlust, Zurückweisung, Schulabsentismus, Mobbing, Scheidung etc. Dann kann es herausfordernd sein, den Faden zu halten und spezifische Ziele herauszugreifen. Als Therapeut:innen lassen wir uns dann von der Frage leiten, was am dringlichsten erscheint und die Eltern am stärksten beunruhigt. Wir brechen die Beratungsziele auf Teilziele herunter, und manchmal werden alle Aspekte des NET-Modells adressiert: Validierung, Gefühlsfallen, Entschuldigungen und Grenzen. Es ist jedoch trotzdem sinnvoll, übergeordnete Ziele zu setzen, wie zum Beispiel: das Kind so zu unterstützen, dass es sich an die Eltern wenden kann, wenn es emotional leidet, statt auf externalisierendes Verhalten zurückzugreifen, restriktiv zu essen, Drogen oder Alkohol zu konsumieren oder sich ins Zimmer zurückzuziehen und sich allein zu fühlen.

Phase 2: Validierung

Sobald die Eltern eine allgemeine Einführung in Emotionen und elterliche Gefühlsfallen durchlaufen haben, vermitteln wir ihnen die Validierung. Hierfür stellen wir Stühle wie in der Stuhlarbeit auf. Zu Beginn finden es viele Eltern oft unangenehm oder seltsam, mit Stühlen zu arbeiten. Als Therapeut:innen achten wir auf die Primärgefühle der Eltern, fassen sie in Worte, anerkennen und validieren das Unbehagen und ermutigen die Eltern dann, im Selbst-Stuhl Platz zu nehmen. Einige Eltern müssen das Rational für die Gründe der Stuhlarbeit mehrfach hören. Wir bitten die Eltern, eine herausfordernde Situation zu beschreiben und sich ihr Kind im Stuhl gegenüber vorzustellen. Im Anschluss arbeiten wir wie in Kapitel 2 beschrieben an der Validierung.

Wenn beide Eltern in der Beratung anwesend sind, nutzen wir die Stuhlarbeit wie bereits beschrieben – ein Elternteil wechselt vom Selbst-Stuhl auf den Stuhl gegenüber und versetzt sich in die Perspektive des Kindes. Der andere Elternteil fungiert als Beobachter:in, kann aber auch bei Bedarf den Elternteil unterstützen, der die Stuhlarbeit macht. Der oder die Beobachter:in kann im Anschluss an die Stuhlarbeit seine/ihre Gedanken und Überlegungen teilen. Wenn sich der Elternteil, der die Stuhlarbeit macht, schwer damit tut, Zugang zum emotionalen Erleben des Kindes zu finden, kann er zurück in den Selbst-Stuhl wechseln. Der andere Elternteil kann dann in den Stuhl gegenüber wechseln, um das Kind »zu sein«, und rückmelden, wie es sich anfühlt, verstanden, validiert und in den eigenen Bedürfnissen gesehen zu werden. Dieses Vorgehen nutzen wir jedoch nur in Ausnahmefällen, da wir Eltern vor allem dabei unterstützen wollen, ihr Kind emotional zu spüren. Stuhlwechsel während der Validierung tragen zu einer Aktivierung des Elternteils bei, was es leichter macht, in Kontakt mit dem Erleben des Kindes zu kommen. In der Arbeit an Grenzen und Grenzsetzung platzieren wir hingegen häufiger einen Elternteil in den Stuhl gegenüber.

Manchmal tun sich Eltern wirklich schwer damit, die Gefühle des Kindes zu erspüren. Sie ringen darum, die Emotionen des Kindes auch nur ansatzweise zu erfassen. Vielleicht fühlen sie sich ein bisschen »leer« oder erleben Chaos im Kopf, wenn sie auf den Stuhl des Kindes wechseln. In diesen Fällen betrachten wir die Schwierigkeiten, »in die Haut des Kindes zu schlüpfen«, als eine Gefühlsfalle (siehe Kapitel 3). Wir geben dem elterlichen Brain-Boss einschließlich des inneren Kritikers eine Stimme und machen durch Stuhlarbeit erfahrbar, wie diese innere Stimme sie davon ablenkt oder abhält, die Übung durchzuführen. Im Anschluss unterstützen wir Eltern dabei, ihrem Brain-Boss die Stirn zu bieten, und setzen die Arbeit an Validierung fort.

Wenn wir an Validierung arbeiten, werden Eltern oft mit ihren eigenen Emotionen konfrontiert, die auftauchen, wenn sie versuchen, auf die Schwierigkeiten ihres Kindes zu antworten. Diese emotionalen Reaktionen können dazu führen, dass die Eltern rigide oder reaktiv werden, den Kontakt zu ihrer Intuition, ihrem Bauchgefühl verlieren und nicht mehr spüren, was das Kind fühlt und braucht. Rigide und reaktive Reaktionen sind Gefühlsfallen, die Eltern daran hindern, ihr Kind in sich »hineinzulassen«. Häufig brauchen Eltern Hilfe dabei, diese Fallen zu überwinden – in Form von Validierung und wenn nötig Stuhlarbeit. Wenn wir Eltern im Umgang mit ihren emotionalen Blockaden unterstützen, braucht es hinterher oft weniger spezifisches Skilltraining. Darüber hinaus löst die Validierung schwieriger Emotionen durch die Therapeutin in den Eltern häufig den Wunsch aus, sich bei ihrem Kind zu entschuldigen. Es scheint, als ob die Erfahrung, validiert zu werden, sie aus der Gefühlsfalle entlässt. Sie können nun die Auswirkungen wahrnehmen, die die Gefühlsfalle auf ihr Kind hat, und entsprechend Korrekturen vornehmen.

Phase 3: die Entschuldigung

Wenn Eltern feststellen, dass es etwas Wichtiges gibt, für das sie sich entschuldigen möchten, arbeiten wir die Schritte des Sich-Entschuldigens wie in Kapitel 4 beschrieben durch. In Abhängigkeit von der jeweiligen Ausgangslage (ebenfalls beschrieben in Kapitel 4) üben wir die Entschuldigung, bevor sie tatsächlich dem Kind kommuniziert wird. Wenn wir oder die Eltern selbst unsicher sind, ob die Eltern in der Lage sind, die Entschuldigung so zu vermitteln, dass daraus eine wirksame und gute Erfahrung für Kind und Eltern resultiert, können wir das Kind auch in die Beratung einladen und der Elternteil entschuldigt sich innerhalb einer Sitzung mit unserer Unterstützung.

Wenn Eltern das Kind nur selten sehen oder große Sorge haben, dass sie die Entschuldigung nicht angemessen kommunizieren, kann es notwendig sein, eine extra »Qualitätssicherung« abzuschließen. In solchen Fällen greifen wir auf das Briefeschreiben zurück. Eltern bekommen die Hausaufgabe, ihrem Kind einen Brief zu schreiben, den wir dann in der nachfolgenden Sitzung überarbeiten. Wir bitten die Eltern, ihre Entschuldigung dem imaginierten Kind im Stuhl gegenüber vorzulesen, und erkunden die Reaktionen des Kindes, indem wir im Anschluss die Eltern seine Perspektive einnehmen lassen. Manchmal lassen wir es dabei bewenden und nutzen den Brief nur, um die Entschuldigung zu üben. In anderen Fällen lesen die Eltern dem Kind den Brief tatsächlich vor oder schicken ihn dem Kind zu. Umso mehr Sie mit Entschuldigungen arbeiten, desto mehr werden Sie Möglichkeiten finden, kreativ zu werden. In Abhängigkeit von Alter, Stil und Wohnort des Kindes lässt sich eine Entschuldigung auch als Textnachricht per Handy versenden. Unzählige Male haben wir Eltern erlebt, die der Gruppe mitteilen, dass sie gerade eine Entschuldigung an ihr Kind versandt haben. Sie haben diese der Gruppe vorgelesen und hinterher auch die Antwort geteilt. Dieser Weg kann also sehr effektiv sein – und kommt bei Teenagern und jungen Erwachsenen, die digitale Nachrichten der direkten Kommunikation oft vorziehen, häufig gut an.

Am wichtigsten ist jedoch, dass Entschuldigungen ehrlich gemeint sind und dass Eltern radikale Verantwortung übernehmen und begreifen, was dies beinhaltet. In einigen Fällen bedarf es eines längeren Prozesses, um Eltern in die Lage zu versetzen, sich wirksam zu entschuldigen.

Phase 4: Grenzen, Grenzsetzung und emotionsgeleitete Skillpraxis

Häufig erleben Eltern, dass sich allein mithilfe der Validierung die Dinge zu Hause verbessern. Dieser eine Schritt kann sogar bereits Verhaltensänderungen nach sich ziehen. Die Arbeit an Grenzen »besiegelt« dann »den Deal«. Selbst wenn es keine eklatanten Verhaltensprobleme gibt, unterstützt die Arbeit an Grenzen Eltern dabei, ihrem Kind zu helfen, selbst gesunde, schützende Grenzen zu entwickeln. Und gesunde, schützende Grenzen sind mindestens so sehr ein Schutz vor emotionalem Leid wie eine Art Verhaltenskontrolle – wahrscheinlich sogar mehr. In den angeleiteten Übungen machen wir Eltern konkrete Vorschläge, wie sie ihre Körpersprache, ihren Gesichtsausdruck und ihre Stimme nutzen können, um mit ihrem Kind über Regeln und Grenzen zu sprechen. Eltern können diese Vorschläge testen, indem sie in den Stuhl gegenüber wechseln und »zum Kind werden«, um herauszufinden, was am besten passt. Diese angeleiteten Übungen zum Thema Grenzen werden detailliert in Kapitel 5 beschrieben. Wir nutzen sie im EFST, da wir davon ausgehen, dass Kinder eher die Gefühle »hören«, die ihre Eltern vermitteln, als die Worte, die sie sagen.

Phase 5: Beendigung

Wenn Therapeut:innen und Eltern übereinkommen, die Beratung abzuschließen, oder die Beratung an ein Ende kommt, ist es wichtig, die letzte Sitzung zumindest teilweise für eine Zusammenfassung zu nutzen. Hierzu gehören die Reflexion der bisherigen Arbeit, die Würdigung der elterlichen Bemühungen, die erreichten Ziele und die noch ausstehende Arbeit. In dieser Phase ist es besonders wichtig, positive Entwicklungen herauszustellen und Veränderungen zu verstärken, um die Eltern zu einer Verstetigung und Aufrechterhaltung des Erreichten zu motivieren.

Sinnstiftung

Unabhängig davon, wo wir im Beratungsprozess stehen, widmen wir uns nach jeder Stuhlarbeit der Sinnstiftung. Therapeut:innen vollziehen den Prozess gemeinsam mit den Eltern nach, erkunden, was die Eltern aus der Stuhlarbeit mitnehmen, welche neuen Informationen sie über sich oder ihr Kind gewonnen haben und in welcher Beziehung diese Informationen zu den Problemen des Kindes und den Beratungshoffnungen der Eltern stehen. Darüber hinaus ist es wichtig, Zeit für die Zusammenfassung am Ende jeder Sitzung zu reservieren, um sicherzustellen, dass Eltern und Therapeut:innen ihr Verständnis vom Beratungsziel teilen und die Sitzung einen Bezug zum übergeordneten Ziel hat. In Tabelle 4 finden Sie eine Zusammenfassung der einzelnen Phasen und Interventionen in der Elternberatung.

Tabelle 4: Phasen und Interventionen in der Elternberatung

EMPATHISCHE INTERVENTIONEN SINNSTIFTUNG ELTERLICHE GEFÜHLSFALLEN	
PHASE 1	Aufbau eines Arbeitsbündnisses und Validierung der Eltern Informationen über die Methode Beratungsziel klären Psychoedukation zu Emotionen
PHASE 2	Validierung – angeleitete Skillpraxis und Verarbeitung konkurrierender Motivationen mithilfe der Stuhlarbeit
PHASE 3	Sich entschuldigen – angeleitete Skillpraxis und Verarbeitung konkurrierender Motivationen mithilfe der Stuhlarbeit
PHASE 4	Grenzziehung – angeleitete Skillpraxis und Verarbeitung konkurrierender Motivationen mithilfe der Stuhlarbeit
PHASE 5	Abschluss

Rahmen und Implementierung

In der Regel dauern unsere Elternsitzungen zwischen 75 und 90 Minuten, für einige Eltern reichen jedoch 45 Minuten. Für manche Eltern sind halbtätige Beratungsformate geeignet, die wie eine verkürzte Version eines Elternworkshops aufgebaut sind. Häufig beginnen wir auch mit 75- bis 90-minütigen Sitzungen und wechseln dann nach den ersten drei bis sechs Sitzungen zu 45-minütigen Einheiten. Ein durchschnittliches EFST-Einzelberatungsprogramm dauert zwischen vier und zehn Sitzungen, einige werden jedoch wesentlich mehr Beratung brauchen. In einigen Fällen machen wir ein- oder zweistündige Follow-up-Beratungen mit einem Abstand von ein bis drei Monaten nach Abschluss der Beratung. Zwischendrin überprüfen wir, ob Eltern weniger oder mehr Zeit brauchen.

Die Beratung kann in der Praxis des Therapeuten stattfinden, aber auch online oder, wenn nötig, auch zu Hause bei der Familie, solange genug Platz vorhanden ist und drei Stühle verfügbar sind. Sofas sind auch möglich, aber Stühle sind ideal. Wenn die Beratung online oder bei der Familie zu Hause stattfindet, ist es wichtig, dass die Kinder nicht zu Hause sind oder die Eltern sich für die Dauer des Prozesses zurückziehen können. Emotionsfokussiertes Skilltraining wirkt in der Regel emotional aktivierend und manchmal sind Eltern so stark aktiviert, dass es besser ist, wenn die Kinder nicht involviert sind.

In der Begleitung von Pflegefamilien, in denen die Kinder aufgrund von Trauma, Beziehungsproblemen oder Anpassungsschwierigkeiten besondere Bedürfnisse haben, ist EFST Teil eines umfassenderen und längeren Beratungsprozesses. Pflegeeltern brauchen Hilfestellung, wenn es darum geht, emotional responsiv gegenüber einem Kind zu sein, das in der Vergangenheit Vernachlässigung oder Traumatisierung erlebt hat und dessen emotionales Erleben hierdurch beeinträchtigt ist. Eltern, die vor einer Herausnahme ihres Kindes stehen oder bereits das Sorgerecht verloren haben, werden wahrscheinlich ebenfalls mehr als zehn Sitzungen brauchen.

Innerhalb des EFST kann es sinnvoll sein, vor Beginn der Beratung Hausbesuche zu machen und diese in der Mitte und am Ende des Beratungsprozesses zu wiederholen. Hausbesuche sind besonders bedeutsam, wenn es um die Begleitung von Familien mit geringem Funktionsniveau geht. Wenn die Erziehungsfähigkeit infrage oder Vernachlässigung im Raum steht, müssen wir einschätzen, ob Eltern in der Lage sind, das Gelernte in die Praxis zu übersetzen. Im Rahmen des Emotionsfokussierten Skilltrainings gewinnen wir zwar Einblicke in die Fähigkeit der Eltern, die Theorie in die Praxis zu übersetzen, da wir bereits innerhalb der Beratung praktisch üben. Im Falle stärker belasteter

Familien kann es jedoch nötig sein, Hausbesuche durchzuführen, um dann im Beratungsraum mit einem inneren Bild vom Kind zu üben. Auf diese Weise können Eltern ohne emotionale Aktivierung zu Hause üben und wir erhalten die Möglichkeit, ihre Fähigkeiten zu beobachten. Wir bitten Eltern, mit ihrem imaginierten Kind im Stuhl gegenüber über ein schwieriges Thema zu sprechen, um einzuschätzen, ob sie in der Lage sind, Validierung auch in der Praxis zu nutzen. Genauso üben wir den Prozess des Sich-Entschuldigens im Beratungsraum, begleiten die Eltern im Anschluss nach Hause und beobachten, wie sie sich bei ihrem Kind entschuldigen. Auch herausfordernde Situationen, die wir im Rahmen der Stuhlarbeit zum Thema Grenzen bearbeitet haben, lassen sich beobachten: Wie funktionieren Grenzen und Grenzsetzungen zu Hause, zum Beispiel im Umgang mit Hausaufgaben? Wir erwarten von Eltern zu Hause keine »perfekten« Interventionen, aber wir achten darauf, dass Eltern emotional mit der Situation verbunden sind und tatsächlich versuchen, dem Kind emotional beizustehen, indem sie seine Gefühle beschreiben oder validieren.

Auch der Rückgriff auf Videoaufzeichnungen von Eltern-Kind-Interaktionen kann sehr nützlich sein, ist aber kein integraler Bestandteil des EFST. Auch mit der Kombination von Emotionsfokussiertem Skilltraining mit anderen Beratungsmethoden wie Marte Meo und dem Kreis der Sicherheit haben wir gute Erfahrungen gemacht.

Kontraindikationen

Da es sich beim EFST um einen transdiagnostischen Ansatz handelt, gibt es keine Problemkonstellationen oder Diagnosen des Kindes, die per se zum Ausschluss der Methode in der Elternberatung führen. Traumatisierte oder verletzte Kinder tendieren zu stärkerem primärem und sekundärem Emotionsausdruck, wenn Eltern ihnen mit Validierung begegnen. Dies heißt jedoch nicht, dass wir EFST in diesen Familien nicht nutzen können. Im Gegenteil, es signalisiert uns, dass das Kind eine begrenzte Kapazität zur Emotionsregulation hat, die wahrscheinlich auf einen Mangel an emotional responsiven Erfahrungen zurückzuführen ist. Wir helfen Eltern deshalb konkret dabei, mit Emotionen umzugehen, das Kind bei Atmung und Entspannung zu begleiten und gleichzeitig das Unbehagen des Kindes zu validieren. Auf diese Weise erweitern Kinder ihre Kapazität im Erleben schwieriger Emotionen.

Wenn Eltern gravierende Schwierigkeiten im Umgang mit Emotionen haben, kann EFST eine herausfordernde Intervention sein. Die Emotionen des Kindes an sich heranzulassen, ist eine emotionsaktualisierende Erfahrung für Eltern. Einige Eltern schützen sich vor ihren eigenen Emotionen wie auch vor denen ihres Kindes, indem sie »abschalten«. Es ist sehr schwer für sie, die Erfahrung des Kindes zuzulassen und zu erkennen, was das Kind in einer bestimmten Situation braucht. Die Herangehensweise dieser Eltern wirkt eher »technisch und mechanisch«, das Kind fühlt sich allein und verlassen und bleibt in dem Erleben zurück, dass es falsch ist, intensive Gefühle zu haben. Zieht das Kind sich daraufhin zurück oder entwickelt es noch stärkere Gefühle, wächst die Überforderung der Eltern weiter. Wenn Eltern mit der Regulation ihrer eigenen Gefühle kämpfen, selbst zum Beispiel häufige emotionale Ausbrüche haben, besteht die Gefahr, dass das Kind überwältigt und verängstigt zurückbleibt. Solange die Eltern in ihren eigenen starken Gefühlen absorbiert sind, sind sie nicht in der Lage, sich ihrem Kind zuzuwenden.

In solchen Fällen empfehlen wir umfangreichere Einzeltherapie in Kombination mit EFST. Diese Verbindung würden wir auch dann empfehlen, wenn Eltern große Schwierigkeiten haben, ihre eigenen Emotionen und Bedürfnisse und die ihres Kindes zu erkennen und zu unterscheiden.

Wenn sich in der Elternarbeit ein Bedarf nach grundlegenderer therapeutischer Arbeit zeigt, sollten die Therapeut:innen in eine geeignete Behandlung überweisen und gleichzeitig einschätzen, inwieweit der Elternteil in der Lage ist, die Rolle als Erziehungsberechtigte(r) auszufüllen. Ab und an ist es notwendig, das Jugendamt oder andere Unterstützungssysteme zu involvieren, um die Erziehungsaufgaben zu gewährleisten.

Besteht ein Verdacht auf Gewalt und Missbrauch, steht die Sicherheit des Kindes immer an erster Stelle. Therapeut:innen sind verpflichtet, jeden Verdacht auf Gewalt, Missbrauch oder Formen schwerwiegender Vernachlässigung dem Jugendamt zu melden. Selbstverständlich ergibt es keinen Sinn, an Validierung und der Heilung von Bindungsverletzungen zu arbeiten, wenn für das Kind die Gefahr der Vernachlässigung oder Traumatisierung besteht. Wenn wir sichergehen können, dass das Kind außer Gefahr ist, ist EFST ein sehr gutes Werkzeug für Fälle von weniger schwerwiegender physischer Gewalt, aber auch in schwerwiegenden Fällen von Gewalt ist EFST hilfreich, wenn die Gewalt beendet oder das Kind geschützt und sicher ist.

Wir haben Eltern beraten, die aufgrund von Gewalttaten verurteilt waren, die süchtig waren, Persönlichkeitsstörungen aufwiesen, selbst schwerwiegende Traumatisierungen erlebt haben und dazu neigen, zu dissoziieren. Unsere Erfahrung ist: Die Beratung ist sowohl für die Eltern als auch für die Kinder hilfreich. Grundsätzlich sind wir jedoch der Ansicht, dass Eltern, die aktiv Drogen oder Alkohol missbrauchen, an schweren Depressionen leiden, suizidal sind oder eine aktive Psychose durchleben, vorrangig einzeltherapeutische Maßnahmen benötigen, bevor sie vom Emotionsfokussierten Skilltraining profitieren können.

Auch wenn wie oben beschrieben EFST nicht indiziert ist, sind Eltern für uns weiter der Schlüssel. Egal mit wem das Kind lebt, wer die primären Bezugspersonen sind oder wie fähig die Eltern sind, sie werden immer die Eltern dieses Kindes bleiben. Wir sind so oft überrascht worden, dass es uns nicht mehr überraschen sollte – Eltern, die zu Beginn weder offen noch in der Lage scheinen, diese Arbeit zu machen … werden Sie überraschen. Sehr oft begreifen Eltern auch ohne irgendeinen psychologischen Hintergrund die Essenz dessen, was sie tun müssen. Sie beginnen es auf eine Weise zu tun, die für sie und ihr Kind funktioniert – oft wesentlich konkreter als Professionelle, denen wir das Modell vermitteln. Immer wieder machen wir Erfahrungen, die uns dies vor Augen führen. Eine unserer Lieblingsanekdoten als Autorinnen stammt aus einem zweitägigen Elternworkshop, in dem ein Vater nicht besonders interessiert, engagiert oder überzeugt schien. Eltern bekommen die »Hausaufgabe«, die Skills am ersten Abend des Workshops auszuprobieren, um Erfahrungen zu sammeln und mit diesen Erfahrungen am zweiten Tag zurückzukommen. Gegen Ende des zweiten Tages platzte der Vater plötzlich heraus: »Ich kapiere es nicht.« Wir wappneten uns innerlich und dachten: »Leg los – wir können es aushalten.« Der Vater fuhr fort: »Wir haben alles mit unserem Kind versucht. Wir haben an Programmen teilgenommen, an Gruppen, Therapie gemacht. Sie bringen uns diese eine simple Sache bei, wir gehen nach Hause und setzen sie um und schon ändert sich alles. Warum wird einem das nicht überall beigebracht?« Wir hätten dies nie erwartet. Eltern überraschen uns immer wieder und machen uns demütig.

Wenn wir nicht mit Stühlen arbeiten können

In seltenen Fällen ist die Stuhlarbeit emotional so aktivierend und überwältigend für die Eltern, dass es sinnvoll sein kann, damit zu warten. Möglicherweise haben die Eltern selbst als Kind kaum emotionale Unterstützung erfahren oder enorme emotionale Verletzungen erlitten, die im Rahmen der Stuhlarbeit überflutend wirken. Wir nutzen dann den Stuhl gegenüber als eine Repräsentation des Kindes oder des elterlichen Brain-Bosses, der Elternteil selbst bleibt jedoch die ganze Übung hindurch im Selbst-Stuhl sitzen. Die Therapeutin verweist auf den leeren Stuhl gegenüber und unterstützt mit Hinweisen auf den inneren Zustand des Kindes, um den Zugang für die Eltern zu erleichtern. Mithilfe dieser Unterstützung gelingt es Eltern, das Kind »zu spüren« und die Gefühle des Kindes »am eigenen Leib« zu erfahren. Sie lernen, sich in schwierigen Situationen in das Kind hineinzuversetzen. Im Laufe der Zeit gewinnen diese Eltern unserer Erfahrung nach an Sicherheit im Umgang mit der klassischen Stuhlarbeit.

Besonders herausfordernd ist der Zugang zu den Emotionen des Kindes im Stuhl gegenüber häufig für Pflegeeltern oder andere Bezugspersonen, die das Kind erst seit Kurzem kennen. Für sie ist es manchmal leichter, sich in die Erfahrung des Kindes hineinzuversetzen, ohne den Stuhl zu wechseln.

Das Kind einbeziehen oder nicht?

Viele Eltern, die uns aufgrund eines Kindes in Not kontaktieren, wünschen sich, dass wir dem Kind Einzelsitzungen anbieten. Sie haben das Gefühl, den Bezug zum Kind verloren zu haben, und wünschen sich, dass eine außenstehende Person mit dem Kind spricht, um herauszufinden, was los ist. Wir ermutigen Eltern, zur ersten Sitzung allein zu kommen, damit sie uns mehr über ihre Situation erzählen und wir ihnen unsere Arbeitsweise vermitteln können. Danach entscheiden wir, ob es sinnvoll ist, das Kind neben der Elternberatung auch in Einzelsitzungen zu sehen, oder ob es mehr Sinn ergibt, es bei der Elternberatung zu belassen. Einige Kinder sind bereits in Einzeltherapie, EFST ist dann eine ergänzende Unterstützung für die Eltern. Mit älteren Kindern oder Heranwachsenden gehen wir ins Gespräch, um herauszufinden, wie es ihnen geht, ob sich ihre Beziehung zu den Eltern verändert hat oder ob es etwas gibt, an dem wir mit ihren Eltern arbeiten sollen. Es gibt nur wenig Absolutes in unserer Arbeit mit Eltern und Kindern, aber eine grundsätzliche Regel lautet: Wenn es einem Kind nicht gut geht, beziehen wir die Eltern ein. Foroughe et al. (2018) verglichen emotionsfokussierte Interventionen für Eltern mit und ohne separate Einzeltherapie für die Kinder. Das Behandlungsergebnis war für die Kinder, die individuelle Behandlungen durchliefen, nicht besser als das der Kinder, in denen nur die Eltern Unterstützung erfuhren.

Nicht alle Eltern brauchen individuelle Beratung. Für einige ist es absolut ausreichend, an einem EFST-Elternworkshop oder Onlinewebinar teilzunehmen. Für wieder andere sind der Workshop oder die Webinare gute Ausgangspunkte für weitere Beratung. Unserer Erfahrung nach wird die individuelle Beratung wirksamer, wenn ihr Elternworkshops oder Webinare vorausgehen.

Zweitägige Elternworkshops

Elternworkshops sind ein zeiteffektiver Weg, um viele Eltern gleichzeitig zu erreichen. Teilnehmer:innen berichten häufig, dass es eine bedeutsame und lehrreiche Erfahrung für sie ist, Eltern zu treffen, die vor anderen Herausforderungen mit ihren Kindern stehen, aber dieselben emotionalen Themen teilen.

Der Workshop erstreckt sich über zwei Tage mit jeweils sieben Stunden. Ein oder zwei Tage Unterbrechung zwischendrin sind möglich, längere Zeiträume sind jedoch in der Regel nicht sinnvoll, da sonst die Motivation für die Erledigung der Hausaufgaben sinkt und die Gruppenkohäsion abnimmt. Im Regelfall organisieren wir den Workshop über zwei aufeinanderfolgende Tage hinweg.

Wir empfehlen, mit zwei Kursleitungen zu arbeiten, die beide ausgebildete EFST-Therapeut:innen sind und Erfahrung in der EFST-Elternberatung haben. Mit EFST in einer großen Gruppe zu arbeiten, ist eine emotionale und fordernde Angelegenheit. Bei zwei Workshopleitungen kann die Co-Leitung eine »Außenperspektive« auf die Gruppendynamik einnehmen und die Leitungen einander emotional unterstützen. Hinzu kommt, dass einzelne Gruppenteilnehmer:innen gegebenenfalls im Verlauf des Workshops zusätzliche Unterstützung brauchen. Während eine Leitung den Workshop fortsetzt und den Gruppenprozess begleitet, kann die andere den Elternteil begleiten. Es ist auch möglich, Workshops mit nur einem EFST-Therapeuten durchzuführen, der von ein oder zwei Therapeut:innen mit anderem professionellen Hintergrund unterstützt wird, aber all die Stuhlarbeit und Wissensvermittlung gut im Blick zu behalten, ist unter diesen Bedingungen herausfordernd.

Die Gruppe sollte mindestens aus acht und maximal aus 36 Teilnehmer:innen bestehen. Bei mehr als 36 Teilnehmer:innen braucht es eine weitere Leitung, die die Kleingruppen am letzten Tag durch die Übungen begleitet. Die maximale Gruppengröße hängt von der Zahl wie auch der Erfahrung der Leitungen ab. Für Anfänger:innen haben sich Gruppengrößen von bis zu 15 Teilnehmer:innen bewährt, da neue EFST Therapeut:innen länger für die Stuhlarbeit brauchen. Die Kurse sollten eine gute Mischung aus Wissensvermittlung, Gruppenübungen, dyadischen Übungen und Demonstrationen der Stuhlarbeit aufweisen.

Wir können die Workshops auch ohne Stuhlarbeit durchführen und nur mit dyadischen und Gruppenübungen arbeiten. Dies nimmt Druck von den Leitungen, vor allem, wenn sie noch unerfahren sind, und senkt die Hürde, überhaupt Workshops anzubieten.

Im Verlauf des Workshoptrainings bekommen die Therapeut:innen Zugang zu allen Materialien, die sie benötigen: Ablaufplan, PowerPoint-Präsentation, Hinweise zu den erfahrungsbasierten Übungen, Links zu gezeigten Filmausschnitten und ein Arbeitsbuch für Eltern.

Webinare

Es ist möglich, die Inhalte eines zweitägigen Workshops analog in einer Reihe von »Live-Onlinewebinaren« aufzubereiten (zum Beispiel im Rahmen von sechs Sitzungen) oder Eltern selbstgesteuert mit einer vorher aufgezeichneten Webinarserie arbeiten zu lassen. Eltern schätzen den Komfort, von zu Hause teilzunehmen, sehr. Überraschenderweise berichteten viele Eltern in der Anonymität eines Livewebinars zum Beispiel, an »Umfragen« aktiver teilnehmen zu können, als es ihnen bei persönlicher Teilnahme möglich gewesen sei. Vorher aufgezeichnete Webinare ermöglichen einfacheren Zugang; mithilfe einer professionellen Begleitung können die Eltern selbstgesteuert das Programm durcharbeiten und im Anschluss individuelle Beratung oder ein Gruppensetting aufsuchen, um erfahrungsorientiert zu üben, Fragen zu klären und an Herausforderungen zu arbeiten. Gleichzeitig behalten sie unkomplizierten und kosteneffektiven Zugang zu den wichtigsten Materialien.

Gruppenberatung

EFST für Eltern eignet sich auch für ein gruppentherapeutisches Setting. Wichtig ist, dass die EFST-Therapeut:innen Erfahrungen im Umgang mit Gruppen haben und zumindest einer der Therapeuten EFST-Erfahrung aus der Elternberatung mitbringt und sich in der Stuhlarbeit sicher fühlt. Das Gruppenformat wurde innerhalb des EFT mit vielversprechenden Ergebnissen getestet, sowohl für Menschen mit Essstörungen (Wnuk, Greenberg u. Dolhanty, 2015) als auch für selbstkritische Studierende (Thompson u. Girz, 2018). In der EFST-Gruppenarbeit greifen wir auf Aspekte der EFT-Gruppentherapie zurück, aber die Themen und Stuhlarbeiten bleiben spezifisch EFST und orientieren sich an der in diesem Buch beschriebenen EFST-Elternberatung.

Zielgruppe, Ein- und Ausschlusskriterien für die Gruppe bleiben in den Händen der Therapeut:innen, die darüber hinaus individuelle Screeninggespräche führen, in denen sie Informationen zu Ablauf, Fokus und Ziel der Gruppe vermitteln (Thompson u. Girz, 2018).

In der Gruppenberatung macht jenseits einer Auftakt- und Abschlusssitzung in jeder Sitzung ein Elternteil Stuhlarbeit. Die Gruppensitzungen dauern mindestens neunzig Minuten, wir arbeiten immer mindestens mit zwei Therapeut:innen. In der ersten Hälfte der Sitzung arbeitet eine Therapeutin mit einem Elternteil, während der Rest der Gruppe als Beobachter:innen fungiert. Der andere Therapeut konzentriert sich auf die Reaktionen und Bedürfnisse der Gruppe. In der zweiten Hälfte der Sitzung regen die Therapeut:innen Diskussionen und Verarbeitungsprozesse innerhalb der Gruppe an und lassen die Teilnehmer:innen ihre eigenen Erfahrungen im Zusammenhang mit dem Beobachteten reflektieren. Wenn es sinnvoll ist, kann die Gruppe dem Elternteil validierende Rückmeldung zur Verfügung stellen.

Wir empfehlen Gruppengrößen von vier bis acht Personen. Zu einem Durchgang der Gruppenberatung gehört, dass alle Teilnehmer:innen Stuhlarbeit durchlaufen haben. Wenn eine Gruppe aus acht Personen besteht, umfasst eine Gruppentherapie acht Sitzungen plus einer Anfangs- und einer Abschlusssitzung.

Es ist möglich, in Abhängigkeit von Ihrem Setting und den Bedürfnissen der jeweiligen Gruppe Formate unterschiedlich zu kombinieren. Wir kombinieren beispielsweise einen zweitägigen Elternworkshop mit einem gruppentherapeutischen Durchgang oder die Webinare mit einem oder zwei gruppentherapeutischen Durchläufen.

Wenn die Eltern vorab noch keinen Workshop oder kein Webinar absolviert haben, beginnen wir mit einer Gruppensitzung, in der Eltern einander kennenlernen und wir im Anschluss Informationen zu Emotionen und Methoden vorstellen und einen Überblick über die Struktur und Gruppenregeln geben. Im Nachgang zu dieser Einführungssitzung folgen so viele Sitzungen, wie es Teilnehmende gibt. In der Hälfte führen wir eine Evaluationssitzung durch, bevor wir mit den verbleibenden Sitzungen fortfahren. Die Gruppe endet immer mit einer Zusammenfassung und einem Abschlusstermin. Nach Thompson und Girz (2018) kann es wichtig sein, zwei Runden Stuhlarbeit zu durchlaufen, da das Vertrauen der Teilnehmenden nach dem ersten Durchgang wächst und im zweiten Durchlauf eine hohe Motivation für tiefergehende emotionale Arbeit besteht (Thompson u. Girz, 2018; Thompson u. Girz, in Druck).

Wenn die Eltern bereits einen zweitägigen Workshop gemeinsam absolviert haben, beginnt die Gruppe direkt mit einer individuellen Stuhlarbeit vor der Gruppe. Wenn Eltern bereits den zweitägigen Workshop durchlaufen haben, kann ein gruppentherapeutischer Durchgang genügen. Herausforderndere Elterngruppen hingegen sollten im Nachgang zum Elternworkshop mindestens zwei gruppentherapeutische Durchgänge umfassen, idealerweise unter Beteiligung von drei Therapeut:innen, da eine Therapeutin sich um Eltern kümmern muss, die gegebenenfalls überfordert sind und unterwegs Pausen brauchen.

Und was ist mit den Kindern?

Das ganze Buch hindurch haben wir über die Rolle der Eltern gesprochen. Selbstverständlich ist im Emotionsfokussierten Skilltraining für Eltern auch die Stimme des Kindes von zentraler Bedeutung. Es sind die Stimmen der Kinder, die das ganze Modell zu dem machen, was es ist – ein Weg, Eltern zu befähigen, ihre Kinder zu hören, zu verstehen, zu validieren, zu unterstützen, ihnen Grenzen zu setzen und sie zu ermutigen. EFST richtet sich dabei an Eltern von belasteten Kindern aller Altersgruppen – kleine, heranwachsende oder erwachsene Kinder. Damit diese Kinder ihre eigene Stimme finden können, müssen ihre jeweils einzigartigen Entwicklungsbedürfnisse versorgt werden: gehört, gesehen, verstanden und respektiert zu werden; mitreden zu dürfen, wenn es darum geht, was ihnen das Gefühl gibt, geliebt und beschützt zu sein, und mit eigenen gesunden, schützenden Grenzen ausgestattet zu werden, um in der Welt zu bestehen.

Kreuzen sich elterliche Erfahrungen im EFST mit den Erfahrungen ihrer Kinder, entstehen faszinierende Bewegungen, die für das Programm zentral sind. Alle Werkzeuge und Skills, alle Aktivitäten im EFST bringen neue Erfahrungen hervor und verändern den Lauf der Dinge innerhalb der Familie. Die Art und Weise, wie Eltern die neuen Ideen nutzen und damit auf ihre Kinder zugehen, entscheidet darüber, bis zu welchem Grad wir den Eltern Dinge »zeigen« und sie coachen, ob wir mehr oder weniger Hilfestellung anbieten. Im Hintergrund steht immer die Überzeugung, dass die Eltern die Antwort sind, nicht wir.

Uns ist sehr wichtig, Eltern nicht das Gefühl zu vermitteln, dass sie nicht in der Lage sind, anders zu handeln oder dass sie eine andere Person werden müssen, um die Dinge »richtig« zu machen. Vielleicht sieht ein Elternteil die Demonstration einer EFST-Entschuldigung und denkt sich: »Das könnte ich nie.« Wenn Eltern dies nicht zufällig der Gruppenleitung anvertrauen, gehen sie nach Hause und versuchen es erst gar nicht, oder der Erfolg bleibt aus, weil sie sich zu inkompetent fühlen, »um es richtig zu machen«. Solche Eltern profitieren von klaren Zielvorstellungen, wenigen Hinweisen und nicht zu vielen Details, um nicht von den Anforderungen überfordert zu werden. Einer der häufigsten Sätze, die wir hören, wenn Eltern von ihren Entschuldigungs-Erfahrungen erzählen, lautet: »Nun ja ... Es ist nicht so gelaufen, wie ich es erwartet habe.« In ihrer Stimme schwingen dabei Erfolg und Freude mit. Mithilfe überschaubarer Aufgaben und nicht zu viel »So musst du es machen« entwickeln diese Eltern ihren Weg.

Je nach den konkreten Bedürfnissen der Eltern variieren wir den Umfang der Instruktionen für die Entschuldigung beim Kind. Wieder einmal gilt: Wir möchten, dass die Eltern das tun, was ihnen möglich ist. Wie Eltern sich entschuldigen, variiert stark und ist eine Quelle umfangreicher Diskussionen, aber auch Gelächters in Elternworkshops. Jemand kann berichten: »Ich habe meinem Sohn gesagt, er soll sich hinsetzen und zuhören, weil ich eine Hausaufgabe bekommen habe. Und dann habe ich ihm es genauso vorgelesen, wie ich es aufgeschrieben hatte.« Am anderen Ende des Spektrums stehen Eltern, die versuchen »beiläufig« zu wirken, und so tun, als wäre die Entschuldigung die normalste Sache der Welt. Auch die Reaktionen der Kinder sind interessant und oft erheiternd. Zwei, von denen wir häufig hören, sind: ein zynisches »Oh, ist das die Hausaufgabe aus dem Kurs, den du gerade machst?« oder ein humorvolles und verwirrtes »Was für einen Kurs hast du denn heute gemacht?!« Wir verwenden immer viel Zeit darauf, die Eltern auf die möglichen Reaktionen ihres Kindes vorzubereiten, und ermutigen sie, um jeden Preis Kurs zu halten und zu »validieren.« Kind: »Ist das deine Hausaufgabe?« Eltern: »Yup. Setz dich und hör zu.« Kind: »Zu was für einem Kurs bist du den gegangen?!« Eltern: »Ich weiß. Das hast du so von mir bestimmt noch nicht gesehen!«

In ähnlicher Weise legen EFST-Therapeut:innen im Umgang mit Validierung und Grenzsetzungen einen Schwerpunkt auf den Transfer in die Kommunikation zwischen Eltern und Kindern. Sie unterstützen Eltern dabei, ihre Herangehensweise zu modifizieren, um Stil und Temperament des Kindes Rechnung zu tragen. Sie helfen Eltern zudem dabei, ihr Kind in den Veränderungen zu begleiten, die EFST in die Familie bringt. Auch die »guten« Veränderungen bringen, wenn auch nicht immer Aufruhr, so doch zumindest Anpassungsnotwendigkeiten mit sich. Eltern berichten uns, dass ihre Kinder gleichermaßen dankbar wie verängstigt reagieren, wenn ihre Eltern lernen, neu wahrzunehmen und zuzuhören. Manche Kinder bringen wortwörtlich authentische Dankbarkeit für die Veränderungen zum Ausdruck und bitten gleichzeitig um etwas mehr Raum, da ihnen das neu gewonnene »Interesse« ihrer Eltern zu viel wird. Im Bereich der Grenzsetzungen kann es für Kinder anstrengend sein zu erleben, dass ihre Eltern ihre Kraft zurückgewinnen. Wenn Kinder gewohnt sind, »am Steuer zu sitzen«, dass die Eltern keine Kontrolle ausüben und in der Folge gravierende seelische Probleme entwickeln, leisten sie manchmal derart heftigen Widerstand, dass Eltern keine Alternative zum Rückzug sehen. Eine wichtige Aufgabe ist also, Eltern darauf vorzubereiten, ihre Kinder auf die Veränderung einzustimmen – ein Feld, in dem alle EFST-Therapeut:innen ihre eigenen Kompetenzen erwerben müssen.

EFST-Therapeut:innen arbeiten nicht zuletzt auch in Kliniken, in denen Kinder behandelt werden. In logischer Weiterentwicklung des EFST unterstützen wir diese Kinder dabei, mit den Veränderungen in ihrer Familie umzugehen, indem wir einige der Inhalte altersgerecht aufbereiten. Emotionsfokussiertes Skilltraining für junge Erwachsene hat sich als ein vielversprechender Ansatz erwiesen, um Eltern und Kinder auf die gleiche Wellenlänge zu bringen und zu verhindern, dass Kinder von abrupten und unerwarteten Veränderungen in der Familiendynamik überfordert werden.

Zusammenfassung und abschließende Überlegungen

Das Ziel Emotionsfokussierten Skilltrainings ist es, Kindern nicht nur dabei zu helfen, sich *besser* zu fühlen, sondern ihnen zu helfen, sich besser zu *fühlen.* Dies schließt das Durchleben schmerzlicher Gefühle ein. Das ganze Buch hindurch haben uns drei Elemente beschäftigt:

- Emotionen navigieren
- Motivation erhöhen
- Beziehungen transformieren

Ziel des Ansatzes ist es, Eltern dabei zu helfen, die Symptome und problematischen Verhaltensweisen ihres Kindes zu lindern, indem sie »hinter« diese Symptome und Verhaltensweisen schauen, um das emotionale Leid und Bedürfnisse zu erkennen. Durch die Arbeit an Validierung, konkurrierenden Motivationen, Entschuldigungen und Grenzen werden Eltern in die Lage versetzt, die emotionalen Bedürfnisse ihres Kindes besser zu versorgen.

Und es funktioniert! Wenn Kinder in ihren Gefühlen anerkannt und akzeptiert werden, entlastet werden von dem Glauben, »zu fordernd« oder »falsch« zu sein, wenn sie erleben, dass Mama und Papa wirklich begreifen, wie schlecht es ihnen geht, und ihrem Kind darin beistehen, kommt das Kind in Bewegung und wird wieder lebendig. Es wird leichter für das Kind, ungute Strategien und Symptome loszulassen – Strategien und Symptome, die dazu dienen, sich und andere vor verletzlichen und schmerzlichen Gefühlen zu schützen. Es ist eine eindrucksvolle und berührende Erfahrung für uns, mitzuerleben, wenn Eltern begreifen, dass sie ihr Kind als falsch oder zu anstrengend zurückgewiesen haben, wenn sie ihm Schuld zugewiesen haben, um sich vor eigenen verletzlichen Gefühlen zu schützen. Diese Gefühle sind in der Regel in ihrer eigenen Kindheit verortet, in der sie sich ebenfalls ungeschützt, beschämt oder einsam gefühlt haben; Gefühle, die mit voller Wucht zurückkehren und Eltern Angst machen, ihnen den Glauben nehmen, dass sie für ihr Kind in Not da sein können; Gefühle, die Eltern vermitteln, dass sie nicht gut genug sind oder ihrem Kind nichts bedeuten. Es ist eindrucksvoll, Zeuge zu sein, wenn Eltern in Bewegung kommen, wenn sie ihre eigenen Gefühlsfallen erkennen und verstehen, wie diese sie ihrer Fähigkeit berauben, sich in die Not und den Schmerz ihres Kindes einzufühlen. Es ist ermutigend, diese Eltern dabei zu beobachten, wie sie ihre eigenen emotionalen Hindernisse aus dem Weg räumen, wenn sie begreifen, was geschieht: Die Motivation, ihrem Kind zu helfen, ist immer größer als der Wunsch, sich vor eigenen verletzlichen Gefühlen zu schützen.

Die für das Kind bedeutsamen Momente der Veränderung ereignen sich, weil Eltern bereit sind, die Verantwortung für die Hilfe ihres Kindes zu übernehmen! Wenn Verletzungen heilen, die sich unterwegs ereignen, wird die Eltern-Kind-Beziehung gestärkt, was Eltern erleichtert, gesunde und schützende Grenzen für ihr Kind zu etablieren. Wir sehen Eltern, die das Vertrauen in sich verloren haben und nicht mehr daran glauben, dass sie wichtig für ihr Kind sind. Diese Eltern können Selbstvertrauen zurückgewinnen und wieder Zutrauen in ihre Fähigkeiten entwickeln, sie können lernen, sich selbst als wichtigsten Beitrag zur Genesung ihres Kindes zu begreifen. Wir haben so viele Geschichten gehört, so viele intime, schöne, schmerzliche, verletzliche, lebensspendende und wunderbare Momente miterlebt. Wir bekommen Rückmeldungen zu Kindern, die anfangen, zu schlafen, die aufhören, zu externalisieren, die nach langer Zeit zurück in die Schule gehen, die es wagen, Dinge zu tun, vor denen sie Angst hatten, die sich geöffnet haben und anfingen, ihren Eltern aus ihrem Leben zu erzählen, die Isolation und Einsamkeit durchbrochen haben, und ehemals ängstlichen und zurückhaltenden Kindern, die selbstbewusster geworden sind.

EFST hat die Art und Weise, wie wir als Therapeut:innen mit Kindern und Jugendlichen in Not arbeiten, substanziell verändert. Wenn Kinder und Jugendliche in die Einzeltherapie kommen, mündet ihre Schilderung oft darin, dass wir den Eindruck gewinnen, dass Eltern ihr Verständnis und ihre Reaktionen auf das Kind verändern sollten. Um auszugleichen, was Eltern nicht möglich war, haben wir in der Vergangenheit versucht, hilfreiche und unterstützende Gespräche mit dem Kind zu führen. Bei maximal 45 Minuten pro Woche und langen Wartelisten funktioniert dies jedoch einfach nicht gut und der Druck ist groß, das Ausmaß an Veränderung anzustoßen, das wir uns wünschen. Was Kinder brauchen, ist die Hilfe und Fürsorge ihrer Eltern. Begleitend zur Einzeltherapie der Kinder fingen wir häufig an, Eltern zu beraten und ihnen zu sagen, womit ihr Kind kämpft und was es braucht. Wir versuchten, so freundlich wie möglich zu vermitteln, was sie anders machen sollten. Oft trafen wir auf Widerstand, hörten Geschichten, in denen »alles« ergebnislos versucht worden sei, und bekamen zu hören, dass jetzt das Kind dran sei, sich zu ändern. Der Auftrag an die Therapeut:innen lautete oft, das Kind »zu reparieren«. Eine riesige und unmögliche Aufgabe, die auch dem Kind nicht gerecht wird, das als das

Problem definiert wird. Oftmals ist das Kind nicht mal Teil des Gesprächs und wird gegen seinen Willen zu den Sitzungen gebracht.

Deshalb war es so befreiend, aus der Rolle der »Reparateur:in« herauszutreten, das Kind Kind sein zu lassen und den Eltern Hilfe anzubieten, sodass ihr Kind bekommt, was es braucht, von den Menschen, die es braucht. Proaktiv aufzutreten, aktiv empathisch zu sein und die Gefühle und Erfahrungen der Eltern in Worte zu fassen, kann eine intensive emotionale Erfahrung sein, die Sensibilität und Empathie erfordert, geschulte Vermutungen, Interpretationen, einen »Riecher« für emotionalen Schmerz und den Spielraum, auch in Gegenwart äußerst schmerzlicher Emotionen empathisch zu bleiben. Gleichzeitig fühlt es sich wesentlich freier und lohnender an, in dieser Weise aktiv zu werden, als die Rolle einer Ratgeberin oder eines Problemlösers einzunehmen.

Zu erleben, was geschieht, wenn Eltern sich gesehen, grundlegend validiert und in ihren Sorgen ernst genommen fühlen, zu erleben, wie sie sich öffnen und selbst entdecken, was ihr Kind braucht, und ihm das zu geben ist eine überwältigende Erfahrung. Für uns Therapeut:innen wirkt es paradoxerweise befreiend, radikale Verantwortung dafür zu übernehmen, wenn Eltern etwas nicht verstehen oder sich nicht verändern wollen, ohne ihnen vorzuwerfen, unmotiviert oder widerständig zu sein. Wir realisieren stattdessen, dass Eltern Validierung ihrer Emotionen und Erfahrungen brauchen, um in der Lage zu sein, die schmerzlichen Erfahrungen und Emotionen ihres Kindes an sich heranzulassen. Hierfür können wir als Therapeut:innen Verantwortung übernehmen, wir können etwas dafür tun, etwas, das vitalisierende und mobilisierende Wirkung entfaltet. Wir sind Expert:innen für Emotionen und den therapeutischen Prozess – und lassen die Eltern Expert:innen für ihre Kinder sein.

ANHANG: **Praxisbeispiele**

Dieser Anhang umfasst einige Praxisbeispiele, in denen wir in unterschiedlichen Phasen des Emotionsfokussierten Skilltrainings zwei Arten von Stuhlarbeit nutzen – das emotionsgeleitete Skilltraining und die Arbeit an konkurrierenden Motivationen mithilfe der Diskrepanzaufgabe.

Beispiele für die Arbeit mit Validierung

Nachfolgend einige Praxisbeispiele, die den Nutzen der Validierung illustrieren.

Im ersten Beispiel erkennt die Mutter unmittelbar, wie es ihrem Kind geht, bleibt jedoch gefangen in ihren eigenen Ängsten, der Sohn könnte wütend werden und der Nachmittag sich für die Familie schwierig gestalten. Statt die Skills zu nutzen, die ihr zur Verfügung stehen, und anzuerkennen, wie sich ihr Sohn fühlt, gerät sie in eine Gefühlsfalle und signalisiert ihrem Sohn, dass sie heute nicht in der Lage ist, mit diesen negativen Emotionen umzugehen. Wir sehen, wie mithilfe von emotionsgeleitetem Skilltraining und Stuhlarbeit Eltern sich ihrer eigenen emotionalen Prozesse bewusst werden können und wie diese emotionalen Prozesse einer Versorgung der kindlichen Bedürfnisse im Weg stehen können. Mithilfe dieser Übung erleben sie, was ihr Kind in herausfordernden Situationen tatsächlich braucht.

Ich glaube, er ist sehr traurig

Mutter: »Gestern war es wie immer. Ich hole Thomas (acht Jahre alt) von der Schule und merke sofort, dass es ein schwieriger Nachmittag werden wird. Er ist schlecht gelaunt und anstrengend. Ich frage ihn vorsichtig, wie sein Tag war, und er zieht sich komplett zurück, verschwindet hinter einer Mauer. Es fühlt sich wirklich an, als ob er verschwindet, und ich weiß, dass es keinen Sinn macht, weiter zu fragen, wie es ihm geht. Mir ist klar, dass es irgendwie darum geht, dass er einen schlechten Tag gehabt hat. Ich weiß nur einfach nicht, wie ich zu ihm durchdringen kann. Und dann geht es zu Hause genauso weiter. Er weigert sich, seine Hausaufgaben zu erledigen, und wird wütend auf mich, weil er Hunger hat und sofort etwas essen will. Dann sage ich ihm, dass er warten muss, bis das Essen fertig ist. Und dann geht es weiter. Er wird extrem wütend, schreit und kreischt, knallt die Tür und sagt mir, dass ich blöd bin und er mich hasst.

Ich habe es so satt. Ich wünschte, wir könnten nur einmal einen ruhigen Nachmittag verbringen. Und dann muss ich den richtigen Moment abpassen, um an ihn ranzukommen. Nicht zu früh und nicht zu spät. Ich muss genau den richtigen Ton treffen, wenn ich mit ihm reden will. Dann können wir so einigermaßen besprechen, was in der Schule los war. Gestern ist mir das gelungen. Ich habe mich gefreut, aber es ist jeden Tag aufs Neue ein Risiko. Manchmal verwenden wir den ganzen Nachmittag und Abend darauf, ihn wieder glücklich zu machen. Und seine kleine Schwester verstummt total, weil sie Angst hat, dass ich in Streit mit ihrem Bruder gerate. Sie weiß, dass es lange dauern kann mit dem Essen, weil ich mit Thomas beschäftigt bin. Das ist so unfair ihr gegenüber, sie bekommt viel zu wenig Aufmerksamkeit.«

Therapeutin: »Da geht einiges in Ihnen vor. Sie haben diese Konflikte so satt und sind so frustriert, dass ein weiterer Nachmittag ruiniert ist. Und Sie fühlen sich auch ein bisschen ratlos, was Sie tun sollen. Und dann sind da noch die Schuldgefühle gegenüber Ihrer Tochter. Es fühlt sich an, als ob Sie all dem nicht gerecht werden können, als ob Sie nicht gut genug sind, es ist einfach alles ein bisschen zu viel und es fühlt sich an, als ob Sie keine gute Mutter sind.

Es klingt so, als ob Sie ihn aus der Schule kommen sehen, und sobald Sie sein Gesicht sehen, wissen Sie: Es wird ein harter Nachmittag. Sie sind sofort angespannt, fragen sich, wie die Dinge laufen werden und wie Sie alles regeln können. Und dann stellen Sie ihm Fragen und versuchen rauszufinden, was in der Schule passiert ist und was er mit sich rumschleppt. Und Sie gehen davon aus, dass etwas schiefgelaufen ist. Es klingt, als ob Sie versuchen, besonders vorsichtig oder behutsam zu sein, da Sie wissen, dass er sauer wird, wenn Sie ihn auf die ›falsche‹ Weise fragen, ist das richtig?«

Die Mutter nickt: »Ich versuche, ihm Fragen zu stellen und ihm die Antworten aus der Nase zu ziehen, um zu verstehen, was los ist. Manchmal klappt das, aber meistens wird er sofort wütend und ›verschwindet‹.«

Therapeutin: »Lassen Sie uns das ein wenig üben. Wir nutzen die Stühle. Hier, im Stuhl gegenüber, sitzt Thomas. Können Sie ihn sich vorstellen? Können Sie ihn hier sitzen sehen?«

Die Mutter nickt: »Ja, ich sehe ihn.«

Therapeutin: »Gut. Versuchen Sie, ihn sich so vorzustellen, wie Sie ihn gestern Nachmittag erlebt haben, als Sie ihn von der Schule abgeholt haben. Wie sah er aus? Sah er traurig aus? Wütend? Wirkte er in sich gekehrt?«

Mutter: »Genau, er sah ein wenig traurig aus, aber vor allem in sich gekehrt.«

Therapeutin: »Können Sie ihn etwas genauer beschreiben? Wie war seine Körpersprache? Seine Schultern und sein Kopf? Lief er aufrecht oder gebeugt?«

Mutter: »Er wirkte irgendwie schwer. Sein Kopf hing etwas und seine Schultern waren nach vorne gebeugt.«

Therapeutin: »Okay, wenn Sie mal einen Moment in sich reinspüren, können Sie fühlen, wie er sich vielleicht gefühlt haben mag?«

Der Mutter kommen die Tränen: »Ich glaube, er ist wirklich traurig und innerlich verletzt. Er hatte wirklich einen harten Tag und nicht das Gefühl, gut genug zu sein oder klarzukommen.«

Therapeutin: »Richtig, Sie spüren, dass es ihm schlecht geht, dass er einen schlechten Tag gehabt hat, dass er nicht klarkommt. Er ist traurig.« (Die Mutter bestätigt dies.)

Therapeutin: »Jetzt möchte ich Sie bitten, genau das zu ihm zu sagen, was Sie gestern zu ihm gesagt haben, als Sie ihn abgeholt haben. Versuchen Sie, sich zurückzuerinnern, was haben Sie gedacht, als Sie ihn gesehen haben? Nutzen Sie dieselben Worte und dieselbe Stimmlage.«

Mutter: »Das fühlt sich jetzt nicht richtig an, ich würde ihn lieber trösten, aber okay. Also, ich dachte: Oh nein, nicht wieder so ein Tag. Und dann habe ich mit dieser eher leichten und fröhlichen Stimme ›Hi Thomas!‹ gesagt. Und er hat nicht geantwortet. Und ich dachte, okay, ich versuch's noch mal, weil mir klar war, dass irgendetwas nicht stimmt. Also habe ich ihn etwas vorsichtiger gefragt (die Mutter holt Luft): ›War dein Tag okay? Stimmt irgendwas nicht?‹«

Therapeutin: »Okay, gut. Jetzt möchte ich Sie bitten, auf den Stuhl gegenüber zu wechseln und zu versuchen, sich in Thomas einzufühlen. Spüren Sie in Ihren Bauch hinein – als Thomas: Wie fühlt es sich an, wenn Mama mich das in dieser leichten und fröhlichen Stimme fragt?«

Mutter (als Thomas): »Es nervt mich, es macht mich rasend. Ich habe das Gefühl, Mama ist bescheuert. Ich habe keine Lust zu antworten.«

Therapeutin: »Okay, also es fühlt sich nicht so gut an, wenn einem diese fröhliche Stimme entgegenkommt? Es fühlt sich nicht gut an, diese Fragen gestellt zu bekommen? Kannst du noch etwas mehr erzählen? Was fühlt sich falsch an?«

Mutter (als Thomas): »Es fühlt sich an, als ob sie gar keine ehrliche Antwort auf ihre Fragen will. Ich habe das Gefühl, dass ich sagen muss, dass ich einen guten Tag hatte, dass alles in Ordnung ist, weil sie mit allem anderen eh nicht umgehen kann.«

Therapeutin: »Okay, es fühlt sich nicht leicht an für Thomas?«

Die Augen der Mutter füllen sich erneut mit Tränen, während sie nickt.

Therapeutin: »Okay, kommen Sie wieder hier rüber, als Sie selbst. Nehmen Sie wieder Kontakt auf zu Thomas, stellen Sie ihn sich so vor, wie Sie ihn eben beschrieben haben. Er sieht traurig aus, sein Kopf hängt. Sobald Sie ihn sehen, wissen Sie, dass er einen schlechten Tag gehabt hat, dass er verletzt ist, dass er das Gefühl hat, nicht klarzukommen und nicht gut genug zu sein. Was muss er von Ihnen hören? Was braucht er? Was täte ihm gut?«

Mutter: »Er braucht Trost.«

Therapeutin: »Okay. Also was täte ihm gut, von Ihnen zu hören? Was braucht er?«

Mutter: »Ich habe keine Ahnung. Mir fehlen die Worte. Ich weiß nicht, was ich sagen sollte.«

Therapeutin: »Möchten Sie mal versuchen, ihm zu sagen: ›Ich glaube, du hattest einen Scheißtag, mmh?‹ Spüren Sie, wie es sich anfühlt, das zu sagen. Ob das die passenden Worte für Sie sind? Oder ob Sie andere Worte finden, die besser zu Ihnen passen, aber Ähnliches bedeuten?«

Die Mutter blickt auf den Stuhl gegenüber: »Oh, es sieht aus, als ob du einen harten Tag hattest, Thomas. Du siehst traurig aus, mein Lieber!«

Therapeutin: »Gut! Super! Kommen Sie hierüber und seien Sie noch mal Thomas. Wie hat sich das für ihn angefühlt?«

Die Mutter blickt mit Tränen in den Augen zur Therapeutin: »Ach du meine Güte, das ist so basal. So simpel. Aber so schwer. Und irgendwie magisch. Ich spüre, dass er erleichtert ist. Es tut ihm so gut zu merken, dass ich direkt verstehe, wie er sich fühlt. Und dass es okay ist, wenn er sich so fühlt. Das lindert den Schmerz ein wenig.«

Manchmal können uns die intensiven Emotionen unserer Kinder überfordern, wir werden unsicher, wie wir mit den Herausforderungen umgehen sollen. Es hat den Anschein, als ob alle unsere Versuche nicht fruchten, und wir bleiben in dem Gefühl zurück, dass wir unsere Kinder überhaupt nicht verstehen. So fühlte sich auch die Mutter von Aya (ein sechsjähriges Mädchen). Sie kommt allein zur Beratung. Ihr kleines Mädchen beschreibt sie als ängstlich und sorgenvoll. Sie weint über Stunden und macht sich Gedanken über mögliche Vorfälle in der Schule und anderswo. Sie klammert sich an ihre Mutter, schläft nicht gescheit und wacht oft mehrmals pro Nacht auf. Ihre Mutter ist erschöpft und vollkommen ratlos. Sie fühlt sich nicht in der Lage, sie zu trösten und zu beruhigen. Zurzeit kreist ihre Tochter ununterbrochen um ihre Furcht vor dem Weihnachtskonzert in der Schule. Sie hat Angst, dass sie den Text und die Tanzschritte vergisst. Ihre Mutter kann dies nicht nachvollziehen, da die Tochter schnell lernt und Lieder, die sie einmal gekonnt hat, nicht mehr vergisst. Es gibt also keinen Grund, sich zu fürchten. Der Therapeut schlägt vor, die Validierung der Ängste und Befürchtungen der Tochter zu üben.

Die Weihnachtsaufführung

Der Therapeut bittet die Mutter, sich ihr kleines Mädchen im Stuhl gegenüber vorzustellen. Sie empfindet Wärme und Fürsorge gegenüber ihrer Tochter. Sie sieht, wie klein und verletzlich sie ist und wie offensichtlich ihre Unsicherheiten sind. Die Vorstellung, die Tochter säße ihr so verängstigt gegenüber, rührt sie zu Tränen, in ihr regt sich der starke Wunsch, sie zu beschützen.

Der Therapeut bittet die Mutter, die Unsicherheit ihrer Tochter zu validieren. Die Mutter sagt zu ihrer imaginierten Tochter gegenüber gewandt: »Es ist nicht schön, sich so klein und unsicher zu fühlen. Klar macht dir die Vorstellung Angst, vor all diesen Eltern und den anderen Kindern zu stehen, während du singst und tanzt. Du fürchtest, den Text und die Schritte zu vergessen. Und wenn du nur daran denkst, wirst du nervös.«

Der Therapeut bittet die Mutter, auf den Stuhl gegenüber zu wechseln und sich vorzustellen, sie wäre ihre Tochter, um sich in sie einzufühlen. Die Mutter (als ihre Tochter) sagt, es fühle sich gut an, wenn Mama so rede. Sie fühle sich weniger nervös und etwas ruhiger innen drinnen. Der Therapeut fragt, ob das Mädchen noch etwas anderes brauche. Die Mutter antwortet: »Ich glaube, jetzt weiß ich, was los ist - sie ist so klein, mein Baby, so winzig. Deshalb muss sie immer ganz vorne stehen, wo sie sich sehr exponiert fühlt. Sie ist ja erst in der ersten Klasse und war noch nie auf einem Weihnachtskonzert und weiß noch nicht, wie das alles läuft. Deswegen ist sie so nervös. Ich glaube, ich muss ihr erklären, wie all das funktioniert. Es ist alles neu für sie. Sie hat keine Vorstellung davon, wie es sein wird und wie es aussieht. Und das spannt sie sehr an. Ich muss ihr das Ganze erklären und ihr Informationen geben. Ansonsten wird die Anspannung alles überschatten und wenn sie hört, dass andere sich auf das Konzert freuen, hat sie das Gefühl, mit ihr stimmt etwas nicht. Mir ist klar, dass es Spaß machen wird, aber im Moment fühlt es sich für sie alles einfach nur beunruhigend an.«

Die Mutter wechselt zurück auf den Selbst-Stuhl und nutzt die neuen Informationen, die sie über Ayas Anspannung gewonnen hat. Sie spürt, wie leidvoll es ist, nicht in der Lage zu sein, sich auf etwas zu freuen, auf das man sich freuen »sollte«. Die Mutter und der Therapeut probieren unterschiedliche Formulierungen aus, bis die Mutter das Gefühl hat, dass sie alle für ihre Tochter ängstigenden, unsicheren, schwierigen oder traurigen Dinge in Worte gefasst hat.

Zum nächsten Beratungstermin erscheint die Mutter und berichtet begeistert, dass Aya sehr erleichtert auf das Verständnis ihrer Mutter reagiert hat. Ihre Anspannung verringerte sich auf ein erträgliches Maß und sie konnte sich sogar auf das Konzert freuen. Das Konzert lief gut und Aya war sehr stolz, dass sie teilnehmen und sogar Spaß haben konnte. Die Mutter berichtet weiter, dass sie sich sicherer darin fühlt, zu validieren, und den Eindruck hat, dass Aya allgemein ruhiger ist und weniger klammert und viel weniger weint.

Beispiele für die Arbeit mit Gefühlsfallen und konkurrierenden Motivationen

Unsere konkurrierenden Motivationen dienen häufig dazu, uns vor alten emotionalen Verletzungen zu schützen – Wunden, die wir in den nahen und wichtigen Beziehungen unserer Kindheit erlitten haben. Als Kinder entwickelten wir Wege, den Schmerz abzuspalten und ihn nicht zu spüren. Im Hintergrund stand das gesunde Motiv, die eigene Funktionsfähigkeit aufrechtzuerhalten, auch da, wo es keine Alternativen zur Bewältigung der Situation gab. Diese gesunde Motivation des Kindes wird zur konkurrierenden Motivation des Erwachsenen und sie steht unseren aktuellen gesunden Motivationen im Weg. Als Eltern wollen wir das Beste für unsere Kinder, dies schließt Hilfe im Umgang mit den Gefühlen ein. Bevor wir jedoch unsere eigenen konkurrierenden Motivationen nicht verarbeitet haben, wirken die alten Verletzungen wie Magneten oder wunde Stellen. Unsere Kinder können diese wunden Stellen triggern und wir geraten in eine Gefühlsfalle. Um diese konkurrierenden Motivationen zu bearbeiten, nutzen wir die Diskrepanzaufgabe. Die Aufgabe besteht darin, als Eltern bei den Gefühlen des Kindes zu bleiben, statt unseren eigenen unverarbeiteten, ängstigenden Gefühlen der Vergangenheit auszuweichen. In diesem Abschnitt illustrieren wir zudem, wie die EFST-Therapeutin flexibel zwischen unterschiedlichen Arten von Stuhlarbeit hin- und herwechselt: Wenn Eltern gerade am emotionsgeleiteten Skilltraining arbeiten und eine Gefühlsfalle auftaucht, wechselt der Therapeut in die Diskrepanzaufgabe, um die konkurrierenden Motivationen zu verarbeiten.

Was, wenn ich ihn nicht liebe?

Eine Mutter und ein Vater suchen Beratung aufgrund ihres Sohnes Mark, zwölf Jahre. Mark ist oft wütend und grenzüberschreitend. Seine Eltern haben das Gefühl, ihn nicht zu verstehen. Auch wenn alles gut läuft, kann es passieren, dass Mark plötzlich aufgrund einer Kleinigkeit explodiert. Oft schreit er seine Eltern, insbesondere seine Mutter, an, und sagt, dass er sie hasse. Als wir mit der Mutter im Rahmen der emotionsgeleiteten Skillpraxis an der Validierung von Marks Erleben arbeiten, taucht eine Gefühlsfalle auf.

Mutter: »Ich kann ihn nicht validieren. Ich habe so ein Problem mit unserer Beziehung. Ich habe das Gefühl, er hasst mich. Und manchmal frage ich mich, ob ich ihn eigentlich noch liebe ...«

Die Mutter weint und ist offensichtlich verzweifelt.

Therapeutin: »Kein Wunder, dass Sie einen Horror davor haben, ihn zu validieren. Sie haben Angst, dass er Sie eigentlich gar nicht mag und Sie gar nicht um sich haben will. Und dann stellen Sie infrage, ob Sie ihn genug lieben, um eine weitere Zurückweisung zu ertragen? Weil, wenn Sie versuchen, ihm mithilfe der Validierung näherzukommen – was ist, wenn er das nicht annimmt? Es muss sich fast bedrohlich anfühlen, es nur zu versuchen?«

Die Mutter nickt.

Therapeutin: »Ich möchte Sie bitten, sich in diesen Stuhl zu setzen (der Stuhl gegenüber) und zu dem Teil zu werden, der Sie davon abhält, Ihren Sohn zu validieren. Bringen Sie sie (das imaginierte Selbst) dazu, an der Liebe zu ihrem Kind zu zweifeln. Was würden Sie ihr sagen?«

Die Mutter spricht aus der Position des Brain-Bosses: »Validiere ihn nicht. Er hasst dich. Versuch nicht, ihm näherzukommen. Er wird dich eh nur zurückstoßen. Und du liebst ihn nicht genug, um das wieder zu ertragen. Oh mein Gott, du bist eine grauenvolle Mutter, die nicht mal ihre eigenen Kinder mag.«

Therapeutin: »Okay, machen Sie ihr Angst – sagen Sie ihr, was passieren wird, wenn sie es versucht. ... Wenn du seine Gefühle validierst, wenn du validierst, wie er sich fühlt, wenn er schreit, dass er dich hasst, dann ...?«

Die Mutter zu ihrem imaginierten Selbst: »Er wird sagen, dass es deine Schuld ist, dass er so wütend und schwierig ist. Und du weißt, dass es deine Schuld ist – du hast ihn nie genug geliebt. Du hattest immer das Gefühl, dass er schwierig ist. Du hast alles falsch gemacht. Du bist diejenige, die ihn kaputtgemacht hat, es ist ganz allein deine Schuld. Jetzt braucht er dich nicht mehr. Es ist deine Schuld, dass er dich nicht lieben kann. Du bist vollkommen unfähig!«

Therapeutin: »Wenn Sie sein Erleben anerkennen, wird er Ihnen die Wahrheit sagen, er wird sagen, dass es Ihre Schuld ist, dass Sie ihn kaputtgemacht haben und dass er deswegen nicht in Ihrer Gegenwart sein will und Sie nicht braucht. Erinnern Sie sich (verweist auf das imaginierte Selbst im Stuhl gegenüber) an eine Zeit als Kind oder Jugendliche, in der sie das Gefühl hatten (weiter dem Selbst-Stuhl zugewandt), dass niemand Sie gewollt oder gebraucht hat und dass Sie selbst schuld daran waren ...«

Mutter: »Erinnere dich, wie schlimm es sich die ganze Kindheit hindurch angefühlt hat, dieses Gefühl, dass deine Eltern dich nicht mögen, dass du nur im Weg bist, dass du alles kaputtgemacht hast. Vermeide dieses Gefühl, schütz dich davor. Du hast dir selbst geschworen, dass du dich nie wieder so fühlen wirst. Mach weiter wie bisher. Validiere deinen Sohn nicht. Verändere nichts. Zieh dich zurück, wenn er kämpft, egal, wie schwer es für ihn ist.«

Die Therapeutin bittet die Mutter, auf den Selbst-Stuhl zu wechseln. Sie weint und ist sehr betroffen. All das tut sehr weh. Die Therapeutin validiert die Mutter und bittet sie, sich Mark im Stuhl gegenüber vorzustellen.

Therapeutin: »Sagen Sie ihm, dass Sie weiterhin das tun müssen, was ihr Brain-Boss sagt. Wenn nicht, würden Sie sich wie eine schlechte Mutter fühlen. Auch wenn er davon betroffen ist – Sie müssen sich selbst vor diesen Gefühlen schützen. Besser, er fühlt sich ungeliebt, als dass Sie diese alten Gefühle durchleben müssen, dass ihre Mutter Sie nicht geliebt hat und Sie alles kaputtgemacht haben.«

Die Mutter drückt dies zum Stuhl gegenüber gewandt aus und wechselt dann den Stuhl, um zu fühlen, wie es ist, Mark zu sein.

Mutter (im Stuhl gegenüber als ihr Sohn): »Es fühlt sich so unfair an und es macht mich so traurig. Ich brauche meine Mama. Ich brauche, dass du mich siehst und mit mir fertig wirst. Ich brauche, dass du mich liebst, egal wie wütend oder verzweifelt ich bin.«

Die Mutter wechselt zurück auf den Selbst-Stuhl, weint und ruft aus: »Oh mein Gott, ich hatte Zweifel, ob ich ihn liebe, weil ich mich so abgelehnt gefühlt habe. Aber es geht nicht darum, ob er mich ablehnt, ich bin diejenige, die ihn abgelehnt hat. Er ist einfach nur traurig und am Kämpfen und braucht, dass ich an seiner Seite bleibe.«

Therapeutin: »Ja, es ist nachvollziehbar, dass Sie sich zurückziehen, wenn diese alten, leidvollen und unangenehmen Gefühle des Ungenügens auftauchen, dass Sie schuld sind, dass Sie ihn zerstört haben. Sie haben Angst, dass Sie diese Gefühle nicht aushalten können. Sie mussten sich ihr ganzes Leben davor schützen. Es war sehr schmerzhaft, zu wissen, dass ihre Eltern Sie so, wie sie waren, nicht mochten. Wenn Mark eine schwere Zeit durchmacht und mit Ihnen in den Kampf geht, scheint es schwer für Sie zu sein, seine Gefühle zu akzeptieren und auszuhalten. Weil es diese alten, hässlichen Gefühle des Ungenügens triggert. Sie hatten das Gefühl, sich vor Ihrem Sohn schützen zu müssen, aber eigentlich sind es diese alten Gefühle, vor denen Sie versuchen zu fliehen.«

Die Mutter stimmt zu. Die Therapeutin bittet sie, Mark zu sagen, was von jetzt an anders sein wird, und sie entwickeln gemeinsam eine Entschuldigung für ihn.

Gefühlsfallen sorgen häufig dafür, dass die Dinge, die wir am meisten fürchten, tatsächlich wahr werden. Dies zu erkennen, kann sehr hilfreich sein, um Eltern zu befähigen, die alte, nicht mehr zeitgemäße Motivation, sich zu schützen, hinter sich zu lassen und der gesunden Motivation zu folgen, präsent für das Kind zu sein. Dies ist im Fall von Simons Mutter gelungen. Simon ist zehn Jahre alt.

Ich kann deine Interessen nicht akzeptieren

Im Rahmen eines Elternworkshops meldet sich eine Mutter, die daran arbeiten möchte, ihrem Sohn Grenzen zu setzen, wenn er am iPad spielt. Sie hat Angst, dass ihr Sohn passiv wird, seine Interessen an Freunden und anderen Aktivitäten verliert. Sie ist außerdem wütend auf ihren Ehemann, den sie als schlechtes Beispiel erlebt. Er verbringt ebenfalls viel Zeit am Bildschirm. Wir arbeiten daran, wie die Mutter ihren Sohn auf eine gute und liebevolle Weise dabei unterstützen kann, die Bildschirmzeit zu beenden, und nutzen dafür emotionsgeleitete Skillpraxis. Aus der Elterngruppe kommt der Vorschlag, die Mutter solle sich zu ihrem Sohn setzen und Interesse zeigen an dem, was er am iPad tut. Die Mutter spürt Widerstand gegen diese Idee, und ihr wird klar, dass es sich dabei um eine ihrer Gefühlsfallen handelt. Die Therapeutin leitet sie über in die Diskrepanzaufgabe.

Sie bittet die Mutter, im Stuhl gegenüber Platz zu nehmen und zu dem Teil in ihr zu werden, der sie davon abhält, sich für die Interessen ihres Sohnes zu interessieren.

Die Mutter wendet sich dem Selbst-Stuhl zu: »Zeige kein Interesse an dem, was er tut. Wenn du das tust, beweist das, dass du seine Gaming-Besessenheit akzeptierst. Und das kannst du einfach nicht akzeptieren. Dann wird er sich vollkommen darin verlieren – er wird seine ganze Zeit damit verbringen, auf diesen Bildschirm zu starren, und du wirst die Verbindung zu ihm verlieren. Und du wirst dich allein und abgelehnt fühlen, genauso, wie wenn dein Mann hinter seinem Bildschirm verschwindet. Du wirst am Ende allein dastehen, ohne eine Familie, die dir nahe ist, und du brauchst sie. Und erinnere dich an das Gefühl, als du klein warst, als du solche Angst hattest, alle zu verlieren, die dir wichtig waren? Mach weiter wie bisher, werde sauer auf deinen Sohn, schrei ihn an, wenn er das Spiel nicht ausmacht, zeig ihm, wie enttäuscht du jedes Mal bist, wenn er auf seinen Bildschirm starrt. Du musst dich vor diesem schrecklichen Gefühl schützen, allein zu sein.«

Die Therapeutin bittet die Mutter, auf den Selbst-Stuhl zu wechseln und sich ihren Sohn im Stuhl gegenüber vorzustellen. Sie lässt die Mutter ihrem Sohn sagen, dass sie genau so weitermachen muss, dass sie nichts verändern wird, weil sie sich selbst vor ihren Gefühlen schützen muss. Dass sie nicht ertragen kann, dass ihr Sohn sie aufgrund dieser Spiele »verlässt«. Dass sie ihn deshalb anschreien muss. Dass sie sich deshalb nicht darum kümmern kann, wie es ihn belastet, wenn sie ihn anschreit und ihm sagt, wie enttäuscht sie von ihm ist – weil ihre Gefühle wichtiger sind als die ihres Sohnes.

Im Anschluss wechselt die Mutter den Stuhl und nimmt die Perspektive ihres Sohnes ein. Sie spürt, wie traurig und abgelehnt er sich von ihr fühlt, wie sehr er sich nach der Anerkennung seiner Mutter sehnt und wie sehr er sich wünscht, dass sie seine Begeisterung und Freude an für ihn faszinierenden Dingen teilen könnte.

Zurück im Selbst-Stuhl zeigt sich die Mutter erstaunt über ihre Erkenntnisse. »Oh mein Gott – Ich sehne mich danach, Zeit mit ihm zu verbringen, und ich habe so Angst, ihn zu verlieren, deshalb schreie ich ihn an und zeige ihm meine Enttäuschung – und dadurch weise ich ihn zurück und verliere ihn.« Sie lässt ihren Sohn wissen, dass sie sich für die Dinge interessieren wird, die ihn interessieren, und dass sie gemeinsam Freude daran haben können. Im Stuhl gegenüber erfährt sie, dass dies ihren Sohn erleichtert und freut und er sich seiner Mutter näher fühlt.

Zurück auf dem Selbst-Stuhl zeigt sich die Mutter erleichtert und froh, ihre konkurrierende Motivation erkannt und aufgelöst zu haben.

Beispiele für Entschuldigungen

Als Eltern verfolgen wir manchmal die besten Absichten, werden von positiven und gesunden Gefühlen geleitet, die uns nichtsdestotrotz die Sicht auf unser Kind und seine Bedürfnisse versperren können. Dies war auch bei Victorias Mutter der Fall. Victoria ist 15 Jahre alt, ihre Mutter kommt zur Beratung allein. Victorias Vater hat die Familie verlassen, als sie klein war. Seit der Trennung ist die Beziehung zwischen Vater und Tochter nur sporadischer Natur. Die Mutter ist wütend und besorgt über das Verhalten ihres Ex-Mannes und den Mangel an Kontinuität im Kontakt zwischen ihm und seiner Tochter. Dennoch hat sie ihr Bestes gegeben, sich in Gegenwart von Victoria niemals kritisch über den Vater zu äußern, um sicherzustellen, dass die Tochter ein positives Bild von ihm bewahrt. Die Mutter wendet sich an uns, da ihre Tochter extrem ängstlich wurde. Die Ursache hierfür erwies sich als komplex, wir arbeiteten deshalb an unterschiedlichen Themen. Im Verlauf der Beratung und Stuhlarbeit erkennt die Mutter, dass ihre guten Absichten, nur positiv über den Vater zu sprechen, zulasten eines offenen Gesprächs über die Kosten des sporadischen Kontakts für die Tochter gegangen sind. Die Mutter mied dieses Thema, aus Angst, etwas Negatives über den Vater zu sagen. Hierfür möchte sie sich bei ihrer Tochter entschuldigen.

Ein abwesender Vater

Therapeutin: »Okay, können Sie sich Ihre Tochter hier vorstellen (verweist auf den Stuhl gegenüber)?«

Die Mutter hat ihre Tochter klar vor Augen. Sie fühlt eine große Zuneigung zu ihrem Kind und spürt, dass ihre Tochter neugierig darauf wartet, zu hören, was ihre Mutter sagen wird.

Die Mutter ist mit dem »Rezept« für Entschuldigungen vertraut, da wir im Vorfeld bereits in anderen Themenbereichen damit gearbeitet haben. Sie beginnt: »Ich habe nachgedacht über die Situation mit deinem Vater und wie es für dich all die Jahre gewesen sein muss. Wie es sich angefühlt haben muss, als du so klein warst und er gegangen ist und es immer so lange gedauert hat, bis du ihn wiedergesehen hast. Eine Zeit lang hast du ihn recht regelmäßig gesehen, aber dann hat er plötzlich entschieden, weit wegzuziehen. Und jetzt habt ihr kaum noch Kontakt und wenn doch, erwarten alle, dass du dich freust und es toll findest. Aber in letzter Zeit habe ich gedacht, wie hart das für dich gewesen sein muss und wahrscheinlich auch immer noch ist. Ich habe nie mit dir darüber gesprochen. Ich war so darauf bedacht, nur nette Dinge über deinen Vater zu sagen. Aber ich habe dir keinen Raum gelassen, auch Dinge zu erzählen, die nicht so toll sind. Es muss sich angefühlt haben, als ob es undenkbar ist, mir zu erzählen, dass du enttäuscht bist, weil er Pläne abgesagt hat und dass es wehtut, dass er sich entschieden hat, so weit weg von uns zu leben. Du konntest nicht sagen, dass du dich abgelehnt gefühlt hast oder vielleicht sogar unbedeutend für ihn, weil ich dich immer unterbrochen habe und dir gesagt habe, dass er es nicht so meint. In gewisser Weise habe ich dich dadurch auch zurückgewiesen. Das muss so schrecklich gewesen sein. Und sehr traurig. Und wahrscheinlich warst du sehr wütend auf ihn und konntest mir das nicht sagen, weil ich es nicht zugelassen habe. Das muss sich so einsam und schmerzhaft für dich angefühlt haben. Das wird sich von jetzt an ändern. Du musst mir erzählen können, wie es für dich ist, keinen regelmäßigen Kontakt zu deinem Vater zu haben. Und meistens merke ich ja auch, wie es dir geht, vor und nach den Besuchen von ihm oder den Telefonkontakten. Ab jetzt werde ich die Verantwortung dafür übernehmen, hinzuschauen, dir zu zeigen, dass ich sehen kann, wie es dir geht, und dass du mir sagen darfst, wie es dir geht. Es ist in Ordnung zu sagen, was du sagen musst.«

Die Therapeutin bittet die Mutter, im Stuhl gegenüber Platz zu nehmen und zu spüren, was ihre Tochter erlebt. Die Mutter sagt: »Ja, das ist genau das, was sie braucht! ›Ich bin so erleichtert, wenn Mama das sagt. Es fühlt sich an wie ein Zentner weniger auf meinen Schultern. Nach den Kontakten mit meinem Vater bin ich oft so enttäuscht und frage mich oft, was ich falsch mache. Es tut gut, Mama sagen zu hören, dass es in Ordnung ist und dass ich das Recht habe, mich so zu fühlen.›«

Therapeutin: »Braucht sie noch etwas anderes? Vielleicht im Zusammenhang mit dem Gefühl, falsch zu sein?«

Mutter: »Nein, es fühlt sich an, als ob dies genügt. ›Ich kann das sehen, dass ich nicht falsch bin, wenn Mama es so sagt.‹ Ich glaube, das ist genau das, was sie braucht. Es ist okay und genug. Es muss nur auch in Zukunft gelten.«

Therapeutin: »Kann sie ihrer Mutter an dieser Stelle vertrauen?«

Mutter: »Ja, ich glaube, das kann sie. Das Problem war, dass Mama wahrscheinlich nicht klar war, dass ich das gebraucht habe. Ich weiß nicht mal, ob mir das selbst so klar war. Aber jetzt, wo Mama sagt, dass wir darüber sprechen können, weiß ich, dass es möglich ist. Und es fühlt sich gut an, dass Mama Verantwortung dafür übernimmt, zu sehen, wie es mir geht und ob die Dinge schwierig für mich werden.«

Die Therapeutin bittet die Mutter zurück auf den Selbst-Stuhl und fragt, wie dies für sie war. Die Mutter berichtet, sich leichter zu fühlen. Es sei befreiend zu erkennen, dass sie mit ihrer Tochter darüber sprechen kann, wenn sie sich enttäuscht und von ihrem Vater zurückgewiesen fühlt – und dass dies nicht gleichbedeutend damit ist, negativ über ihren Ex-Mann zu reden.

Es mag seltsam und ungewohnt klingen, Eltern zu bitten, die Verantwortung dafür zu übernehmen, wenn ihr Kind gemobbt wird. Es sind jedoch nicht die Mobbingerfahrungen selbst, für die Eltern sich entschuldigen können, sondern für ihre Reaktionen auf die Ereignisse. Mutter und Vater kommen zur Beratung. Sie erzählen von ihrem Sohn, Peter, der an ihrem vorherigen Wohnort während und nach der Schule gemobbt wurde. Sie erzählen Geschichten schwerer Übergriffigkeit und Ausgrenzung. Unter anderem kam keins der eingeladenen Kinder zur Feier anlässlich Peters zehnten Geburtstags. Die Familie ist umgezogen, ihr Sohn hat gerade an einer neuen Schule begonnen. Er hat viele neue Freunde gefunden und es scheint ihm gut zu gehen. Dennoch haben die Eltern das Gefühl, dass aus den schwierigen Zeiten in der Vergangenheit noch etwas zwischen ihnen und ihrem Sohn steht. Trotz all ihrer Bemühungen, das Mobbing zu stoppen, fühlen sie sich schuldig, dies nicht geschafft zu haben. Der Vater protestiert ein wenig und meint, sie hätten nicht mehr tun können, als sie getan haben. Die Mutter stimmt dem im Hinblick auf praktische Schritte zu, meint jedoch, dass Peter etwas anderes gebraucht habe. Der Therapeut schlägt vor, an einer Entschuldigung zu arbeiten.

Mobbing

Die Mutter hat ihren Sohn klar vor Augen. Sie sieht einen »neuen« Jungen: lebendig, froh, friedlich. Aber sie kann auch einen Schmerz erkennen, die Frage, ob er gut genug ist. Der Mutter kommen Tränen, wenn sie ihn so vor sich sieht. Sie fühlt eine große Zuneigung zu ihm und würde ihm am liebsten all die Unsicherheit und den Schmerz nehmen. Der Therapeut validiert dies und bittet die Mutter, mit ihrer Entschuldigung zu beginnen.

Mutter: »Ich möchte mich dafür entschuldigen, dass ich ihm nicht schneller geholfen habe. Er hätte es verdient, dass die Dinge immer so gewesen wären wie jetzt.«

Der Therapeut ermutigt die Mutter, ihren Sohn direkt anzusprechen, als ob er ihr gegenüber säße. Die Mutter fährt fort: »Du hättest mehr verdient gehabt. Das Mobbing hat dein Selbstbewusstsein zerstört. Du hast angefangen, dich zu fragen, was mit dir nicht stimmt, und am Ende warst du überzeugt, dass etwas mit dir nicht stimmt. Und wir konnten dir nicht helfen. Wir konnten nicht dafür sorgen, dass das Mobbing aufhört. Du hättest solche Erfahrungen in deiner Kindheit nicht machen sollen. Du warst so allein. Und wir haben dich zu all diesen Treffen geschleppt, in denen du immer sagen musstest, was du brauchst. Und du warst so tapfer und hast so gut wie möglich geantwortet. Und du bist für dich eingestanden, als die Schulleitung dich aufgefordert hat, ein Gespräch mit der Schulsozialarbeit zu führen. Du warst sogar in der Lage zu sagen, dass nicht du derjenige bist, der Hilfe braucht, sondern die Kinder, die dich mobben. Aber in all dem warst du so allein. Wir waren so überfordert und fühlten uns so machtlos. Und du hast das gesehen. Es muss sich angefühlt haben, als ob wir nicht in der Lage sind, dir zu helfen, und das muss sich noch einsamer angefühlt haben. Es tut mir so unfassbar leid, dass wir dir dieses Gefühl gegeben haben – dass wir dir nicht helfen konnten. Und es tut mir so sehr leid, dass wir nicht schon vor vielen Jahren begriffen haben, dass wir umziehen müssen, dass wir dich da rausholen müssen. Und es tut mir so leid, dass wir nicht mehr mit dir darüber gesprochen haben, wie all das für dich war. Von jetzt an übernehme ich die Verantwortung, dir zu helfen, wenn du eine harte Zeit hast, du wirst nicht mehr allein damit bleiben, nur weil du das Gefühl hast, ich bin überfordert. Es ist meine Verantwortung, dir zu helfen, und nicht deine Verantwortung, mich zu schützen.«

Der Therapeut bittet die Mutter, in den Stuhl gegenüber zu wechseln, und fragt: »Als dein Sohn, wie fühlt es sich an, deine Mutter all das sagen zu hören?«

Die Mutter antwortet: »Ich denke, er würde sagen: ›Es ist okay, Mama, ich weiß, dass du dein Bestes versucht hast, mir zu helfen.‹«

Therapeut: »Okay, er kümmert sich also um Sie und will Sie nicht verantwortlich machen? Es scheint, als ob Sie die Verantwortung für all das wirklich entschieden übernehmen müssen – oder er wird weiter versuchen, Sie zu schützen?«

Die Mutter nickt, sitzt im Selbst-Stuhl und spricht zum Stuhl gegenüber: »Ich weiß, dass du sagen willst, dass alles okay ist und dass du weißt, dass wir getan haben, was wir konnten. Aber ich hätte verstehen sollen, dass du von dort wegmusst. Ich hätte begreifen müssen, wie grauenvoll diese Erfahrungen für dich waren, und ich hätte das viel früher erkennen müssen. Es war meine Aufgabe, dich zu schützen. Es war meine Verantwortung. Aber du warst allein und ich bin im Wesentlichen verschwunden, weil ich mich so hilflos und machtlos gefühlt habe. Ich war in dieser schwierigen Situation nicht für dich da. Das war nicht okay. Ich hätte anders damit umgehen sollen.«

Die Mutter wechselt zurück auf den anderen Stuhl und spürt, wie es sich für ihren Sohn anfühlt, das zu hören. Ihr kommen die Tränen und sie sagt: »Das war gut. Das habe ich gebraucht. Ich fühle mich befreit. Es ist okay zu sehen, dass die Dinge an unserem alten Wohnort wirklich scheiße waren. Ich muss nichts mehr zurückhalten. Es ist wahr. Und Mama hat das auch gewusst. Es fühlt sich an, als ob sich alles von selbst ergibt.«

Die Mutter nimmt im Selbst-Stuhl Platz. Der Therapeut fragt, wie all dies für sie war. Die Mutter sagt, sie fühle sich gut, es fühle sich stimmig an, auch wenn es schmerzhaft sei zuzugeben, dass sie nicht für ihren Sohn da gewesen sei. Aber die Verantwortung dafür zu übernehmen, damit die Dinge für ihn leichter würden, das fühle sich befreiend an.

Der Therapeut fragt den Vater, wie sich die Dinge für ihn anfühlen. Der Vater berichtet, er könne auch spüren, dass dies gut und befreiend für ihren Sohn sei.

In einer späteren Beratungssitzung erzählt die Mutter, der Sohn habe erleichtert auf die Entschuldigung reagiert, ihre Beziehung sei enger und offener geworden.

Beispiele zum Thema Grenzen setzen

Kinder brauchen Eltern, die klar, präzise und zuversichtlich auftreten, wenn es darum geht, Grenzen zu setzen und Anforderungen an ihr Kind zu stellen. Die Bedeutung dessen wird beispielsweise noch erhöht, wenn Kinder an einer Essstörung leiden und einen klaren Plan für ihre Mahlzeiten brauchen, aber auch bei Kindern, die sehr wenig Energie haben, die sich zurückziehen und die scheinbar nicht mehr funktionsfähig sind. Dies war der Fall bei Siri, 15 Jahre alt.

Du gehst zur Schule!

Ein alleinerziehender Vater kommt in die Beratung, da er sich Sorgen über seine Tochter Siri (15) macht, die sich an manchen Tagen weigert, zur Schule zu gehen. Zum Zeitpunkt der Beratung hat sie die Schule seit 14 Tagen nicht besucht. Ihr Vater hat »alles« versucht: Ihr ein neues iPad versprochen, wenn sie in die Schule geht, eine Lehrerin ist vorbeigekommen, um sie abzuholen, und ihr Vater hat ihr angeboten, sie zur Schule zu fahren, auch wenn es nur ein Katzensprung dorthin ist. Aber nichts hilft. Der Vater fühlt sich vollkommen machtlos und glaubt nicht daran, dass er seine Tochter dazu bringen kann, zurück in die Schule zu gehen. Er fleht Siri förmlich an, aber er bekommt sie nicht mal aus dem Bett.

Im Verlauf der Beratung kommen wir überein, dass es wichtig ist, empathische Validierung und den Umgang mit Grenzen zu üben. Ziel ist, dass Siri wieder in die Schule geht.

Wir beginnen mit emotionsgeleiteter Skillpraxis. Ich bitte den Vater, sich seine Tochter vorzustellen, wie sie morgens im Bett liegt, und frage ihn, wie es sich anfühlt, sie dort liegen zu sehen, mit der Bettdecke über dem Kopf.

Vater: »Ich fühle mich vollkommen ausgeschlossen. Es ist, als ob zwischen uns ein Ozean ist, als ob wir in zwei verschiedenen Welten leben. Ich fühle mich vollkommen hilflos. Ich kann nicht mal mit ihr sprechen.«

Therapeutin: »So wie: Ich glaube nicht, dass ich sie heute in die Schule bewegen kann ...?«

Vater: »Null. Ich erreiche sie nicht mal. Und wenn ich das so laut ausspreche, wird mir klar, dass ich verloren habe, bevor ich überhaupt anfange. Ich glaube überhaupt nicht daran, dass ich sie zurück in die Schule kriege.«

Therapeutin: »Genau. Es ist schwer und so verständlich. Sie tragen diese ganze Verantwortung allein und haben schreckliche Angst, was passieren wird, wenn sie nicht zurück in die Schule geht. Vielleicht können sie gar nicht ganz verstehen, warum es so schwer für sie ist. Es scheint nicht nachvollziehbar. Und dann schließt sie Sie komplett aus, indem sie sich die Bettdecke über den Kopf zieht. Kein Wunder, dass Sie sich hilflos fühlen.«

Vater: »Aber ich will ihr helfen. Deswegen bin ich hier. Denken Sie, dass es möglich ist, sie zurück in die Schule zu kriegen?«

Therapeutin: »Wir kriegen sie ganz sicher wieder in die Schule. Da bin ich sicher. Der erste Schritt ist, mit ihr in Kontakt zu kommen. Lassen Sie uns üben, wie Sie mit ihr sprechen können.«

Vater: »Aber wie kann ich mit ihr sprechen, wenn sie sich die Decke über den Kopf zieht? Sie hört mir nicht mal zu.«

Therapeutin: »Lassen Sie es uns versuchen und schauen wir, was passiert.

Stellen Sie sie sich vor unter ihrer Bettdecke. Können Sie sie sehen, wie Sie an ihrer Bettkante sitzen?«

Vater: »Ja, aber sie dreht mir immer noch den Rücken zu.«

Therapeutin: »Natürlich macht sie das. Sie versucht, schmerzliche Gefühle auf Abstand zu halten. Vielleicht hat sie das Gefühl, dass sie diese nicht mit Ihnen teilen kann oder nicht mal selbst zulassen kann, also schützt sie sich. Es fühlt sich an, als ob sie Sie zurückstößt, aber sie schützt sich.«

Vater: »Hmm.«

Therapeutin: »Ich würde Sie bitten, es mit ein bisschen empathischer Validierung zu versuchen, wie wir es geübt haben. Versuchen Sie, sich vorzustellen, wie sie sich fühlt, wenn sie so daliegt, und dann validieren Sie das.«

Vater: »Oh Gott, das ist total peinlich. Ich bin nicht mal auf die Idee gekommen, mit ihr zu sprechen, solange sie unter der Bettdecke steckt. Ah. Es ist so naheliegend. Ich denke, sie hat Angst und es geht ihr nicht gut.«

Der Vater sagt zu seiner »Tochter« im Stuhl gegenüber: »Siri, ich weiß, dass die Dinge nicht einfach für dich waren, seit Mama und ich uns getrennt haben, und ich weiß, dass es jede Menge schwierige Themen mit deiner Mutter gibt. Vielleicht bist du traurig, vielleicht hast du auch Angst. Du hast gesagt, dass du Angst hast, dass Mama kommt und dich auf dem Weg zur Schule abfängt, aber ich habe dir gar nicht richtig zugehört. Ich habe dich abgetan und dir gesagt, du müsstest keine Angst haben, aber das hat wahrscheinlich überhaupt nicht geholfen. Denn du *hast* Angst! Kein Wunder, dass du nicht in die Schule gehen willst, wenn du dich so vor dem Weg dorthin fürchtest. Und es ist schwer, egal, ob du allein gehst oder jemand bei dir ist. Du hast Sorge, dass es peinlich oder schwierig werden könnte, wenn Mama auftaucht und einen schlechten Tag hat und herumnörgelt, dass sie dich sehen will, oder einfach peinliche Dinge sagt.«

Der Vater sagt zur Therapeutin: »Siri weiß, dass ihre Mama bipolar ist und dass sie psychotische Phasen hat, aber wir sprechen nie darüber.«

Der Vater wendet sich an seine »Tochter«: »Vielleicht hast du auch Angst, dass ich wütend auf Mama werde, wenn sie auftaucht und ich sie auf deinem Schulweg treffe. Und diese Unruhe in dir, auch wenn ich dir erzähle, dass sie nicht auftauchen wird. Du musst dich wirklich allein gefühlt haben in all diesen schwierigen Situationen mit deiner Mutter. Es muss schwer sein, dass du nicht mit mir darüber sprechen kannst, weil ich dir einfach nur antworte, dass es keinen Grund zur Sorge gibt. Ich frage mich, ob es das ist, was dich seit Langem belastet, und ob die anderen Dinge auch deswegen schwer geworden sind, weil dich das so sehr innerlich beschäftigt.«

Der Vater blickt die Therapeutin an.

Vater: »Mein Gott, ich saß die ganze Zeit auf der Antwort und bin irgendwie nicht draufgekommen. Ich war völlig blind, weil ich aufgegeben hatte. Aber jetzt habe ich irgendwie wieder etwas Zutrauen, dass ich sie in die Schule bekomme, oder zumindest, dass sie sich mir zuwendet, wenn sie im Bett liegt.«

Wir arbeiten weiter mit den Stuhlwechseln und der Vater erlebt, dass er in der Lage ist, Siri zu erreichen. Sie bestätigt, dass sie Angst hat, zur Schule zu gehen, dass sie sich für das Verhalten ihrer Mutter schämt und dass sie sich vor den Konflikten zwischen ihrer Mutter und ihrem Vater fürchtet. Wir gehen einen Schritt weiter und stellen die schulischen Anforderungen klar.

Therapeutin: »Okay, sagen Sie ihr, dass sie zur Schule gehen muss und dass sie dreißig Minuten Zeit hat, um sich fertig zu machen.«

Der Vater formuliert vorsichtig: »Willst du heute in die Schule gehen? Na komm, ich mache Frühstück und du ziehst dich an.«

Therapeutin: »Setzen Sie sich auf den Stuhl hier gegenüber und seien Sie Ihre Tochter. Wie reagiert sie darauf?«

Vater, als Siri: »Nein, ich kann nicht.«

Therapeutin: »Kommen Sie zurück auf Ihren Stuhl. Okay, versuchen wir, das noch mal ein bisschen überzeugender zu formulieren. Setzen Sie sich ein bisschen aufrechter hin. Versuchen Sie, mit ein wenig festerer Stimme zu sprechen, als ob Sie selbst daran glauben, dass Sie sie bewegen können, aufzustehen und zur Schule zu gehen. Wenn es nötig ist, helfen Sie ihr physisch aus dem Bett, in einer liebevollen, aber bestimmten Weise und ohne Fragen zu stellen.«

Der Vater richtet sich auf und hebt sein Kinn leicht. Er sagt: »Ich weiß, dass du Angst hast, zur Schule zu gehen. Es ist schrecklich, wenn du Mama auf dem Weg triffst.« (Seine Stimme wird entschlossener.) »Ich werde deine Mutter anrufen und ihr sagen, dass sie dich nicht auf dem Schulweg abpassen soll. Wenn es trotzdem passiert, gehen wir zusammen damit um. Ich lasse dich nicht damit allein. Los gehts, steh auf und mach dich fertig.«

Therapeutin: »Sehr gut!«

Vater: »Wir haben noch dreißig Minuten. Auf gehts!«

Der Vater wechselt auf Siris Stuhl und spürt, dass sie bereit ist, aufzustehen und zur Schule zu gehen. Wir sprechen darüber, dass die Dinge zu Hause vielleicht nicht so glatt laufen. Unabhängig von Siris Reaktion ist es jedoch wichtig, dass er ihre Gefühle validiert und entschlossen ist, sie in die Schule zu bewegen. Wenn der Vater überzeugt ist, dass sie gehen wird, und geduldig und validierend an ihrer Seite bleibt, wird er am Ende erfolgreich sein. Wir vereinbaren, dass er am nächsten Tag eine Stunde später zur Arbeit geht, um nicht in Zeitdruck zu geraten. Der Vater verlässt die Beratungssitzung zuversichtlich.

Eine Woche später berichtet er stolz, dass Siri seither jeden Tag zur Schule gegangen ist. Die zentrale Erkenntnis für ihn sei gewesen, dass er auch dann mit

Siri reden kann, wenn sie sich unter der Bettdecke versteckt und ihn ausschließt. Und dass es entscheidend war, wieder Zutrauen zu gewinnen, dass er in der Lage ist, sie zurück in die Schule zu bewegen.

Manchmal brauchen Kinder Eltern, die entschlossen agieren und die Kontrolle übernehmen, während es zu anderen Zeitpunkten wichtig ist, dass Kinder auch ihre eigenen Entscheidungen treffen dürfen. Schauen wir uns das Beispiel eines Kindes an, das mehr Selbstverantwortung übernehmen will.

Morgenroutine

Es handelt sich um eine Beratungssitzung mit einer Mutter, die einige Kinder hat, eines davon ist acht Jahre alt. Die Mutter hat zahlreiche Ressourcen, leidet jedoch unter Angstzuständen und Depressionen. Ihre Tochter hat keine seelischen Probleme, Mutter und Tochter geraten jedoch häufig in Konflikt, insbesondere am Morgen, wenn es darum geht, in die Schule zu gehen, kommt es oft zu lautstarken Auseinandersetzungen. An den Tagen, an denen die Mutter ihre Kinder nicht zur Schule bringt, solle sich die Tochter anziehen, und im Anschluss kümmere sie sich um ihre Haare, da es Schulvorschrift sei, dass alle Kinder mit langen Haaren einen Pferdeschwanz oder einen Zopf tragen müssen, um Läuseausbrüche zu verhindern. Die Mutter möchte, dass ihre Tochter sich zuerst anzieht, damit die Haare nicht hinterher wieder in Unordnung geraten.

Wir laden die Mutter zunächst ein, sich ihre Tochter im Stuhl gegenüber vorzustellen, und lassen sie ihre Anweisungen in der üblichen Weise erteilen.

Mutter: »Komm, zieh noch deinen Pulli an. Und dann machen wir deine Haare. Komm jetzt, zieh erst deinen Pulli an. Dann flechte ich dir die Haare. Wir sind spät dran. Warum muss das immer so kompliziert sein?«

Die Therapeutin bittet die Mutter, den Stuhl zu wechseln und aus der Perspektive ihrer Tochter zu antworten.

Die Mutter als »ihre Tochter«: »Du bist immer am Rumnörgeln. Ich habe keine Lust, zu machen, was du sagst! Ich will selbst entscheiden.«

Therapeutin: »Wir haben es also mit einer willensstarken jungen Dame zu tun, die gerne ihre eigenen Entscheidungen treffen möchte, und die ganzen Botschaften, die sie empfängt, klingen für sie wie Rumnörgeln. Es ist toll, so eine starke Tochter zu haben, die ihre eigene Meinung vertritt.«

Die Mutter ruft aus: »Ah, ich glaube nicht, dass ich so viel rumnörgele. Sie muss nicht unbedingt den Pulli anziehen, bevor ich ihre Haare flechte. Wenn ich sie zuerst flechte und sie hinterher ein bisschen verstrubbeln, ist das nicht das Ende der Welt. Vielleicht kann ich sie über die Reihenfolge entscheiden lassen.«

Therapeutin: »Versuchen Sie es und schauen Sie, wie sie reagiert. Stellen Sie sich vor, wie sie hier vor Ihnen sitzt, und lassen Sie ihr eine Wahl.«

Mutter: »Maria, willst du erst deinen Pulli anziehen, oder sollen wir erst die Haare machen?«

Therapeutin: »Super. Wechseln Sie in Marias Stuhl und spüren Sie, wie sich das anfühlt.«

Mutter, als »die Tochter«: »Das fühlt sich viel besser an.«

Wir vereinbaren, dass die Mutter diese neue »Gewaltenteilung« mit ihrer Tochter zu Hause ausprobieren wird. Zwei Wochen später, in der nächsten Beratungssitzung, fragt die Therapeutin nach, wie die Morgenroutine gelaufen sei. Die Mutter berichtet zunächst, sie könne sich nicht erinnern. Die Therapeutin fragt, ob Sie Ihrer Tochter die Entscheidung überlassen habe. Die Mutter bejaht dies, sie habe ihre Tochter gefragt, ob sie ihren Pulli vor oder nach dem Haareflechten anziehen wolle. Ihre Tochter sei wütend gewesen und hätte gesagt: »Ich will gar nicht, dass du meine Haare flechtest!« Sie habe darüber nachgedacht und Maria, die mit einem aufgelösten Zopf vom Vortag vor ihr stand, beobachtet. Dann habe sie etwas getan, was sie normalerweise nicht tue. Sie habe gesagt: Dein Haar ist okay so. Ihr sei bewusst geworden, dass es wirklich kein Drama sei, wenn das Haar ihrer Tochter ein bisschen unordentlich sei. Die Tochter sei überrascht gewesen und dann zufrieden. Sie habe sich angezogen und sei glücklich zur Schule gegangen.

Therapeutin: »Und wie ist es dann weitergegangen?«

Die Mutter kann sich nicht mehr genau erinnern, aber als sie beginnt nachzudenken, fällt ihr plötzlich ein: »Oh, ja, am nächsten Tag kam sie und fragte mich, ob ich ihre Haare flechten könne! Es war ein Supermorgen.«

Therapeutin: »Und am Tag danach?«

Mutter: »Hm, es lief etwas anders. Sie fragte mich, ob ich ihre Haare machen kann. Ich erinnere mich nicht genau, morgens läuft es seit ein paar Wochen so unkompliziert.«

Literatur

Ainsworth, M. D. (1973). The development of infant-mother attachment. Review of Child Development Research, 3.

Ainsworth, M. D., Blehar, M., Waters, E., Wall, S. (1978). Patterns of attachment: A psychological study of the strange situation. Hillsdale NJ: Lawrence Erlbaum Associates.

Ansar, N., Hjeltnes, A., Stige, S. H., Binder, P.-E., Stiegler, J. R. (2021). Parenthood – lost and found: Exploring parents' experiences of receiving a program in emotion focused skills training. Frontiers in Psychology, 12. DOI: 10.3389/fpsyg.2021.559188

Ansar, N., Nissen Lie, H., Zahl-Olsen, R., Bertelsen, B. T., Elliott, R., Stiegler, J. R. (in press). Effectiveness of parental emotion-focused skills training for internalizing and externalizing symptoms in children: A randomized clinical dismantling study. Journal of Clinical and Consulting Psychology.

Ansar, N., Nissen Lie, H., Stiegler, J. R. (in progress). Does a parental emotion-focused skills training program improve parents' own mental health and emotion regulation? Results from a randomized clinical dismantling study.

Bandura, A. (2010). Self-efficacy. The Corsini Encyclopedia of Psychology, 1–3. New York: Academic Press.

Beebe, B., Lachmann, F. M. (2013). The origins of attachment: Infant research and adult treatment (Vol. 60). Routledge.

Bennett, D. S., Sullivan, M. W., Lewis, M. (2010). Neglected children, shame-proneness, and depressive symptoms. Child maltreatment, 15 (4), 305–314.

Bowlby, J. (1951) Maternal care and mental health (Monograph series: No. 2), World Health Organization.

Bowlby, J. (1969/1982). Attachment and loss: Vol.1: Attachment (2nd ed.). New York: Basic Books.

Bowlby, J. (1973) Attachment and loss: Vol 2: Separation. New York: Basic Books.

Blatt, S. J. (2004). Experiences of depression: Theoretical, clinical, and research perspectives. Washington, DC, US: American Psychological Association. http://dx.doi.org/10.1037/10749-000

Blatt, S. J. (2008). Polarities of experience: Relatedness and self-definition in personality development, psychopathology, and the therapeutic process. American Psychological Association.

Blatt, S. J., Blass, R. B. (1990). Attachment and separateness: A dialectic model of the products and processes of development throughout the life cycle. The Psychoanalytic Study of the Child, 45 (1), 107–127. DOI: 10.1080/00797308.1990.11823513

Bloomfield, L., Kendall, S. (2012). Parenting self-efficacy, parenting stress and child behavior before and after a parenting program. Primary Health Care Research & Development, 13 (4), 364–372. DOI: 10.1017/S1 463 423 612 000 060

Brandtzæg, I., Smith, L., Torsteinson, S. (2011). Mikroseparasjoner: Tilknytning og behandling. [Microseparations: Attachment and treatment.] Fagbokforlaget.

Bretherton, I., Munholland, K. A. (1999). Internal working models in attachment relationships: A construct revisited. In J. Cassidy, P. R. Shaver (Eds.), Handbook of attachment: Theory, research and clinical applications (pp. 89–114). New York: Guilford Press.

Brummelman, E., Crocker, J., Bushman, B. (2016). The praise paradox: When and why praise backfires in children with low self-esteem. Child Development Perspectives. DOI: 10.n/a-n/a.10.1111/cdep.12171

Byrne, C. E., Accurso, E. C. Arnow, K. D., Lock, J., Le Grange, D. (2015). An exploratory examination of patient and parental self-efficacy as predictors of weight gain in adolescents with anorexia nervosa. International Journal of Eating Disorders, 48 (7), 883–888. DOI: 10.1002/eat.22376

Bøyum, H., Stige, S. H. (2017). »I understand her better now« – A qualitative study of parents' experiences of their relationship to their children after emotion-focused family therapy (EFFT). Scandinavian Psychologist, 4. DOI: 10.15714/scandpsychol.4.ell

Caspi, A., Sugden, K., Moffitt, T. E., Taylor, A., Craig, I. W., Harrington, H., McClay, J., Mill, J., Martin, J., Braithwaite, A., Poulton, R. (2003). Influence of life stress on depression: Moderation by a polymorphism in the 5-HTT gene. Science, 301 (5631), 386–389.

Cloitre, M., Khan, C., Mackintosh, M. A., Garvert, D. W., Henn-Haase, C. M., Falvey, E. C., Saito, J. (2019). Emotion regulation mediates the relationship between ACES and physical and mental health. Psychological Trauma: Theory, Research, Practice, and Policy, 11 (1), 82.

Dimitropoulos, G., Freeman, V. E., Lock, J., Le Grange, D. (2017). Clinician perspective on parental empowerment in family-based treatment for adolescent anorexia nervosa. Journal of Family Therapy, 39 (4), 537–562. DOI: 10.1111/1467-6427.12086

Dolhanty, J., Greenberg, L. S. (2009). Emotion-focused therapy in a case of anorexia nervosa. Clinical Psychology and Psychotherapy, 16 (4), 366–382. Special issue: Eating disorders and emotions.

Dolhanty, J., Greenberg, L. S. (2007). Emotion-focused therapy in the treatment of eating disorders. European Psychotherapy, 7, 97–116.

Dolhanty, J., Lafrance, A. (2018). Emotion focused family therapy for eating disorders. In L. Greenberg, R. Goldman (Eds.), Clinical Handbook of Emotion Focused Therapy. American Psychological Association.

Dulberger, D., Omer, H. (2021). Non-emerging adulthood. Cambridge University Press.

Duncan, B. L., Miller, S. D., Sparks, J. A. (2011). The heroic client: A revolutionary way to improve effectiveness through client-directed, outcome-informed therapy. John Wiley & Sons.

Dweck, C. S. (2006). Mindset: The new psychology of success. London: Constance and Robinson.

Earley, L., Cushway, D. (2002). The parentified child. Clinical Child Psychology and Psychiatry, 7(2), 163–178.

Elliott, R., Watson, J. C., Goldman, R. N., Greenberg, L. S. (2004). Learning emotion-focused therapy: The process-experiential approach to change. American Psychological Association.

Enright, R. D., Fitzgibbons, R. P. (2015). Forgiveness therapy: An empirical guide for resolving anger and restoring hope. American Psychological Association.

Felitti, V. J., Anda, R. F., Nordenberg, D., Williamson, D. F., Spitz, A. M., Edwards, V., Marks, J. S. (1998). Relationship of childhood abuse and household dysfunction to many of the leading causes of death in adults: The adverse childhood experiences (ACE) study. American Journal of Preventive Medicine, 14 (4), 245–258.

Ford, J. D. (2009). Neurobiological and developmental research: Clinical implications. In C. A. Courtois, J. D. Ford (Eds.), Treating complex traumatic stress disorders: An evidence-based guide (pp. 31–58). New York: The Guilford Press.

Foroughe, M. (Ed.). (2018). Emotion focused family therapy with children and caregivers: A trauma-informed approach. Routledge.

Foroughe, M., Stillar, A., Goldstein, L., Dolhanty, J., Goodcase, E. T., Lafrance, A. (2018). Brief emotion focused family therapy: An intervention for parents of children and adolescents with mental health issues. Journal of Marital and Family Therapy. DOI: 10.1111/jmft.12351

Geller, S. M. (2019) Therapeutic presence: The foundation for effective emotion-focused therapy. In L. S. Greenberg, R. N. Goldman (Eds.), Clinical handbook of emotion focused therapy (pp. 171–191). American Psychological Association.

Gilbert, P. (2000). The relationship of shame, social anxiety and depression: The role of the evaluation of social rank. Clinical Psychology & Psychotherapy: An International Journal of Theory & Practice, 7 (3), 174–189.

Gottman, J. M., DeClaire, J. (1997). The heart of parenting: Raising an emotionally intelligent child. New York: Simon & Schuster.

Gottman, J. M., Silver, N. (1999). The seven principles for making marriage work. New York: Three Rivers Press.

Greenberg, L. S. (2002). Emotions in parenting. In L. S. Greenberg (Ed.), Emotion-Focused Therapy: Coaching clients to work through their feelings (pp. 279–299). Washington, DC, US: American Psychological Association.

Greenberg, L. S. (2015). Emotion-focused therapy: Coaching clients to work through their feelings. American Psychological Association.

Greenberg, L. S., Auszra, L., Herrmann, I. R. (2007). The relationship among emotional productivity, emotional arousal and outcome in experiential therapy of depression. Psychotherapy Research, 17 (4), 482–493. DOI: 10.1080/10 503 300 600 977 800

Greenberg, L. S., Goldman, R. N. (2008). Emotion-focused couples therapy: The dynamics of emotion, love, and power. American Psychological Association.

Greenberg, L. S., Goldman, R. N. (2019). Theory and practice of emotion-focused therapy. In L. S. Greenberg, R. N. Goldman (Eds.), Clinical handbook of Emotion Focused Therapy (pp. 61–89). American Psychological Association.

Greenberg, L. S., Paivio, S. C. (1997). Working with emotions in psychotherapy. New York: Guilford Press.

Greenberg, L. S., Rice, L. N., Elliott, R. (1993). Facilitating emotional change: The moment-by-moment process. New York, NY: Guilford Press.

Greenberg, L. S., Safran, J. D. (1989). Emotion in psychotherapy. American Psychologist, 44(1), 19.

Gullhaugen, A. S., Nørbech, P., Teigset, I. A. (2012). Kan psykopati behandles? [Is psychopathy treatable?] Tidsskrift for Norsk Psykologforening, 49, 1166–1173.

Gunderson, E. A., Donnellan, M. B., Robins, R. W., Trzesniewski, K. H. (2018). The specificity of parenting effects: Differential relations of parent praise and criticism to children's theories of intelligence and learning goals. Journal of Experimental Child Psychology, 173, 116–135.

Harrington, S., Pascual-Leone, A., Paivio, S., Edmondstone, C., Baher, T. (2021). Depth of experiencing and therapeutic alliance: What predicts outcome for whom in emotion-focused therapy for trauma? Psychology and Psychotherapy: Theory, Research and Practice. DOI: 10.1111/papt.12342

Harlow, H. F., Zimmermann, R. R. (1958). The development of affective responsiveness in infant monkeys. Proceedings of the American Philosophical Society, 102,501–509.

Havighurst, S. S., Duncombe, M., Frankling, E., Holland, K., Kehoe, C., Stargatt, R. (2015). An emotion-focused early intervention for children with emerging conduct problems. Journal of abnormal child psychology, 43 (4), 749–760.

Havighurst, S. S., Wilson, K. R., Harley, A. E., Kehoe, C., Efron, D., Prior, M. R. (2013). »Tuning into kids«: Reducing young children's behavior problems using an emotion coaching parenting program. Child Psychiatry & Human Development, 44 (2), 247–264.

Hayes, S. C., Luoma, J., Bond, F., Masuda, A., Lillis, J. (2006). Acceptance and commitment therapy: Model, processes, and outcomes. Behaviour Research and Therapy, 44, 1–25.

Hayes, S. C., Wilson, K. G., Gifford, E. V., Follette, V. M., Strosahl, K. (1996). Experiential avoidance and behavioral disorders: A functional dimensional approach to diagnosis and treatment. Journal of Consulting and Clinical Psychology, 64 (6), 1152.

Herrmann, I. R., Auszra, L. (2019) Facilitating optimal emotional processing. In L. S. Greenberg, R. N. Goldman (Eds.), Clinical Handbook of Emotion Focused Therapy. (pp. 61–89). American Psychological Association.

Hoffman, K., Cooper, G., Powell, B. (2017). Raising a secure child: How circle of security parenting can help you nurture your child's attachment, emotional resilience, and freedom to explore. Guilford Publications.

Hoffman, K. T., Marvin, R. S., Cooper, G., Powell, B. (2006). Changing toddlers' and preschoolers' attachment classifications: The circle of security intervention. Journal of Consulting and Clinical Psychology, 74 (6), 1017.

Hooper, L. M., DeCoster, J., White, N., Voltz, M. L. (2011). Characterizing the magnitude of the relation between self-reported childhood parentification and adult psychopathology: A meta-analysis. Journal of Clinical Psychology, 67 (10), 1028–1043.

Horvath, A. O. (2001). The alliance. Psychotherapy: Theory, Research, Practice, Training. 38 (4), 365.

Horvath, A. O., Greenberg, L. S. (Eds.). (1994). The working alliance: Theory, research, and practice (Vol. 173). John Wiley & Sons.

Jaffe, J., Beebe, B., Feldstein, S., Crown, C. L., Jasnow, M. D., Rochat, P., Stern, D. N. (2001). Rhythms of dialogue in infancy: Coordinated timing in development. Monographs of the Society for Research in Child Development, i–149.

Johnson, S. B., Blum, R. W., Giedd, J. N. (2009). Adolescent maturity and the brain: The promise and pitfalls of neuroscience research in adolescent health policy. Journal of Adolescent Health, 45 (3), 216–221.

Johnson, S. M., Greenberg, L. S. (1995). The emotionally focused approach to problems in adult attachment. In N. S. Jacobson, A. S. Gurman (Eds.), Clinical handbook of couple therapy (pp. 121–141). New York, NY, US: Guilford Press.

Kamins, M. L., Dweck, C. S. (1999). Person versus process praise and criticism: Implications for contingent self-worth and coping. Developmental Psychology, 35, 835–847.

Kayed, N. S., Jozefiak, T., Rimehaug, T., Tjelflaat, T., Brubakk, A. M., Wichstrøm, L. (2015) Barnevernrapport [Norwegian Child Welfare Services Report], 2/2015, RKBU Midt-Norge, https://www.ntnu.no/trykk/publikasjoner/Barnevernrapport_RKBU/files/assets/basic-html/page-1.html

Kehoe, C. E., Havighurst, S. S., Harley, A. E. (2014). Tuning in to teens: Improving parent emotion socialization to reduce youth internalizing difficulties. Social Development, 23 (2), 413–431.

Kendall, S., Bloomfield, L. (2005). Developing and validating a tool to measure parenting self-efficacy. Journal of Advanced Nursing, 51 (2), 174–181.

Kyriacou, O., Treasure, J., Schmidt, U. (2008). Understanding how parents cope with living with someone with anorexia nervosa: Modelling the factors that are associated with carer distress. International Journal of Eating Disorders, 41 (3), 233–242.

Kårstad, S. B., Kvello, Ø., Wichstrøm, L., Berg-Nielsen, T. S. (2014). What do parents know about their children's comprehension of emotions? Accuracy of parental estimates in a community sample of pre-schoolers. Child: Care, Health and Development, 40 (3), 346–353.

Lafrance Robinson, A., Dolhanty, J., Stillar, A., Henderson, K., Mayman, S. (2014). Emotion-focused family therapy for eating disorders across the lifespan: A pilot study of a 2-day transdiagnostic intervention for parents. Clinical Psychology & Psychotherapy, 23 (1), 14–23.

Lafrance Robinson, A., Strahan, E., Girz, L., Wilson, A., Boachie, A. (2013). »I know I can help you«: Parental self-efficacy predicts adolescent outcomes in family-based therapy for eating disorders. European Eating Disorders Review, 21 (2), 108–114. DOI: 10.1002/erv.2180

Lamb, S., Murphy, J. G. (Eds.) (2002). Before forgiving: Cautionary views of forgiveness in psychotherapy. Oxford University Press on Demand.

Lambert, M. J., Barley, D. E. (2001). Research summary on the therapeutic relationship and psychotherapy outcome. Psychotherapy: Theory, Research, Practice, Training, 38 (4), 357.

Lane, R. D., Ryan, L., Nadel, L., Greenberg, L. (2015). Memory reconsolidation, emotional arousal, and the process of change in psychotherapy: New insights from brain science. Behavioral and Brain Sciences, 38.

LeDoux, J. (1998). The emotional brain: The mysterious underpinnings of emotional life. Simon and Schuster.

Lewis, J. M. (2000). Repairing the bond in important relationships: A dynamic for personality maturation. American Journal of Psychiatry, 157 (9), 1375–1378.

Lock, J., Le Grange, D. (2005). Family-based treatment of eating disorders. International Journal of Eating Disorders, 37 (S1), S64–S67.

Lyons-Ruth, K., Block, D. (1996). The disturbed caregiving system: Relations among childhood trauma, maternal caregiving, and infant affect and attachment. Infant Mental Health Journal: Official Publication of The World Association for Infant Mental Health, 17 (3), 257–275.

Marvin, R., Cooper, G., Hoffman, K., Powell, B. (2002). The circle of security project: Attachment-based intervention with caregiver-pre-school child dyads. Attachment & human development, 4 (1), 107–124.

Muran, J. C., Barber, J. P. (Eds.). (2010). The therapeutic alliance: An evidence-based guide to practice. Guilford Press.

Mikulincer, M., Shaver, P. R. (2003). The attachment behavioral system in adulthood: Activation, psychodynamics, and interpersonal processes. Advances in Experimental Social Psychology, 35, 56–152.

Miller, W. R., Rollnick, S. (2012). Motivational interviewing: Helping people change. (3rd ed). Guilford Press.

Mykletun, A., Knudsen, A. K., Mathiesen, K. S. (2009). Psykiske lidelser i Norge: Et folkehelseperspektiv. [Mental health conditions in Norway: A public health perspective.]

Nathanson, D. L. (1987). A timetable for shame. In D. L. Nathanson (Ed.), The many faces of shame. 1–63.

Neufeld, G., Mate, G. (2004). Hold on to your kids: Why parents matter. Toronto: AA Knopf Canada.

Newhill, C. E., Safran, J. D., Muran, J. C. (2003). Negotiating the therapeutic alliance: A relational treatment guide. Guilford Press.

Nordanger, D. Ø., Braarud, H. C. (2017). Utviklingstraumer. Regulering som nøkkelbegrep i en ny traumepsykologi. [Developmental trauma. Regulation as key concept in a new trauma psychology]. Bergen: Fagbokforlaget.

Olafsen K. S., Torgersen A. M., Ulvund S. E. (2011), Temperament som bidrag i en skreddersydd spedbarns- og småbarnspraksis. [Temperament as contribution in a tailored infant and young child practice]. Tidsskrift for Norsk Psykologforening, 48, 848–855.

Oldershaw, A., Startup, H., Lavender, T. (2019). Anorexia Nervosa and a lost emotional self: A psychological formulation of the development, maintenance, and treatment of Anorexia Nervosa. Frontiers in psychology, 10, 219.

Pos, A. E., Choi, B. H. (2019). Relating process to outcome in emotion-focused therapy. In L. S. Greenberg, R. N. Goldman (Eds.), Clinical handbook of Emotion Focused Therapy. (pp. 171–191). American Psychological Association.

Pos, A. E., Paolone, D. A., Smith C. E., Warwar, S. H. (2017) How does client expressed emotional arousal relate to outcome in experiential therapy for depression? Person-Centered & Experiential Psychotherapies, 16 (2), 173–190. DOI: 10.1080/14 779 757.2017.1323666

Prieto Ursúa, M., Echegoyen, I. (2015). Self-forgiveness, self-acceptance or intrapersonal restoration? Open issues in the psychology of forgiveness. Papeles del Psicólogo, 36 (3), 230–237.

Reinfjell, T., Kårstad, S. B., Berg-Nielsen, T. S., Luby, J. L., Wichstrøm, L. (2016). Predictors of change in depressive symptoms from preschool to first grade. Development and psychopathology, 28 (4pt2), 1517–1530.
Remen, R. N. (1996). Kitchen table wisdom: Stories that heal. New York: Riverhead Books.
Robinson, A. L., Dolhanty, J., Greenberg, L. (2015). Emotion-focused family therapy for eating disorders in children and adolescents. Clinical Psychology & Psychotherapy, 22 (1), 75–82. DOI: 10.1002/cpp.1861
Rogers, C. (1951). Client-centered therapy: Its current practice, implications and theory. London: Constable.
Rogers, C. (1959). A theory of therapy, personality and interpersonal relationships as developed in the client-centered framework. In S. Koch (Ed.), Psychology: A study of a science. Vol. 3: Formulations of the person and the social context. New York: McGraw Hill.
Rogers, C. R. (1961). On becoming a person: A psychotherapists view of psychotherapy. Houghton Mifflin.
Rogers, C. R. (1975). Empathic: An unappreciated way of being. The Counseling Psychologist, 5 (2), 2–10.
Rogers, C. R., Stevens, B., Gendlin, E. T., Shlien, J. M., Van Dusen, W. (1967). Person to person: The problem of being human: A new trend in psychology. Lafayette, CA: Real People Press.
Safran, J. D., Muran, J. C., Eubanks-Carter, C. (2011). Repairing alliance ruptures. Psychotherapy, 48 (1), 80.
Sauer-Zavala, S., Gutner, C. A., Farchione, T. J., Boettcher, H. T., Bullis, J. R., Barlow, D. H. (2017). Current definitions of »transdiagnostic« in treatment development: A search for consensus. Behavior Therapy, 48 (1), 128–138. DOI: 10.1016/j.beth.2016.09.004
Schore, A. N. (1998). Early shame experiences and infant brain development. In: P. Gilbert, B. Andrews (Eds.), Shame: Interpersonal behavior, psychopathology, and culture. Oxford University Press on Demand.
Schore, A. N. (2001a). Effects of a secure attachment relationship on right brain development, affect regulation, and infant mental health. Infant Mental Health Journal: Official Publication of The World Association for Infant Mental Health, 22 (1–2), 7–66.
Schore, A. N. (2001b). The effects of early relational trauma on right brain development, affect regulation, and infant mental health. Infant Mental Health Journal, 22 (1–2), 201–269.
Sharbanee, J. M., Goldman, R. N., Greenberg, L. (2019). Task analysis of emotional change. In L. S. Greenberg, R. N. Goldman (Eds.), Clinical Handbook of Emotion Focused Therapy. (pp. 217–242). American Psychological Association.
Sharp, C., Fonagy, P. (2008). The parent's capacity to treat the child as a psychological agent: Constructs, measures and implications for developmental psychopathology. Social Development, 17 (3), 737–754.
Siegel, D. J. (2015a). The developing mind: How relationships and the brain interact to shape who we are. Second edition. Guilford Publications.
Siegel, D. J. (2015b). Brainstorm: The power and purpose of the teenage brain. Penguin.
Smith, L. (2014). Foreldres intuitive omsorgsatferd. [The intuitive caring behavior of parents]. Scandinavian Psychologist, 1.
Smith, L., Ulvund, S. E. (1999). Spedbarnsalderen. [Infancy.] Oslo: Universitetsforlaget.
Sroufe, A. (1996). Attachment: The dyadic regulation of emotion. Emotional development: The organization of emotional life in the early years, 172–191.
Sroufe, L. A. (1997). Emotional development: The organization of emotional life in the early years. Cambridge University Press.
Sroufe, L. A., Carlson, E. A., Levy, A. K., Egeland, B. (1999). Implications of attachment theory for developmental psychopathology. Development and Psychopathology, 11 (1), 1–13.
Sroufe, A., Siegel, D. (2011). The verdict is in. Psychotherapy Networker, 35 (2), 35–39.

Stern, D. N. (1985). The interpersonal world of the infant: A view from psychoanalysis and developmental psychology. Karnac Books.
Stern, D. N. (1998). The motherhood constellation: A unified view of parent-infant psychotherapy. Karnac books.
Stiegler, J. R. (2015). Emosjonsfokusert terapi: Å forstå og forandre følelser. [Emotion focused therapy: Understanding and changing feelings.] Oslo: Gyldendal Akademisk.
Stillar, A., Strahan, E., Nash, P., Files, N., Scarborough, J., Mayman, S., Henderson, K., Gusella, J., Connors, L., Orr, E. S., Marchand, P., Dolhanty, J., Lafrance Robinson, A. (2016) The influence of carer fear and self-blame when supporting a loved one with an eating disorder. Eating Disorders: The Journal of Treatment and Prevention. DOI: 10.1080/10 640 2 66.2015.1133210
Stipek, D. (1995). The development of pride and shame in toddlers. In J. P. Tangney, K. W. Fischer (Eds.), Self-Conscious Emotions: The Psychology of Shame, Guilt, Embarrassment, and Pride (pp. 237–252). New York, NY, US: Guilford Press.
Strahan, E., Stillar, A., Files, N., Nash, P., Scarborough, J., Connors, L., Gusella, J., Henderson, K., Mayman, S., Marchand, P., Orr, E. S., Dolhanty, J., Lafrance, A. (2017). Increasing parental self-efficacy with emotion-focused family therapy for eating disorders: A process model. Person-centered and Experiential Psychotherapies, 16, 3.
Thomas, A., Chess, S. (1977). Temperament and development. New York: Brunner-Mazel.
Thompson, S., Girz, L. (2018, June). Taming your critic: A practical guide to EFT in group settings. Transforming Emotions. https://docs.wixstatic.com/ugd/581bce_83d6e4227311496d-a5bee151e2276e24.pdf
Thompson, S., Girz, L. (in press). Overcoming shame and aloneness: Emotion-focused group therapy for self-criticism. Person-Centered & Experiential Psychotherapies.
Timulak, L., Keogh, D. (2019). Emotion-focused therapy: A transdiagnostic formulation. Journal of Contemporary Psychotherapy, 1–13.
Tomkins, S. S. (1987). Shame. In D. L. Nathanson (Ed.), The Many Faces of Shame (pp. 133–161). New York, NY, US: The Guilford Press.
Torre, J. B., Lieberman, M. D. (2018). Putting feelings into words: Affect labeling as implicit emotion regulation. Emotion Review, 10 (2), 116–124. DOI: 10.1177/1 754 073 917 742 706
Treasure, J., Smith, G., Crane, A. (2016). Skills-based caring for a loved one with an eating disorder: The new Maudsley method. Routledge.
Tronick, E. (2007). The Norton series on interpersonal neurobiology. The neurobehavioral and social-emotional development of infants and children. New York, NY, US: W W Norton & Co.
Tronick, E. Z., Gianino, A. (1986). Interactive mismatch and repair: Challenges to the coping infant. Zero to Three, 6 (3), 1–6.
Wampold, B. E. (2013). The great psychotherapy debate: Models, methods, and findings. Routledge.
Watson, J. C., Geller, S. M. (2005). The relation among the relationship conditions, working alliance, and outcome in both process-experiential and cognitive-behavioral psychotherapy. Psychotherapy Research, 15 (1–2), 25–33.
Watson, J. C., Goldman, R. N., Greenberg, L. S. (2007). Case studies in emotion-focused treatment of depression: A comparison of good and poor outcome. American Psychological Association.
Watson, J. C., Kalogerakos, F. (2010). The therapeutic alliance in humanistic psychotherapy. In J. C. Muran, J. P. Barber (Eds.), The therapeutic alliance: An evidence-based guide to practice, 191–209. The Guilford Press.
Whelton, W. J., Greenberg, L. S. (2005). Emotion in self-criticism. Personality and individual differences. 38, 1583–1595. DOI: 10.1016/j.paid.2004.09.024.
Witvliet, C. V. O., Ludwig, T. E., Laan, K. L. V. (2001). Granting forgiveness or harboring grudges: Implications for emotion, physiology, and health. Psychological Science, 12 (2), 117–123.

Wnuk, S., Greenberg, L., Dolhanty, J. (2015) Emotion-focused group therapy for women with symptoms of bulimia nervosa. Eating Disorders: The Journal of Treatment and Prevention, 23 (3) 253–61. DOI: 10.1080/10640266.2014.964612

Worthington Jr, E. L. (2005). More questions about forgiveness: Research agenda for 2005–2015. I: E. L. Worthington Jr (Ed.), Handbook of forgiveness (pp. 557–73). Routledge.

Register